Vorwort

Die Elektroneurografie ist in Kombination mit der Elektromyografie die verbreitetste und unverzichtbare paraklinische Untersuchungstechnik bei peripheren Neuropathien. Mit ihr gelingt es, die Existenz, Lokalisation, Art (axonal oder demyelinisierend) und Ausprägung dieser Nervenschäden zu dokumentieren. Aussagen über mögliche Ursachen lässt sie jedoch nicht zu. Die Nervensonografie ergänzt die Elektroneurografie durch anatomische Informationen, die vielfach eine definitive Enddiagnose ermöglichen. So ergänzen sich die beiden Methoden in hervorragender Weise und sollten im klinischen Alltag möglichst in einer Hand bleiben, da es nur so gelingt, umfassende Informationen über die jeweiligen Erkrankungen zu erlangen. Somit ist es aus unserer Sicht auch nur logisch, die beiden Methoden in einem Werk gemeinsam darzustellen und nicht, wie bisher üblich, entweder das Thema „Neurophysiologie" oder „Bildgebung" zu präsentieren. Die zunehmende Bedeutung der Nervensonografie spiegelt sich auch an den inzwischen zahlreichen, stets gut besuchten Fortbildungsveranstaltungen zu diesem Thema und der Etablierung einer EBM-Ziffer (33100, Muskel- und/oder Nervensonografie zur weiteren Klärung einer peripheren neuromuskulären Erkrankung, inkl. Nervenkompressionssyndrom mittels B-Mode-Verfahren) für die Methode wider.

Die Herausgeber bedanken sich vielmals bei den Kollegen, die bereit waren, sich mit ihren wichtigen Beiträgen am Gelingen des Werks zu beteiligen.

Einen ganz wesentlichen Anteil am Zustandekommen des Buchs hat Herr Dr. Bernhard Gall, Lektor des Elsevier-Verlages, der über mehrere Jahre hinweg immer wieder auf den Bedarf an einem solchen Buch hinwies, nachdem eine frühere Darstellung der Nervensonografie (Reimers CD, Gaulrapp H, Kele H (Hrsg.) Muskel-, Sehnen- und Nervensonographie. Deutscher Ärzteverlag, Köln 2004) nun schon anderthalb Jahrzehnte zurückliegt und die Qualität der sonografischen Diagnostik inzwischen ganz wesentlich verbessert wurde. Frau Sonja Hinte und Frau Petra Laurer haben die Bearbeitung von Text und Abbildungen zügig und qualitativ hervorragend umgesetzt.

Bremen/Osnabrück, Kaufbeuren, Dresden, Dessau, im Herbst 2021
Prof. Dr. med. Carl D. Reimers
Prof. Dr. med. Martin Hecht
PD Dr. med. Jochen Machetanz
Dr. med. Thomas Schelle

Autorinnen und Autoren

Prof. Dr. med. Martin Hecht
Bezirkskliniken Schwaben
Klinik für Neurologie
Bezirkskrankenhaus Kaufbeuren am Klinikum Kaufbeuren
Dr. Gutermann-Str. 2
87600 Kaufbeuren

Dr. med. Kai Loewenbrück
Universitätsklinikum C.G. Carus der TU Dresden
Klinik u. Poliklinik f. Neurologie
Fetscherstr. 74, Haus 27
01307 Dresden

PD Dr. med. Jochen Machetanz
Klinik für Neurologie
Städtisches Klinikum Dresden
Industriestraße 40
01129 Dresden

Prof. Dr. med. C.D. Reimers
MVZ Neurologie
Paracelsus-Klinik Bremen
In der Vahr 65
28329 Bremen

zusätzlich:
MVZ Neurologie
Niels-Stensen-Klinik
Am Natruper Holz 69
49076 Osnabrück

Dr. med. Thomas Schelle
Städtisches Klinikum Dessau
Neurologische Klinik
Abteilung für klinische Neurophysiologie und Ultraschalldiagnostik
Auenweg 38
06847 Dessau-Roßlau

Dr. med. Beate Schlotter-Weigel
Friedrich-Baur-Institut
Ziemssenstr. 1a
80336 München

Prof. Dr. med. Ulf Schminke
Universitätsmedizin
Klinik und Poliklinik für Neurologie
Ferdinand-Sauerbruch-Str. 1
17489 Greifswald

Prof. Dr med. Nurcan Üçeyler
Universitätsklinikum Würzburg
Neurologische Klinik und Poliklinik
Josef-Schneider-Str. 11
97080 Würzburg

Abbildungsnachweis

Der Verweis auf die jeweilige Abbildungsquelle befindet sich bei allen Abbildungen im Werk am Ende des Legendentextes in eckigen Klammern.

L231	Stefan Dangl, München
M645	Prof. Dr. med. Carl D. Reimers, Bremen
M1067	Prof. Dr med. Nurcan Üçeyler, Würzburg
M1068	Dr. med. Thomas Schelle, Dessau
M1069	Dr. med. Kai Loewenbrück, Dresden
M1070	Prof. Dr. med. Ulf Schminke, Greifswald
M1071	Prof. Dr. med. Martin Hecht, Kaufbeuren
M1072	PD Dr. Jochen Machetanz, Dresden
R251-001	Milnik, V.: Elektrophysiologie in der Praxis: Neurographie, Evozierte Potenziale und EEG. München: Elsevier/Urban & Fischer, 2012.
S700	Sobotta, (Gesamtband) Urban & Fischer München, 2000

Abkürzungen

A.	Aorta/Arteria
Aa.	Arteriae
ADQ	(M.) abductor digiti quinti
ALS	amyotrophe Lateralsklerose
BMI	Body-Mass-Index
CIDP	chronische inflammatorische demyelinisierende Polyneuropathie
CIP	Critical-Illness-Polyneuropathie
CMT	Charcot-Marie-Tooth-Erkrankung
CSA	cross sectional area, Nervenquerschnittsfläche
dmL	distale motorische Latenzzeit
EDB	(M.) extensor digitorum brevis
EMG	Elektromyografie/-gramm
ENG	Elektroneurografie/-gramm
Fasz	Faszikulationen
FiB	Fibrillationen
GBS	Guillain-Barré-Syndrom
HNPP	hereditäre Neuropathie mit Neigung zu Druckläsionen
IDi	(M.) interosseus dorsalis I
KTS	Karpaltunnelsyndrom
M.	Musculus
MADSAM	multifokale erworbene demyelinisierende sensible und motorische Neuropathie
MAP	Muskelaktionspotenzial
MHz	Megahertz
MMN	multifokale motorische Neuropathie
Mm.	Musculi
MPSNT	maligne Nervenscheidentumore
MSAP	Muskelsummenaktionspotenzial
N.	Nervus
NLG	Nervenleitgeschwindigkeit
Nn.	Nervi
PmE	Potenzial einer motorischen Einheit
PNST	periphere Nervenscheidentumore
pSpA	pathologische Spontanaktivität
psW	positive scharfe Wellen
R.	Ramus
Rr.	Rami
sNAP	sensibles Nervenaktionspotenzial
TOS	Thoracic-outlet-Syndrom
TTS	Tarsaltunnelsyndrom
UNE	Ulnaris-Neuropathie am Ellenbogen
UPSS	Ultrasound Pattern Sum Score
UTS	Ulnaristunnelsyndrom
V	Vena
Vv.	Venae
WFR	Wrist-forearm-Ratio

Fehler gefunden?

An unsere Inhalte haben wir sehr hohe Ansprüche. Trotz aller Sorgfalt kann es jedoch passieren, dass sich ein Fehler einschleicht oder fachlich-inhaltliche Aktualisierungen notwendig geworden sind.
Sobald ein relevanter Fehler entdeckt wird, stellen wir eine Korrektur zur Verfügung.
Mit diesem QR-Code gelingt der schnelle Zugriff.

https://else4.de/978-3-437-21891-0

Wir sind dankbar für jeden Hinweis, der uns hilft, dieses Werk zu verbessern. Bitte richten Sie Ihre Anregungen, Lob und Kritik an folgende E-Mail-Adresse: kundendienst@elsevier.com

Inhaltsverzeichnis

C. D. Reimers, M. Hecht, J. Machetanz, Th. Schelle (Hrsg.)

Atlas der Nervensonografie und Elektroneurografie

Carl D. Reimers Martin Hecht Jochen Machetanz
Thomas Schelle (Hrsg.)

Atlas der Nervensonografie und Elektroneurografie

1. Auflage

Mit Beiträgen von:
Kai Loewenbrück, Beate Schlotter-Weigel, Ulf Schminke, Nurcan Üçeyler

ELSEVIER

Elsevier GmbH, Bernhard-Wicki-Straße 5, 80636 München, Deutschland
Wir freuen uns über Ihr Feedback und Ihre Anregungen an kundendienst@elsevier.com

ISBN 978-3-437-21891-0
eISBN 978-3-437-18267-9

1. Auflage 2022

Wichtiger Hinweis für den Benutzer
Die medizinischen Wissenschaften unterliegen einem sehr schnellen Wissenszuwachs. Der stetige Wandel von Methoden, Wirkstoffen und Erkenntnissen ist allen an diesem Werk Beteiligten bewusst. Sowohl der Verlag als auch die Autorinnen und Autoren und alle, die an der Entstehung dieses Werkes beteiligt waren, haben große Sorgfalt darauf verwandt, dass die Angaben zu Methoden, Anweisungen, Produkten, Anwendungen oder Konzepten dem aktuellen Wissensstand zum Zeitpunkt der Fertigstellung des Werkes entsprechen.
Der Verlag kann jedoch keine Gewähr für Angaben zu Dosierung und Applikationsformen übernehmen. Es sollte stets eine unabhängige und sorgfältige Überprüfung von Diagnosen und Arzneimitteldosierungen sowie möglicher Kontraindikationen erfolgen. Jede Dosierung oder Applikation liegt in der Verantwortung der Anwenderin oder des Anwenders. Die Elsevier GmbH, die Autorinnen und Autoren und alle, die an der Entstehung des Werkes mitgewirkt haben, können keinerlei Haftung in Bezug auf jegliche Verletzung und/oder Schäden an Personen oder Eigentum, im Rahmen von Produkthaftung, Fahrlässigkeit oder anderweitig übernehmen.

Für die Vollständigkeit und Auswahl der aufgeführten Medikamente übernimmt der Verlag keine Gewähr.
Geschützte Warennamen (Warenzeichen) werden in der Regel besonders kenntlich gemacht (®). Aus dem Fehlen eines solchen Hinweises kann jedoch nicht automatisch geschlossen werden, dass es sich um einen freien Warennamen handelt.

Bibliografische Information der Deutschen Nationalbibliothek
Die Deutsche Nationalbibliothek verzeichnet diese Publikation in der Deutschen Nationalbibliografie; detaillierte bibliografische Daten sind im Internet über http://www.d-nb.de/ abrufbar.

25 26 27 28 5 4 3 2

In ihren Veröffentlichungen verfolgt die Elsevier GmbH das Ziel, genderneutrale Formulierungen für Personengruppen zu verwenden. Um jedoch den Textfluss nicht zu stören sowie die gestalterische Freiheit nicht einzuschränken, wurden bisweilen Kompromisse eingegangen. Selbstverständlich sind **immer alle Geschlechter** gemeint.

Planung: Dr. Bernhard Gall, München
Lektorat und Projektmanagement: Petra Laurer, München, Anke Drescher, München
Redaktion und Projektmanagement: Sonja Hinte, Bremen
Herstellung: Dietmar Radünz, Leipzig
Satz: STRAIVE, Puducherry/Indien
Druck und Bindung: Rodona Industria Gráfica, S.L., Pamplona/Spanien
Umschlaggestaltung: SpieszDesign, Neu-Ulm, unter Verwendung von Abbildungen von Dr. med. Thomas Schelle, Dessau, und Stefan Dangl, München

Aktuelle Informationen finden Sie im Internet unter www.elsevier.de

KAPITEL

1 Grundlagen der Elektroneurografie

Carl D. Reimers

1.1 Einleitung

Die Elektroneurografie ist eine seit Jahrzehnten etablierte und für die Diagnostik neuromuskulärer Erkrankungen unverzichtbare neurophysiologische Untersuchungstechnik. In diesem Kapitel werden die Grundlagen der elektroneurografischen Untersuchung dargestellt. Auf die Untersuchungstechniken der einzelnen Nerven wird in den entsprechenden Kapiteln eingegangen.

1.2 Untersuchungsgeräte und -materialien

Für die Elektroneurografie ist ein Messgerät, ein sog. Elektroneurograf, mit Monitor notwendig. Heutzutage handelt es sich immer um Multifunktionsgeräte, mit denen neben einer Elektroneurografie auch elektrophysiologische Reflexuntersuchungen (z. B. Blinzelreflex), eine Elektromyografie (elektrische Untersuchung der Skelettmuskeln; ➤ Kap. 2), häufig auch eine Elektroenzephalografie (Untersuchung der Hirnströme) vorgenommen und evozierte Potenziale abgeleitet werden können.

Darüber hinaus werden bipolare Stimulationselektroden (Anode (+) und Kathode (-)) benötigt. Meist handelt es sich bei den kommerziell erhältlichen Stimulationselektroden um Knopfelektroden mit Filz- oder Silberelektroden. Im Reizblock liegen die beiden Pole etwa 2 (– 3) cm voneinander entfernt. In Ausnahmefällen (bei der sensiblen Neurografie, s. u.) wird mit Ringelektroden stimuliert. Dabei handelt es sich um bipolare schlaufenartige Elektroden aus einem Draht oder Filz (➤ Abb. 1.1). Bei der sensiblen Neurografie und sehr selten bei der motorischen Neurografie (s. u.) werden auch unipolare Nadelelektroden als Stimulationselektroden benötigt. Als Ableitelektroden dienen Oberflächenelektroden in Form von Klebe-, Napf-, in Elektrodenblöcke eingelassene Filz- oder Silber- (s. u.) oder bei der sensiblen Neurografie Ring- und Nadelelektroden (➤ Abb. 1.2). Die Filzelektroden müssen ständig feucht gehalten werden, idealerweise werden sie vor Gebrauch mit physiologischer Kochsalzlösung getränkt. Bei der Verwendung von Metallelektroden muss ein Kontaktgel aufgebracht werden, um den Kontakt zur Haut zu verbessern.

Zwingend notwendig für jede elektroneurografische Untersuchung ist eine Erdung des Untersuchten, nicht aus Sicherheitsgründen, sondern weil sonst eine artefaktfreie Grundlinie der Ableitung oft nicht gewährleistet ist. Als Erdelektrode können eine (notwendigenfalls gut durchfeuchtete) Bandelektrode oder eine auf der Haut befestigte Metallelektrode genutzt werden.

Manchmal ist es notwendig, die Haut vor Anbringen von Klebeelektroden mit einer alkoholischen Lösung (eventuell Desinfektionsspray) zu entfetten oder von Schweiß zu befreien, da die Klebeelektroden auf fettiger oder verschwitzter Haut schlecht kleben. Gelegentlich ist es auch sinnvoll, die Haut leicht abzuschmirgeln, um den Widerstand zu reduzieren.

Sehr sinnvoll ist zudem ein Hautmarker, mit dem der Stimulationsort (Reizkathode) sofort nach der Stimulation markiert wird, da die Abdruckstelle meist rasch verschwindet und damit bei der Messung der Entfernung zwischen dem Stimulations- und Ableitort Fehler auftreten können. Für die Entfernungsmessung ist natürlich auch ein Zentimetermaß notwendig. Eine falsche Distanzmessung führt, speziell bei kurzen Distanzen, zu relevanten Fehlergebnissen (s. unten)!

Es sollte ein Temperatursensor für die Messung der Hauttemperatur zur Verfügung stehen. Zum Anwärmen der Haut eignen sich Rotlicht-Lampen oder – falls nicht vorhanden – Warmwasserbäder.

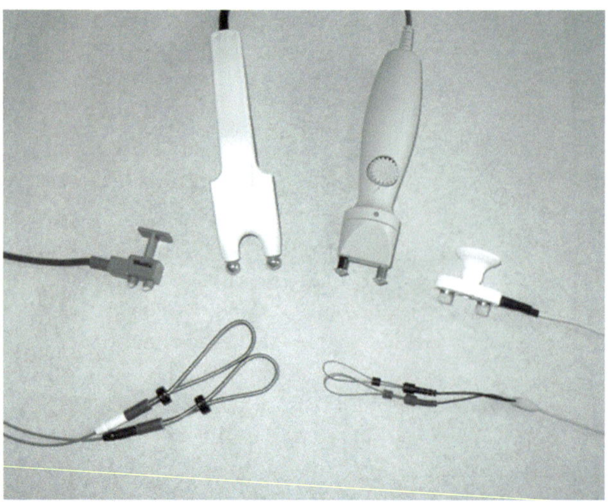

Abb. 1.1 Gebräuchliche Stimulationselektroden [R251-001]

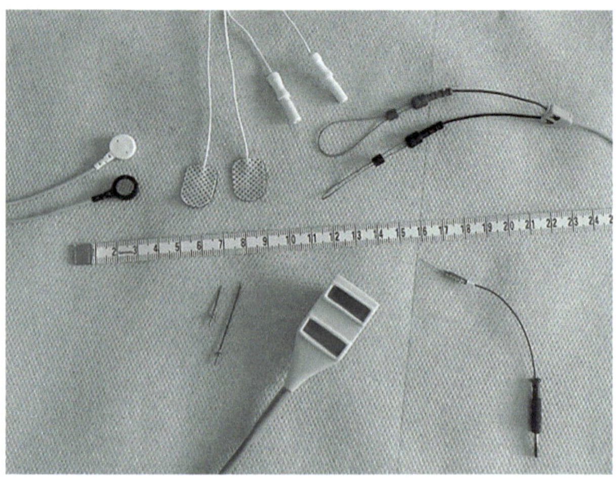

Abb. 1.2 Gebräuchliche Ableitelektroden und Nadelelektroden für die sensible Neurografie [R251-001]

Schließlich sind Möglichkeiten zur Desinfektion der Untersuchungsmaterialen nach jedem Gebrauch zu schaffen, sofern es sich nicht um Materialien zum Einmalgebrauch handelt.

1.3 Untersuchungstechnik

Bei der Elektroneurografie wird ein Nerv mit einem kurzen (0,1–0,2 ms, maximal 1,0 ms) elektrischen Reiz (Rechteckspannung) stimuliert. Der Nerv wird dadurch depolarisiert, und es kommt zu einer Reizfortleitung in beide Richtungen, deren Ergebnis mit geeigneten Elektroden erfasst wird. Die Stimulation erfolgt entlang des Nervenverlaufs (➤ Abb. 1.3). Nur bei tief liegenden Nerven (z. B. N. femoralis) oder bei reichlich Subkutanfettgewebe werden die Stimulationselektroden quer zum Nervenverlauf aufgesetzt (➤ Abb. 1.4), da der Nerv hier nicht über den Stromfluss zwischen den beiden Polen gereizt wird, sondern in der Mitte zwischen den Polen.

Je nach Ableitort werden die motorische und die sensible Neurografie unterschieden. Bei der motorischen Neurografie wird ein motorischer oder gemischter (motorischer und sensibler) Nerv gereizt und der Reizerfolg über einem von ihm innervierten Muskel abgeleitet. Bei der sensiblen Neurografie wird ein sensibler oder gemischter (sensibler und motorischer) Nerv gereizt und der Reizerfolg weiter proximal oder distal über dem Nerv abgeleitet.

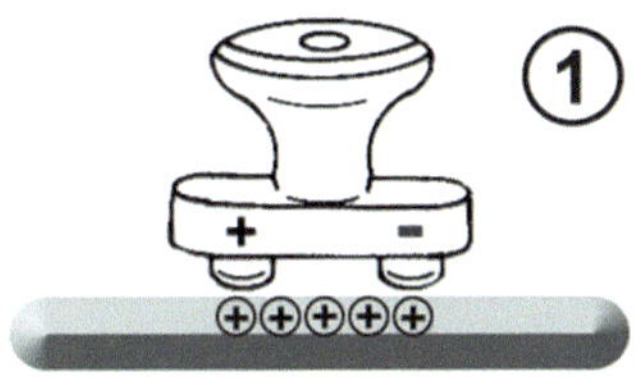

Abb. 1.3 Stimulation bei oberflächlich gelegenen Nerven [R251-001]

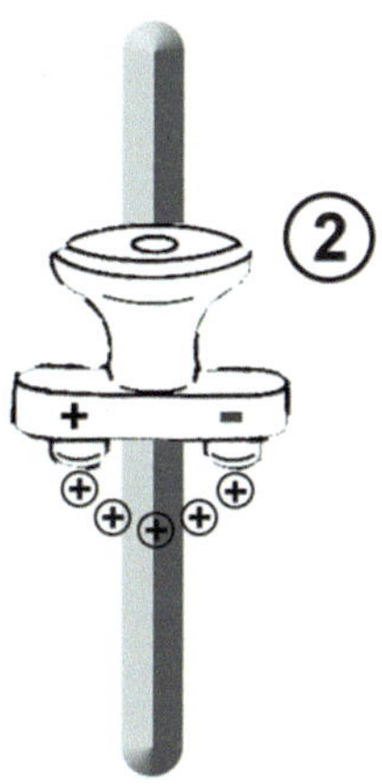

Abb. 1.4 Stimulation bei tief liegenden Nerven [R251-001]

Ziel der Untersuchungen ist es, den Funktionszustand des untersuchten Nervs zu ermitteln. Grundsätzlich kommen zwei Schädigungsmodalitäten infrage: eine unvollständige Fortleitung des Reizimpulses (amplitudengeminderte Reizantwort) oder eine verlangsamte Fortleitung (verminderte Leitgeschwindigkeit). Die Reizantwortamplitude, genauer die Fläche unter der Kurve, d. h. die Kombination aus Amplitude und Dauer des Reizantwortpotenzials, informiert grob über die Zahl funktionsfähiger Nervenfasern (Axone), die Nervenleitgeschwindigkeit (NLG) über die Intaktheit der Myelinscheiden. Entsprechend spricht man von **axonalen und demyelinisierenden Schäden.**

Bei der Elektroneurografie werden stets sehr viele Nervenfasern gereizt. Die Reizantwort ist daher eine **Summenantwort.** Dicke Neurone depolarisieren mit weniger Strom als dünne Neurone, sodass eine niedrige Stimulusintensität vorzugsweise die dicken Neurone stimuliert.

Bei den meisten Untersuchungen erfolgt die Nervenstimulation mit Oberflächenelektroden. Stimuliert wird mit der Kathode. Diese muss in Richtung der für die angestrebte Untersuchung relevanten Fließrichtung des Nervenstroms weisen, also bei Messung der NLG zur Ableitelektrode, bei Untersuchung der F-Wellen nach proximal. Die negative Entladung unter der Kathode depolarisiert den Nerv. In Ausnahmefällen erfolgt die Stimulation bei der sensiblen Neurografie, kaum jemals bei der motorischen Neurografie (z. B. bei sehr reichlichem Unterhautfettgewebe, das einen erheblichen elektrischen Widerstand darstellt) mit Nadelelektroden. Dabei reicht es, wenn die Reizkathode in die Nähe des Nervs platziert wird. Die Anode kann auf der Hautoberfläche verbleiben. Bei Anbringung der Ableitelektroden ist darauf zu achten, dass keine elektrische Brücke zur Nachbarelektrode entsteht, die die Spannungsdifferenz reduzieren könnte (falsch niedrige Reizantwortamplitude). Vor Beginn jeder Untersuchung sollte die zu untersuchende Gliedmaße möglichst entspannt gelagert werden, um Bewegungs- und Anspannungsartefakte zu reduzieren.

1.3.1 Motorische Neurografie

Zur Messung der motorischen Leitfähigkeit erfolgt eine Stimulation über dem motorischen oder gemischten Nerv in der Regel mit Knopfelektroden. Die Ableitung geschieht mit Oberflächenelektroden (Klebe-, Napf- oder Filzelektroden), die auf dem Ableitmuskel fixiert werden. Nadelelektroden, die in den Muskel eingestochen werden, sollen nur ausnahmsweise verwendet werden (s. u.), da sie nur die elektrische Aktivität von wenigen Muskelfasern erfassen und daher weder ein **Muskelsummenaktionspotenzial** (auch **M-Welle** genannt) noch eine sicher maximale Leitgeschwindigkeit abgeleitet werden können. Muskelsummenaktionspotenziale sollten nicht mit Blockelektroden mit fixem Abstand der Elektroden abgeleitet werden, da beide Elektroden über aktivem

Muskelgewebe sitzen und hierdurch kleine und deformierte Muskelsummenaktionspotenziale entstehen.

Nadelelektroden werden zur Stimulation nur dann benötigt, wenn sich tief liegende Nerven (z. B. N. ischiadicus) perkutan nicht erregen lassen oder bei nahe aneinander liegenden Nerven eine selektive Reizung eines Nervs notwendig ist. Die Reizkathode liegt dabei in Richtung des Ableitortes (distal der Reizanode). Durch artefizielles Vertauschen von Reizkathode und -anode nimmt die Latenz fälschlich um 0,2–0,5 ms zu. Die differente Elektrode (Kathode) sollte über der Endplattenregion (meist in der Mitte des Muskels) liegen, die indifferente (Anode) über dem Sehnenansatz („Belly-tendon-Montage"). Eine Ableitung mit Nadelelektroden ist nur ausnahmsweise sinnvoll oder erforderlich, z. B. bei tiefliegenden Muskeln oder Überlagerung des Muskelsummenaktionspotenzials durch volumengeleitete Potenziale benachbarter Muskeln.

Die Reizintensität beläuft sich bei den meisten Untersuchungsgeräten auf 0 bis maximal 100 mV, die Dauer des Rechteckimpulses auf (0,05) 0,1–1,0 ms. Jedoch sollte die Stimulationsdauer möglichst 0,2 ms nicht überschreiten, da längere Reize schmerzhaft sind und die Gefahr einer nicht gewünschten Mitstimulation anderer Nerven besteht. Meist reicht für die motorische Neurografie eine Reizintensität von 50 mV. Bei erkrankten Nerven mit verminderter Reizbarkeit können jedoch höhere Reizintensitäten notwendig werden. In der Regel wird mit einer niedrigen *Reizintensität* und *-dauer* begonnen und zunächst die Reizintensität allmählich erhöht, bis die **Amplitude der muskulären Reizantwort** (sog. M-Welle) nicht mehr wächst. Ist diese Reizintensität erreicht, wird sie noch einmal um 10–25 % erhöht, um sicher zu gehen, dass wirklich alle Nervenfasern gereizt wurden (supramaximale Reizung).

Gelingt es nicht, überhaupt eine Reizantwort zu evozieren oder nur mit hoher Reizintensität (über 50 mV bzw. 30 mV, s. o.), ist es sinnvoll, die Reizdauer zu erhöhen. Das gilt insbesondere bei sehr stark ausgeprägtem Unterhautfettgewebe, das den Strom sehr schlecht leitet (häufig in der Kniekehle). Grundsätzlich gilt, dass die für eine effektive Stimulation des Nervs notwendige Reizintensität mit zunehmender Reizdauer sinkt. Bei korrekter Platzierung der Ableitelektrode in der Endplattenregion („motor point") kommt es zu einem negativen Abgang der Reizantwort (definitionsgemäß nach oben) mit einer bi- oder triphasischen Nachschwankung (im pathologischen Fall sind mehr Phasen möglich). Die Endplattenregion findet sich über der Mitte des Muskelbauchs. Findet sich eine positive initiale Auslenkung (nach unten), sollte so lange die Lokalisation der Ableitelektrode auf dem Muskel variiert werden, bis sich ein negativer Abgang findet. Über dem M. abductor hallucis, dem üblichen Ableitmuskel bei Untersuchung des N. tibialis, kann das schwierig oder gar unmöglich sein, mitunter auch über dem M. interosseus dorsalis I (N. ulnaris). Gelingt es bei Untersuchung des N. medianus nicht, am Thenar einen negativen Potenzialabgang herzustellen, ist an Innervationsanomalien zu denken (➤ Kap. 6). Die Referenzelektrode wird über einem elektrisch inaktiven Areal außerhalb des Muskels platziert, z. B. der Sehne, ein weiterer Grund, warum fixe Elektrodenabstände nicht empfohlen werden.

Manchmal zeigt sich bei Stimulation der Nn. medianus und ulnaris zumindest bei hoher Verstärkung eine kleine negative **Vorwelle** vor dem eigentlichen Muskelsummenaktionspotenzial. Wie bei Stimulation unterhalb der motorischen Reizschwelle und hoher Verstärkung gezeigt werden kann, handelt es sich offensichtlich um ein volumengeleitetes antidrom evoziertes sensibles Nervenaktionspotenzial, das bei der motorischen Neurografie vernachlässigt werden sollte. Nach distaler Nervenstimulation erfolgt – je nach Nerv – darüber hinaus an einer oder mehreren proximaler gelegenen Stellen des Nervs eine weitere Stimulation. Dabei muss das Reizantwortpotenzial (fast) die gleiche Form und Amplitude aufweisen wie bei distaler Stimulation. Kleine Abweichungen kommen physiologischerweise durch das über längere Nervenstrecken sich zunehmend stärker bemerkbar machende Nachhinken langsam leitender Fasern gegenüber den schnellen zustande („physiologische Dispersion").

Bei Stimulation am **Erbschen Punkt,** d. h. am Armplexus oberhalb der Klavikula, gelingt es in der Regel nicht, gleiche Reizantworten wie bei distaler Stimulation zu evozieren, weil eine supramaximale Stimulation nicht möglich ist. Eine weitere (pathologische) Ausnahme sind erkrankte Nervenfasern zwischen den Stimulationsorten, die die elektrische Entladung nicht vollständig fortleiten (sog. Leitungsblöcke, s. u.). Grundsätzlich kann durch einen zusätzlichen Hochvoltstimulator (z.B. Digitimer) die Stimulation tiefer gelegener Nerven deutlich verbessert werden. Ergänzend zur hohen Reizspannung wird die Eindringtiefe durch einen größeren Elektrodenabstand verbessert. Im Gegenzug kann die Reizdauer auf 0,1 ms begrenzt werden, was die Schmerzhaftigkeit reduziert. Diese Methode wird üblicherweise nur in spezialisierten neurophysiologischen Labors angeboten.

Die Amplitude der Muskelsummenaktionspotenziale liegt bei 0 bis ca. 20 mV. Die NLG errechnet sich aus der Entfernung der zwei Stimulationsorte dividiert durch die Differenz der Latenzen bis zum (negativen) Abgang der Reizantwort bei proximaler (proximale motorische Latenzzeit pmL) und distaler Stimulation (distale motorische Latenzzeit dmL): NLG [m/s] = Entfernung [mm]/(pmL - dmL) [ms] (➤ Abb. 1.5).

Grundlage der Bestimmung der Latenzzeiten sollte eine identische Vergrößerung der **Reizantwortpotenziale** auf dem Bildschirm sein, da der Potenzialabgang bei stärkerer Vergrößerung weiter links (im Sinne einer kürzeren Potenziallatenz) gesehen werden kann. Da der Beginn des Potenzials jeweils von den schnellsten Fasern hervorgerufen wird, gibt die NLG, wie oben erwähnt, nur Auskunft über die Leitgeschwindigkeit der schnellsten Fasern eines Nervs.

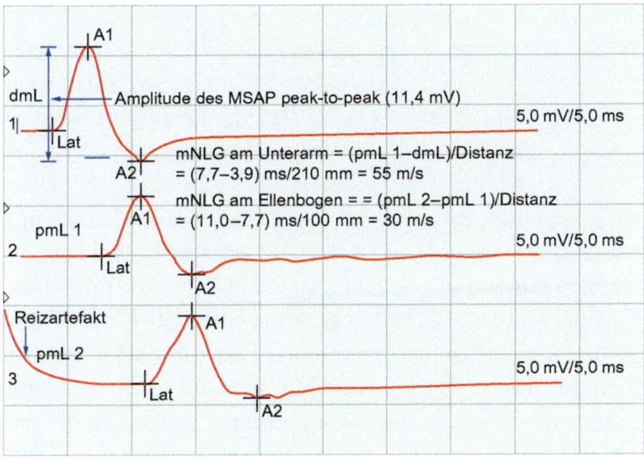

Abb. 1.5 Messparameter bei der motorischen Neurografie am Beispiel des N. ulnaris bei Ulnarisneuropathie am Ellenbogen.
Obere Spur: Stimulation distal am Unterarm
Mittlere Spur: Stimulation proximal am Unterarm
Untere Spur: Stimulation im Sulcus bicipitalis am Oberarm
(Distanz = Entfernung zwischen zwei Stimulationsorten) [L231]

Die **Abstandsmessung** erfolgt auf einen halben Zentimeter genau. Die Angabe der NLG erfolgt in ganzzahligen Meter pro Sekunde; es wird kaufmännisch gerundet. Jede Nachkommastelle ist eine Pseudogenauigkeit, da sich der Stimulus seitlich ausbreitet und die Entfernung auf der Hautoberfläche, insbesondere bei reichlichem Unterhauptfettgewebe, nur annähernd der Entfernung zwischen den Stimulationspunkten am in der Tiefe liegenden Nerv entspricht. Bei einer Entfernung von 10 cm bedeutet eine Messungenauigkeit von 0,5 cm alleine dadurch eine Fehlerquote von 5 %. Daher sollte die Entfernung zwischen den beiden Messorten nicht unter 10 cm liegen. Bei einer vermuteten eng umschriebenen Nervenschädigung (z. B. Engpasssyndrom, etwa Ulnarisrinnensyndrom) ist es jedoch nicht sinnvoll, einen größeren Abstand zwischen zwei Stimulationsorten zu wählen, da dann die umschriebene Leitungsverlangsamung durch die intakte Nervenleitung im übrigen Untersuchungsabschnitt kaschiert werden kann (falsch negativer Befund). Die angestrebten 10 cm zwischen zwei Stimulationsorten sollen somit eine akzeptable Messgenauigkeit mit einer ausreichenden Sensitivität für die Erfassung einer lokalen Leitungsverzögerung verbinden. Anders als bei der sensiblen Neurografie kann zwischen einem Stimulationsort und dem stimulierten Muskel keine NLG bestimmt werden, da in die Zeit bis zum Erscheinen des Muskelsummenaktionspotenzials auch die Übertragungszeit vom Nerv auf den Muskel mit eingeht, die nicht genau bekannt ist oder zumindest nicht gemessen werden kann. Bestimmt wird daher ersatzweise eine sogenannte motorische Latenzzeit, bei distaler Stimulation distale motorische Latenzzeit (dmL) genannt. Für die verschiedenen routinemäßig untersuchten Nerven gibt es Empfehlungen für den Abstand zwischen Stimulationskathode und Ableitmuskel. Bei Beachtung dieser Empfehlungen existieren auch Referenzwerte (s. einzelne Nerven).

Die Amplitude des **Muskelsummenaktionspotenzials** wird entweder von der Grundlinie bis zum negativen Gipfel (base to peak) oder zwischen dem negativen und dem positiven Gipfel (peak to peak) bestimmt, eventuell zusätzlich die Potenzialdauer vom negativen Abgang bis zur endgültigen Rückkehr der Auslenkung zur Grundlinie.

F-Wellen

Der Nervenreiz wird nicht nur nach distal fortgeleitet, sondern auch nach proximal (s. o.). Der Reiz wird dort an der Vorderhornzelle unvollständig „reflektiert“ (Erregung einzelner Alpha-Motoneurone über Interneurone), kehrt wieder nach distal zurück und kann über dem Muskel abgeleitet werden (sog. **F-Welle**) (➤ Abb. 1.6).

Die Bezeichnung weist darauf hin, dass die F-Welle der M-Welle folgt („follow“). Die Amplituden der F-Wellen sind deutlich niedriger als die der M-Wellen. Die Geschwindigkeit, mit der das geschieht, ist etwas variabel, ferner wird nicht jeder Reiz auch „reflektiert“. Gemessen werden in der Regel die Latenz der schnellsten Reizantwort (*F-Wellen-Latenz*) und der Anteil der erhaltenen F-Wellen (sog. *F-Wellen-Persistenz*). Die F-Wellen-Persistenz gibt Auskunft über die Erregbarkeit der Motoneurone und die Zahl der motorischen Einheiten, von denen Signale abgeleitet werden.

Regelmäßig lassen sich F-Wellen von den nach Stimulation der Nn. medianus (Thenar), ulnaris (M. interosseus dorsalis I oder Hypothenar) und tibialis (M. abductor hallucis) ableiten. Die F-Wellen-Persistenz liegt normalerweise

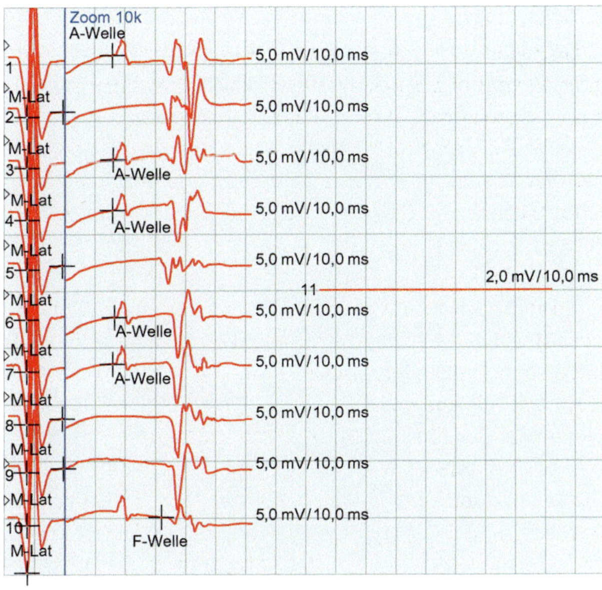

Abb. 1.6 Motorische Neurografie des N. tibialis mit A- und F-Wellen des N. tibialis. A = A-Wellen, F = F-Wellen, M = M-Wellen (direkte Muskelantwort), Pfeil = F-Wellen-Latenz [L231]

bei 80–100 %. Bei Stimulation des N. peroneaus profundus mit Ableitung vom M. extensor digitorum brevis liegt die F-Wellen-Persistenz normalerweise bei mindestens 60 %. Die F-Wellen-Latenz beträgt je nach Gliedmaßenlänge an den Armen 25–33 ms, an den Beinen 45–60 ms, natürlich stark abhängig u. a. von der Körpergröße. Seitendifferenzen über 2 ms an den Armen und über 3,6 ms an den Beinen gelten als pathologisch. Grundsätzlich sollte mindestens 10-mal, möglichst 20-mal supramaximal stimuliert werden, um die optimalen Latenzen und die F-Wellen-Persistenz zu bestimmen. Die Reizfrequenz sollte 0,5 Hz nicht überschreiten, um eine Konditionierung durch den vorangehenden Reiz zu vermeiden.

Als **Chronodispersion** wird die Differenz zwischen der schnellsten und langsamsten F-Welle bezeichnet. Sie beträgt normalerweise 2–4 ms, jedenfalls weniger als 5 ms. Die F-Wellen-Geschwindigkeit lässt sich an den Armen wie folgt berechnen:

F-Wellen-Geschwindigkeit = (Distanz Reizort - Dornfortsatz C7 [mm))/F-Wellen-Leitungszeit [ms]

F-Wellen-Leitungszeit = (F-Wellen-Latenz (ms) - M-Wellen-Latenz (ms) - 1)/2 [ms]. Die 1 ms ergibt sich aus einer geschätzten zentralen Verzögerung.

Zwischen der M-Antwort und der F-Welle können sich zudem **A-Wellen** finden (➤ Abb. 1.6). Sie sind durch eine niedrigere Amplitude als die F-Wellen und eine konstante Latenz gekennzeichnet. Durch höhere Reizintensitäten können sie blockiert werden. A-Wellen entstehen durch lokale Demyelinisierungen und stellen das Korrelat zu einer konstanten „Kurzschluss"-Überleitung dar, weshalb sie in konstanter Form und Latenz entstehen. Sie treten bei verschiedensten chronischen Neuropathien, aber auch beim Guillain-Barré-Syndrom sowie gelegentlich bei Gesunden auf (an Beinnerven häufiger als an Armnerven). Selten können A-Wellen auch später als die F-Wellen auftreten, für diese Fälle wird eine konstante Verzögerung innerhalb des „Kurzschluss" angenommen.

1.3.2 Sensible Neurografie

Die Stimulation erfolgt in der Regel mit Oberflächenelektroden direkt über dem Nerv, die Ableitung mit Oberflächen- (Klebe- oder Ringelektroden) oder Nadelelektroden (mono- oder bipolare Elektroden) weiter distal (*antidrome Technik*) oder proximal (*orthodrome Technik*) über dem Nerv. Der optimale Abstand der oberflächlichen Ableitelektroden beträgt etwa 3 (–4) cm. Es sollte wegen des Einflusses auf die Reizantwortamplitude immer der gleiche Abstand gewählt werden. Kürzere Abstände zwischen der aktiven und der Referenzelektrode reduzieren die Latenzen bis zum negativen Potenzialabgang. Bis zu einem Elektrodenabstand von etwa 40 mm erhöht sich die Reizantwortamplitude. Nadelelektroden werden vor allem dann verwendet, wenn das (zu erwartende) Reizantwortpotenzial amplitudenniedrig ist, gänzlich ausfällt oder Überlagerungen durch Muskelartefakte bestehen, sodass es günstig ist, nah am Nerven abzuleiten. Die Nadelelektroden werden senkrecht auf den Nerven eingestochen, die indifferente Elektrode ca. 3 cm seitlich von der differenten auf gleicher Höhe. Die differente Nadel wird so lange verschoben, bis die optimale Amplitude erreicht ist. Die Messung sollte zur Frage der Reproduzierbarkeit (Abgrenzung gegenüber Artefakten) mindestens einmal wiederholt werden.

Die **antidrome Untersuchungsmethode** ist üblicher als die orthodrome, da der Ableitort anatomisch besser definiert (z. B. ein Finger) und die Untersuchung aus anatomischen Gründen meist leichter durchführbar ist (z. B. Ringelektroden um einen Finger) sowie deutlich amplitudenhöhere Reizantworten ergibt, da die sensiblen Nerven zumindest an den Fingern oberflächlicher liegen als am Unterarm. Die **orthodrome Technik** wird vor allem dann eingesetzt, wenn es durch die Reizung eines gemischten Nervs zu einer motorischen Mitantwort kommt, die die sensible Reizantwort (0 bis ca. 30 µV, in Ausnahmefällen bis 100 µV, selten noch höher) überlagert. Das mit der antidromen Technik evozierte Nervenaktionspotenzial ist bei Messung distal an den Extremitäten in der Regel höher und schmaler als das mit der orthodromen Technik evozierte Potenzial, weil die Digitalnerven oberflächlicher liegen als die Nerven am Handgelenk und Unterschenkel. Wegen der möglichen Überlagerung sensibler Nervenaktionspotenziale durch motorische Potenziale gilt ein sensibles Nervenaktionspotenzial nur dann als sicher fehlend, wenn orthodrom stimuliert wurde.

Meist reicht für die sensible Neurografie eine **Reizintensität** von maximal 30 mV (klar spürbarer Reiz, noch nicht schmerzhaft). Wie bei der motorischen Neurografie muss eine supramaximale Stimulation sichergestellt sein. Ist die Reizantwort sehr amplitudenniedrig, kann sie mit einer Mittelwertbildung (*Averaging*) besser sichtbar gemacht werden, indem sich das Potenzial besser vom Grundrauschen der Kurve abhebt. Die Amplitude des gemittelten Potenzials entspricht naturgemäß nicht der maximalen Höhe, da in den Mittelwert auch suboptimale Reizantworten eingehen. Daher ist die wiederholte Einzelreizung mit Registrierung der optimalen Reizantwort grundsätzlich die zu bevorzugende Untersuchungstechnik. Im Gegensatz zur motorischen Neurografie wird das Reizantwortpotenzial mit zunehmender Entfernung zwischen Stimulations- und Ableitort durch die temporale Dispersion zwischen den schnell- und langsam leitenden Nervenfasern amplitudenniedriger (➤ Abb. 1.7), dafür das Potenzial etwas breiter.

Bei entsprechenden Erkrankungen wie Polyneuropathien kann die temporale Dispersion betont sein. Sie ist dann ein Hinweis auf eine segmentale Demyelinisierung. Die **Amplitude des Nervenaktionspotenzials** kann in verschiedener Weise bestimmt werden: von der Grundlinie zum negativen Gipfel (base to peak), vom ersten positiven zum negativen Peak (peak-to-peak) (➤ Abb. 1.8) oder auch vom negativen

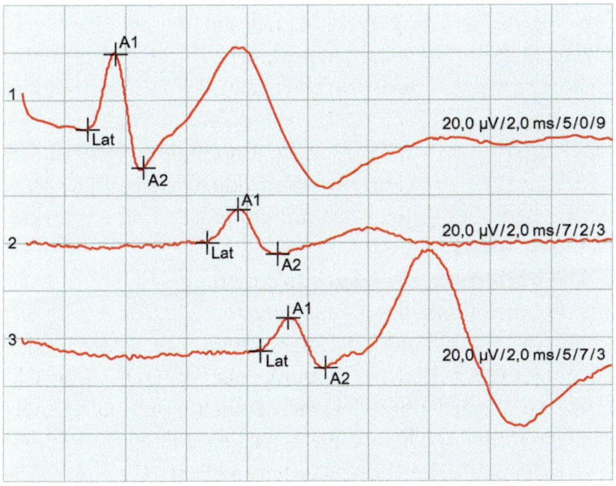

Abb. 1.7 Antidrome sensible Neurografie des R. palmaris n. ulnaris
Obere Spur: Stimulation distal am Unterarm mit Knopfelektroden und Anleitung vom Kleinfinger mit Klebeelektroden: sNLG = 46 m/s, Amplitude des sNAP = 48 µV
Mittlere Spur: Stimulation unmittelbar distal des Epicondylus medialis humeri; sNLG am Unterarm = 59 m/s (amplitudenniedrigeres sNAP als bei distaler Stimulation)
Untere Spur: Stimulation im Sulcus bicipitalis: sNLG = 59 m/s [L231]

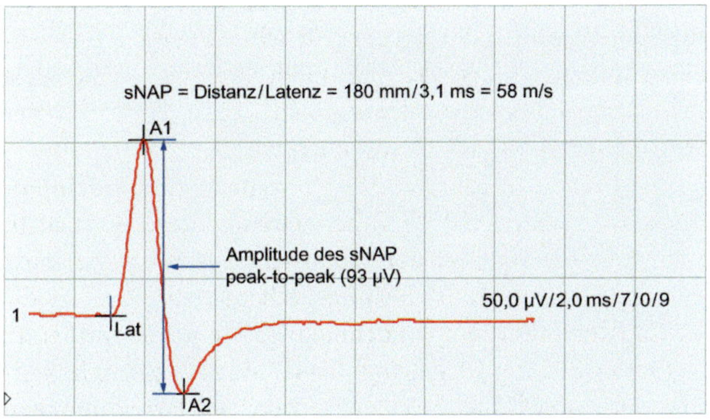

Abb. 1.8 Messparameter der sensiblen Neurografie am Beispiel des N. medianus (Distanz = Abstand zwischen Stimulations- und Ableitkathode) [L231]

Gipfel zum Mittelpunkt einer Linie zwischen dem ersten und letzten positiven Peak. Die Amplituden sind interindividuell sehr variabel. Die sensible NLG wird aus dem Quotienten der Entfernung zwischen Stimulations- und Ableitort bzw. zwischen zwei Stimulationsorten einerseits und der Latenz zwischen Stimulation und Nervenaktionspotenzial bzw. der Latenzdifferenz bei zwei Reizorten andererseits bestimmt. Die sensible Leitgeschwindigkeit gemischter Nerven ist um bis zu 10 m/s höher als die motorische. Darüber hinaus kann auch die Dauer des Potenzials bestimmt werden, entweder vom Beginn des negativen Gipfels bis zu dessen Rückkehr zur Grundlinie oder bis zur endgültigen Rückkehr des Nervenaktionspotenzials zur Grundlinie. Wird orthodrom mit einer Nadelelektrode am Nerv und einer an der Haut angebrachten Referenzelektrode gemessen, kann eine initial positive Auslenkung des Nervenaktionspotenzials bestehen. Wird auch die Referenzelektrode (Anode) am Nerv platziert, resultiert ein triphasisches Potenzial mit initial und final negativer Auslenkung. Nadelelektroden sind zur Amplitudenbestimmung nur geeignet, wenn sichergestellt ist, dass die Ableitkathode nah am Nerv liegt (sonst falsch niedrige Amplituden). Bei Nutzung von Oberflächenelektroden ist eine Seitendifferenz der Amplituden über 50 % pathologisch.

1.3.3 Inching

Soll ein sehr kurzer Nervenabschnitt untersucht oder der Schädigungsort, z. B. in der Vorbereitung einer Operation eines Engpasssyndroms (etwa Ulnarisrinnensyndrom), möglichst präzise festgestellt werden, bietet sich die sog. Inching-Technik an. Der Stimulationsort wird in gleichlangen Schritten (1–2 cm) entlang des Nervenverlaufs nach proximal oder distal variiert (➤ Abb. 1.9). Günstig ist es, vor der Stimulation die Stimulationspunkte entlang des Nervenverlaufs an der Haut zu markieren. Alternativ kann bei Stimulation von proximal nach distal der Abdruck der Reizkathode genutzt werden, um bei der nächsten weiter distalen Stimulation dort die Reizanode zu platzieren (entsprechend bei Stimulation von distal nach proximal). Auch hierdurch entstehen immer gleiche Elektrodenabstände. Im pathologischen Fall kommt es bei Stimulation unmittelbar proximal der umschriebenen Schädigung zu einer sprunghaften Zunahme der motorischen oder sensiblen Latenzzeit, eventuell zusätzlich zu einer Amplitudenreduktion der Reizantwort gegenüber der Stimulation distal der Schädigung.

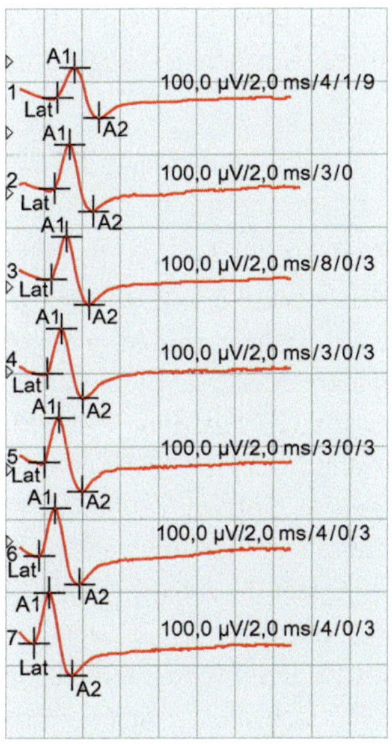

Abb. 1.9 Sensible Neurografie mit Inching des N. medianus (Stimulation entlang des Verlaufes des N. medianus und Ableitung vom Zeigefinger, Abstand zwischen den Stimulationsorten jeweils 1 cm) [L231]

1.4 Bildschirmdarstellung

Sowohl für die motorische als auch die sensible Neurografie gilt, dass die Reizantwortpotenziale auf dem Bildschirm vollständig dargestellt werden sollen. Bei sehr langsamen Leitgeschwindigkeiten muss beispielsweise die sog. Kippgeschwindigkeit (Zeitdauer pro cm bzw. Division auf dem Bildschirm oder Befundausdruck) erhöht, bei sehr hohen Reizantwortamplituden die Verstärkung vermindert werden. Die eventuell vom ENG-Gerät automatisch gesetzten Latenz- und Amplitudenmarker müssen auf Korrektheit überprüft werden.

1.5 Geräteeinstellungen

Die ➤ Tab. 1.1 gibt übliche Geräteeinstellungen wieder.

Tab. 1.1 Geräteeinstellungen zur Elektroneurografie

	Motorische ENG	Sensible ENG	F-Wellen
Kippgeschwindigkeit [ms/Div]	2–5	1–2	10
Verstärkung [mV/Div]	2 (0,2–5)	0,01	0,1–0,2

1.6 Einflussgrößen

Verschiedene biologische und technische Parameter beeinflussen die elektroneurografischen Ergebnisse.

Alter: In den ersten vier Lebensjahren nehmen die Nervenleitgeschwindigkeiten zu. Etwa mit dem 4. Lebensjahr erreichen sie das Erwachsenenniveau. Ab dem 20. bzw. 30.–40. Lebensjahr (unterschiedliche Angaben in der Literatur) sinkt die NLG wieder, bis etwa zum 55. Lebensjahr langsam, dann schneller, meist aber nicht mehr als um 10 m/s bis zum 60. oder gar 80. Lebensjahr. Die sensible Leitgeschwindigkeit (größenordnungsmäßig 2–4 m/s pro Dekade) ist stärker betroffen als die motorische (0,4–2,3 m/s pro Dekade, unterschiedliche Angaben). Für die Bewertung der Leitgeschwindigkeiten sind entsprechende alterskorrigierte Referenzwerte zu berücksichtigen. Auch die Amplitude der motorischen und sensiblen Reizantwortpotenziale nimmt ab.

Nervenlänge: Längere Nerven leiten langsamer als kürzere, die Körpergröße korreliert invers zur NLG. Je größer die untersuchte Person ist, desto langsamer wird daher die NLG. Proximale Nervenabschnitte leiten geringfügig schneller als distale. Armnerven leiten schneller als Beinnerven. Mit zunehmender Distanz zwischen zwei Stimulationsorten nimmt zudem die messbare Amplitude des Muskelsummenaktionspotenzials aufgrund von Phasenauslöschung ab.

Body-Mass-Index und Hautdicke: Die Amplituden der sensiblen Nervenaktionspotenziale von Personen mit hohem Body-Mass-Index sind niedriger als diejenigen von schlanken. Die Hautdicke korreliert ebenfalls negativ mit den Amplituden der sensiblen Nervenaktionspotenziale.

Temperatur: Die NLG steigt zwischen 29 °C und 38 °C um etwa 5 % pro 1 °C (1,2–2,4 m/s/°C). Niedrigere Temperaturen gehen mit etwas höheren Reizantwortamplituden einher. Die Normwerte für die NLG in der Literatur beziehen sich auf eine Hauttemperatur zwischen 33 °C und 34 °C. Die Anwendung rechnerischer Korrekturen genügt dem Einzelfall nicht! Daher ist die untersuchte Körperregion vor der Untersuchung anzuwärmen.

Messgenauigkeit: Die intraindividuelle Variabilität für Wiederholungsuntersuchungen wird mit 2–10 % für die NLG und 6–25 % für die Amplitudenmessungen angegeben.

Artefakte: Eine wichtige Quelle von Störungen und Artefakten sind defekte Elektroden. Im Zweifelsfall sollten diese daher (probeweise) ausgetauscht werden.

1.7 Fehlerquellen

In der nachfolgenden ➤ Tab. 1.2 werden Quellen von Fehlern und eventuell unerwarteten neurografischen Auffälligkeiten und deren Beseitigung bzw. Klärung dargestellt.

Darüber hinaus gibt es weitere Fehlerquellen, die schwieriger zu erkennen oder zu beseitigen sind.

Fettgewebe: Das Unterhautfettgewebe setzt der elektrischen Leitung einen erheblichen Widerstand entgegen. Bei ausgeprägtem Unterhautfettgewebe können sehr hohe Reizintensitäten und eine lange Reizdauer notwendig sein, um eine supramaximale Nervenstimulation zu erreichen. In Einzelfällen (z. B. in der Kniekehle, in der der N. tibialis ohnehin relativ tief liegt) kann es sogar unmöglich sein, eine supramaximale Reizung vorzunehmen, sodass eine falsch niedrige NLG und Reizantwortamplitude gemessen werden. Ausgeprägtes Unterhautfettgewebe kann aber auch eine falsch hohe Leitgeschwindigkeit vortäuschen, wenn die an der Hautoberfläche gemessene Distanz zwischen den Stimulationsorten größer ist als die Länge des darunter liegenden Nervs.

Zu hohe Reizstärken können eine etwas zu hohe Leitgeschwindigkeit vortäuschen, indem der Nerv etwas entfernt

Tab. 1.2 Quellen von Fehlern und eventuell unerwarteten neurografischen Auffälligkeiten und deren Beseitigung bzw. Klärung

(scheinbarer) Fehler	Ursache	Beseitigung bzw. Klärung
ausgeprägter Stimulusartefakt	zu lange Reizdauer	Reizdauer reduzieren
ausgeprägter Stimulusartefakt, überlagerte Sinuskurve (durch Wechselstromfelder)	ungünstige Position der Erdelektrode	Positionierung der Erdelektrode zwischen Stimulations- und Ableiteelektroden
ausgeprägter Stimulusartefakt	Elektrodenpositionierung über oberflächlicher Vene	Änderung der Elektrodenposition
ausgeprägter Stimulusartefakt	elektrische Brücke zwischen Reiz- und Ableitelektrode durch Feuchtigkeit z. B. durch Schweiß	Trocknen der Haut zwischen den Elektroden
ausgeprägter Stimulusartefakt	Erdelektrode nicht zwischen Reiz- und Ableitelektrode	Platzierung der Erdelektrode zwischen Reiz- und Ableitelektrode
ausgeprägter Stimulusartefakt trotz niedriger Reizstärke		kleine Rotation der Stimulationselektrode
ausgeprägter Stimulusartefakt bei Stimulation an Finger oder Zehe	Kontakt zu Nachbarfinger oder -zehe	Isolierung der beiden Finger bzw. Zehen z. B. durch Tupfer zwischen beiden
unerwartet kleine Reizantwortamplituden	zu hoher Hautwiderstand	Einreiben der Haut mit Elektrodenpaste, leichtes Abschmirgeln der Haut
unerwartet kleine Reizantwortamplituden	feuchte oder fettige Haut	Abreiben der Haut mit Alkohol oder Aceton
unerwartet kleine Reizantwortamplituden	Ableitanode über Nachbarmuskel angebracht	Korrektur der Position der Ableitanode
deformiertes Reizantwortpotenzial	ungünstige Anodenposition	seitliche Verschiebung der Anode
überlagerte Sinuskurve (durch Wechselstromfelder)	zu lange Elektrodenkabel	Verwendung kürzerer Elektrodenkabel in möglichst großem Abstand zueinander
initialer positiver Potenzialabgang	ungünstige Platzierung der Ableitkathode abseits des sog. motor points	Korrektur der Elektrodenlage
initialer positiver Potenzialabgang	temporale Dispersion in der Endplattenregion durch Reinnervation	sonstige Hinweise auf Reinnervation?
initialer positiver Potenzialabgang	Ableitkathode und -anode vertauscht	Korrektur der Elektrodenzuordnung
initialer positiver Potenzialabgang	Stimulation benachbarter Nerven durch ungünstige Elektrodenplatzierung	Korrektur der Platzierung der Stimulationselektroden
initialer positiver Potenzialabgang	Innervationsanomalie	gezielte Suche nach möglicher Innervationsanomalie
verplumptes MSAP	Ableitkathode zu weit vom Endplattenbereich entfernt	Modifikation der Ableitposition
verplumptes MSAP	Ableitanode über Nachbarmuskel angebracht	Modifikation der Position der Ableitanode
unterschiedliche Form des Reizantwortpotenzials an unterschiedlichen Reizorten oder sprunghafte Zunahme der Amplitude bei Reizerhöhung	Mitstimulation benachbarter Nerven durch zu hohe Reizintensität und/oder -dauer (z. B. Erregung des N. ulnaris zusätzlich zum N. medianus am Handgelenk mit Potenzialerhöhung durch M. add. pollicis)	Stimulation mit niedriger Reizintensität und/oder -dauer, ggf. mit Nadelelektroden
unerwartet hohe Amplitude bei proximaler Reizung im Vergleich zu distaler Reizung	Leitung des Nervenimpulses über Innervationsanomalie	Nachweis der Anomalie (Martin-Gruber-Anomalie, N. peronaeus accessorius)
unerwartet kleine Reizantwortamplituden	zu niedrige Reizstärke und/oder -dauer (z. B. bei Ödemen oder starkem Unterhautfettgewebe)	Reizstärke und/oder -dauer erhöhen
unerwartet kleine Reizantwortamplituden	ungünstig platzierte Stimulationselektroden	Position der Stimulationselektroden korrigieren
unerwartet kleine Reizantwortamplituden	zu hoher Hautwiderstand	Einreiben der Haut mit Elektrodenpaste, leichtes Abschmirgeln der Haut
unerwartet kleine Reizantwortamplituden	feuchte oder fettige Haut	Abreiben der Haut mit Alkohol oder Aceton
sehr niedriges motorisches Reizantwortpotenzial	Verlust an funktionsfähigen Muskelfasern (z. B. Motoneuronerkrankung oder Myopathie)	sonstige klinische und neurophysiologische Hinweise beachten

Tab. 1.2 Quellen von Fehlern und eventuell unerwarteten neurografischen Auffälligkeiten und deren Beseitigung bzw. Klärung (*Forts.*)

(scheinbarer) Fehler	Ursache	Beseitigung bzw. Klärung
unerwartet niedrige motorische Reizantwort	präsynaptische neuromuskuläre Übertragungsstörung (Lambert-Eaton-Syndrom)	repetitive Nervenstimulation oder Reiz nach maximaler Anspannung zur weiteren Klärung
unerwartet niedrige Reizantwort von jedem Stimulationsort aus	falsche Elektrodenpositionierung (Ableitelektroden zu nah beieinander positioniert, Ableitelektroden zwischen zwei Muskeln)	Elektrodenposition optimieren
(fast) fehlendes motorisches Reizantwortpotenzial	(fast) völlig denervierter Muskel	Durch direkte elektrische Stimulation des Muskels in der Endplattenregion prüfen, ob dieser noch erregbar ist. Ein völlig denervierter Muskel reagiert auch nicht auf diese Stimulation.
unerwartet breite und/oder niedrige Reizantwort	ausgeprägte temporale Dispersion und Leitungsblock	Breite des Muskelsummenaktionspotenzials berücksichtigen, Stimulation distal er Schädigung
bei mehrfacher Reizung immer kleiner werdende Reizantwort	postsynaptische neuromuskuläre Übertragungsstörung (Myasthenie)	nach Pause (!) 3/s repetitive Nervenstimulation zur weiteren Klärung
Muskelsummenaktionspotenzial bei distaler Stimulation niedriger als bei proximaler	Innervationsanomalie	an Innervationsanomalie denken und gezielt klären
Muskelsummenaktionspotenzial bei distaler Stimulation niedriger als bei proximaler	Mitreizung benachbarter Nerven	Reizstärke reduzieren, Position der Stimulationselektroden prüfen
Muskelsummenaktionspotenzial bei distaler Stimulation niedriger als bei proximaler	distal betonte De-/Remyelinisierung	Bewertung im Kontext mit den anderen Befunden
sehr aufgesplitterte Reizantwortpotenziale	temporale Dispersion bei Demyelinisierung	sonstige Hinweise auf Demyelinisierung?
sehr aufgesplitterte Reizantwortpotenziale	falsche Elektrodenpositionierung (Ableitelektroden zu nah beieinander positioniert, Ableitelektroden zwischen zwei Muskeln)	Elektrodenposition optimieren
sehr aufgesplitterte Reizantwortpotenziale	Koaktivierung benachbarter Nerven bei zu hoher Stimulationsintensität	Stimulationsintensität reduzieren
fehlendes Reizantwortpotenzial	völlig denervierter Muskel	Durch direkte elektrische Stimulation des Muskels in der Endplattenregion prüfen, ob dieser noch erregbar ist. Ein völlig denervierter Muskel reagiert auch nicht auf diese Stimulation.
gerade Ableitlinie ohne Stimulusartefakt	falscher oder nicht freigeschalteter Ableitkanal, Elektrodendefekte	Ableitkanäle und Elektroden prüfen
unerwartet fehlendes sensibles Nervenaktionspotenzial	sensible NLG unter 20 m/s (dann mit Oberflächenelektroden kein sNAP ableitbar)	Ableitung mit Nadelelektroden
unerwartet niedrige NLG (insbesondere sensibel)	niedrige Hauttemperatur	Anwärmen der Gliedmaße
scheinbar fehlende F-Wellen	sehr lange F-Wellen-Latenzen	Kippgeschwindigkeit (ms/Div) erhöhen
reichlich Muskelartefakte bei Untersuchung der F-Wellen	mangelnde Entspannung durch zu hohe Reizfrequenz	Einzelreize oder Reizfrequenz unter 0,5 Hz oder Ableitung mit einem Elektrodenblock statt mit Einzelelektroden (➤ Abb. 1.10)
Muskelartefakte	Patient unzureichend entspannt zu hohe Reizintensität, zu schnell aufeinanderfolgende Einzelreize (F-Wellen)	Aufforderung zur besserer Entspannung, ggf. bequemere und schmerzfreiere Lagerung orthodrome Untersuchungstechnik Averaging niedrigere Reizintensität, niedrigere Reizfrequenz (F-Wellen)

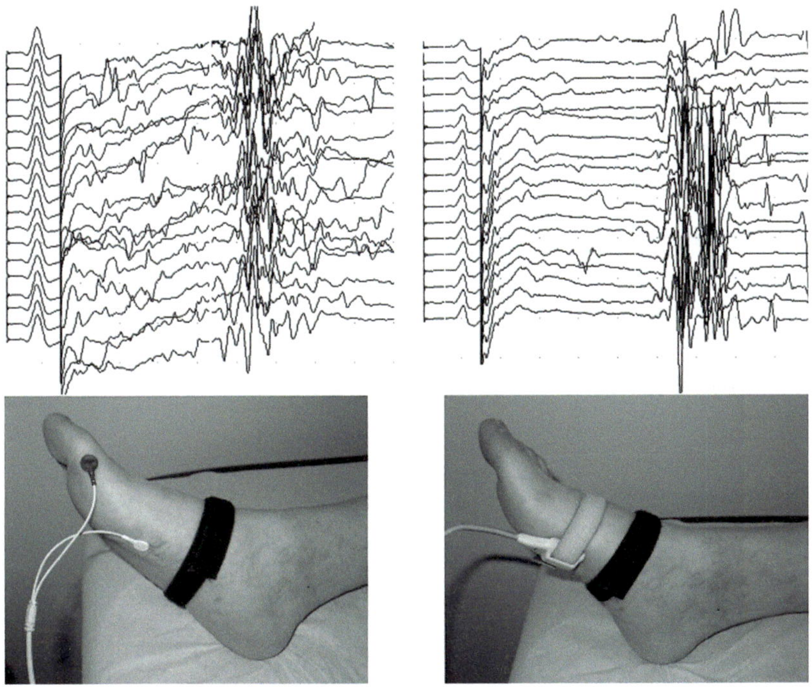

Abb. 1.10 In der linken Abbildung ist die F-Welle durch die motorische Willkürüberlagerung nicht zu erkennen (Ableitung mit „motorischer Ableitelektrode"). Durch Verwendung der sensiblen Ableitelektrode (rechtes Bild) lässt sich die F-Welle eindeutig von der muskulären Überlagerung abgrenzen. [R251-001]

von der Kathode stimuliert wird. Bei einer hohen Reizintensität kann es auch zu einer Mitreizung eines benachbart liegenden Nervs kommen (z. B. Nn. medianus und ulnaris in der Axilla oder am Handgelenk, Nn. peronaeus und tibialis in der Kniekehle), wodurch bei Ableitung von einem Muskel, in dessen Nähe sich Muskeln des unbeabsichtigt mitgereizten Nervs befinden, falsch hohen Reizantwortamplituden gemessen werden, wodurch eine axonale Schädigung kaschiert werden kann. Die initiale Deflektion des Muskelsummenaktionspotenzials ist dann positiv. Lösung: insbesondere mit der Reizdauer sparsam umgehen.

Auf die Bedeutung der **Hauttemperatur** wurde oben bereits hingewiesen.

Starkes Reizartefakt: Dieses kann durch einen elektrischen Kurzschluss zwischen der Stimulations- und Ableitelektrode entstehen, z. B. bei verschwitzter Haut oder einer elektrischen Brücke über Kontaktgel oder andere Feuchtigkeit. Lösung: Haut zwischen Stimulations- und Ableitelektrode trocken halten. Die Erdelektrode – wie ohnehin gefordert – unbedingt zwischen Stimulations- und Ableitelektrode platzieren! Zudem kann man versuchen, durch Rotieren der Anode über dem Nerv oder eine biphasische Stimulation eine Abschwächung des Reizartefakts zu erreichen.

1.8 Referenzwerte

Bezüglich der Referenzwerte elektroneurografischer Befunde wird auf ➤ Kap. 16 verwiesen.

1.9 Befundinterpretation

Neurapraxie: Es handelt sich um die leichteste Form des Leitungsblocks, etwa durch eine Dehnung eines Nervs oder Druck auf den Nerv. Ein struktureller Nervenschaden besteht nicht. Elektroneurografisch findet sich eine reduzierte Reizantwortamplitude bei Stimulation proximal versus distal der Läsion bei nur gering verminderter NLG. Der Nerv distal der Schädigung bleibt elektrisch stimulierbar.

Axonotmesis: Bei dieser ausgeprägteren Nervenschädigung sind die Axone getrennt, das Hüllgewebe (Endo-, Peri- und Epineurium) aber erhalten. Je nach Ausmaß der Schädigung sinkt die Reizantwortamplitude bei Stimulation proximal der Läsion bis zum Ausfall. Der Nerv ist distal der

Schädigung nur noch für einige Tage normal stimulierbar (Einsetzen der Wallerschen Degeneration führt zum Untergang der distalen Axonanteile, Dauer: 2–4 Tage). Eine Regeneration ist möglich.

Neurotmesis: Die Kontinuität des Nervs inklusive Hüllgewebe ist unterbrochen. Je nach Ausmaß der Schädigung sinkt die Reizantwortamplitude bis zum Ausfall. Der Nerv ist distal der Schädigung noch für einige Tage stimulierbar. Die Möglichkeit der Regeneration hängt vom Ausmaß der Schädigung der Hüllgewebe ab.

Elektroneurografisches Charakteristikum einer **axonalen Degeneration** ist die Minderung der Reizantwortamplitude bei normaler Form und Dauer des Potenzials sowie normaler oder fast normaler NLG und einer um nicht mehr als 50 % erhöhten distalen motorischen oder sensiblen Latenz.

Fällt die Amplitude auf unter 50 % des Normalwerts (z. B. bei Vorderhornerkrankungen), so kann die NLG durch den damit einhergehenden Verlust an schnellleitenden Axonen auf 70–80 % der unteren Referenzgrenze fallen (➤ Abb. 1.11), ein Abfall der Leitgeschwindigkeit auf 70 % bei einer Reizantwortamplitude von weniger als 10 % des Normalen kann ebenfalls allein auf die axonale Schädigung zurückgeführt werden. Bei einer Reduktion der NLG auf 60 % der unteren Referenzgrenze und einer F-Wellen-Latenz > 50 % über der oberen Normgrenze ist unabhängig von der Reizantwortamplitude immer eine **demyelinisierende Nervenerkrankung** anzunehmen, bei einer Amplitude des Reizantwortpotenzials von mindestens 50 % des Normalen bereits bei einer Reduktion der NLG auf weniger als 80–90 % der unteren Referenzgrenze (➤ Abb. 1.12). Eine **segmentale Demyelinisierung** besteht bei einer ausgeprägten temporalen Dispersion (Aufsplitterung) des Nervenaktionspotenzials. Darunter wird eine Desynchronisation der Komponenten des Reizantwortpotenzials mit einem breiten und polyphasischen Potenzial aufgrund sehr ungleich schneller elektrischer Leitung der Nervenfasern verstanden. Bei noch erhaltenen M-Wellen können verzögerte F-Wellen ein Frühzeichen einer proximalen demyelinisierenden Erkrankung sein. Symmetrische demyelinisierende Nervenläsionen zeigen sich vor allem bei hereditären Polyneuropathien, wohingegen asymmetrische Leitungsblöcke, temporale Dispersion und Leitungsverlangsamung für eine erworbene Erkrankung sprechen.

Seitendifferenzen der Nervenleitgeschwindigkeiten über 10–12 m/s gelten ebenfalls als sicher pathologisch.

Unter einem **Leitungsblock** versteht man eine substanzielle Reduktion der Reizantwortamplitude bei Stimulation proximal versus distal der Läsionsstelle (Armnerven und N. peronaeus: > 25–30 %, N. tibialis: > 35–41 %). Sicher ist ein Leitungsblock bei einer Reduktion der Reizantwortamplituden bzw. Fläche unter der Kurve um mindestens 50 % (➤ Abb. 1.13).

Normale F-Wellen-Latenzen schließen eine Radikulopathie keineswegs aus, da die kurzstreckige Leitungsstörung durch die ansonsten normale Leitung über die Gliedmaße kaschiert werden kann. Außerdem können Muskeln, die von mehreren Nervenwurzeln innerviert werden, durch benachbarte normale Nervenwurzeln normale F-Wellen generieren.

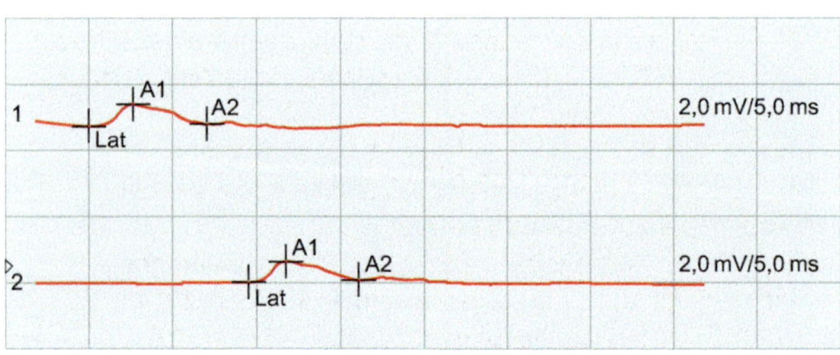

Abb. 1.11 Motorische Neurografie des N. peronaeus mit scheinbarer Demyelinisierung bei diabetischer Polyneuropathie (dmL = 5,1 ms, maximale mNLG = 36 m/s, Amplitude des MSAP 2,3 mV, leicht verminderte mNLG kann durch die Amplitudenminderung des MSAP erklärt werden). [L231]

1.10 Untersuchungsindikationen

Die Elektroneurografie ist vor allem notwendig, um Schädigungen einzelner Nerven oder allgemeine Nervenschädigungen (Polyneuropathien) zu untersuchen. **Elektroneurografisch**

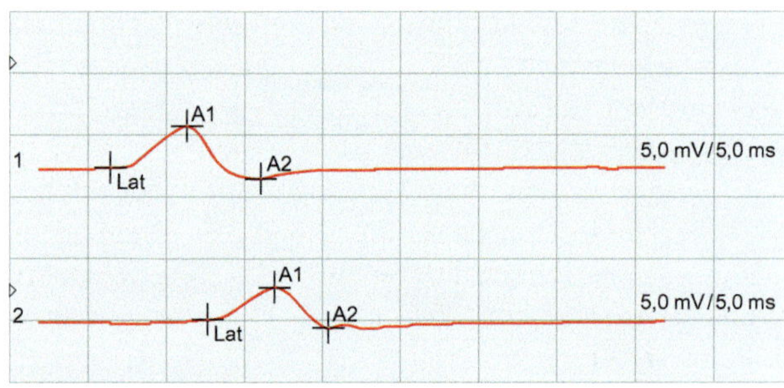

Abb. 1.12 Motorische Neurografie des N. medianus bei (rein demyelinisierender) diabetischer Polyneuropathie (dmL = 6,5 ms, maximale mNLG = 34 m/s, Amplitude des MSAP = 4,2 mV). [L231]

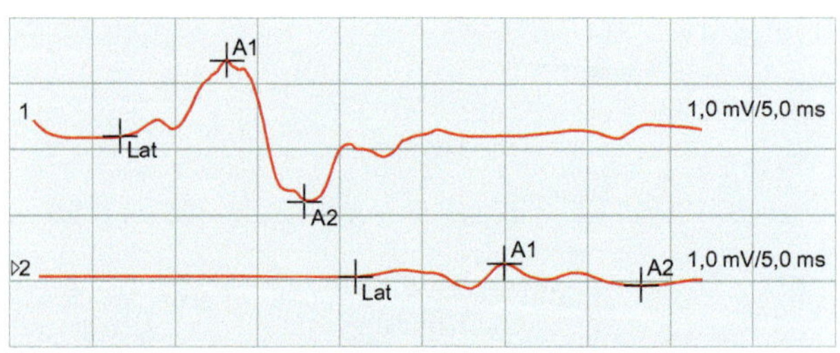

Abb. 1.13 Motorische Neurografie des N. tibialis mit Leitungsverlangsamung und -block bei chronischer inflammatorischer demyelinisierender Polyneuropathie (disperse MSAP mit etwa gleicher Potenzialdauer und deutlich reduzierter Amplitude bei proximaler Stimulation, dmL = 6,7 ms, max. mNLG = 29 m/s, Amplitude des MSAP bei distaler Stimulation = 2,2 mV, bei proximaler Stimulation 0,3 mV). [L231]

lassen sich Schäden einzelner peripherer Nerven (z. B. Engpasssyndrome oder traumatische Nervenverletzungen) nachweisen, lokalisieren oder ausschließen. Anhand der betroffenen Nervenanteile können motorische oder sensible Polyneuropathien unterschieden werden. Außerdem lässt sich zwischen einer axonalen und demyelinisierenden Polyneuropathie differenzieren. Die verschiedenen Formen der Polyneuropathien sind typisch für verschiedene Ursachen. Beispiele sind die überwiegend axonale Schädigung bei der Polyneuropathie durch die hereditäre motorisch-sensible Neuropathie Typ 2, Alkoholkrankheit, Urämie, Vaskulitiden, akute intermittierende Porphyrie und die meisten toxischen und nutritiven Polyneuropathien im Gegensatz zu den überwiegend demyelinisierenden Schäden bei der hereditären motorisch-sensiblen Neuropathie Typ 1, Guillain-Barré-Syndrom, chronischer inflammatorischer demyelinisierenden Polyneuropathie, den meisten diabetischen und manchen paraneoplastischen Polyneuropathien. Zumindest bei stärkerer Ausprägung gehen axonale Polyneuropathien meist mit einer sekundären Demyelinisierung und demyelinisierende Polyneuropathien mit einer sekundären axonalen Schädigung einher. So kann eine ausgeprägte axonale Schädigung die NLG auf 70–80 % der unteren Referenzgrenze reduzieren und die F-Wellen-Latenzen auf 120–130 % der oberen Referenzgrenze erhöhen (s. o.).

Die **sensible Neurografie** kann zwischen einer Radikulopathie einerseits und Plexo- bzw. peripheren Neuropathie differenzieren. Besteht klinisch eine sensible Störung und es lässt sich dennoch vom dieses Hautareal versorgenden Nerv ein normales sensibles Nervenaktionspotenzial ableiten, so spricht dieses für eine präganglionäre (radikuläre oder zentrale) Läsion. Bei einer Plexopathie bzw. peripheren Neuropathie hingegen kommt es zu einer Amplitudenminderung des Nervenaktionspotenzials. Postganglionäre radikuläre Läsionen mit Befunden wie bei einer Plexopathie sind selten.

1.11 Kontraindikationen und Risiken

Schmerzen und Missempfindungen: Die elektrische Stimulation kann kurzzeitige Schmerzen und Kribbelmissempfindungen hervorrufen.

Blutungen: Theoretisch kann es bei Untersuchungen mit Nadelelektroden zu lokalen Blutungen kommen. Diese sind jedoch mit den sehr feinen ENG-Nadeln selbst bei Antikoagulation sehr gering und mit Druck auf das untersuchte Gewebe gut beherrschbar.

Infektionen: Theoretisch kann es bei Untersuchungen mit Nadelelektroden zu lokalen Infektionen kommen. Das Risiko ist jedoch bei ausreichender Desinfektion extrem gering. Übertragungen von Infektionen auf Patienten sind mit Benutzung von Einmalnadeln nicht mehr möglich.

Herzschrittmacher: Bei Stimulation in der Nähe eines Herzschrittmachers kann dieser irritiert werden. Auf eine gute Erdung und einen ausreichenden Abstand zwischen elektrischer Stimulation und Schrittmacher ist zu achten. Der Autor hat zahlreiche Male bei Herzschrittmacherträgern Elektroneurografien vorgenommen, ohne dass jemals Komplikationen auftraten.

ICD (implantierbarer Cardioverter-Defibrillator): Neurografische Ableitungen nach Einzelreizen sind unproblematisch. Vermieden werden muss eine ca. 3/s-Stimulation, z.B. für das Averaging einer sensiblen NLG oder eines SEP, da diese Reizfrequenz von ca. 180/min vom ICD als Kammerflimmern mit dementsprechender Defibrillation interpretiert werden kann. Eine langsame Stimulation mit 1/s ist dagegen ungefährlich, alternativ ist ein vorübergehendes Ausschalten des ICD durch einen Kardiologen möglich.

Intrakardiale Katheter: Liegt ein intrakardialer Katheter, sollte in dessen Nähe ebenfalls nicht elektrisch stimuliert werden. Eine derartige Situation ist jedoch extrem selten.

LITERATUR

Barboi AC, Barkhaus PE: Electrodiagnostic testing in neuromuscular disorders. Neurol Clin 2004; 22: 619–44

Baum A-K: Neurophysiologie in der Praxis. 2. Aufl., Kohlhammer; Stuttgart 2013

Bischoff C, Dengler R, Hopf HC. EMG – NLG. Thieme, Stuttgart, New York 2003

Blum AS, Rutkove SB (eds.): The clinical neurophysiology primer. Humana Press, Totowa, New Jersey/USA 2007

DeLisa JA, Lee HJ, Baran EM, Lai K-S, Spielholz N. Manual of nerve conduction velocity and clinical neurophysiology. 3rd ed., Raven Press, New York 1994

Kimura J. Electrodiagnosis in diseases of nerve and muscle: principles and practice. 2 de, F. A. Davis, Philadelphia/USA 1989

Ludin H-P. Praktische Elektromyografie. 4. Aufl., Enke, Stuttgart 1993

Milnik V. Elektrophysiologie in der Praxis. Neurografie, Evozierte Potenziale und EEG. 2. Aufl. Urban & Fischer, München 2012

Oh SJ. Clinical electromyography. Nerve conduction studies. 2nd ed, Williams & Wilkins, Baltimore, Philadelphia, Hong Kong, London, Munich, Sydney, Tokyo 1993

Stålberg E, van Dijk H, Falck B, Kimura J, Neuwirth C et al. M. Standards for quantification of EMG and neurography. Clin Neurophysiol 2019; 130: 1688–729

Stöhr M, Pfister R: Klinische Elektromyografie und Neurografie - Lehrbuch und Atlas. 6. Aufl., Kohlhammer, Stuttgart 2014

Vogel P. Kursbuch Klinische Neurophysiologie. EMG – ENG – Evozierte Potenziale. 2. Aufl., Thieme, Stuttgart, New York 2001

KAPITEL

2 Grundlagen der Elektromyografie

Martin Hecht

2.1 Einleitung

Die Elektromyografie bzw. das Elektromyogramm (EMG) ist eine bewährte Methode, die auf einfache Art viele Informationen über das jeweils untersuchte Muskel-Nerven-System liefert. Das EMG zeigt, ob eine neurogene oder muskuläre Läsion besteht und wie aktiv/progredient diese ist. Auch bei unauffälliger klinischer Untersuchung können subklinische Auffälligkeiten dargestellt werden. Durch die individuell an die klinische Fragestellung angepasste Auswahl der untersuchten Muskeln kann das EMG die Lokalisation und Ausbreitung einer Nervenschädigung eingrenzen.

Die Deutung konkreter Ableitungen ist für den Anfänger zu Beginn oft schwierig. Alle Informationen werden grundsätzlich doppelt, d.h. visuell (Bildschirm) und akustisch (Lautsprecher) dargestellt. Wir neigen dazu, die visuelle Auswertung zu bevorzugen. Letztlich ist unser Ohr aber viel besser als das Auge dazu geeignet, die unterschiedlichen Frequenzen, die sich im EMG-Signal überlagern, über eine Frequenzanalyse zu differenzieren. Erfahrene Untersucher hören daher Pathologika zumeist deutlich schneller und leichter, als dass sie diese sehen.

Moderne EMG-Geräte bieten die Möglichkeit, die aufgenommenen Sequenzen mit einem vollständigen Datensatz abzuspeichern, sodass die Originalkurven später visuell und akustisch erneut („off line") abgespielt werden können. So können unerfahrenere EMG-Untersucher im Nachgang erfahrenere Untersucher zu Rate ziehen, um die EMG-Kurven richtig zu deuten. Voraussetzung ist jedoch, dass die Ableitung korrekt erfolgte.

2.2 Untersuchung

Vor der Untersuchung muss überprüft werden, ob eine Antikoagulation oder eine vergleichbare Gerinnungsstörung vorliegt. Ist dies der Fall, muss nicht grundsätzlich auf eine EMG-Untersuchung verzichtet werden, zumeist genügt nach einer Risikostratifizierung eine Untersuchungsanpassung.

Die EMG-Untersuchung umfasst unterschiedliche Untersuchungsabschnitte (➤ Tab. 2.1).

Tab. 2.1 Abschnitte der EMG-Untersuchung

Abschnitt	Patient	Pathologische Auffälligkeiten	Bedeutung
1	entspannt Muskel	pathologische Spontanaktivität: vor allem positive scharfe Wellen, Fibrillationen, Faszikulationen	akute Denervierung (> 14–21 Tage)
2	leichte Anspannung	verlängerte, verkürzte, amplitudenüberhöhte oder -reduzierte PmE mit oder ohne Polyphasien	chronische neuro- oder myopathische Veränderungen
3	maximale Anspannung	verringerte Dichte und verminderte oder vergrößerte Höhe des Kurvenbildes, verfrühte oder verzögerte Rekrutierung	verzögerte Rekrutierung und gelichtetes Bild bei Neuropathie verfrühte Rekrutierung und dichtes Bild trotz Parese bei Myopathie

Die EMG-Untersuchung beginnt im **1. Abschnitt** mit der Suche nach **pathologischer Spontanaktivität** (pSpA). Im gesunden Muskel herrscht grundsätzlich elektrische Ruhe. Ausnahmen sind die Einstichaktivität (artifizielle Potenziale beim Einstechen der Nadel) und in der Nähe der motorischen Endplatten eine Endplattenaktivität, die sich entweder in Endplattenspikes mit streng negativem Abgang und unregelmäßiger Frequenz oder in einem Endplattenrauschen, d.h. ungeregelter Aktivität um die Nulllinie herum (akustisch als Rauschen zu identifizieren), darstellt. Die elektrische Ruhe im gesunden Muskel wird bei akuten axonalen Schädigungen unterbrochen von „pathologischer" Spontanaktivität, die eine akute axonale Schädigung eindeutig nachweist. Die Potenziale sind charakteristisch und werden als positive scharfe Wellen (psW) und Fibrillationen (Fib) bezeichnet. Beide Arten (psW und Fib) entspringen denselben elektrischen Phänomenen. Minimales Verlagern der Nadelspitze führt dazu, dass sich eine abgeleitete psW in eine Fib verwandelt und umgekehrt (➤ Abb. 2.1a). Welches Phänomen der pathologischen Spontanaktivität auf pathophysiologischer Ebene zugrunde liegt, ist bis heute nicht geklärt. Wird ein Nerv teilweise oder vollständig durchtrennt, ist die pSpA erst nach 14–21 Tagen ableitbar, in proximalen Muskeln eher als in distalen. Dementgegen ist eine Abnahme der Amplitude in der motorischen Neurografie durch die Wallersche Degeneration bereits nach 3–4 Tagen nachweisbar. Zumeist liegt eine Teilschädigung vor, oft mit chronischem Verlauf, sodass oftmals pSpA schon bei der ersten Untersuchung und neben chronisch neurogenen Veränderungen abgeleitet werden kann.

Eine weitere, seltene, dann aber oft charakteristische pSpA sind **Faszikulationen** (Fasz, ➤ Abb. 2.1b). Hierbei treten einzelne Entladungen vollständiger motorischer Einheiten auf, die mit irregulärer Frequenz entladen. Komplexe repetitive Entladungen, die ebenfalls ohne willkürliche Anspannungen des Patienten entstehen, sind spontan kreisende Erregungen. Sie zeichnen sich durch eine sehr gleichmäßige komplexe Form (und Klang) der Potenziale aus. Nochmals deutlich seltener sind myotone Entladungen, Couplets, Triplets etc. Diese treten bei seltenen und speziellen neuromuskulären Erkrankungen auf und können an dieser Stelle nicht im Detail beschrieben werden.

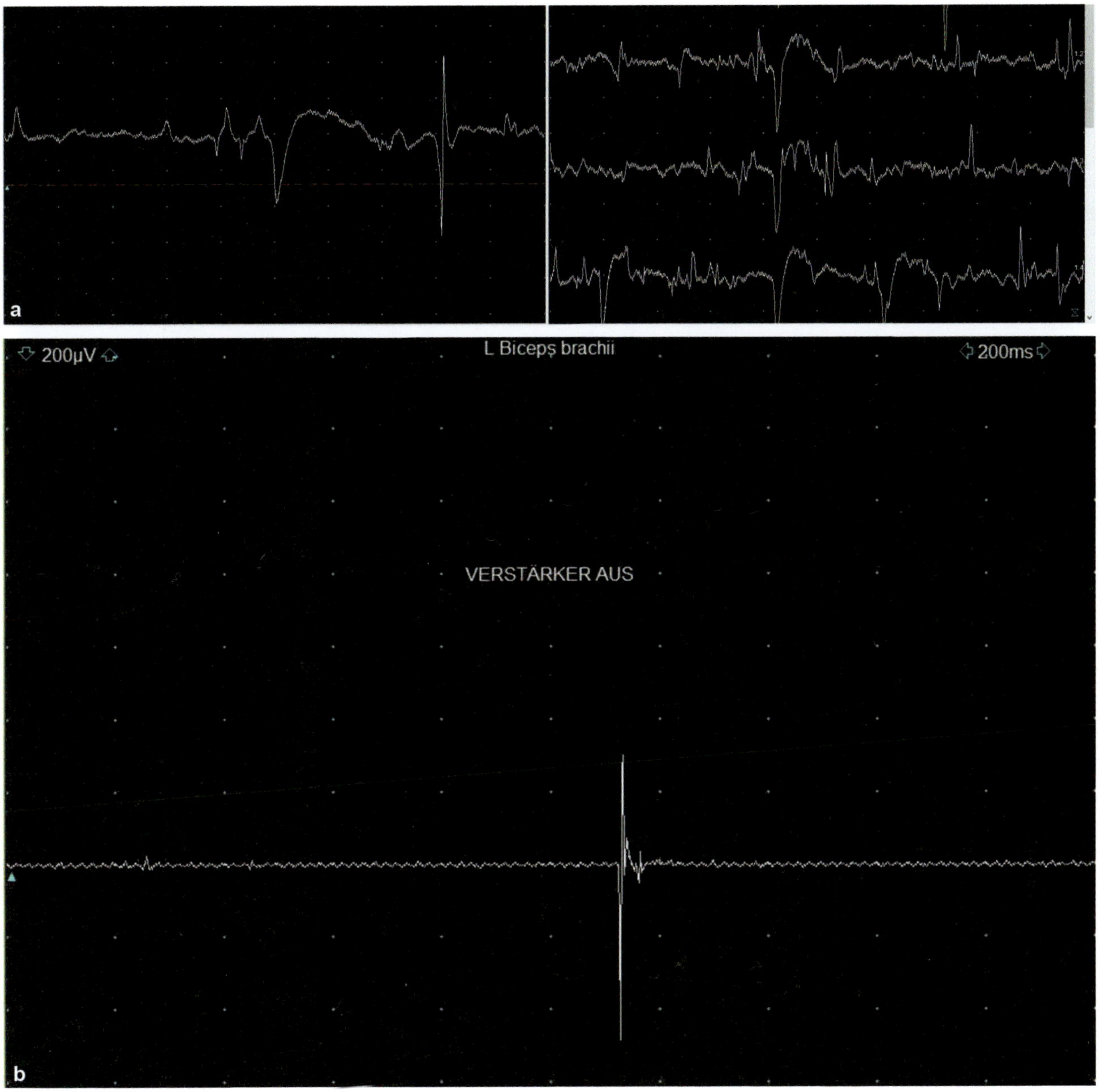

Abb. 2.1 Formen pathologischer Spontanaktivität. [M1071]

Die Nadelspitze erfasst einen Muskelbereich von 1–2 mm um die Nadelspitze herum. Daher muss abhängig von der Größe des Muskels an mehreren Stellen untersucht werden (2–4 Stellen in kleinen, 6–10 Stellen in großen Muskeln).

Im **2. Abschnitt** der EMG-Untersuchung wird der Patient aufgefordert, den betreffenden Muskel leicht anzuspannen, um einzelne in Form, Größe und Breite immer wiederkehrende Potenziale zu erkennen und zu vermessen. Jede motorische Einheit erzeugt bei einer konstanten Nadellage ein Potenzial (PmE = Potenzial einer motorischen Einheit) mit einer charakteristischen Form, Breite und Höhe sowie einer konstanten Phasenanzahl (➤ Abb. 2.2). Nur wenn der Hauptanstieg des Potenzials steil genug ist (Anstiegszeit < 0,5 ms), liegt die Nadelspitze nahe genug (< 0,5 mm) an der motorischen Einheit. Bei einer Anstiegszeit > 0,5 ms ist von einem Potenzial einer entfernteren (volumengeleiteten) motorischen Einheit auszugehen, die dann z. B. eine scheinbar verlängerte Potenzialdauer aufweisen kann.

Algorithmen in den EMG-Geräten helfen, unterschiedliche PmE einzeln zu erkennen und das gemittelte PmE darzustellen. Da Algorithmen nicht alle Fehlerquellen erkennen können, ist es wichtig, die vom EMG-Gerät ausgesuchten PmE zu überprüfen. Eine algorithmisch gemittelte PmE kann auch durch Überlagerung unterschiedlicher PmE entstanden sein.

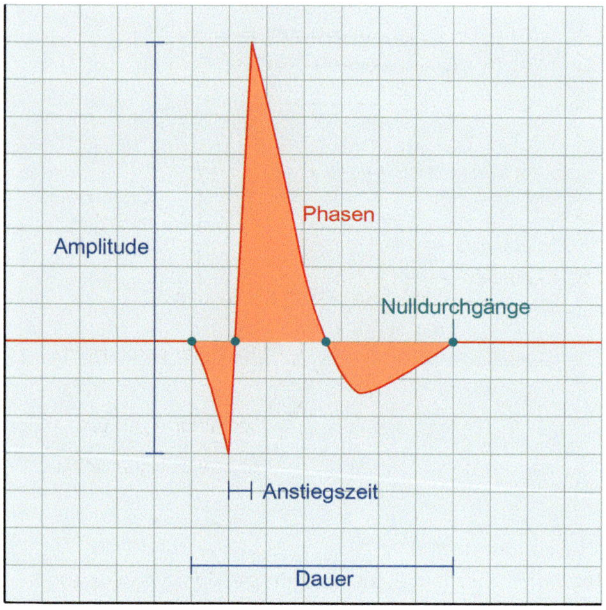

Abb. 2.2 Determinanten einer PmE. [L231]

Anhand der PmE kann viel über die motorische Einheit ausgesagt werden. Zu Beginn, nach einem neurogenen Schaden, werden in einem ersten Schritt von intakten Axonen kleine nervale Ausläufer gebildet (axonales Sprouting), durch die Muskelfasern der nicht mehr innervierten motorischen Einheit neu innerviert werden. Dies führt dazu, dass sich an die PmE gesunder Fasern kleine Anhangspotenziale fixiert anhängen, die durch Muskelfasern entstehen, die über die noch langsamen, da gering myelinisierten Nervenfasern erregt werden. In der frühen Phase einer Reinnervation finden sich daher verbreiterte, normal hohe oder erniedrigte Potenziale mit deutlich vermehrten Polyphasien, d. h. mehr als 4 Phasen des Potenzialablaufs/5 Nullliniendurchgänge. In einem nächsten Reinnervationsschritt werden die neu gebildeten Nervenfasern besser myelinisiert und dadurch elektrisch schneller. Dadurch werden die reinnervierten Muskelfasern immer weiter in das ursprüngliche Potenzial der motorischen Einheit integriert. Dadurch nehmen die Breite und die Polyphasie der PmE wieder ab, die Höhe der PmE nimmt hingegen zu. Bei einzeitigen oder sehr langsam progredienten Läsionen können dadurch in der Endphase wieder normal breite, nicht polyphasische, aber deutlich amplitudenüberhöhte PmE entstehen (➤ Abb. 2.3).

Bei jedem Anspannen des Muskels erhält der Untersucher zudem einen Eindruck über die **Rekrutierung innerhalb des Muskels,** d. h. ob motorische Einheiten schnell nacheinander „eingeschaltet" werden oder ob diese bei zunehmender Kraftentwicklung abgestuft Einheit für Einheit aktiviert werden. Bei einer verfrühten Rekrutierung, wie sie bei Myopathien auftritt, werden frühzeitig alle (geschwächten) motorischen Einheiten aktiviert (was auch oft deren Analyse erschwert). Bei einer motorischen Neuropathie hat die Anzahl unterschiedlicher PmE abgenommen, primär wird die Frequenz der verbliebenen PmE gesteigert, d. h. die motorische Einheit erhöht die Frequenz auf über 10/s, bevor die nächste motorische Einheit ergänzend aktiviert wird. Werden diese Eigenschaften ergänzend durch die Maximalinnervation geprüft (**3. Abschnitt** der EMG-Untersuchung), sind Neuropathien durch ein gelichtetes Muster (Fehlen motorischer Einheiten) bei erhöhter Amplitude des Aktivitätsbandes gekennzeichnet. Dies steht im Gegensatz zu dichtem, aber erniedrigtem Aktivitätsband mit verfrühter Rekrutierung bei Myopathien.

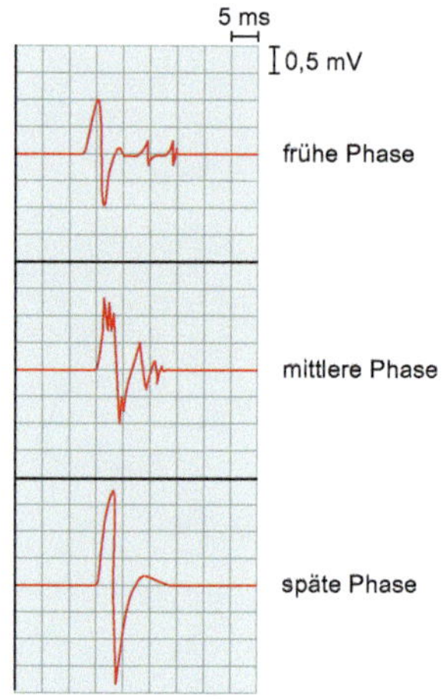

Abb. 2.3 PmE mit früher vs. mittlerer vs. späterer neurogenem Umbauphase. [L231]

Das Grundprinzip des dreistufigen Untersuchungsgangs ist für jeden Muskel gleich und erhebt folgende Informationen: Liegt pathologische Spontanaktivität, d. h. eine akute Denervierung vor? Liegt ein neurogener Umbau vor? Wenn ja, liegen Zeichen eines frühen oder späten Umbaus vor oder treten frühe und späte Phänomene nebeneinander auf, wie es bei kontinuierlichen Schädigungsprozessen der Fall ist?

2.3 Befundinterpretation

Sind diese Fragen für einen Muskel beantwortet, beginnt die hypothesengeleitete, ergänzende Untersuchung weiterer Muskeln. Voraussetzung ist die Kenntnis der Muskelinnervation über die Nervenwurzeln, Plexus und peripheren Nerven (ggf. Anatomie-Buch bereitlegen). Gilt es herauszufinden, in welcher Höhe ein Einzelnerv geschädigt ist, so kann anhand der Nervenastabgänge durch das EMG eingegrenzt werden, zwischen welchen zwei Nervenastabgängen sich die Läsion befindet. Generalisierte Veränderungen können in unterschiedlichen, z. B. distalen, Muskeln in ähnlicher Weise gefunden werden. Deutlich aufwändiger wird die Untersuchung, wenn sich eine generalisierte und eine fokale Veränderung überlagern. In einer solchen Situation kann es notwendig sein, sehr viele Muskeln zu untersuchen (➤ Abb. 2.4). Um oberflächennahe und -ferne Muskeln untersuchen zu kön-

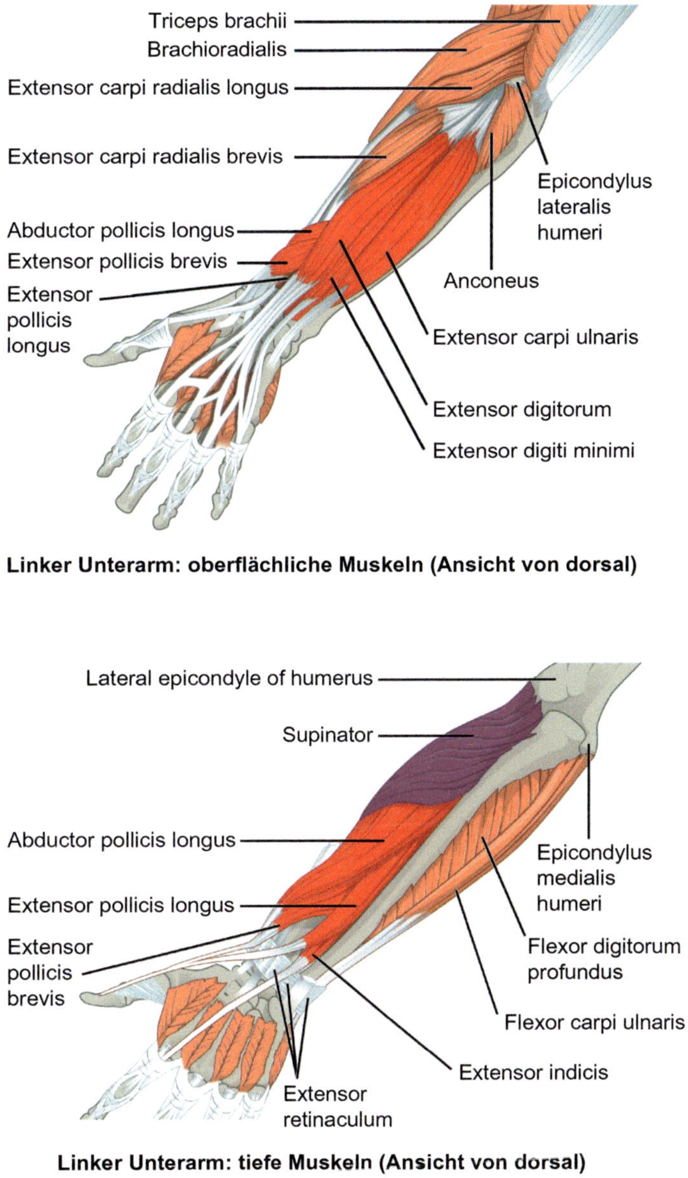

Abb. 2.4 Betroffene Muskeln bei Läsion des N. radialis am Oberarm. [L231]

nen, ist daher für eine vollständige EMG-Untersuchung komplexer Fragestellungen die Vorhaltung von 3–4 verschiedenen Nadelgrößen essenziell.

Grenzen der EMG-Methode: In Situationen, in denen sich die Auswirkungen unterschiedlicher Nervenläsionen überlagern, kann nicht immer eine korrekte Unterscheidung erfolgen.

WEITERFÜHRENDE LITERATUR:

Bischoff C, Schulte-Mattler W. Das EMG-Buch: EMG und periphere Neurologie in Frage und Antwort. 4. Auflage, Thieme, Stuttgart, New York 2015

Kimura J. Electrodiagnosis in diseases of nerve and muscle. 4. Auflage, Oxford University Press, New York, USA 2013

Rösler KM. Nadelelektromyografische Untersuchungen antikoagulierter Patienten unter besonderer Berücksichtigung der neuen oralen Antikoagulantien. Klin Neurophysiol 2015; 46: 2–8

Stalberg E, van Dijk H, Falck B, Kimura J, Neuwirth C et al. Standards for quantification of EMG and neurography. Clin Neurophysiol 2019; 130: 1688–729

Stöhr M, Pfister R. Klinische Elektromyographie und Neurographie – Lehrbuch und Atlas. 6. Auflage, Kohlhammer, Stuttgart 2014

KAPITEL

3

Thomas Schelle

Grundlagen der Nervensonografie

3.1 Einführung

Die sonografische Darstellbarkeit peripherer Nerven wurde bereits vor über 30 Jahren publiziert (Fornage 1988). Durch neue technische Entwicklungen gelang es innerhalb der vergangenen drei Dekaden, die Bildqualität deutlich zu verbessern. So wurden in den letzten 10 Jahren hochfrequente Breitbandlinearsonden mit Sendefrequenzen bis zu 24 MHz eingeführt. In Kürze wird sogar ein 33-MHz-Schallkopf mit Matrixtechnologie verfügbar sein. In der Bildakquisition gelang es, bestimmte Artefakte erheblich zu unterdrücken, was die sonografischen Abbildungen nochmals deutlich verbessert hat. Neue Farbdopplerverfahren wie „Superb Vascular Imaging“ ermöglichen die bessere Beurteilung der Mikrozirkulation und mit der Scherwellenelastografie kann die Gewebesteifigkeit bestimmt werden. Eine weitere Verbesserung ist in den nächsten Jahren zu erwarten und die jetzt noch zum Teil sehr teuren Komponenten in den „High-End“-Systemen werden dann in Routinegeräten allgemein verfügbar sein (Schelle 2015, Schminke 2018).

3.2 Technische Voraussetzungen

Dieser Abschnitt gibt nur einen kurzen Überblick über die wichtigsten technischen Voraussetzungen der Nervensonografie. Für ein vertieftes Studium der physikalischen Grundlagen wird auf speziellere Literatur verwiesen (Hedrick et al. 2004, Delorme et al. 2012).

Zur Darstellung peripherer Nerven wird in erster Linie ein hohes Auflösungsvermögen des Ultraschallsystems gefordert, da es sich meist um kleine anatomische Strukturen („small parts“) im Millimeter- und Submillimeterbereich handelt. Unter **Auflösungsvermögen** wird grob gesagt die Fähigkeit eines bildgebenden Systems verstanden, zwei voneinander getrennte Strukturen auch getrennt voneinander darstellen zu können. Das *axiale Auflösungsvermögen* eines Schallkopfs (entlang der Schallachse) ist abhängig von dessen Sendefrequenz. Die *laterale Auflösung* senkrecht zur Schallachse hängt wesentlich von der Schmalheit und der Fokussierung des Schallfeldes und damit auch von der Bauweise der Ultraschallsonden ab (Schminke 2018, Hedrick et al. 2004, Delorme et al. 2012). Sektorschallköpfe sind z. B. für die Nervensonografie eher ungeeignet, da die Schallwellen mit zunehmender Entfernung vom Schallkopf divergieren, was unerwünschte Auswirkungen auf das laterale Auflösungsvermögen und die regelrechte anatomische Darstellung der Strukturen hat. Für die Nervensonografie werden deshalb Linearschallköpfe verwendet. Mit einem 7,5-MHz-Schallkopf beträgt dann z. B. die axiale Auflösung 250 µm und die laterale Auflösung 800 µm, während mit einer 30-MHz-Sonde theoretisch Werte von 50 µm versus 200 µm erreicht werden können.

Hohe Sendefrequenzen mit einem hohen axialen Auflösungsvermögen wirken sich allerdings unvorteilhaft auf die **Eindringtiefe** des Ultraschalls in das Gewebe aus. Liegt sie bei einer 7,5-MHz-Linearsonde noch bei 70 mm, so verringert sie sich unter Verwendung eines 30-MHz-Schallkopfs auf 15 mm. Bei der Untersuchung peripherer Nerven muss man also je nach deren Lage in Bezug zur Körperoberfläche und deren Größe einen Kompromiss zwischen Eindringtiefe und Auflösungsvermögen eingehen (Schminke 2018, Hedrick et al. 2004, Delorme et al. 2012). Nur bei sehr oberflächlich gelegenen Hautnerven und schlanken Probanden wird man die volle axiale Auflösung eines 24-MHz-Schallkopfes ausnutzen können, während der N. ischiadicus in einer Tiefe von 40–60 mm nur mit wesentlich geringeren Sendefrequenzen und damit entsprechend geringerer Auflösung darzustellen ist. Aktuelle Schallköpfe werden deshalb praktisch nur noch als Breitbandlinear- oder Ultrabreitbandlinearsonden ausgeführt und decken mit ihren anwendungsspezifischen Voreinstellungen mit nur einer Sonde einen Großteil aller Untersuchungstiefen ab (➤ Abb. 3.1). Bei einem Ultrabreitbandlinearschallkopf 4–18 MHz kann man z. B. mit der Einstellung „Resolution“ die obersten 20 mm mit voller Auflösung bei 18 MHz Sendefrequenz untersuchen, während man zur Beurteilung des N. ischiadicus das Preset „Penetration“ wählen wird, wobei der Schallkopf dann nur noch mit ca. 8 MHz, aber mit einer wesentlich höheren Eindringtiefe und einer geringeren Auflösung arbeitet.

Aus dieser kurzen Darstellung ergibt sich zwangsläufig, dass sehr tief liegende Strukturen (z. B. intrapelvin gelegene Nerven) sonografisch nicht oder nur sehr eingeschränkt untersuchbar sind. Hier besteht eine klare Indikation für die 3-Tesla-MR-Neurografie als komplementäres Verfahren (Kollmer et al. 2015). Als weitere Limitationen sind sehr adipöse Patienten oder physikalisch bedingten Schallabschattungen durch Knochen, Luft (Pleura), Osteosynthesematerial u. Ä. zu nennen. Durch Anwendung zweidimensionaler Arrays (Matrix-Arrays), die das Schallbündel nicht nur in der

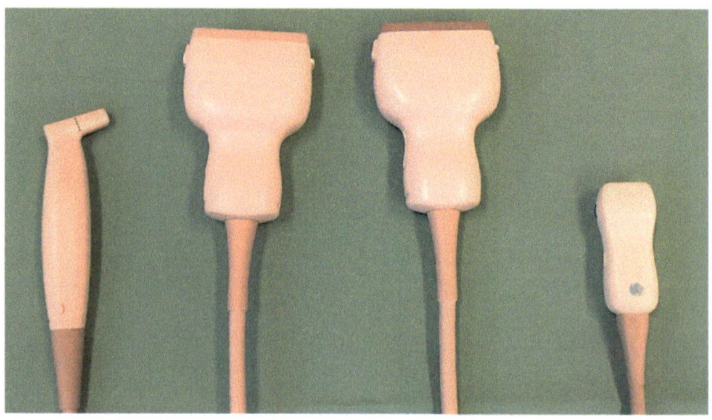

Abb. 3.1 Verschiedene Schallköpfe für die Nervensonografie: links Hockey-Stick-Sonde, Mitte Linearsonden, rechts Sektorschallkopf. [M1068]

Bildebene, sondern auch senkrecht dazu fokussieren können, ist eine weitere Verbesserung des Auflösungsvermögens möglich (Schminke 2018).

Eine weitere technische Voraussetzung für die Nervensonografie betrifft **die Verarbeitung der reflektierten Ultraschallstrahlen zu einem Bild.** Durch Interferenz der reflektierten Schallwellen entsteht normalerweise ein sehr typisches Artefakt, das als Speckle-Rauschen bezeichnet wird. Dieses behindert insbesondere die geschlossene Abbildung von feinen Strukturgrenzen. Moderne Ultraschallsysteme ermöglichen in Echtzeit durch Variation des Einschallwinkels, die zu untersuchende Region in mehreren unabhängigen Einzelbildern zu erfassen. Die Verrechnung dieser Einzelbilder führt zu einer deutlichen Verbesserung des Signal-Rausch-Verhältnisses und damit zu einer Reduktion des Speckle-Artefakts (➤ Abb. 3.2). Dieses Verfahren wird als Real-Time-Spatial-Compound-Imaging bezeichnet und ist in allen aktuellen Geräten verfügbar. Je nach Hersteller variiert die Bezeichnung für diese Art der Bildakquisition.

Darüber hinaus kann ein artefaktärmeres Schnittbild auch durch Überlagerung von Einzelbildern mit jeweils anderen Frequenzkomponenten gewonnen werden. Moderne Ultrabreitband-Schallköpfe beherrschen die Übertragung vieler Frequenzkomponenten und deren separate Verarbeitung. In Anlehnung an das Spatial Compound Imaging wird dieses Verfahren als **Frequency Compounding** bezeichnet. Beide Verfahren können miteinander kombiniert werden. Ihre Anwendung ermöglicht eine deutlich bessere Darstellung feiner Gewebestrukturen und deren Grenzen, z. B. eines peripheren Nervs (Entrekin et al. 2000, Jensen et al. 2005). Durch Anwahl sogenannter Presets für die Untersuchung solcher Strukturen („small parts"), die von allen Herstellern z. B. für Hoden oder Schilddrüse in den Geräten hinterlegt sind, wird meist automatisch der mit dem Ultraschallgerät verbundene und für die jeweilige Anwendung geeignetste Schallkopf zusammen mit Compound Imaging aktiviert. Ein „Fine Tuning" für unterschiedliche Nerven (z. B. N. ischiadicus) und Untersuchungsbedingungen (z. B. „normal", „adipös") sollte zusammen mit dem Applikationsspezialisten der Gerätefirma an Probanden vorgenommen und im Gerät hinterlegt werden.

Zur optionalen Ausstattung gehören spezielle Hockey-Stick-Sonden für die intraoperative Nervensonografie (➤ Abb. 3.1), Farb-Doppler-Verfahren zur Beurteilung der Mikrovaskularisation, Panoramabildgebung sowie die Möglichkeit zur Gewebesteifigkeitsmessung (Scherwellenelastografie). Zusammenfassend können bezüglich der Geräteausstattung die in ➤ Tab. 3.1 aufgeführten Empfehlungen gegeben werden.

Tab. 3.1 Technische Ausstattung für die Nervensonografie

Grundausstattung Nervensonografie
• Breitband-Linearschallkopf 6–15 MHz • Standard Ultraschallsystem mit Real Time Spatial Compound Imaging • Presets für Small-Parts und einzelne Nerven, Standard-Farbdoppler
Optionale Komponenten
• Breitband/Ultrabreitband/Matrixsonden mit Frequenzen bis 24 MHz für kleine oberflächliche Nerven (z. B. Fingernerven) • Hockey-Stick-Sonden für intraoperative Anwendungen und ultraschallgestützte Injektionen • Farb-Doppler-Verfahren zur Beurteilung der Mikrozirkulation, Panoramabildgebung, Scherwellenelastografie

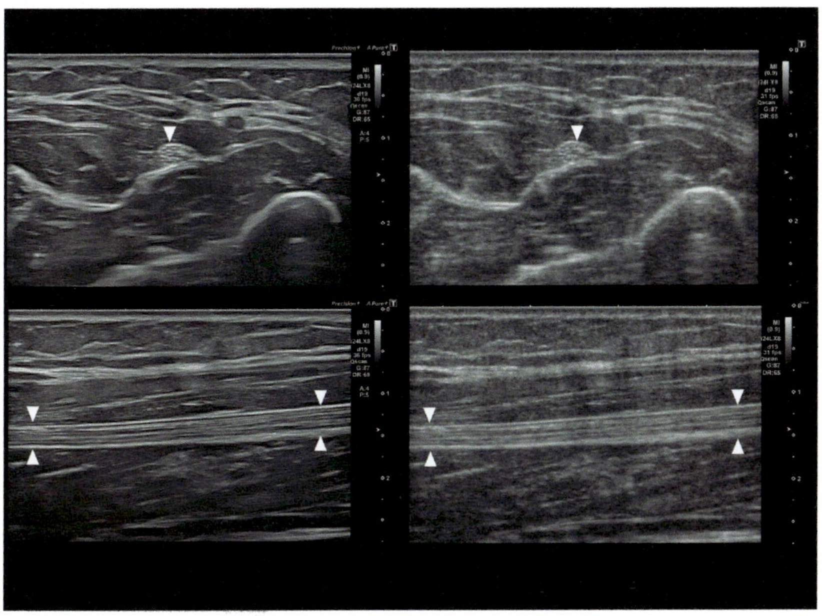

Abb. 3.2 Auswirkungen von Real-Time-Spatial-Compound-Imaging auf die Bildqualität. Pfeilköpfe: Nerv im Längs- und Querschnitt. Linke Bilder mit Compound Imaging, rechte Bilder ohne Compound-Imaging (Fundamental-Imaging). Beachte die deutliche Reduktion des Bildrauschens. [M1068]

3.3 Untersuchungstechnik

Die Ultraschalldiagnostik steht allgemein immer wieder in der Kritik einer starken Untersucherabhängigkeit. Häufig tragen dazu eine falsche Untersuchungstechnik oder mangelhafte anatomische Kenntnisse bei. Die Grundzüge der Untersuchung peripherer Nerven sowie deren Anatomie sollen deshalb in diesem Buch ausführlich dargestellt werden. Grundsätzlich ist die Nervensonografie genau wie die Elektrodiagnostik und die 3-Tesla-MR-Neurografie ein ergänzendes Verfahren, das **zur Bestätigung einer Verdachtsdiagnose,** die zuvor durch eine ausführliche Anamneseerhebung und klinische Untersuchung gestellt wurde, dienen soll. Die oben genannten Untersuchungsverfahren sind komplementär und ergänzen sich gegenseitig, um Einschränkungen/Limitationen untereinander auszugleichen (Grimm et al. 2018). Grundsätzlich wäre es deshalb wünschenswert, wenn sowohl Befunderhebung wie die Zusatzverfahren von ein und demselben Untersucher durchgeführt würden. Das ist insbesondere beim MRT häufig nicht möglich.

Die Sonografie selbst sollte wie üblich in einem abgedunkelten Untersuchungsraum erfolgen. Hierbei ist in erster Linie zunächst auf die richtige Lagerung des Patienten zu achten. Es empfiehlt sich, eine Reihe von Lagerungshilfen anschaffen (➤ Abb. 3.3).

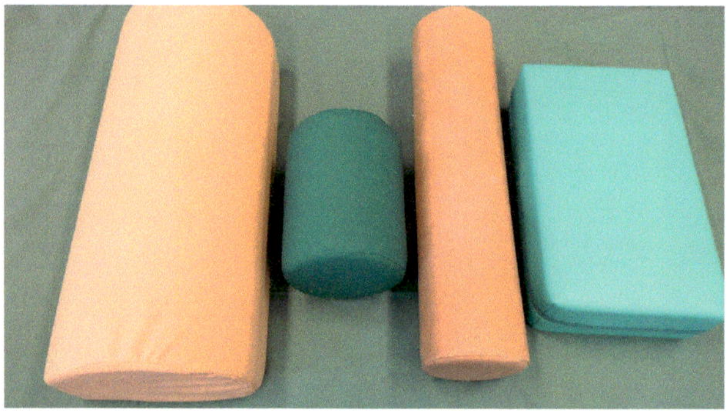

Abb. 3.3 Verschiedene Lagerungshilfen für die Nervensonografie. [M1068]

Nach Auswahl des für die Fragestellung geeigneten Schallkopfs bzw. der optimalen Sendefrequenz (z. B. für oberflächliche Nerven bis 20 mm Tiefe 24 MHz, über 50 mm tief gelegene Strukturen 8 MHz, dazwischen 12–15 MHz) sollte darauf geachtet werden, dass gleichzeitig die geeigneten **Algorithmen für die Bildakquisition** (Compound Imaging) angewählt werden. B-Bild- (Gain) und die tiefenabhängige Verstärkung (Time Gain Compensation) müssen so angepasst sein, dass ein einwandfreier Bildeindruck entsteht und alle Strukturen gut differenziert werden können. Moderne Geräte können diesen Vorgang meist automatisch auf Tastendruck vornehmen (➤ Tab. 3.2). Gegebenenfalls ermöglicht die Anpassung des dynamischen Bereichs auf 65–70 dB ein kontrastreicheres Bild. Die Untersuchung selbst beginnt mit dem Aufsuchen anatomischer Landmarken, die auch der Anfänger leicht identifizieren kann (z. B. Blutgefäße, Knochengrenzen). Details finden sich im Anatomieteil (Schelle 2015, Schminke 2018, Brown et al. 2016, Ali et al. 2016, Kopf et al. 2011, Griffith 2018). Von hier aus wird der Nerv zunächst im Querschnitt weiter nach distal oder proximal verfolgt. Zu beachten ist, dass eine ausreichende Menge Ultraschallgel appliziert wird, insbesondere bei der Untersuchung einer ganzen Extremität. In Regionen mit Unebenheiten und Knochenvorsprüngen kann bei oberflächlich gelegenen Nerven auch eine Gelvorlaufstrecke verwendet werden, um die mangelhafte Ankopplung auszugleichen (➤ Abb. 3.4). Nichtbeachtung dieser Gesetzmäßigkeit führt durch Reflektion von Ultraschallwellen zu Wiederholungsechos (Reverberationen; Schelle 2015).

Weiterhin ist darauf zu achten, dass der Nerv stets orthogonal, also *streng senkrecht* beschallt wird. Nur so wird er im Ultraschallbild besonders echogen (hell) dargestellt (➤ Abb. 3.5). Periphere Nerven und in wesentlich größerem Umfang auch Sehnen weisen eine Anisotropie auf, sodass sie bei einer von 90 Grad abweichenden Beschallung dunkler aussehen (Schelle 2015, Schminke 2018, Brown et al. 2016, Ali et al. 2016, Kopf et al. 2011).

Die beste Auflösung im Ultraschallbild entsteht am Ort der elektronischen Fokussierung der Ultraschallwellen (Fokus-

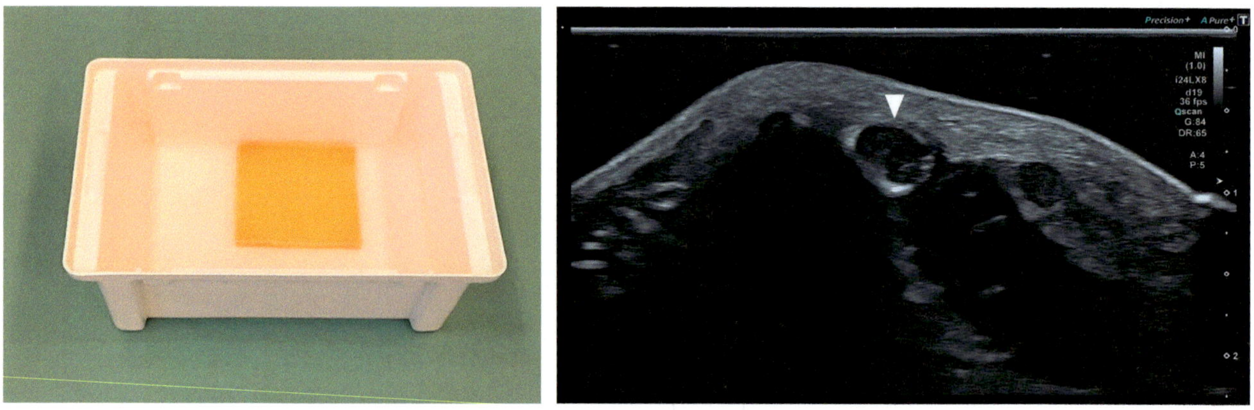

Abb. 3.4 Vorlaufstrecke und deren Verwendung am Sulcus n. ulnaris. Der Pfeilkopf zeigt auf den N. ulnaris. [M1068]

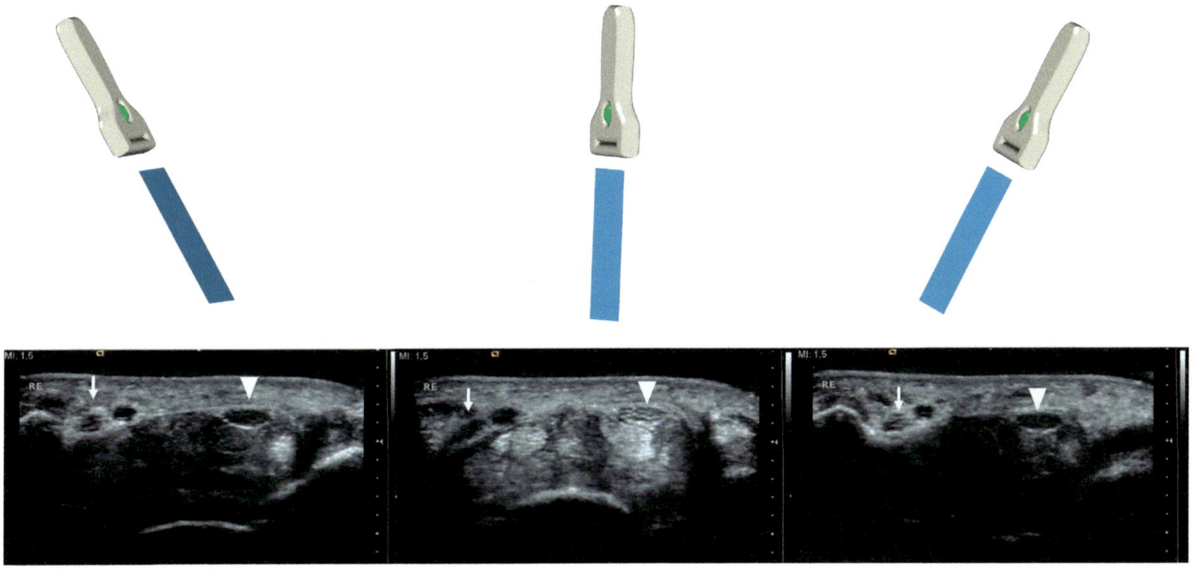

Abb. 3.5 Anisotropie peripherer Nerven. Höchste Echogenität nur bei senkrechter Beschallung. Pfeilspitze N. medianus, Pfeil N. ulnaris. [M1068]

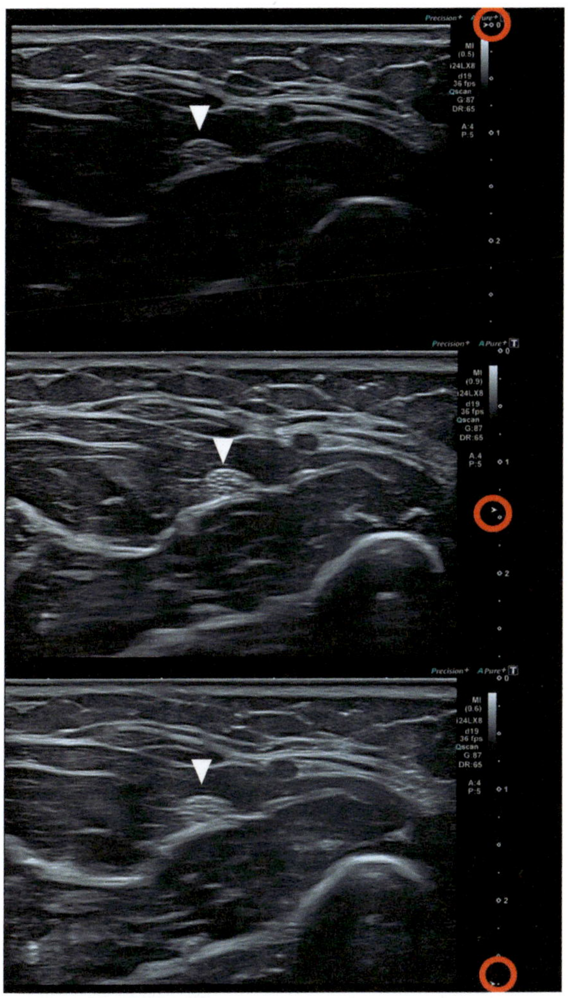

Abb. 3.6 Abhängigkeit der Auflösung von der Fokusposition. Roter Kreis: Lage des elektronischen Fokus. Im mittleren Bild befindet sich der Fokus genau auf Höhe des N. medianus (Pfeilkopf), hier ist die Bildqualität am besten. [M1068]

Tab. 3.2 Geräteeinstellung/Untersuchungsgang

Zusammenfassung Geräteeinstellung/Untersuchungsgang
• Auswahl der an die Untersuchungstiefe angepassten Sendefrequenz • Compound Imaging verwenden (Preset „Small-Parts", spezielle Presets) • Bequeme Lagerung des Patienten, möglichst wenig Gewebe zwischen Nerv und Schallkopf, abgedunkelter Raum • Mit ausreichend Gel oder Vorlaufstrecke ankoppeln • Gain und Time-Gain-Compensation anpassen bzw. Auto-Funktion nutzen • Dynamischer Bereich um 65–70 dB • Eine Fokuszone immer in Höhe der zu untersuchenden Struktur, ggf. anpassen! • Streng orthogonale Beschallung • Beginn der Untersuchung an anatomischen Landmarken im Querschnitt

position). Moderne Geräte erlauben zwar die Untersuchung mit mehreren elektronischen **Fokuszonen** im Bild verteilt, dadurch wird aber zusätzliche Rechenkapazität verbraucht und der Bildaufbau ist weniger flüssig. Wir empfehlen die Verwendung nur einer Fokuszone. Da periphere Nerven im Verlauf an einer Extremität immer wieder ihre Tiefe ändern, muss dieser elektronische Fokus kontinuierlich an die jeweilige Untersuchungssituation angepasst werden. Für den N. medianus z. B. bedeutet das: Fokuszone am Handgelenk sehr oberflächlich, am Unterarm und bis zum Pronatorenkanal tiefer, am Oberarm im Sulcus bicipitalis medialis wieder sehr oberflächlich (Schelle 2015, Schminke 2018). Diese Gesetzmäßigkeit verdeutlicht die ➤ Abb. 3.6.

3

3.4 Normale Ultraschallanatomie und abnorme Befunde

Das Auflösungsvermögen der heutigen Ultraschallsonden ermöglicht die sonografische Darstellung von Faszikeln oberhalb der Auflösungsgrenze der jeweiligen Sendefrequenz sowie der Hüllstrukturen, die die Faszikel umgeben (Peri- und Epineurium). Sehr kleine Faszikel, einzelne Axone oder das Endoneurium können dagegen nicht aufgelöst werden. Im **Querschnitt** erinnert der periphere Nerv somit an eine Bienenwabe, die von unterschiedlich großen Faszikeln durchsetzt ist. Die Faszikel sind immer echoarm. Das umgebende Bindegewebe (Perineurium) sowie die Nervenhülle (Epineurium) erscheinen hingegen echoreich. Durch Umfahren der äußersten Faszikel mit dem Cursor an der Grenze zum echoreichen Epineurium lässt sich die Nervenquerschnittsfläche als wichtigster quantitativer Parameter bestimmen (➤ Abb. 3.7; Won et al. 2012). Normwerte der Nervenquerschnittsflächen finden sich in den speziellen Kapiteln dieses Buchs sowie in ➤ Kap. 16.

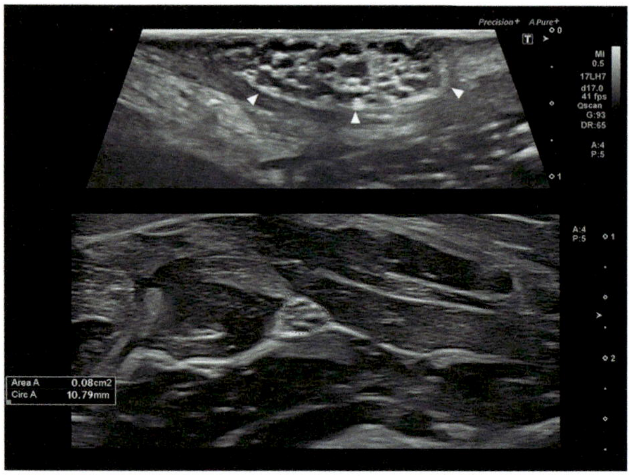

Abb. 3.7 Oberer Teil: Normale Ultraschallanatomie des peripheren Nervs; hier intraoperative Sonografie des N. ischiadicus (Pfeilspitzen). Unterer Teil: Bestimmung der Nervenquerschnittsfläche des N. medianus am Unterarm. [M1068]

Abweichend von diesem Aufbau besitzen proximale Anteile des Plexus brachialis bzw. die Rr. ventrales der Spinalnerven wenig Perineurium und erscheinen zum Teil relativ homogen echoarm. Im **Längsschnitt** zeigt der periphere Nerv oder der Spinalnerv eine kabelartige Struktur, die durch mehr oder weniger linienartige echoreiche Septen des Perineuriums unterteilt wird. Die Faszikel selbst weisen eine echoarme Struktur auf. Außen schließt sich das echoreiche Epineurium an (➤ Abb. 3.8).

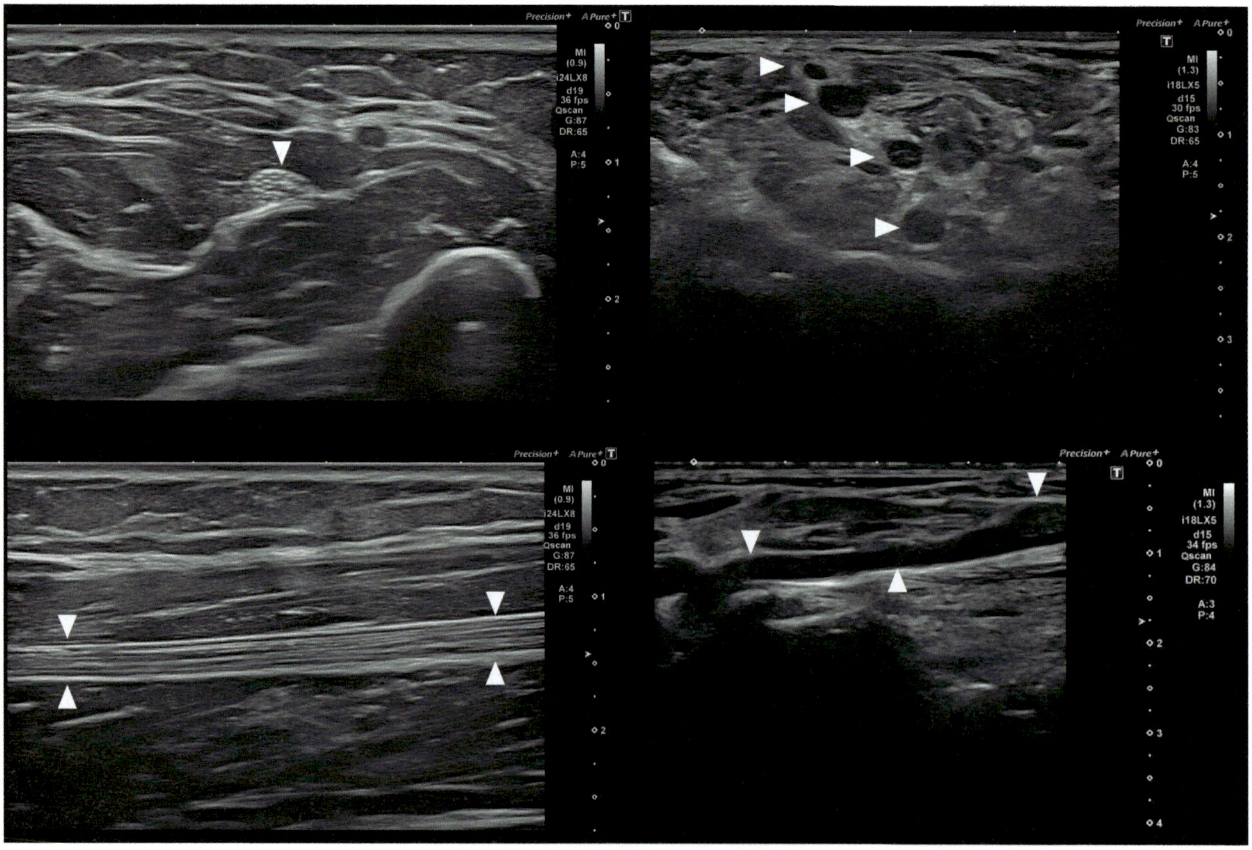

Abb. 3.8 Unterschiedliche Morphologie peripherer Nerven. Links N. medianus (Pfeilköpfe) mit vielen Faszikeln und hohem Perineuriumanteil (oben quer und unten längs). Rechts oben Rr. ventrales C5–C8 in der Skalenuslücke mit wenig Perineurium, unten C5 längs (Pfeilköpfe). [M1068]

Normalerweise zeigt der periphere Nerv auch unter Verwendung von Doppler-Verfahren, die die Mikrozirkulation darstellen können, keine übermäßige Vaskularisation des Peri- oder Epineuriums. In einigen pathologischen Fällen (Tumormatrix bestimmter peripherer Nervenscheidentumoren, fokale Nervenauftreibung hinter einem Engpass, Umgehungskreisläufe bei Gefäßverschlüssen über intraneurale Gefäße) kann diese Vaskularisation erheblich vermehrt sein. Allerdings gibt es hierfür bislang keine allgemein akzeptierten Normwerte in der einschlägigen Literatur, sodass man sich auf eine qualitative Beschreibung dieses Phänomens beschränken muss (➤ Abb. 3.9; Schelle 2015, Schminke 2018, Brown et al. 2016, Ali et al. 2016, Kopf et al. 2011, Griffith 2018).

Quantitative Abweichungen von der Norm resultieren meist in einer Zunahme der Nervenquerschnittsfläche. Normwerte dafür finden sich in den speziellen Kapiteln. Umgekehrt kann aber auch z. B. das distale Nervensegment nach einer Komplettdurchtrennung weiter oben (Sunderland V-Läsion) und unterbliebener bzw. erfolgloser chirurgischer Nervenrekonstruktion erheblich atrophieren. Die Nervenquerschnittsfläche nimmt dann logischerweise ab. **Qualitative pathologische** Veränderungen äußern sich u. a. durch den Ersatz der normalen Echotextur durch echoarmes Tumorgewebe, durch eine ebenfalls echoarme Schwellung der Faszikel, durch Vermehrung des peri- oder epineuralen Gewebes mit oder ohne Faszikelschwellung, durch Torsionen einzelner Faszikel, durch spindelförmige Anschwellung eines Faszikels, von Faszikelgruppen oder des gesamten Nervensegments, durch kompletten oder inkompletten Kontinuitätsverlust mit Neurombildung oder durch die komplette Auslöschung der normalen Echotextur. Einige Beispiele finden sich in den folgenden Abbildungen (➤ Abb. 3.10 und ➤ Abb. 3.11); im Übrigen wird auf die speziellen Kapitel verwiesen (Bodner et al. 2002, Gruber et al. 2007, Kopf et al. 2011, Loizides et al. 2012, Zhu et al. 2011, 2014).

Wie weiter oben dargestellt, ermöglichen die modernen Methoden der Bildakquisition eine deutliche Reduktion von **Bildfehlern**. So konnte durch Compound Imaging das früher für Ultraschallbilder charakteristische Rauschen (Speckle) deutlich eliminiert werden. Andere Bildfehler sind durch adäquate Untersuchungstechnik vermeidbar,

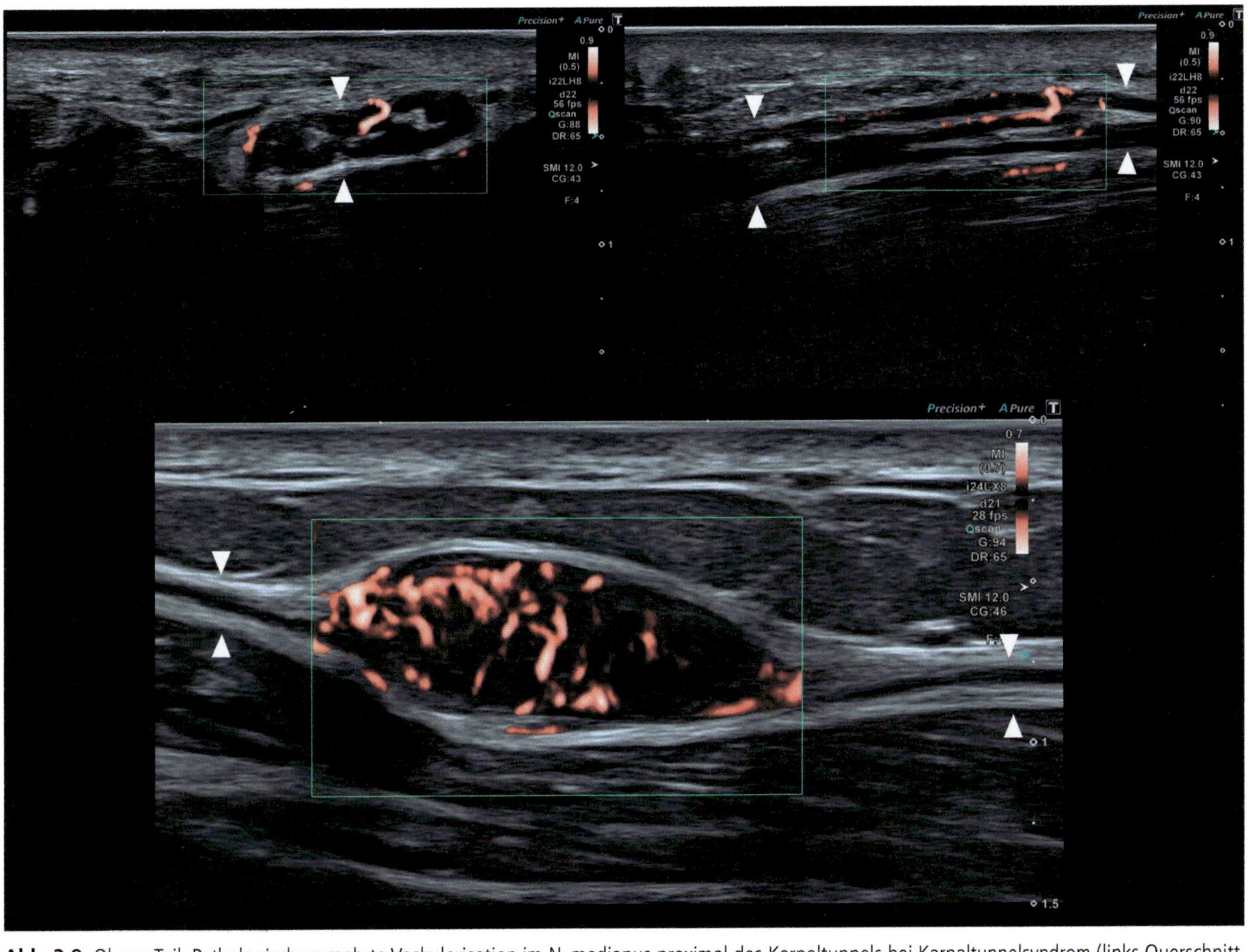

Abb. 3.9 Oberer Teil: Pathologisch vermehrte Vaskularisation im N. medianus proximal des Karpaltunnels bei Karpaltunnelsyndrom (links Querschnitt, rechts Längsschnitt). Unten Neurinom des N. cutaneus surae lateralis (Längsschnitt). Die Pfeilköpfe zeigen jeweils auf die genannten Nerven. [M1068]

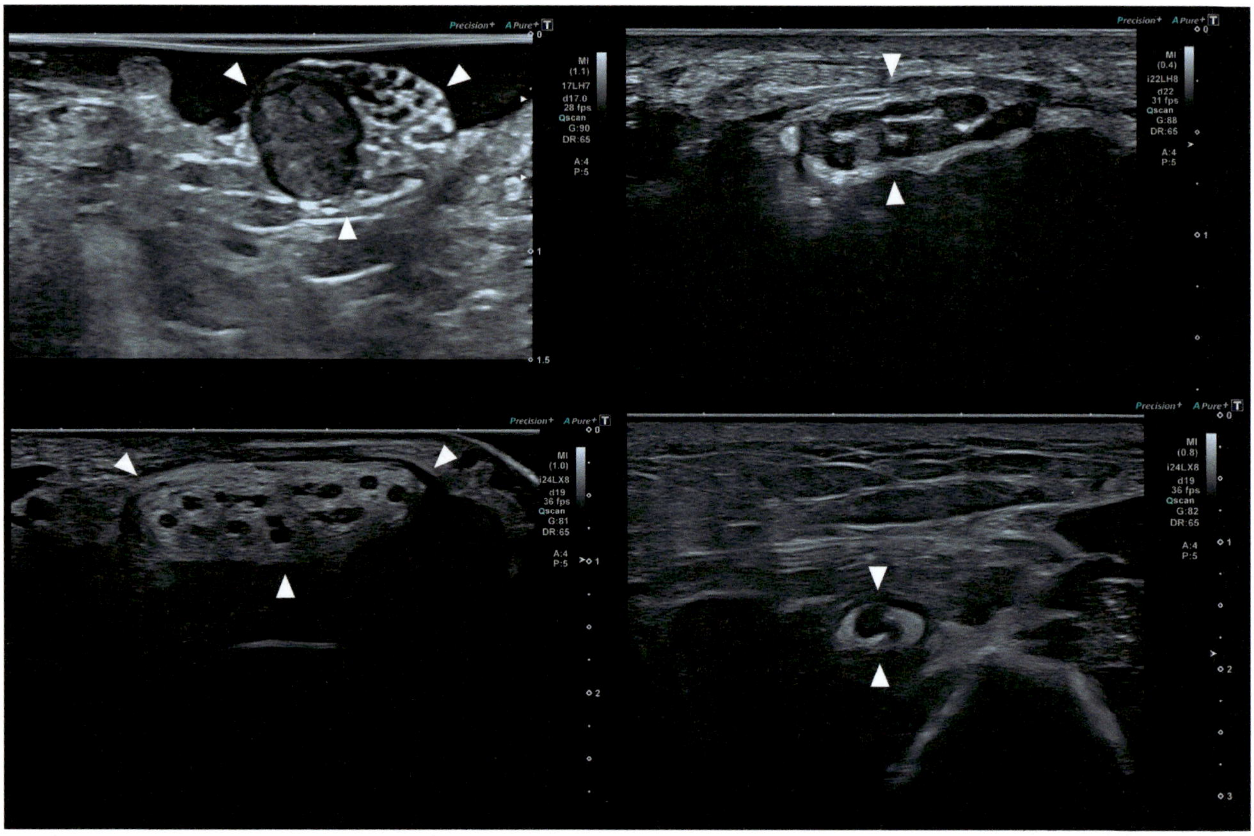

Abb. 3.10 Der pathologisch veränderte Nerv im Querschnitt: oben links intraoperative Aufnahme des N. tibialis mit plexiformem intraneuralen Tumor, oben rechts Faszikelschwellung des N. medianus oberhalb des Karpaltunnels bei KTS, unten links Vermehrung des echoreichen perineuralen Gewebes im N. medianus mit Faszikelschwellung bei fibrolipomatösem Hamartom, unten rechts Fibrose des Epineuriums mit Faszikelschwellung und Verdrehung des N. radialis communis am Oberarm nach Trauma mit Osteosynthese sowie Lockerung des Osteosynthesematerials. Die Pfeilköpfe zeigen jeweils auf die genannten Nerven. [M1068]

z. B. Wiederholungsechos durch mangelhafte Ankopplung. Bei ultraschallgestützten Injektionen können sie sogar hilfreich sein, weil man die Nadellage besser erkennen kann (➤ Abb. 3.12).

Ein weiteres häufiges Artefakt ist die **Abschattung** hinter stark reflektierenden Objekten, z. B. Luft (Pleura), Osteosynthesematerialen, Nahtmaterial oder Knochen. Auch bei runden Strukturen kann es durch Wegspiegelung der Ultraschallwellen an deren Rand zu einer Randabschattung kommen (➤ Abb. 3.13). Dagegen treten Schallverstärkungen hinter Strukturen (Geweben) auf, die die Ultraschallwellen weniger dämpfen als das umgebende Gewebe (➤ Abb. 3.14; Hedrick et al. 2004, Delorme et al. 2012).

3.5 Befunddokumentation und Bildorientierung

Die Befunddokumentation sollte möglichst nach einem standardisierten Schema erfolgen. Empfehlungen geben die Fachgesellschaften (www.degum.de). Dabei ist darauf zu achten, dass pathologische Veränderungen immer in zwei Ebenen dargestellt werden. Günstig ist gleichzeitig die Speicherung von Bildern mit und ohne Messung der Nervenquerschnittsflächen. Da ein einzelnes Ultraschallstandbild wenig aussagt und auch manipulierbar ist, wird zusätzlich die Registrierung kurzer Videosequenzen empfohlen. Hiermit können dynamische Veränderungen (z. B. Luxation des N. ulnaris über den Epicondylus medialis) gut dokumentiert werden. Eine digitale Speicherung und Archivierung sollten heutzutage kein Problem mehr darstellen.

Da es unterschiedliche Ansätze zur Orientierung der Strukturen auf den Ultraschallbildern gibt, müssen diese **aussagekräftig beschriftet** werden (z. B. radial, ulnar, medial, lateral, proximal, distal). Dieser Umstand wird dadurch erschwert, dass sich im Gegensatz zur Schnittbilddiagnostik mittels CT oder MRT der Patient während der Untersuchung in unterschiedlichen Positionen befinden kann (z. B. Seitenlage) und nicht standardmäßig auf dem Rücken liegt.

Zusätzliche Schwierigkeiten ergeben sich aus dem spiralförmigen Verlauf mancher Nerven.

Im Atlasteil wird deshalb auf die genaue Beschriftung und Markierung der Sondenposition viel Wert gelegt. Angelehnt an die intraoperative Ultraschalluntersuchung

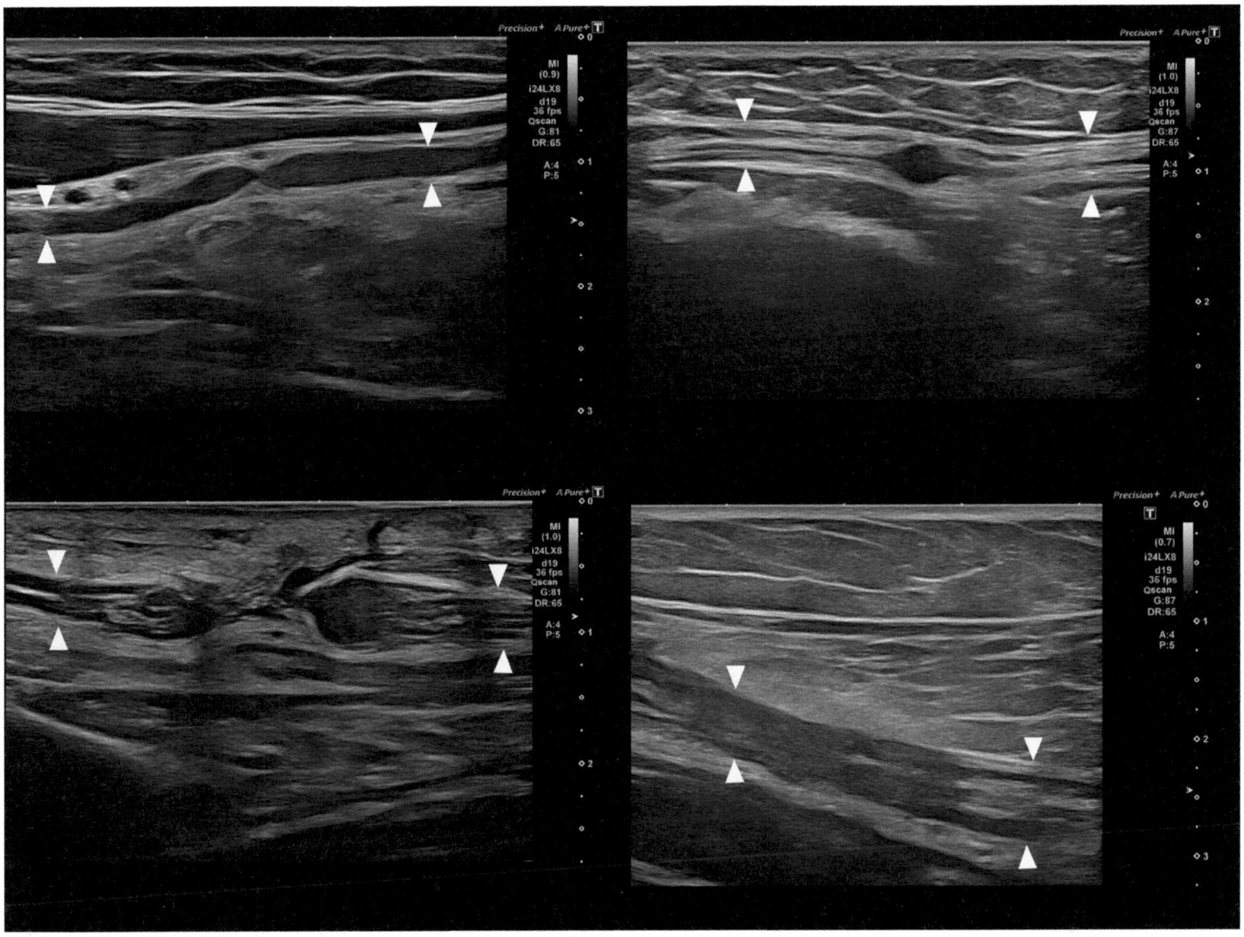

Abb. 3.11 Der pathologisch veränderte Nerv im Längsschnitt: Oben links Torsion eines Faszikels des N. radialis am Oberarm, oben rechts spindelförmige Auftreibung eines Faszikels des N. peronaeus communis durch einen peripheren Nervenscheidentumor, unten links Komplettdurchtrennung des N. medianus am Unteram mit Auseinanderweichen der Nervenstümpfe sowie beginnender Stumpfneurombildung proximal (rechtes Segment), unten rechts segmentaler Verlust der normalen Echotextur nach lokalem Hitzetrauma. Die Pfeilköpfe zeigen jeweils auf die genannten Nerven. [M1068]

werden alle Strukturen so dargestellt, wie sie auch am Patienten in der jeweiligen Untersuchungsposition an der Landmarke orientiert sind. Bei den Schnittbildserien wird dann unabhängig vom Nervenverlauf nach proximal und distal diese Sondenposition beibehalten. Intraoperativ hat das eine große Bedeutung, da Situs, das Bild unter dem OP-Mikroskop und Ultraschallbild kongruent sein müssen. Damit ergibt sich ein ähnlicher Ansatz wie in der Schnittbilddiagnostik. Besonders für den Anfänger nachteilig ist hierbei, dass z. B. der linke und der rechte Plexus brachialis spiegelbildlich dargestellt werden, was bei der zum Teil recht komplexen Anatomie zusätzlich verwirrt. Alternativ kann bei der Untersuchung der kontralateralen Seite die Sonde um 180 Grad gedreht werden, sodass man links und rechts identische Bilder erhält. Ein ähnlicher Ansatz wurde bereits in früheren Studien gewählt, wo die Markierung am Schallkopf (linker Bildrand) immer von der Körpermitte weg zeigte.

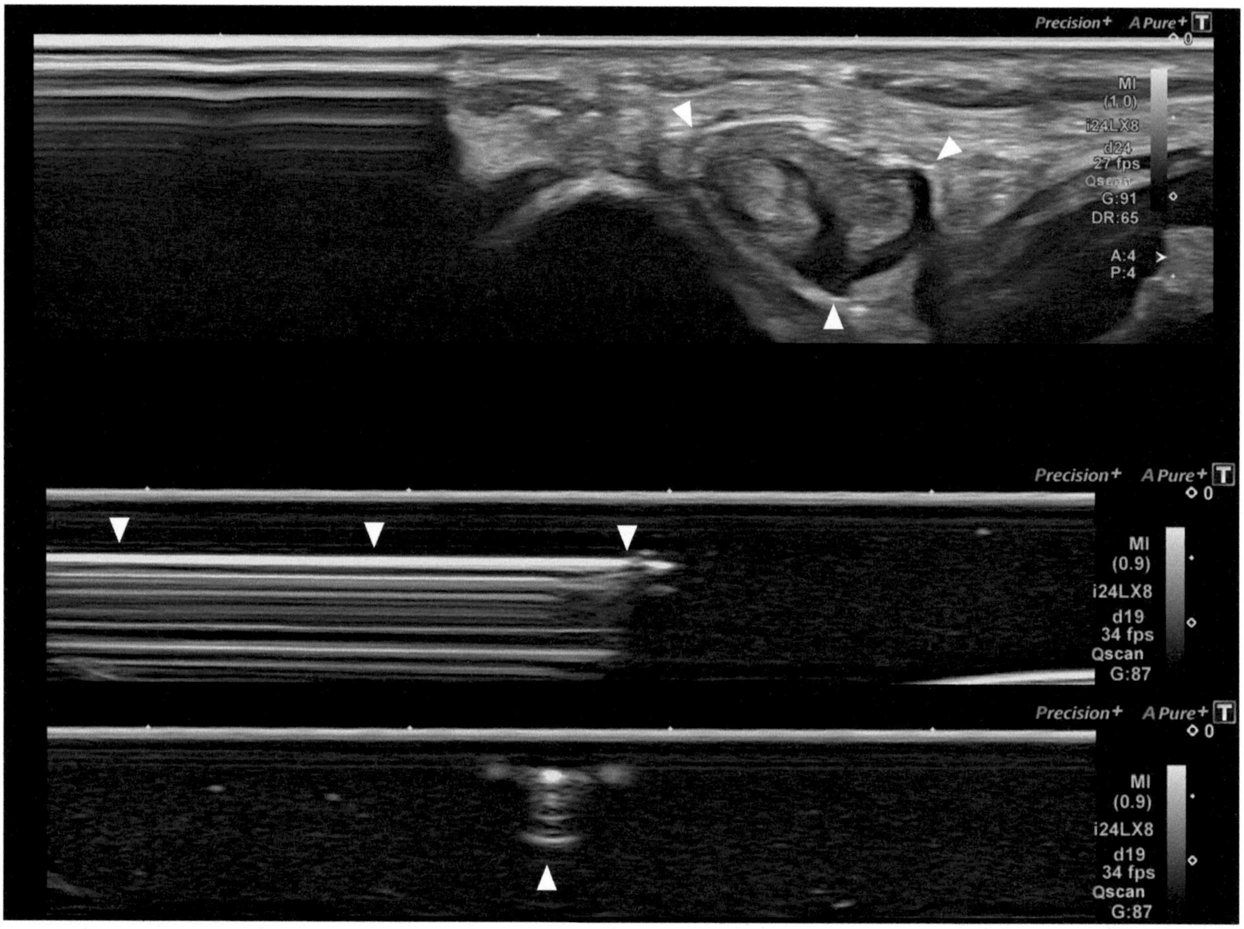

Abb. 3.12 Oben Wiederholungsechos durch unzureichende Ankopplung am linken Bildrand, während der pathologisch veränderte N. ulnaris (Pfeilköpfe) im Sulcus bei Kubitaltunnelsyndrom noch gut zu erkennen ist. Unten Wiederholungsechos, die am Phantom durch eine Injektionsnadel (Pfeilköpfe) erzeugt wurden. Bei der In-Plane-Technik über die kurze Schallkopfseite ist die gesamte Nadel bis zur Spitze zu erkennen (oberer Teil), bei der Out-of-Plane-Technik über die lange Schallkopfseite wird nur der Nadelschaft dargestellt (unterer Teil). [M1068]

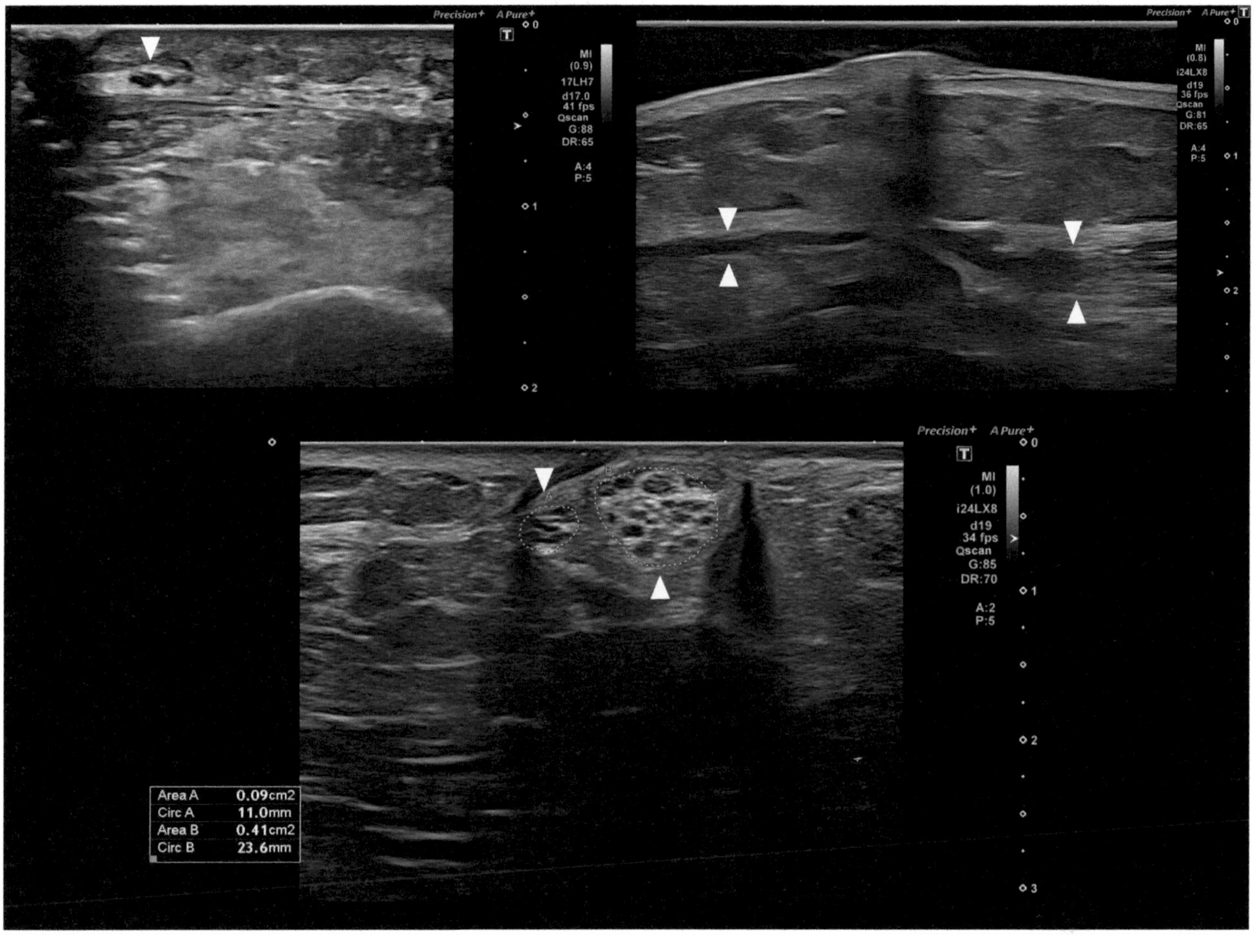

Abb. 3.13 Oben links Abschattung hinter einer Schraube eines Fixateur externe, rechts davon liegt der N. peroneus superficialis. Oben rechts Abschattung des N. ulnaris im Längsschnitt durch eine darüber gelegene Naht, unten laterale Abschattung an runden Strukturen (hier N. peronaeus communis und N. tibialis). Die Pfeilköpfe zeigen jeweils auf die genannten Nerven. [M1068]

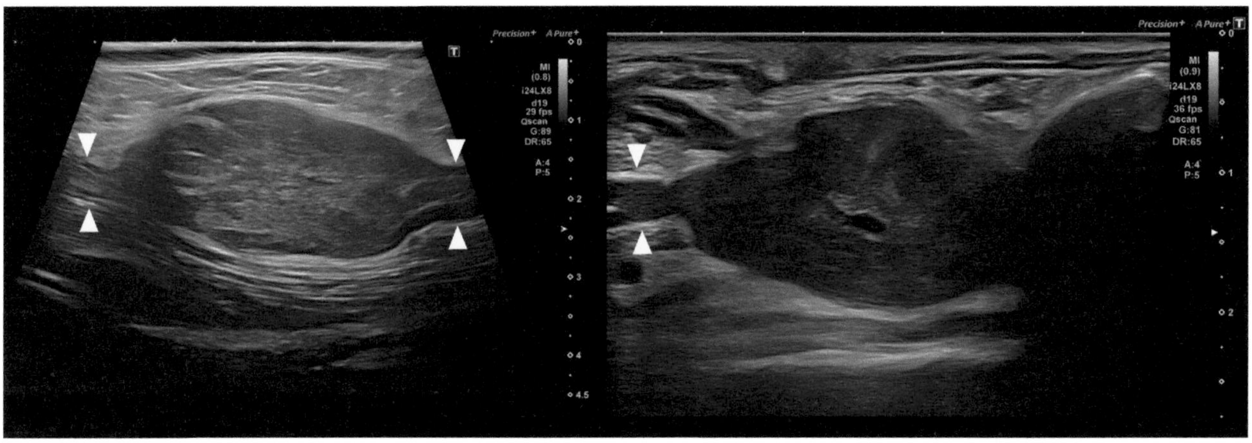

Abb. 3.14 Dorsale Schallverstärkung hinter peripheren Nervenscheidentumoren. Pfeilköpfe zeigen auf den Nerven. [M1068]

LITERATUR:

Ali ZS, Pisapia JM, Ma TS, Zager EL, Heuer GG, Khoury V. Ultrasonographic evaluation of peripheral nerves. World Neurosurg 2016; 85: 333–9

Bodner G, Schocke MF, Rachbauer F, Seppi K, Peer S et al. Differentiation of malignant and benign musculoskeletal tumors: combined color and power Doppler US and spectral wave analysis. Radiology 2002; 223: 410–6

Brown JM, Yablon CM, Morag Y, Brandon CJ, Jacobson. US of the peripheral nerves of the upper extremity: a landmark approach. Radiographics 2016; 36: 452–63

Delorme S, Debus J, Jenderka KV. Duale Reihe - Sonographie. Thieme, Stuttgart, New York 2012

Entrekin RR, Porter BA, Sillesen HH, Wong AD, Cooperberg PL, Fix CH. Real-time spatial compound imaging: application to breast, vascular, and musculoskeletal ultrasound. Semin Ultrasound CT MR 2001; 22: 50–64

Fornage BD. Peripheral nerves of the extremities: imaging with US. Radiology 1988; 167: 179–82

Griffith JF. Ultrasound of the brachial plexus. Semin Musculoskelet Radiol 2018; 22: 323–33

Grimm A, Allendörfer J, Bischoff C et al. Positionspapier der Deutschen Gesellschaft für klinische Neurophysiologie DGKN und der Deutschen Gesellschaft für Ultraschall in der Medizin DEGUM, Sektion Neurologie zur „Wertigkeit des Nerven- und Muskelultraschalls in der Diagnostik neuromuskulärer Erkrankungen". Klin Neurophysiol 2018; 49: 236–7

Gruber H, Glodny B, Bendix N, Tzankov A, Peer S. High-resolution ultrasound of peripheral neurogenic tumors. Eur Radiol 2007; 17: 2880–8

Hedrick WR, Hykes DL, Starchman DE. Ultrasound physics and instrumentation.4th ed. Mosby, St. Louis 2004; 140–52

Jensen JA, Holm O, Jensen LJ, Bendsen H, Nikolov SI et al. Ultrasound research scanner for real–time synthetic aperture data acquisition. In: IEEE Trans Ultrason Ferroelect Freq Contr 2005; 52: 881–91

Kollmer J, Bendszus M, Pham M. MR neurography: diagnostic imaging in the PNS. Clin Neuroradiol 2015;25 Suppl 2: 283–9

Kopf H, Loizides A, Mostbeck GH, Gruber H. Diagnostic sonography of peripheral nerves: indications, examination techniques and pathological findings. Ultraschall Med 2011; 32: 242–63

Loizides A, Peer S, Plaikner M, Djurdjevic T, Gruber H. Perfusion pattern of musculoskeletal masses using contrast-enhanced ultrasound: a helpful tool for characterisation? Eur Radiol 2012; 22: 1803–11

Schelle T. Methodik und was kann die Nervensonografie. Klin Neurophysiol 2015; 46: 79–89

Schminke U. Sonografie peripherer Nerven: Allgemeine Methodik und Untersuchungstechnik. Klin Neurophysiol 2018; 49: 105–10

Won SJ, Kim BJ, Park KS, Kim SH, Joon JS. Measurement of cross-sectional area ofcervical roots and brachial plexus trunks. Muscle Nerve 2012; 46: 711–6

Zhu J, Liu F, Li D, Shao J, Hu B. Preliminary study of the types of traumaticperipheral nerve injuries by ultrasound. Eur Radiol 2011; 21: 1097–101

Zhu YS, Mu NN, Zheng MJ, Zhang Y-C, Feng H et al. High-resolution ultrasonography for thediagnosis of brachial plexus root lesions. Ultrasound Med Biol 2014; 40:1420–6

3

KAPITEL

4

Carl D. Reimers, Beate Schlotter-Weigel

Muskelsonografie bei Neuropathien

4.1 Klinische Befunde

Motorische Neuropathien können klinisch zu Fibrillationen bzw. Faszikulationen sowie Krämpfen (Plussymptomatik), Paresen und Muskelatrophien (Minussymptomatik), elektrophysiologisch zu pathologischen elektroneuro- und -myografischen Befunden (➤ Kap. 1 und ➤ Kap. 2) und histopathologisch zu Muskelfaserdegeneration und Fasertypengruppierungen sowie einer Einlagerung von Binde- und/oder Fettgewebe im Interstitium führen. Die Veränderungen lassen sich teilweise auch muskelsonografisch zeigen.

4.2 Sonografische „Plus"symptomatik

Jegliche Form muskulärer Spontanbewegungen lässt sich grundsätzlich auch sonografisch darstellen. So sind Faszikulationen als kurze lokale Zuckungen in der Muskulatur mit einer Dauer von ca. 0,2–0,5 s sehr einfach zu erkennen. Sie sind klinisch und sonografisch keineswegs spezifisch für Vorderhornerkrankungen, sondern kommen auch bei zahlreichen Polyneuropathien vor, nach eigenen Erfahrungen besonders bei den hereditären motorisch-sensiblen Neuropathien. Auch bei Gesunden sind sie bei ausreichend langer Untersuchung vielfach zu sehen (sog. benigne Faszikulationen). Nur im Zusammenhang mit strukturellen Veränderungen an der Muskulatur (s. u.) ist davon auszugehen, dass ein pathologischer Prozess vorliegt. Zudem ist die Zahl der faszikulierenden Muskeln bei Vorderhornerkrankungen im Allgemeinen deutlich höher als bei anderen Erkrankungen. Fibrillationen, die klinisch nur an der Zunge erkennbar sind, lassen sich sonografisch mit hochauflösenden Sonden mit mäßiger Sensitivität auch an Gliedmaßenmuskeln darstellen (Pillen et al. 2009, van Alfen et al. 2011).

4.3 Sonografische „Minus"symptomatik

Die Erfassung von Muskeldurchmessern und -querschnittsflächen ist eine Domäne der bildgebenden Diagnostik. Sie gelingt klinisch nur sehr grob, da das Unterhautfettgewebe eine Atrophie kaschieren kann und sich klinisch einzelne Muskeln nur sehr eingeschränkt von Nachbarmuskeln abgrenzen lassen. Problematischer ist die Bewertung der Messergebnisse, also die Einschätzung, ob ein Muskel tatsächlich atrophisch ist. Das Geschlecht (Frauen haben im Mittel dünnere Muskeln als Männer), die Körpergröße und das Gewicht, das Alter (vom 50. bis 70. Lebensjahr nimmt die Muskelmasse um etwa 8 %, danach sogar um 15 % pro Dekade ab [Reimers et al. 1998]) und der Trainingszustand beeinflussen die Muskelmasse deutlich. Referenzwerte in der Literatur können daher nur einen groben Eindruck vermitteln, welcher Durchmesser oder welche Querschnittsfläche normal oder pathologisch sein könnte. Der Seitenvergleich bei unilateralen Krankheitsprozessen ist ein deutlich besserer Maßstab für die Beurteilung.

Der gesunde Muskel ist echoarm, wobei die Echogenität mit dem Alter parallel zum Verlust an Muskelmasse/-querschnittsfläche zunimmt. Epi- und Perimysien sind im gesunden Muskel gut erkennbar (➤ Abb. 4.1, ➤ Abb. 4.2). Die Echogenität der einzelnen Muskeln ist nicht gleich. Mögliche Gründe sind eine entsprechend dem Anteil der Muskelfasertypen unterschiedlicher Muskelfaserdicke, der Gehalt an intramuskulärem Fettgewebe oder auch unterschiedliche physikalische Bedingungen wie Schallkopforientierung (transversal oder longitudinal zu den Muskelfasern), Beschallungswinkel der Fasern oder Schallreflektion, vor allem durch darüber liegende Gewebe (Subkutanfettgewebe, andere Muskeln). Magnetresonanztomografisch zeigen sich diese Unterschiede zumindest in diesem Ausmaß nicht.

Muskelatrophien sind natürlich nicht spezifisch für motorische Neuropathien. Sie kommen auch bei primär myopathischen Prozessen und als Folge einer Inanition (Kachexie) oder mangelnden Aktivität (sog. Inaktivitätsatrophie, z. B. schmerzbedingt oder durch Ruhestellung) vor. Sie können durch einen numerischen Verlust an Muskelfasern (z. B. Alterungsprozess oder Neuropathien) oder metrischen Verlust an Muskelmasse (verminderte Faserdurchmesser, z. B. Inaktivitätsatrophie) zustande kommen. Kombinationen der beiden Formen sind möglich. Grundsätzlich führen beide Formen der Muskelatrophie sonografisch zu einer Verschiebung der Relation zwischen dem echoarmen Muskelparenchym (Muskelfasern) und dem echoreicheren Muskelmesenchym (Bindegewebe zwischen den Muskelfasern) zugunsten des Mesenchyms. Das bedeutet, dass die Echogenität der atrophischen Muskeln etwas zunimmt. Darüber hinaus finden sich bei den Neuropathien (und den hier nicht detailliert zu behandelnden Myopathien) anders als bei den Muskelatrophien durch Mindergebrauch und Inanition eine verschlechterte Darstellbarkeit der Epi- und Perimysien sowie abhängig von der Ausprägung der Erkrankung deutlich höhere Echointensitäten und noch ausgeprägtere Atrophien (➤ Abb. 4.3, ➤ Abb. 4.4).

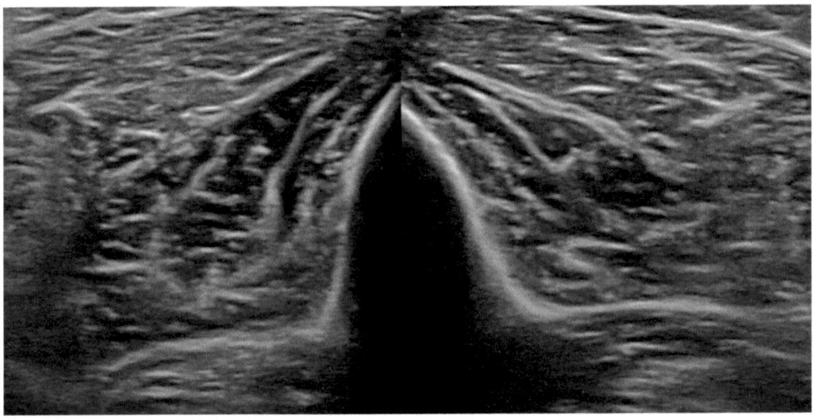

Abb. 4.1 Normalbefund einer 60-jährigen Frau: ventrale Unterschenkelmuskulatur transversal bds. (M. tibialis anterior). [M645]

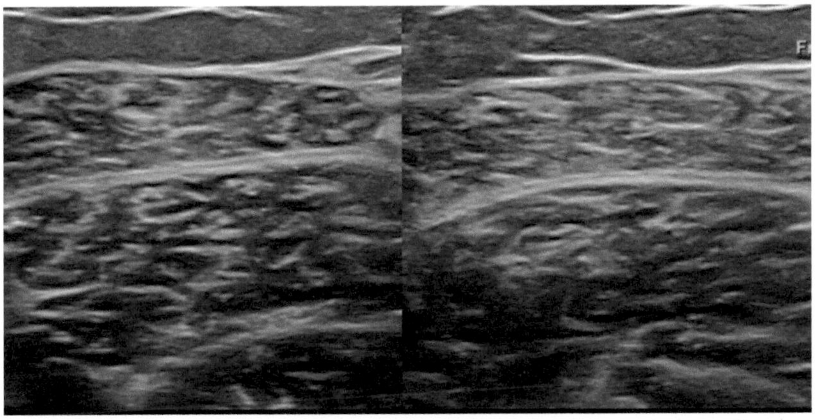

Abb. 4.2 Patientin aus ➤ Abb. 4.1: dorsale Unterschenkelmuskulatur transversal bds. (Mm. gastrocnemius und soleus). [M645]

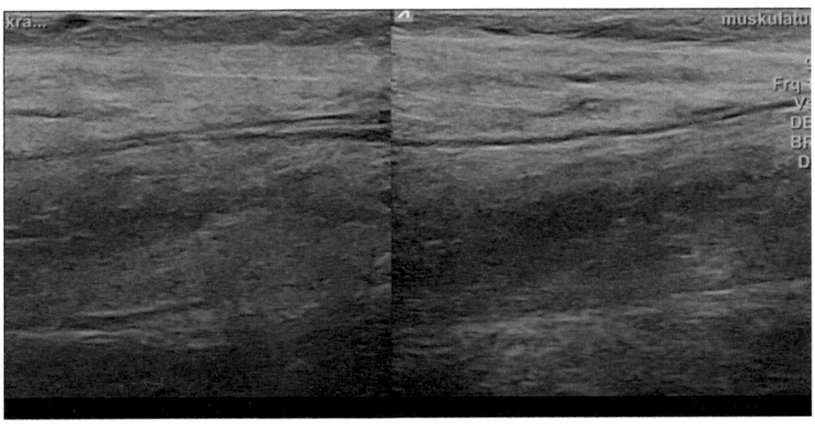

Abb. 4.3 79-jähriger Mann mit Myotilinopathie. Hüftbeugerparesen 4/5 MRC; Kniestreckerparesen 5/5- MRC, Fußheberparesen rechts 5/5- MRC, links 2/5 MRC.
Dorsale Unterschenkelmuskulatur longitudinal bds. (Caput mediale m. gastrocnemii und M. soleus). Septenzeichnung reduziert bis aufgehoben; Faszienabgrenzung erhalten intermuskulär. Echointensität bds. homogen erhöht, betont im M. gastrocnemius. [M645]

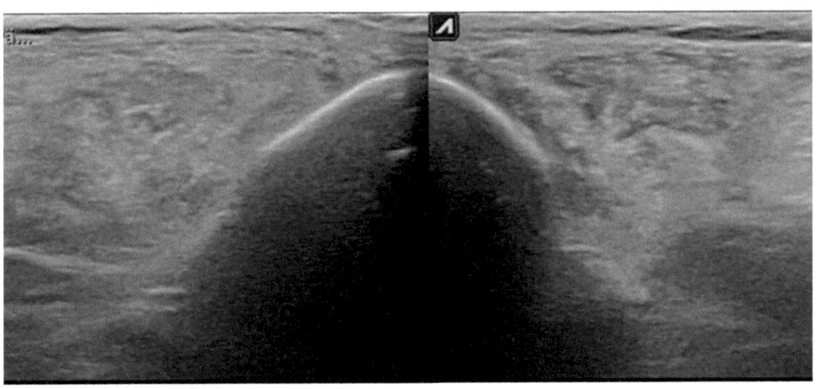

Abb. 4.4 73-jähriger Mann mit multifokaler motorischer Neuropathie, Erstdiagnose vor 26 Jahren. Fußheberplegie bds., Fußsenkerparesen 3/5 MRC, Kniestreckerparesen 4–5/5 MRC. Ventrale Unterschenkelmuskulatur transversal bds. (M. tibialis anterior). Septenzeichnung reduziert bis aufgehoben. Echointensität bds. erhöht. [M645]

Während sich eine Muskelatrophie unabhängig von der Ätiologie erst nach längerdauernden Schädigungen einstellt, finden sich bei Neuropathien intramuskulär sehr rasch **strukturelle Veränderungen.** Schon vor mehr als 20 Jahren konnte gezeigt werden, dass sich – ähnlich schnell wie bei der Elektromyografie die pathologische Spontanaktivität – homogen erhöhte Echointensitäten im Muskel einstellen, die als ein Muskelödem zu interpretieren sind (Bargfrede et al. 1999). Dabei lassen sich – anders als bei chronischen Prozessen (s. u.) – die intramuskulären Septen, das Epimysium und das Knochenecho noch gut darstellen.

Die bei chronischen Neuropathien auftretende **Binde- und Fettgewebseinlagerung** im Muskel erhöht die Echogenität der betroffenen Muskeln (Shahrizaila et al. 2017). Das Ausmaß der Veränderungen korreliert mit dem Paresegrad. Dementsprechend sind bei den häufig längenabhängigen Polyneuropathien die distalen Muskeln sonografisch auffälliger als die proximalen (➤ Abb. 4.5, ➤ Abb. 4.6). Die intramuskulären Septen, das Epimysium und das Knochenecho lassen sich mit zunehmenden Veränderungen schlechter darstellen. Der normalerweise echoarme Knochenschatten wird scheinbar echoreich. Bei Myopathien sind diese Veränderungen vielfach deutlich ausgeprägter, und es kommt mitunter zu „kompensatorischen" Muskelhypertrophien (➤ Abb. 4.7), die man bei Neuropathien nur sehr selten sieht.

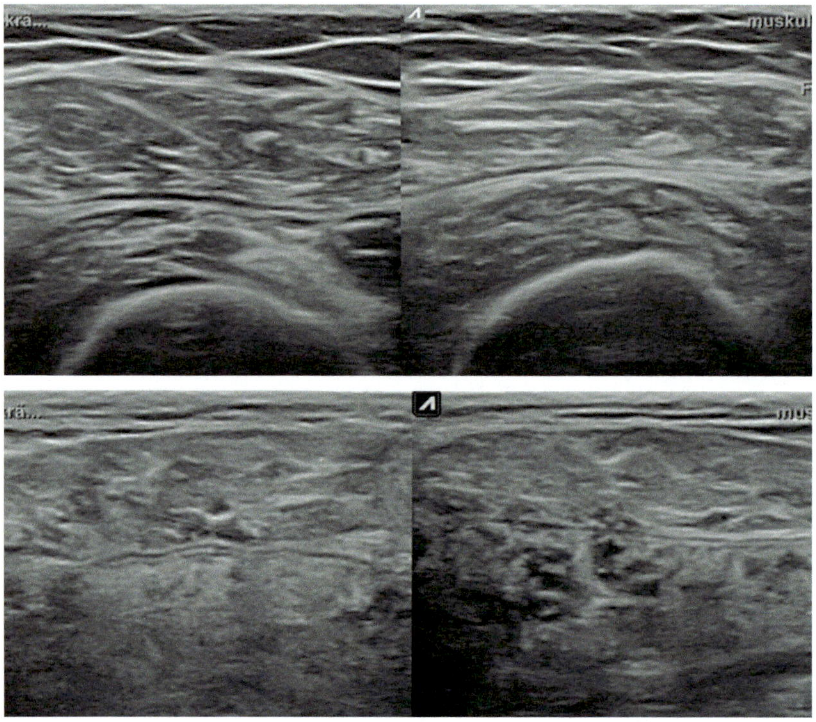

Abb. 4.5 Gleicher Patient wie in ➤ Abb. 4.4 mit multifokaler motorischer Neuropathie, Erstdiagnose vor 26 Jahren. Fußheberplegie bds., Fußsenkerparesen 3/5 MRC, Kniestreckerparesen 4-5/5 MRC.
Oben: ventrale Oberschenkelmuskulatur transversal bds. (Mm. rectus femoris und vastus intermedius). Muskulatur verschmächtigt, aber normale Echointensität und Septenzeichnung.
Unten: dorsale Unterschenkelmuskulatur transversal bds. (Mm. gastrocnemius und soleus). Septenzeichnung reduziert, im linken M. soleus fleckförmig erhalten. Echointensität bds. erhöht. [M645]

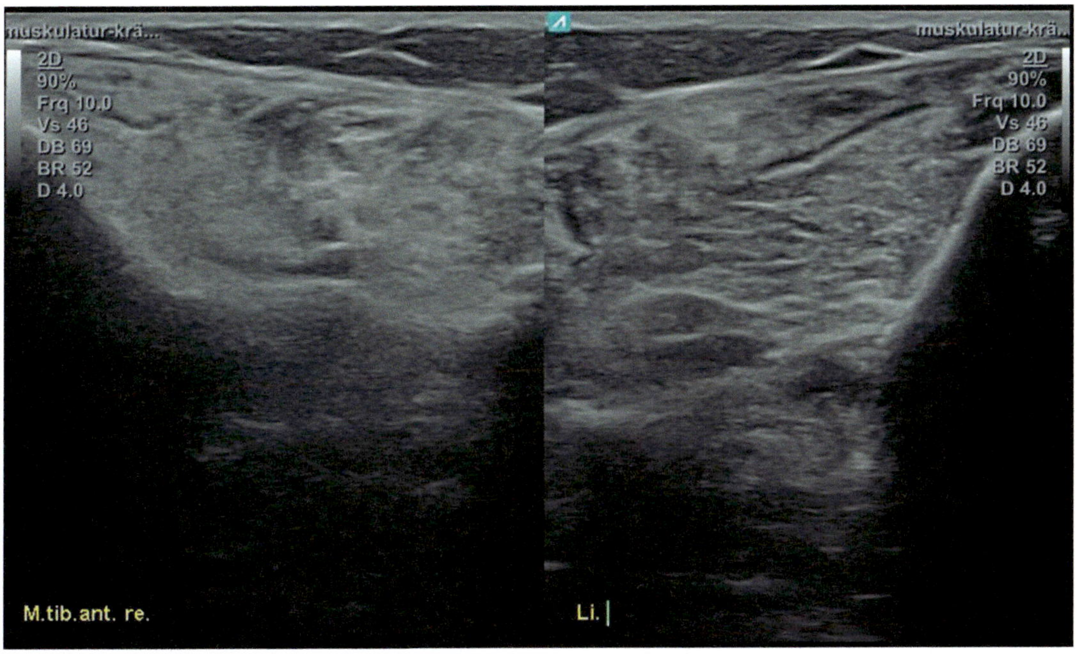

Abb. 4.6 59-jährige Frau mit CMT1B-Neuropathie. Fußheberparesen 2-3/5 MRC, Fußsenkerparesen 3-4/5 MRC.
Ventrale Unterschenkelmuskulatur longitudinal bds. (M. tibialis anterior). Septenzeichnung rechts reduziert bis aufgehoben, links im unteren Muskelanteil erhalten, Echointensität rechts relativ homogen erhöht, links im kranial gelegenen Muskelanteil erhöht. [M645]

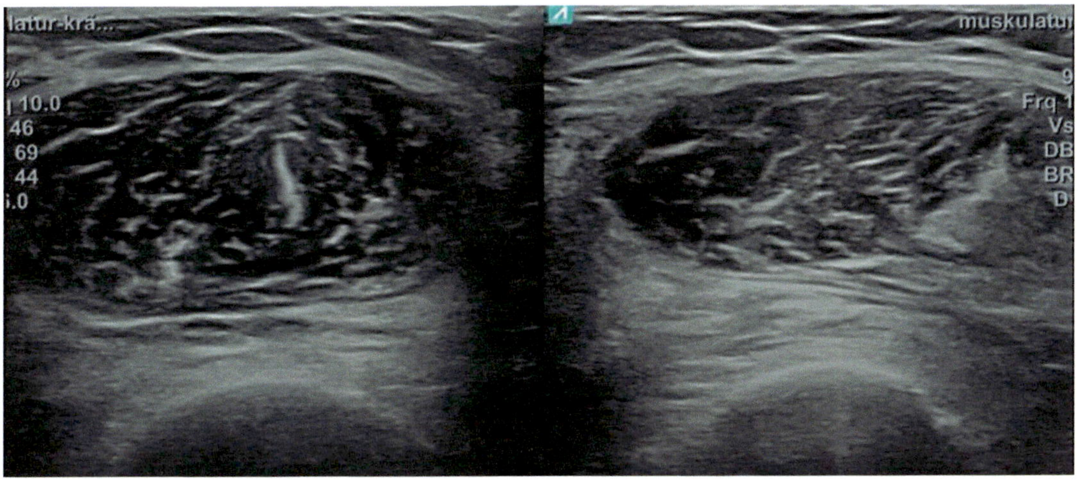

Abb. 4.7 Myotilinopathie: ventrale OS-Muskulatur bds. (s. auch ➤ Abb. 4.3).
Ventrale Oberschenkelmuskulatur transversal bds. (Mm. rectus femoris und vastus intermedius). Normalbefund des M. rectus femoris bds.. Atrophie des M. vastus intermedius bds. mit erhöhter Echointensität und reduzierter Septenzeichnung. [M645]

LITERATUR

Bargfrede M, Schwennicke A, Tumani H, Reimers CD. Quantitative ultrasonography in focal neuropathies as compared to clinical and EMG findings. Eur J Ultrasound. 1999; 10: 21-9

Pillen S, Nienhus M, van Dijk JP, Arts IM, van Alfen N, Zwarts MJ. Muscle alive: ultrasound detects fibrillations. Clin Neurophysiol 2009; 120: 932-6

Reimers CD, Knapp G. Sarkopenie. In: Reimers CD, Reuter I, Tettenborn B, Mewes N, Knapp G (Hrsg.) Prävention und Therapie durch Sport. Band 2: Neurologie, Psychiatrie/Psychosomatik, Schmerzsyndrome. 2. Aufl., Elsevier Urban & Fischer, München 2015, S. 163 - 210

Reimers CD, Ziemann U, Scheel A, Rieckmann P, Kunkel M, Kurth C. Fasciculations: clinical, electromyographical and ultrasonographical assessment. J Neurol 1996; 243: 579-84

Scheel AK, Toepfer M, Kunkel M, Finkenstaedt M, Reimers CD. Ultrasonographic assessment of the prevalence of fasciculations in lesions of the peripheral nervous system. J Neuroimaging 1997; 7: 23-7.

Shahrizaila N, Noto Y, Simon NG, Huynh W, Shibuya K et al. Quantitative muscle ultrasound as a biomarker in Charcot-Marie-Tooth neuropathy. Clin Neurophysiol 2017; 128: 227-32

Van Alfen N, Nienhus M, Zwarts MJ, Pillen S. Detection of fibrillations using muscle ultrasound: daignostic accuracy and detection of pitfalls. Muscle Nerve 2011; 43: 178–82

KAPITEL

5

Carl D. Reimers (Elektroneurografie/-myografie), Thomas Schelle (Nervensonografie)

Plexus brachialis

5.1 Einleitung

Die Armnerven haben ihren Ursprung in Anteilen des Armplexus (Plexus brachialis). Über den komplexen anatomischen Aufbau des Armplexus informiert die nachfolgende ➤ Tab. 5.1.

5.2 Elektroneurografie

Die elektroneurografische Funktionsprüfung des Plexus brachialis erfolgt über die Untersuchung der entsprechenden peripheren Nerven, daher wird auf die jeweiligen Kapitel verwiesen. Entscheidende Informationen liefern die Amplituden der Reizantwortpotenziale, insbesondere der sensiblen Nervenaktionspotenziale (➤ Kap. 1). Die Untersuchung der F-Wellen ist, anders als prinzipiell bei proximalen Läsionen eigentlich zu erwarten wäre, von untergeordneter Bedeutung. Untersucht werden ohnehin nur die F-Wellen der Nn. medianus und ulnaris.

Ergänzend kann auch die sympathische Hautantwort untersucht werden, die bei Plexopathien anders als bei Radikulopathien amplitudenreduziert ist oder fehlt.

5.3 Elektromyografie

Elektromyografisch werden die Muskeln untersucht, die von den betroffenen Plexusanteilen innerviert werden, eventuell zur differenzialdiagnostischen Abgrenzung zusätzlich solche, die theoretisch unauffällig sein sollten. Wichtig zur Differenzialdiagnose gegenüber Radikulopathien kann zudem die Untersuchung der paravertebralen Muskeln sein: Bei Radikulopathien kann hier – allerdings nicht immer – pathologische Spontanaktivität auftreten, bei Plexopathien und peripheren Neuropathien nicht. Das Fehlen pathologischer Spontanaktivität schließt eine Radikulopathie nicht aus.

Tab. 5.1 Anatomie des Armplexus

Wurzeln	Truncus (Primärstrang)	Fasciculus (Sekundärstrang)	Nervus	Musculus/i	Hautareal
C5 (5–6)	superior		subclavius	subclavius (C5–6)	-
C5 (4, 6)	superior		dorsalis scapulae	levator scapulae (C4–5) rhomboidei (C4–5)	-
C5–7	-	-	thoracicus longus	serratus anterior (C5–7)	-
C5–6	superior	posterior	suprascapularis	supra- et infraspinatus (C4–6)	dorsolateral an der Skapula
C6–8	superior, medialis et inferior	posterior	thoracodorsalis	latissimus dorsi (C6–8) (teres major) (C6–7)	-
C5–6 (7)	posterior	posterior	subscapularis	teres major (C5–7) subscapularis (C5–8)	-
C5/6	superior	posterior	axillaris	deltoideus (C4–6) (zusätzlich Nn. pectorales) teres minor (C5–6)	seitlich über dem M. deltoideus
C5–7	superior	lateralis	pectoralis lateralis	pectorales major et minor (gemeinsam mit N. pectoralis medialis)	-
C8–Th1	inferior	medialis	pectoralis medialis	pectorales major et minor (gemeinsam mit N. pectoralis lateralis)	-
C5/6 (7)	superior	lateralis	musculocutaneus	coracobrachialis (C6–7) biceps brachii (C5–6) brachialis (C5–6) (kleiner Anteil über N. radialis)	radial volar am Unterarm (N. cutaneus antebrachii lateralis)

Tab. 5.1 Anatomie des Armplexus (*Forts.*)

Wurzeln	Truncus (Primärstrang)	Fasciculus (Sekundärstrang)	Nervus	Musculus/i	Hautareal
C5–Th1	inferior, medialis et posterior	posterior	radialis	triceps brachii (C6–8) (brachialis) (C5–6) anconeus (C7–8) brachioradialis (C5–6) extensor carpi radialis longus (C6–7) extensor carpi radialis brevis (C7) supinator (C5–6) extensor digitorum communis (C6–8) extensor digiti minimi (C6–8) extensor carpi ulnaris (C7–8) abductor pollicis longus (C7–8) extensor pollicis longus (C7–8) extensor pollicis brevis (C7–Th1) extensor indicis (C6–8)	lateral an der Oberarmrückseite, Unterarmrückseite (N. cutaneus antebrachii posterior), radialseitig am Handrücken (R. superficialis), dorsal am Daumen und den Fingergrundgliedern D II bis radiale Hälfte D III
C5–Th1	inferior et posterior	lateralis et medialis	medianus	pronator teres (C6–7) flexor carpi radialis (C6–7) palmaris longus (C7–Th1) flexor digitorum superficialis (C7–Th1) flexor digitorum profundus der Finger II–III (C7-8) flexor pollicis longus (C7–8) pronator quadratus (C8–Th1) abductor pollicis brevis (C8–Th1) opponens pollicis (C6–7) Caput superficiale m. flexor pollicis brevis (C8 [Th1]) lumbricales I–II (C8–Th1)	radialseitig in der Hohlhand sowie Daumen bis Mittelfinger und radiale Hälfte des Ringfingers volar, Fingermittel- und -endglieder der Finger II (ulnarseitig) bis IV (radialseitig) dorsal
C8–Th1	inferior	medialis	ulnaris	flexor carpi ulnaris (C7–8) flexor digitorum produndus der Finger IV–V (C7–Th1) abductor digiti quinti (C8–Th1) flexor digiti minimi brevis (C8–Th1) opponens digiti minimi (C8–Th1) interossei dorsales et palmares (C8–Th1) Caput profundum m. flexor pollicis brevis (Th1) adductor pollicis (C8-Th1) lumbricales III–IV (C8–Th1)	palmar und dorsal anderthalb ulnare Finger sowie ulnare Anteile der Hohlhand und des Handrückens
C8–Th1	inferior	medialis	cutaneus brachii medialis	-	Achselhöhle und mediale Fläche des Oberarms bis Epicondylus medialis humeri
C8–Th1	inferior	medialis	cutaneus antebrachii medialis	-	über dem medialen Drittel der Ulna

5

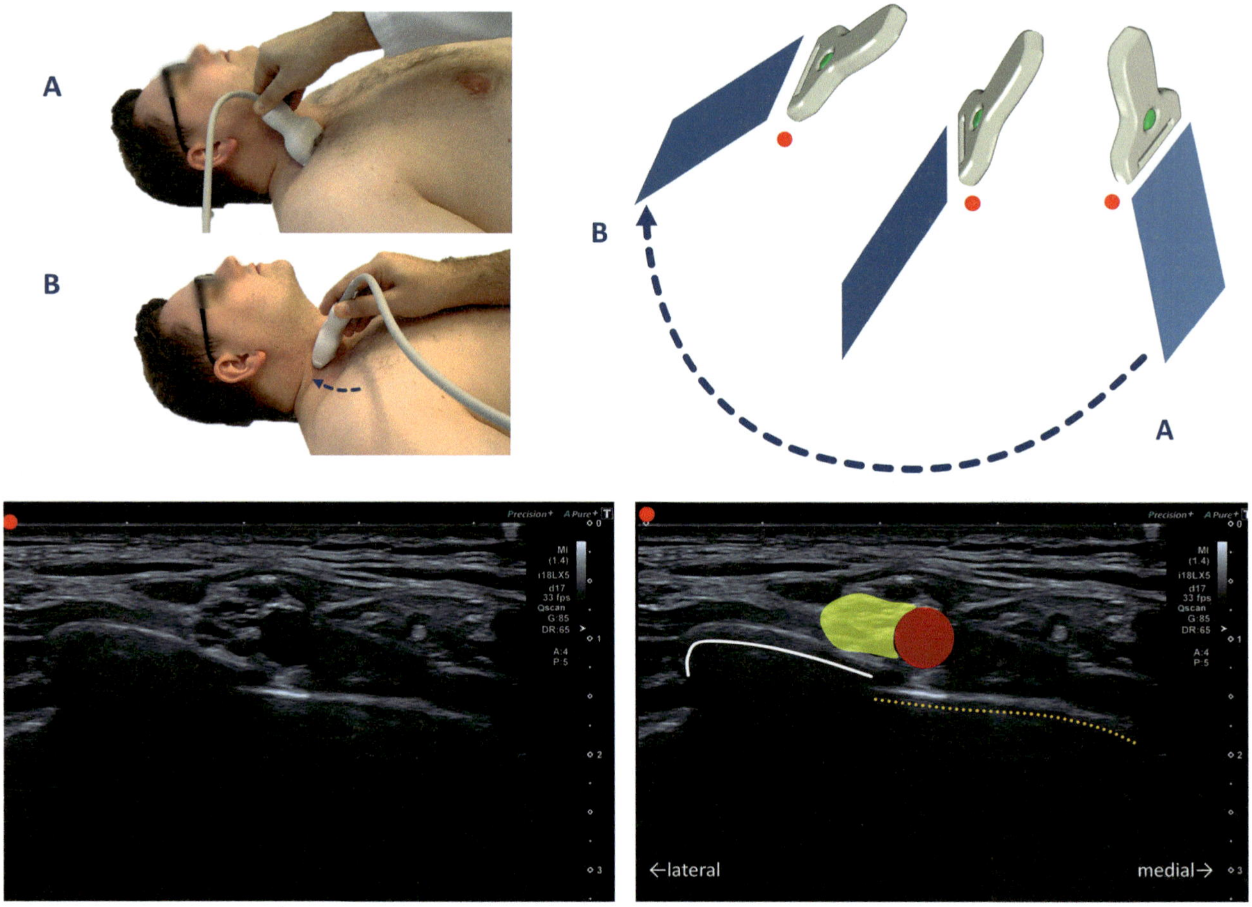

Abb. 5.1 Sonoanatomische Landmarke für die Untersuchung des Plexus brachialis.. [M1068]

5.4 Nervensonografie

Für die Untersuchung des supraklavikulären Plexus brachialis wird der Linearschallkopf parallel oberhalb der Klavikula aufgesetzt. Bei Neugeborenen wird eine Hockey-Stick-Sonde verwendet. Der Proband liegt auf dem Rücken mit angehobenem Kinn. Säuglinge untersucht man am besten auf dem Arm der Mutter. Dabei ist darauf zu achten, dass die Schallebene möglichst weit nach vorne in den Thorax geneigt wird (Position A in ➤ Abb. 5.1). Nur so gelingt auch bei adipösen Patienten die Darstellung der A. subclavia als wichtigste Landmarke.

Bei richtiger Untersuchungstechnik resultiert das in der ➤ Abb. 5.1 dargestellte sonografische Bild (rote Punktmarkierung = lateral, Untersuchung des rechten Plexus brachialis). Am Boden sind der Knochenschatten der 1. Rippe (weiße Linie), der Pleuraschatten (braun gepunktete Linie) und darüber lateral die A. subclavia (rote Markierung) der Plexus brachialis (gelbe Markierung) zu erkennen.

Im weiteren Untersuchungsverlauf ➤ Abb. 5.2) wird die Ultraschallsonde nach kranial bewegt und gleichzeitig gekippt, sodass eine mehr transversale Schallebene resultiert (Position B in der ➤ Abb. 5.1).

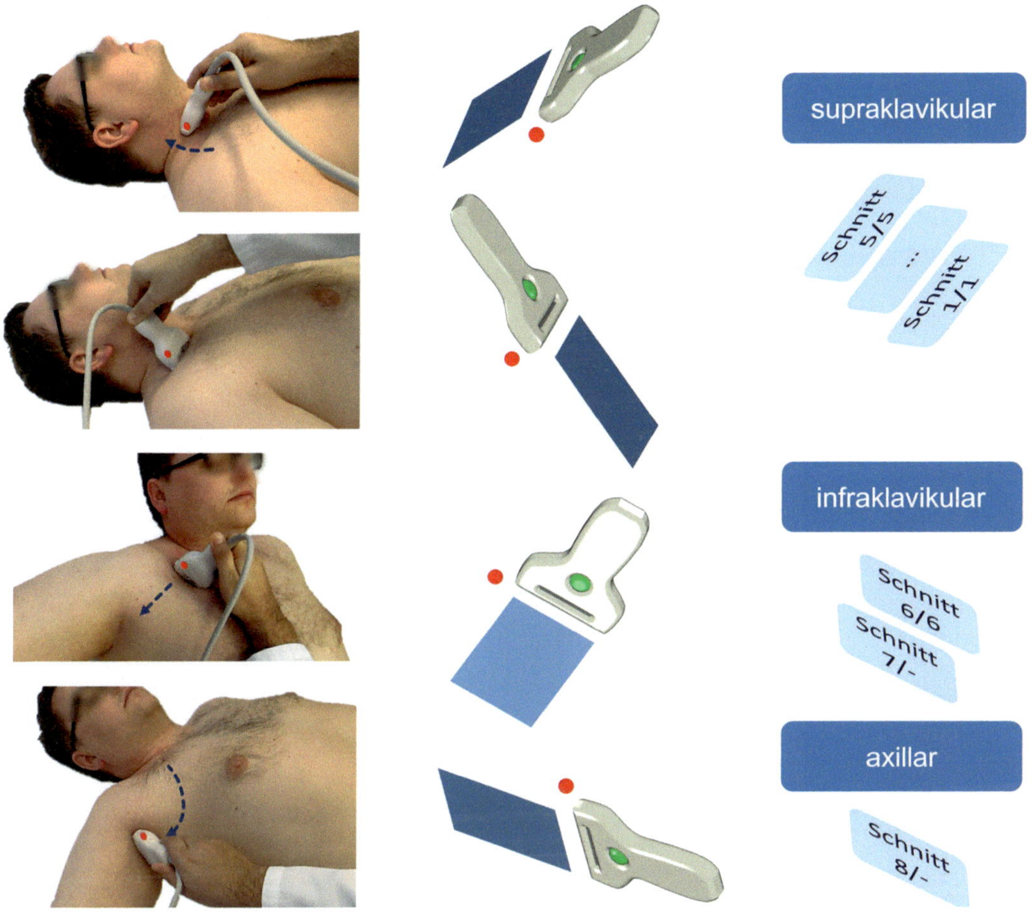

Abb. 5.2 Untersuchungsablauf des Plexus brachialis. [M1068]

Von der sonoanatomischen Landmarke aus werden die Plexusstrukturen nach kranial verfolgt, wobei auf den Eintritt der Rr. ventrales C8(Th1)–C5 in die Foramina der Wirbelkörper geachtet wird. Durch deren spezielle Charakteristika ist eine genaue Zuordnung der jeweiligen Nervenwurzel und damit auch der einzelnen Plexusstrukturen möglich. Details finden sich auf den Schnittbildserien 1–5 jeweils für Erwachsene und Neugeborene (➤ Abb. 5.3, ➤ Abb. 5.4).

Der infraklavikuläre Abschnitt des Plexus brachialis lässt sich am besten mit um 45–90 Grad in der Horizontalebene abduziertem Arm untersuchen. Jetzt wird die Schallebene mehr nach vertikal gekippt und entlang einer gedachten Linie von der Schlüsselbeinmitte bis zur Axilla untersucht. Details zeigen die Schnittbildserien 6–7 für Erwachsene und 6 für Neugeborene (➤ Abb. 5.5).

Schließlich kann in einer vertikalen Schallebene in der Axilla die Endstrecke des Plexus brachialis dargestellt werden, wobei sich hier die einzelnen Nerven bereits differenziert haben (Nn. musculocutaneus, medianus, cutaneus antebrachii medialis, ulnaris, radialis). Dass zeigt die Schnittbildserie 8 für Erwachsene (➤ Abb. 5.5).

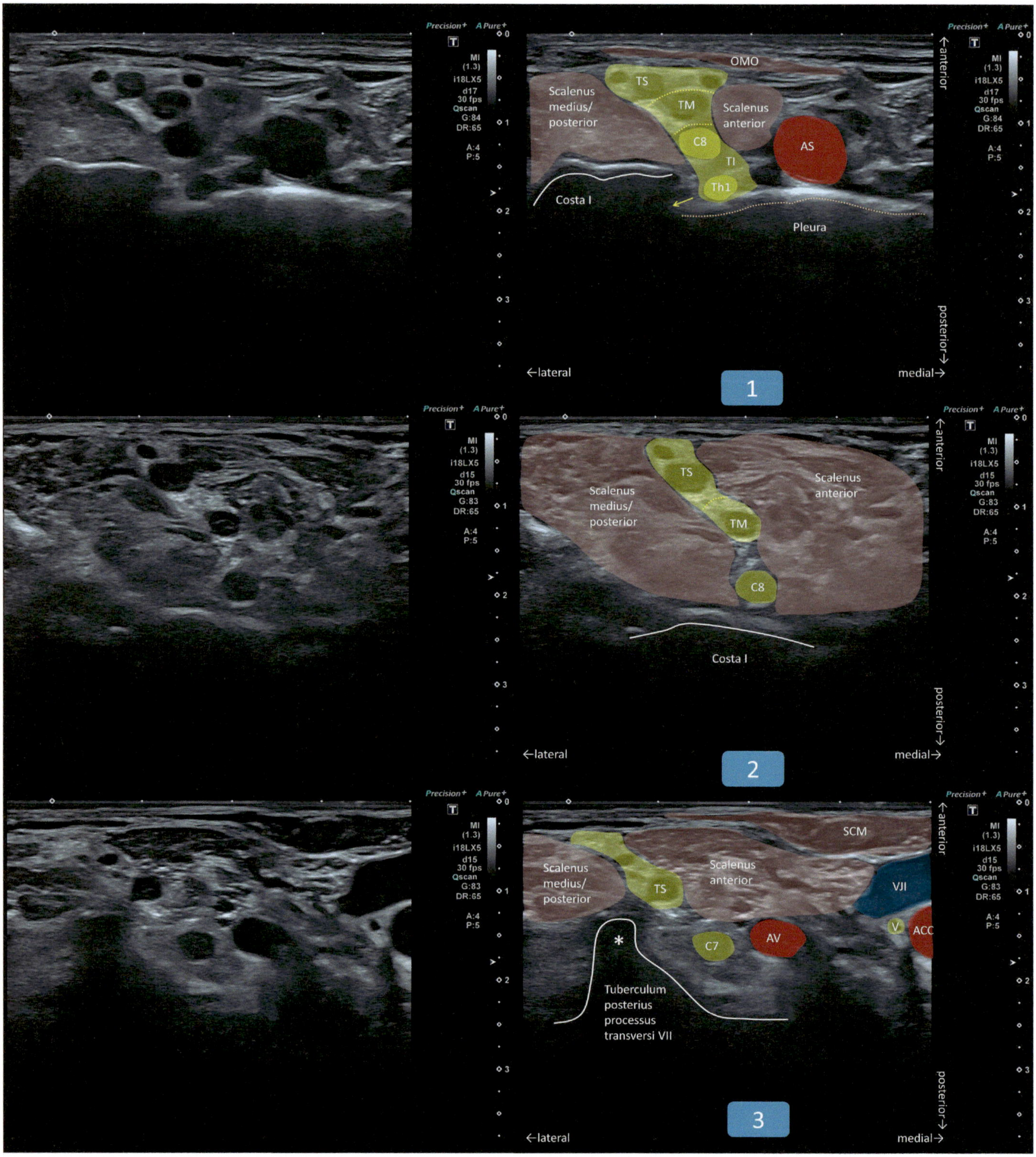

Abb. 5.3 Schnittbildserie 1–3 des supraklavikularen Plexus brachialis von kaudal nach kranial (Erwachsener). ACC - A. carotis communis, AS - A. subclavia, AV - A. vertebralis, OMO - M. omohyoideus venter inferior, SCM - M. sternocleidomastoideus, TI - Truncus inferior, TM - Truncus medius, TS - Truncus superior, V - N. vagus, VJI - V. jugularis interna [M1068]

Schnitt 1 Im kaudalsten Schnitt stellen sich am Boden die Schallschatten von erster Rippe und Pleura dar. Der Plexus brachialis (gelb) wird hier meist schon von den Mm. scalenii eingerahmt. Medial davon befindet sich die A. subclavia. In dieser ganz kaudalen Schallebene ist außerdem der untere Bauch des M. omohyoideus gut zu erkennen. Unter diesem Muskel verläuft der N. suprascapularis, der wiederum lateral vom Plexus brachialis liegt (hier nicht dargestellt). Die Zuordnung der einzelnen Trunci kann nur erfolgen, in dem man das Eintreten der Rr. ventrales (Th1) C8–C5 in die Wirbel verfolgt. Die Anordnung in der ➢ Abb. 5.3 resultiert dabei aus der Zuordnung in den folgenden Schnittbildserien. Es existiert eine größere anatomische Variabilität. Im Truncus inferior ist bereits die Nervenwurzel Th1 zu erkennen, die sich bei kranialer Bewegung des Schallkopfs zwischen der ersten Rippe und dem Pleuraschatten bewegt und dann verschwindet.

Schnitt 2 Weiter kranial ist jetzt der Plexus brachialis (gelb) vollständig von den Mm. scaleni eingerahmt (Skalenuslücke). Auch hier existieren anatomische Varianten. Auf dem Schallschatten der ersten Rippe liegt jetzt C8. Der aus dem Plexus brachialis herausdifferenzierte R. ventralis verschwindet bei weiter kranialer Schallkopfführung in der Wirbelsäule. Sowohl bei Th1 als auch C8 kann der direkte Eintritt in das Wirbelforamen sonografisch meist nicht dargestellt werden. Die verbleibenden Plexusstrukturen liegen oberhalb von C8.

Schnitt 3 Bei weiter kranialer und mehr transversaler Schallkopfführung differenziert sich jetzt der R. ventralis C7 aus dem Plexus brachialis (gelb) und verschwindet im Processus transversus von Halswirbelkörper 7. Dieser ist dadurch charakterisiert, dass er nur ein hinteres Tuberkel besitzt, im Gegensatz zu C5 und C6, die jeweils ein vorderes und ein hinteres Tuberkel aufweisen. Durch dieses Merkmal wird nun eine genaue Zuordnung der einzelnen Rr. ventrales zu den jeweiligen Segmenten und umgekehrt der Rr. ventrales zu den jeweiligen Plexusstrukturen möglich, da es nur am Halswirbelkörper 7 vorkommt. Medial von C7 ist zusätzlich die A. vertebralis zu identifizieren. Oberhalb findet sich in der Skalenuslücke der Truncus superior. Medial sind in der ➢ Abb. 5.3 von außen nach innen der Hinterrand des M. sternocleidomastoideus, die V. jugularis interna und die A. carotis communis zu erkennen. Dazwischen liegt der N. vagus.

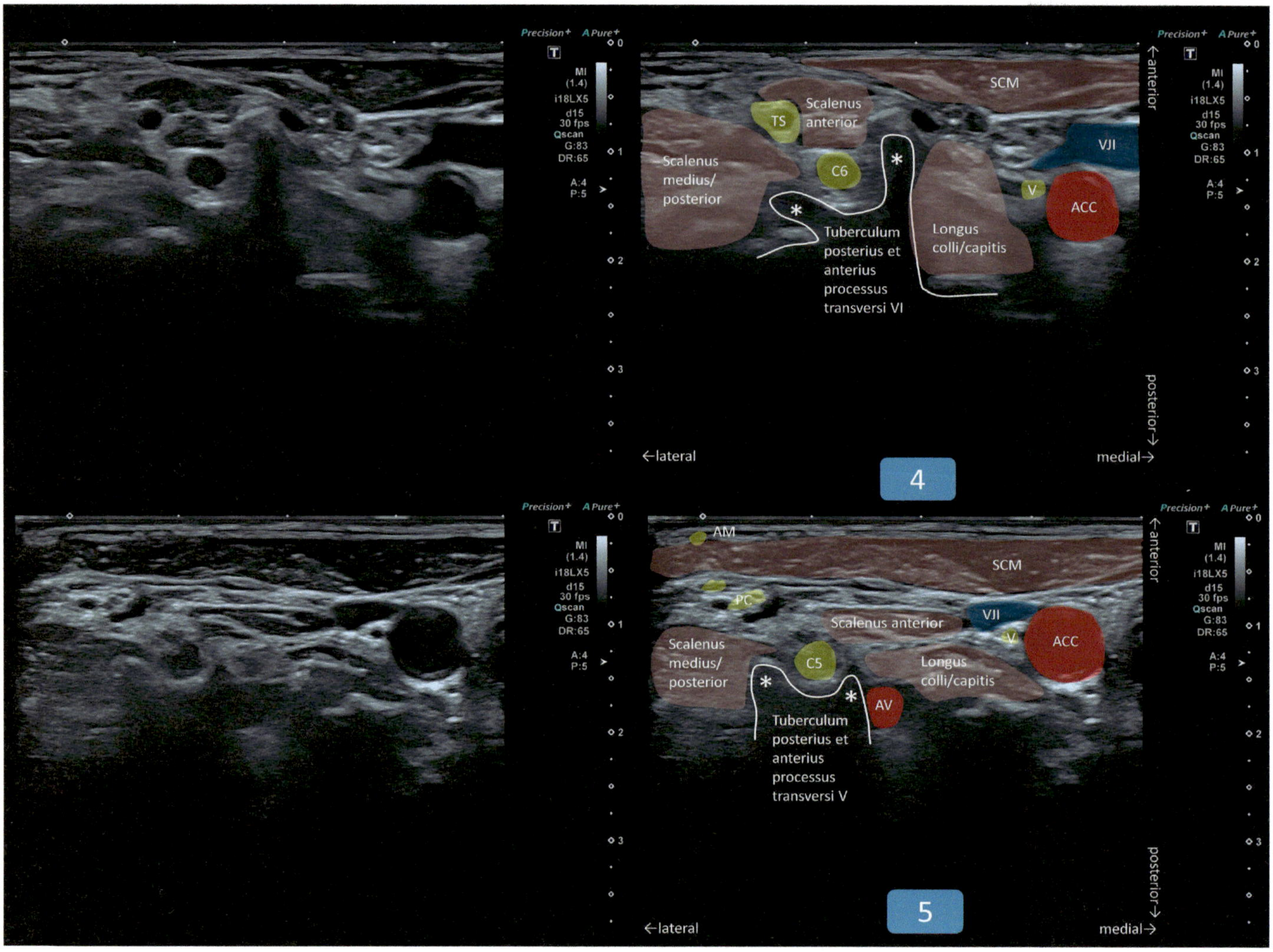

Abb. 5.4 Schnittbildserie 4–5 des supraklavikularen Plexus brachialis von kaudal nach kranial (Erwachsener).
ACC - A. carotis communis, AM - N. auricularis magnus, AV - A. vertebralis, PC - Teile des Plexus cervicalis, SCM - M. sternocleidomastoideus, TS - Truncus superior, V - N. vagus, VJI - V. jugularis interna [M1068]

5

Schnitt 4 Nach Verschwinden des R. ventralis C7 im Foramen ist bei weiter kranialer Schallkopfführung nun die Differenzierung von C6 aus den verbliebenen Plexusstrukturen zu erkennen. Darüber liegt der Plexusrest in Form des Truncus superior. Der R. ventralis C6 tritt in den Processus transversus von Halswirbelkörper 6 ein. Dieser besitzt ein vorderes und ein hinteres Tuberkel. In der ➤ Abb. 5.4 ist außerdem der Rest der Skalenuslücke dargestellt. Medial vom Plexus brachialis finden sich die bereits in Schnitt 3 (➤ Abb. 5.3) beschriebenen Strukturen (M. sternocleidomastoideus, V. jugularis interna, A. carotis communis und N. vagus).

Schnitt 5 In der kranialsten Serie kann nun auch der Eintritt des R. ventralis C5 in den Processus transversus von Halswirbelkörper 5 dargestellt werden, der wieder durch ein vorderes und ein hinteres Tuberkel gekennzeichnet ist. Weiterhin sind die Reste der Skalenuslücke sowie die Mm. longus colli et capitis zu erkennen. Medial liegen unverändert die in Schnitt 3 und 4 beschriebenen Strukturen (M. sternocleidomastoideus, V. jugularis interna, A. carotis communis und N. vagus). Unter dem mächtigen Hinterrand des M. sternocleidomastoideus finden sich Teile des Plexus cervicalis. Auch der N. auricularis magnus schlingt sich um diesen Muskel und ist deshalb doppelt zu erkennen.

Nach Identifizierung aller Rr. ventrales sollte nun von kranial nach kaudal der gerade beschriebene Untersuchungsablauf umgekehrt und die Nervenwurzeln den Trunci des Plexus brachialis zuordnet werden. Fortgeschrittene können darüber hinaus einzelne weit proximal aus dem Truncus superior direkt abgehende Nerven aufsuchen. So läuft zum Beispiel der N. suprascapularis nach dem Austritt aus dem Truncus superior über den Oberrand des M. scalenus medius nach lateral unter den Venter inferior des M. omohyoideus, die Nn. dorsalis scapulae und thoracicus longus durchbohren den M. scalenus medius nach lateral.

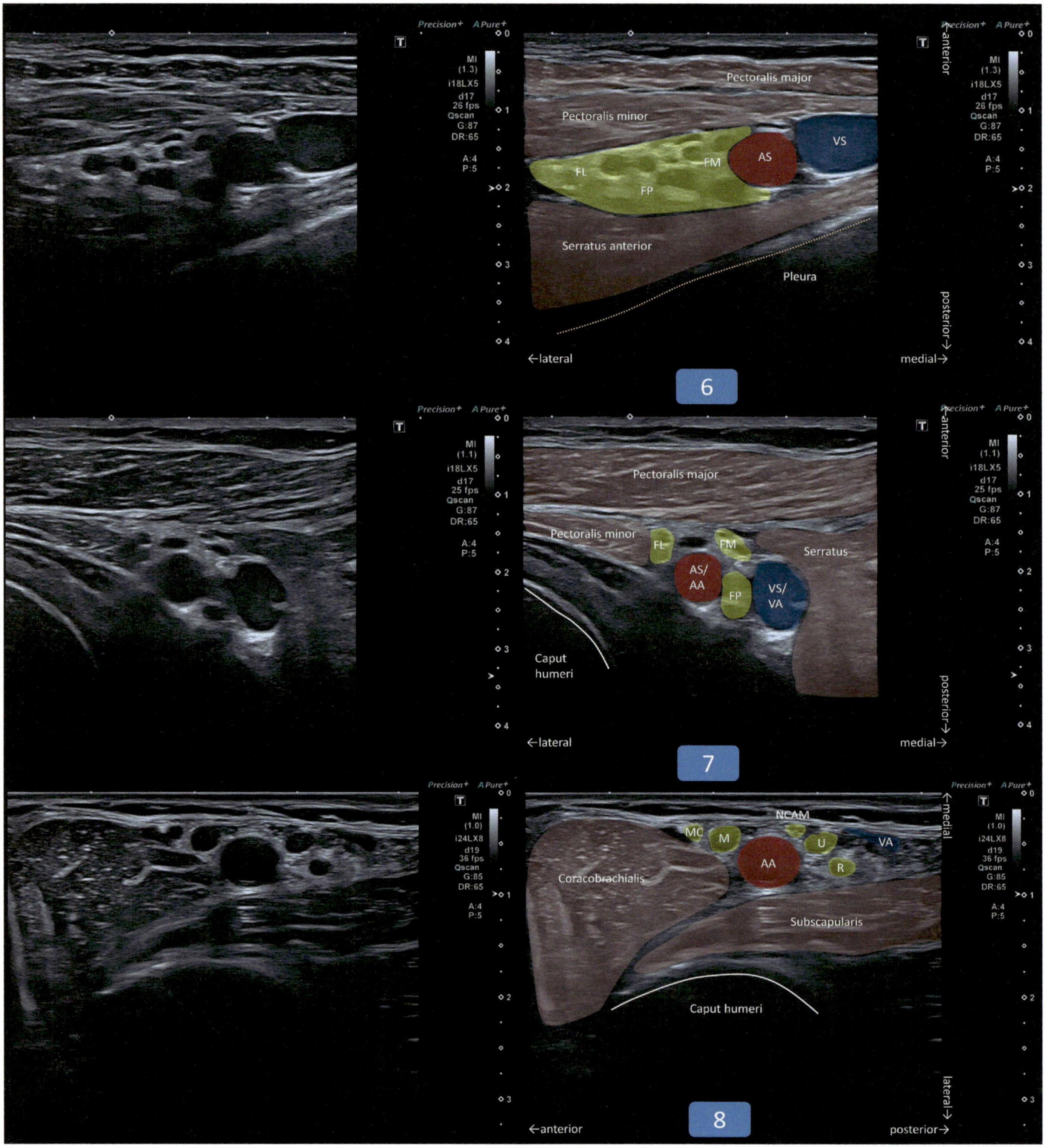

Abb. 5.5 Schnittbildserie 6–7 des infraklavikularen Plexus brachialis von kranial nach kaudal sowie Schnittbild 8 der Axilla (Erwachsener). AA - A. axillaris, AS - A. subclavia, FL - Fasciculus lateralis, FM - Fasciculus medialis, FP - Fasciculus posterior, MC - N. musculocutaneus, M - N. medianus, NCAM - N. cutaneus antebrachii medialis, U - N. ulnaris, R - N. radialis, VS - V. subclavia, VA - V. axillaris [M1068]

Schnitt 6 (➤ Abb. 5.5) Direkt unterhalb der Klavikula liegen die Strukturen des Plexus brachialis (gelb) noch lateral. Die einzelnen Faszikel lassen sich nur sicher zuordnen, wenn man die peripheren Nerven, die sich daraus differenzieren, im weiteren Verlauf nach kaudal verfolgt. Medial vom Plexus brachialis liegen die V. und A. subclavia. Der Plexus brachialis wird von den Mm. pectoralis major et minor bedeckt. Den Boden bilden Pleuraschatten und der M. serratus anterior. Bei sehr muskulösen oder adipösen Probanden kann aufgrund der tiefen Lage eine sonografische Darstellung unmöglich sein (zur Untersuchungsposition ➤ Abb. 5.2), in solchen Fällen ist die 3T-MR-Neurografie sinnvoller.

Schnitt 7 Weiter kaudal haben sich neben dem Humeruskopf (weiße Linie) die in Schnitt 6 beschriebenen Faszikel um die A. subclavia/A. axillaris angeordnet ➤ Abb. 5.5). Medial liegen die entsprechenden Begleitvenen. Die enge topografische Lagebeziehung zur Klavikula und zum Humeruskopf erklärt die nicht seltene Beteiligung des Plexus brachialis bei Klavikulafrakturen oder Schulterluxationen sowie nach Schulter-TEP. Die Strukturen werden von den Brustmuskeln bedeckt.

Schnitt 8 In der Axilla sind nun einzelne aus den Faszikeln des Plexus brachialis herausdifferenzierte Nerven zu erkennen. Am Boden sieht man wieder den Periostschatten des Humeruskopfes. Vorne rahmen der M. coracobrachialis und hinten der M. subscapularis die Strukturen ein. Die V. axillaris liegt oberflächlich dorsal und kann nur bei geringer Druckausübung mit der Ultraschallsonde gesehen werden. Um die A. axillaris gruppieren sich einzelne Nerven: Vorne oberflächlich liegt der N. musculocutaneus, der im weiteren Verlauf nach kaudal den M. coracobrachialis durchbohrt. Daneben ist der N. medianus zu erkennen. Hier gibt es gelegentlich anatomische Varianten mit Faseraustausch zwischen beiden Nerven. Weiter dorsal liegt der N. cutaneus antebrachii medialis, der kaudal eine enge Lagebeziehung zur V. basilica (Landmarke am Oberarm) eingeht. Ganz dorsal befinden sich oberflächlich der N. ulnaris und in der Tiefe darunter der N. radialis.

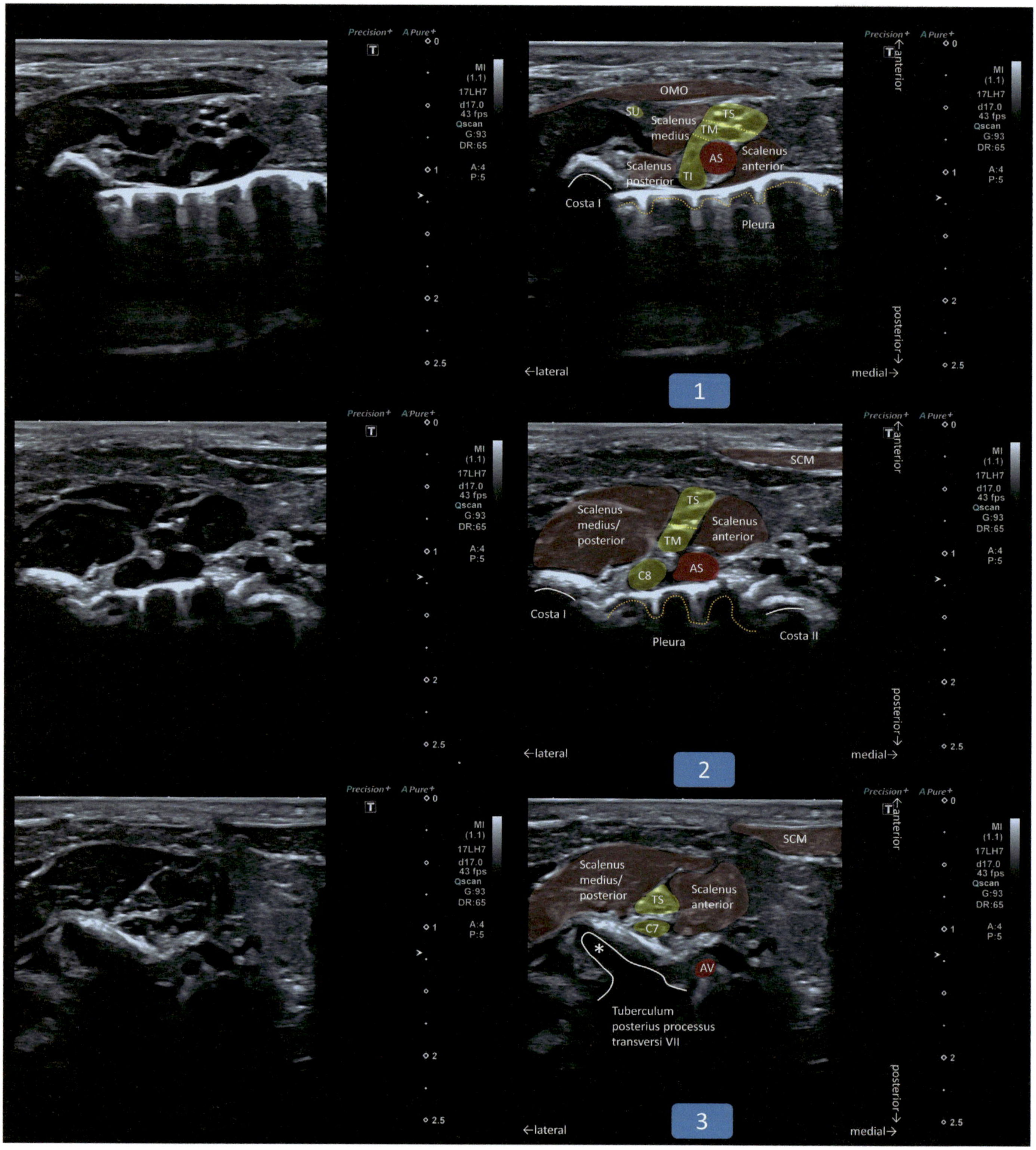

Abb. 5.6 Schnittbildserie 1–3 des supraklavikularen Plexus brachialis von kaudal nach nach kranial (Neugeborenes).
AS - A. subclavia, AV - A. vertebralis, OMO - M. omohyoideus, SCM - M. sternocleidomastoideus, SU - N. suprascapularis, Venter inferior, TI - Truncus inferior, TM - Truncus medius, TS - Truncus superior [M1068]

Schnitt 1 Die Sonoanatomie entspricht der des Erwachsenen, wobei die Strukturen nur ca. 1/3 so groß sind. Im Gegensatz zur ➤ Abb. 5.4 ist jetzt der N. suprascapularis unter dem Venter inferior des M. omohyoideus zu erkennen.

Schnitt 2 Die Anatomie der Scalenuslücke ähnelt der Anatomie Erwachsener (s. dort).

Schnitt 3 Auch bei Neugeborenen hat der Processus transversus von Halswirbelkörper 7 nur ein hinteres Tuberculum, was sich als Merkmal zur segmentalen Zuordnung eignet. Die im sonografischen Bild nicht farbig unterlegten größeren Bereiche entsprechen dem braunen Fettgewebe des Neugeborenen, was in diesem Lebensalter als Energielieferant dient und beim Erwachsenen nicht mehr nachzuweisen ist.

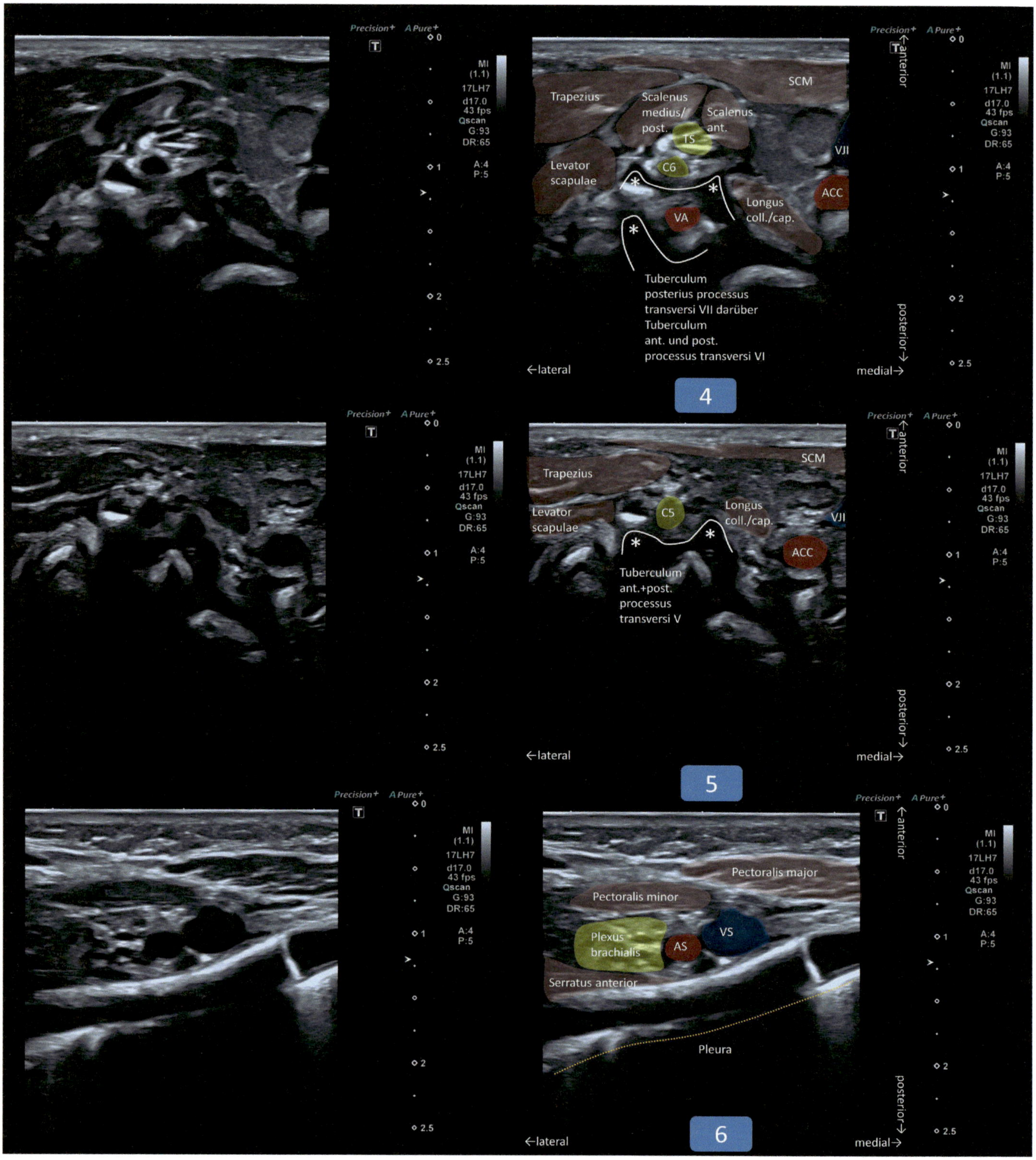

Abb. 5.7 Schnittbildserie 4–5 des supraklavikularen Plexus brachialis von kaudal nach kranial und Schnittbild 6 des infraklavikularen Plexus brachialis (Neugeborenes).
ACC - A. carotis communis, AS - A. subclavia, AV - A. vertebralis, SCM - M. sternocleidomastoideus, TS - Truncus superior, VJI - V. jugularis interna, VS - V. subclavia [M1068]

Schnitt 4 und 5 Die Serien entsprechen der Anatomie des Erwachsenen. Die Processus transversi von Halswirbelkörper 5 und 6 besitzen ebenfalls ein vorderes und hinteres Tuberkel.

Schnitt 6 Infraklavikular bedecken der große und kleine Brustmuskel das Gefäß-Nerven-Bündel. Wie beim Erwachsenen liegt der Plexus brachialis (gelb hinterlegt) noch lateral der A. und V. subclavia. Den Boden bilden der M. serratus anterior und die Pleura.

LITERATUR

ELEKTRONEUROGRAFIE

Müller-Vahl H, Tegenthoff M. Läsionen peripherer Nerven und radikuläre Syndrome. 10. Aufl., Thieme, Stuttgart, New York 2014

Platzer W, Shiozawa-Bayer T. Taschenatlas Anatomie, Band 1: Bewegungsapparat. 12. Aufl., Thieme, Stuttgart, New York 2018

NERVENSONOGRAFIE

Baute V, Strakowski JA, Reynolds JW, Karvelas KR, Ehlers P et al. Neuromuscular ultrasound of the brachial plexus: A standardized approach. Muscle Nerve 2018; 58: 618–24

Griffith JF. Ultrasound of the brachial plexus. Semin Musculoskelet Radiol 2018; 22: 323–33

Gruber H, Loizides A, Moriggl B (Hrsg.) Nervensonografie kompakt. Anatomie der peripheren Nervenmit Landmarks. Springer, Berlin Heidelberg 2018

Joseph JR, DiPietro MA, Somashekar D, Parmar HA, Yang LJ. Ultrasonography for neonatal brachial plexus palsy. J Neurosurg Pediatr 2014; 14: 527–31

Lapegue F, Faruch-Bilfeld M, Demondion X, Apredoaei C, Bayol MA et al. Ultrasonography of the brachial plexus, normal appearance and practical applications. Diagn Interv Imaging 2014; 95: 259–75

Martinoli C, Gandolfo N, Perez MM, Klauser A, Palmieri F et al. Brachial plexus and nerves about the shoulder. Semin Musculoskelet Radiol 2010; 14: 523–46

Mian A, Chaudhry I, Huang R, Rizk E, Tubbs RS, Loukas M. Brachial plexus anesthesia: A review of the relevant anatomy, complications, and anatomical variations. Clin Anat 2014; 27: 210–21

Nowakowski P, Bieryło A. Ultrasound guided axillary brachial plexus block. Part 1 – basic sonoanatomy. Anaesthesiol Intensive Ther 2015; 47: 409–16

Peer S, Gruber H (Eds.) Atlas of peripheral nerve ultrasound with anatomic and MRI correlation. Springer, Berlin, Heidelberg 2013

Schminke U, von Sarnowski B. Sonografie peripherer Nerven: Sonografische Anatomie. Klin Neurophysiol 2018; 49: 165–74

Somashekar DK, Di Pietro MA, Joseph JR, Yang LJ, Parmar HA. Utility of ultrasound in noninvasive preoperative workup of neonatal brachial plexus palsy. Pediatr Radiol 2016; 46: 695–703

Zhu YS, Mu NN, Zheng MJ, Zhang YC, Feng H et al. High-resolution ultrasonography for the diagnosis of brachial plexus root lesions. Ultrasound Med Biol 2014; 40: 1420–6

KAPITEL

6

Carl D. Reimers (Elektroneurografie/-myografie) – Thomas Schelle (Nervensonografie)

Nervus medianus

Herkunft: C5–Th1, Truncus inferior et posterior, Fasciculus medialis et lateralis.

6.1 Elektroneurografie

Untersuchungstechnik

Motorische Neurografie: Routinemäßig erfolgt eine Ableitung vom M. abductor pollicis brevis mit Oberflächenelektroden. Die Stimulation erfolgt 6,5–7,0 cm proximal der Ableitkathode distal mittig am Unterarm zwischen den Sehnen der Mm. flexor carpi radialis und palmaris longus (➤ Abb. 6.1) sowie in der Ellenbeuge über der A. brachialis ca. 1 cm medial der Bizepssehne (➤ Abb. 6.2), ggf. zusätzlich medial am Oberarm im Sulcus bicipitalis medialis (➤ Abb. 6.3). Die entsprechenden neurografischen Befunde zeigt ➤ Abb. 6.4. Abweichende Techniken für bestimmte Fragestellungen s. u.

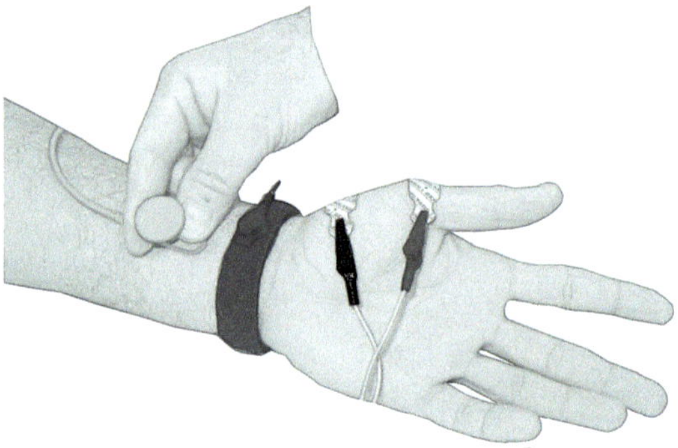

Abb. 6.1 Motorische Nervenleitgeschwindigkeit mit Bestimmung der distalen Latenz zum M. abductor pollicis brevis (APB). Reizung des N. medianus am Handgelenk, mittig (leicht radial) zwischen den Streckersehnen, mit einem Abstand von 6,5–7 cm vom Reizort zum Ableitort. Dieser Abstand ist standardisiert und muss eingehalten werden. [R251-001]

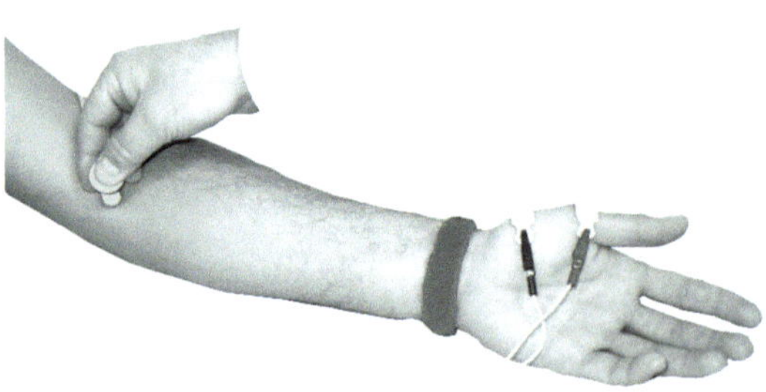

Abb. 6.2 Stimulation des N. medianus in der Ellenbeuge. Die Bizepssehne wird ertastet und die Reizelektrode medial daneben (oder quer darüber) platziert. [R251-001]

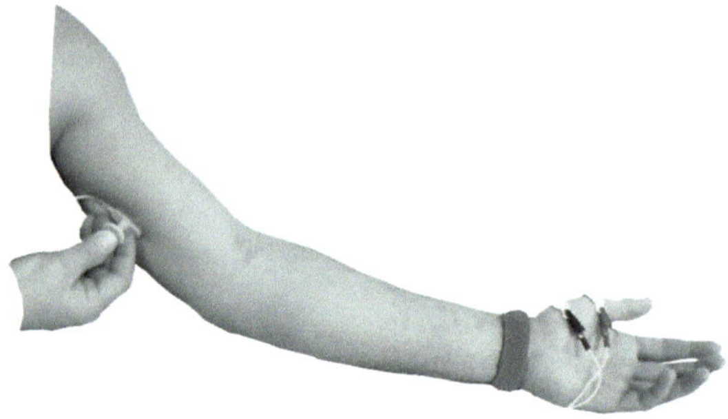

Abb. 6.3 Stimulation des N. medianus am Oberarm. Der Stimulationsort ist unterhalb des M. biceps brachii, dort liegt der Nerv sehr oberflächlich und lässt sich leicht auffinden (und reizen). [R251-001]

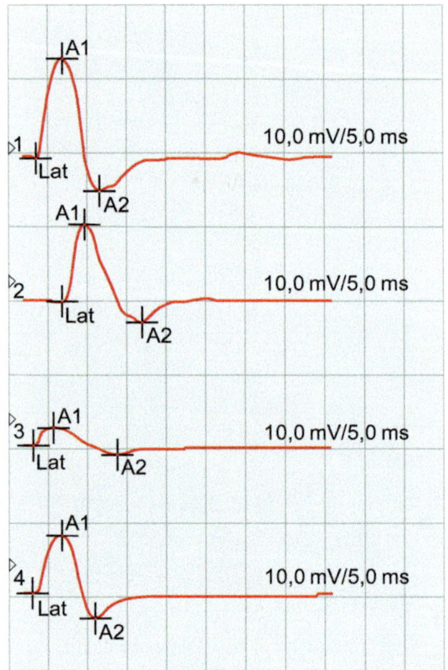

Abb. 6.4 Motorische Neurografie des N. medianus: Normalbefund
Obere Spur: Stimulation distal am Unterarm, Ableitung über dem M. abductor pollicis brevis: dmL = 3,5 ms, Amplitude (peak to peak) = 17,1 mV
Zweite Spur: Stimulation in der Ellenbeuge, Ableitung über dem M. abductor pollicis brevis: mNLG am Unterarm = 58 m/s
Dritte Spur: Stimulation distal am Unterarm, Ableitung über dem M. lumbricalis II, dmL = 3,1 ms
Untere Spur: Stimulation distal am Unterarm über dem N. ulnaris (zum Vergleich), Ableitung über dem M. interosseus dorsalis II: dmL = 3,0 ms. [L231]

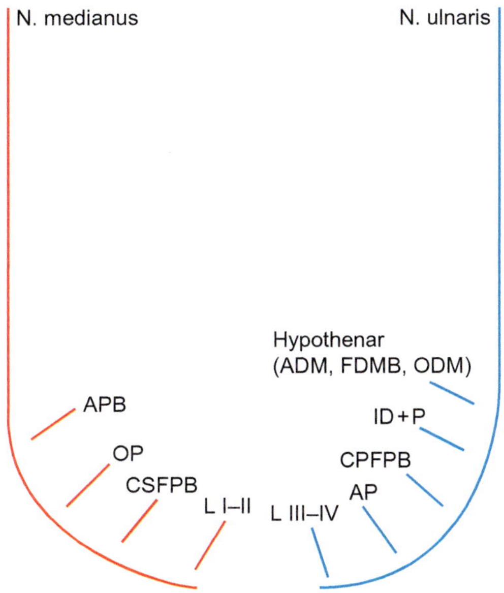

Abb. 6.5 N.-medianus-Innervationsanomalien: "Normvariante". ADM = M. adductor digiti minimi, AP = M. adductor pollicis, APB = M. abductor pollicis brevis, CPFPB = Caput profundus m. flexoris pollicis brevis, CSFPB = Caput superficiale m. flexoris pollicis brevis, FDMB = M. flexor digiti minimi brevis, ID = Mm. interossei dorsales, IP = Mm. interossei palmares, L = Mm. lumbricales, ODM = M. opponens digiti minimi, OP = M. opponens pollicis [L231]

Innervationsanomalien

➤ Abb. 6.5 zeigt die „Normvariante" der Innervation der Handbinnenmuskeln. Abweichungen hiervon sind jedoch nicht selten. So können alle Thenarmuskeln vom N. medianus innerviert werden; der M. flexor pollicis brevis kann vollständig über den N. ulnaris versorgt werden. Selten werden alle intrinsischen Handmuskeln vom N. ulnaris innerviert oder auch alle Muskeln mit Ausnahme der Mm. interosseus dorsalis I und abductor digiti minimi über den N. medianus. Die Interpretation der elektroneurografischen Befunde kann zudem durch die keineswegs seltenen Anastomosen zwischen den Nn. medianus und ulnaris (Inzidenz knapp 20 %) erschwert sein, da die Befunde nicht zum normalen Innervationsmuster passen. Diese existieren oft nur einseitig, überwiegend rechts, verschiedene Formen sind bekannt (➤ Tab. 6.1). So kann der N. medianus – meist über den N. interosseus anterior, seltener den Hauptstamm oder Muskeläste zum M. flexor digitorum superficialis – am Unterarm Fasern auf den Ulnarisstamm abgeben. Eine Medianus-Stimulation proximal am Unterarm führt dabei zu einem höheren MSAP als eine distale Stimulation (**Martin-Gruber-Anastomose**, ➤ Abb. 6.6 a + b). Umgekehrt ist die Amplitude des MSAP bei distaler Ulnaris-Stimulation höher als bei proximaler Ulnaris-Stimulation. Zudem lässt sich bei Medianus-Stimulation proximal am Unterarm ein MSAP vom M. interosseus dorsalis I und/oder Hypothenar ableiten.

Die bei distaler Stimulation amplitudenhöheren MSAP können zur Fehlinterpretation einer Neurapraxie verleiten. Die von der Normvariante abweichend innervierten Handbinnenmuskeln sind variabel. So innerviert die Medianus-zum-Ulnaris (Martin-Gruber)-Anastomose Typ Ib fast immer den M. interosseus dorsalis I, den Hypothenar hingegen nur in einem Teil der Fälle.

Auch die umgekehrte Situation – der N. ulnaris gibt Fasern an den N. medianus ab – kommt vor (reverse Martin-Gruber-Anastomose, auch Marinacci-Anastomose genannt). Hierbei evoziert die Stimulation des N. ulnaris proximal am Unterarm höhere MSAP als die Stimulation distal am Unterarm.

6

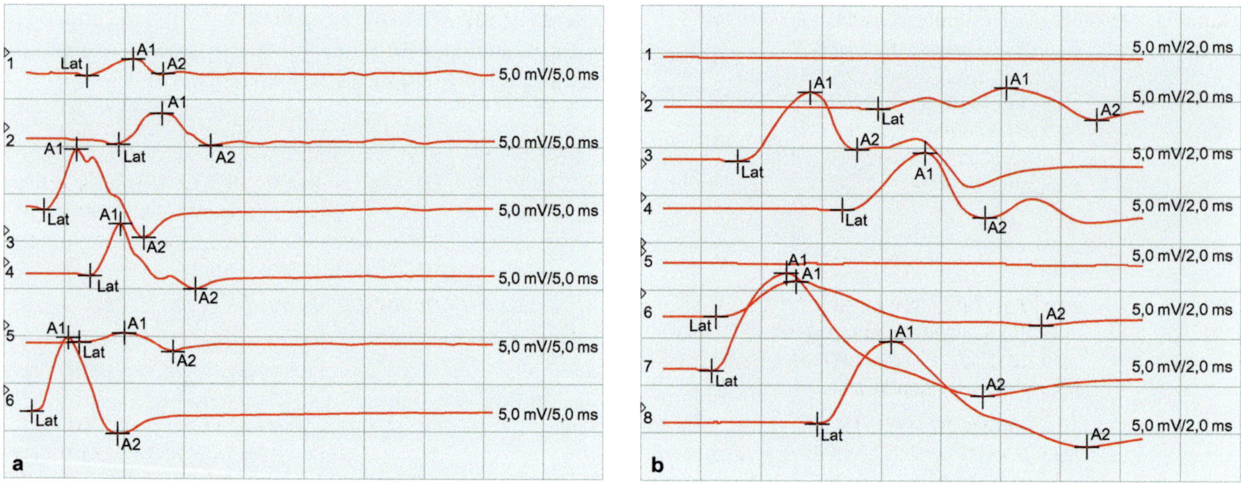

Abb. 6.6
a Martin-Gruber-Anastomose Typ I mit Karpaltunnelsyndrom
Obere Spur: Stimulation des N. medianus distal am Unterarm, Ableitung vom M. abductor pollicis: dmL = 6,9 ms, Amplitude des MSAP = 1,7 mV
Zweite Spur: Stimulation des N. medianus in den Ellenbeuge, Ableitung vom M. abductor pollicis brevis: initial positiver Potenzialabgang, pmL = 9,5 ms, somit rechnerisch unrealistisch hohe mNLG von 85 m/s, bedingt durch die pathologische dmL bei gleichzeitiger Umgehung des Engpasses am Handgelenk über den N. ulnaris, Amplitude des MSAP = 3,4 mV, weil entweder unter dem Retinaculum flexorum ein Leitungsblock besteht oder das Gros der Fasern offensichtlich über die Anastomose läuft
Dritte Spur: Stimulation des N. ulnaris am Handgelenk, Ableitung weiterhin vom M. abductor pollicis brevis: initial positiver Potenzialabgang, dmL = 3,4 ms, Amplitude des MSAP = 9,3 mV
Vierte Spur: Stimulation des N. ulnaris proximal am Unterarm, Ableitung weiterhin vom M. abductor pollicis brevis: initial positiver Potenzialabgang, mNLG = 60 m/s (realistisch), Amplitude des MSAP = 6,8 mV (niedriger als bei Stimulation am Handgelenk)), weil die am Handgelenk mitstimulierten Fasern aus der Anastomose hier noch nicht erfasst werden
Fünfte Spur: Stimulation des N. medianus distal am Unterarm, Ableitung vom M. lumbricalis II: dmL = 6,2 ms (deutlich verzögert gegenüber dem N. ulnaris, s. untere Spur), Amplitude des MSAP = 1,7 ms
Untere Spur: Stimulation des N. ulnaris distal am Unterarm, Ableitung vom M. interosseus palmaris I: dmL = 2,4 ms, Amplitude des MSAP = 10,1 mV
b Martin-Gruber-Anastomose Typ I mit Karpaltunnelsyndrom
Obere Spur: Stimulation des N. medianus distal am Unterarm, Ableitung vom M. abductor pollicis: kein MSAP ableitbar
Zweite Spur: Stimulation des N. medianus in den Ellenbeuge, Ableitung vom M. abductor pollicis brevis: initial angedeutet positiver Potenzialabgang, pmL = 7,9 ms, Amplitude des MSAP = 3,3 mV
Dritte Spur: Stimulation des N. ulnaris am Handgelenk, Ableitung weiterhin vom M. abductor pollicis brevis: angedeutet positiver Potenzialabgang, dmL = 3,2 ms, Amplitude des MSAP = 6,0 mV
Vierte Spur: Stimulation des N. ulnaris proximal am Unterarm, Ableitung weiterhin vom M. abductor pollicis brevis: angedeutet positiver Potenzialabgang, mNLG = 54 m/s, Amplitude des MSAP = 6,8 mV
Fünfte Spur: Stimulation des N. medianus distal am Unterarm, Ableitung vom M. lumbricalis II: dmL = 6,2 ms (deutlich verzögert gegenüber dem N. ulnaris), Amplitude des MSAP = 0,3 ms (deutlich pathologisch)
Sechste Spur: Stimulation des N. ulnaris distal am Unterarm, Ableitung vom M. interosseus palmaris I: dmL = 2,1 ms, Amplitude des MSAP = 4,6 mV
Siebte Spur: Stimulation des N. ulnaris distal am Unterarm, Ableitung über dem M. abductor digiti minimi: dmL = 2,4 ms, Amplitude des MSAP = 12,9
Untere Spur: Stimulation des N. ulnaris distal am Unterarn, Ableitung über dem M. abductor digiti minimi: mNLG = 56 m/s, Amplitude des MSAP = 11,1 mV.

Tab. 6.1 Typen der Martin-Gruber-Anastomose (nach: Leibovic und Hastings [1992])

Typ	Beschreibung	Relative Häufigkeit*	Klinische Bedeutung#
Ia (➤ Abb. 6.7)	Medianus-Fasern verbinden sich am Unterarm mit dem N. ulnaris und innervieren die normalerweise Medianus-innervierten Thenarmuskeln.	60% (gemeinsam mit Typ Ib)	Eine distale Medianusläsion (z. B. Karpaltunnelsyndrom) führt evtl. nicht zu einer Funktionsbeeinträchtigung der normalerweise Medianus-innervierten Handbinnenmuskeln. Eine distale Ulnarisläsion hingegen denerviert neben den Ulnaris-innervierten auch normalerweise Medianus-innervierte Handbinnenmuskeln.
Ib (➤ Abb. 6.8)	Medianus-Fasern verbinden sich am Unterarm mit dem N. ulnaris und innervieren den Thenar und zusätzlich normalerweise Ulnaris-innervierte intrinsische Handmuskeln incl. Hypothenar.		wie Typ Ia
II (➤ Abb. 6.9)	Medianus-Fasern verbinden sich am Unterarm mit dem N. ulnaris und innervieren normalerweise Ulnaris-innervierte intrinsische Handmuskeln incl. Hypothenar.	35%	Eine Medianusläsion proximal der Anastomose führt neben einer Denervierung der normalerweise Medianus-innervierten auch der Ulnaris-innervierten Handbinnenmuskeln.
III (➤ Abb. 6.10)	Ulnaris-Fasern verbinden sich am Unterarm mit dem N. medianus und innervieren die normalerweise-Medianus-innervierten Thenarmuskeln.	3%	Eine proximale Medianusläsion führt evtl. nicht zu einer Denervierung der normalerweise Medianus-innervierten Handmuskeln, hingegen eine proximale Ulnarisläsion.
IVa (➤ Abb. 6.11)	Ulnaris-Fasern verbinden sich am Unterarm mit dem N. medianus und innervieren die normalerweise Ulnaris-innervierten intrinsischen Handmuskeln.	1% (gemeinsam mit Typ IVb)	Eine distale Medianusläsion (z. B. Karpaltunnelsyndrom) führt auch zu einer Denervierung der normalerweise Ulnaris-denervierten Handbinnenmuskeln, eine distale Ulnarisläsion hingegen evtl. nicht.
IVb (➤ Abb. 6.12)	Ulnaris-Fasern verbinden sich am Unterarm mit dem N. medianus und innervieren die normalerweise Ulnaris-innervierten intrinsischen Handmuskeln und die normalerweise Medianus-innervierten Thenarmuskeln.		Eine Ulnarisläsion am Ellenbogen kann zu Denervierung der eigentlich Medianus-innervierten Thenarmuskeln führen. Eine proximale Medianusläsion kann ohne klinisch relevante Beeinträchtigung der eigentlich Medianus-innervierten Thenarmuskeln einhergehen.

* gemessen an allen Varianten, # vom normalen Innervationsmuster abweichende Befunde

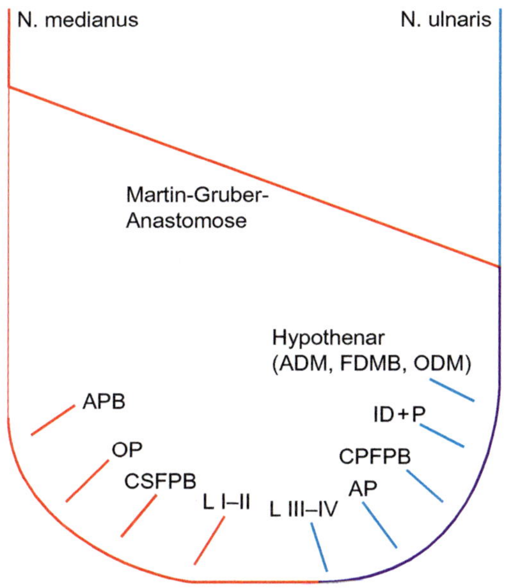

Abb. 6.7 N.-medianus-Innervationsanomalien - Martin-Gruber-Anastomose Typ Ia.
ADM = M. adductor digiti minimi, AP = M. adductor pollicis, APB = M. abductor pollicis brevis, CPFPB = Caput profundus m. flexoris pollicis brevis, CSFPB = Caput superficiale m. flexoris pollicis brevis, FDMB = M. flexor digiti minimi brevis, ID = Mm. interossei dorsales, IP = Mm. interossei palmares, L = Mm. lumbricales, ODM = M. opponens digiti minimi, OP = M. opponens pollicis [L231]

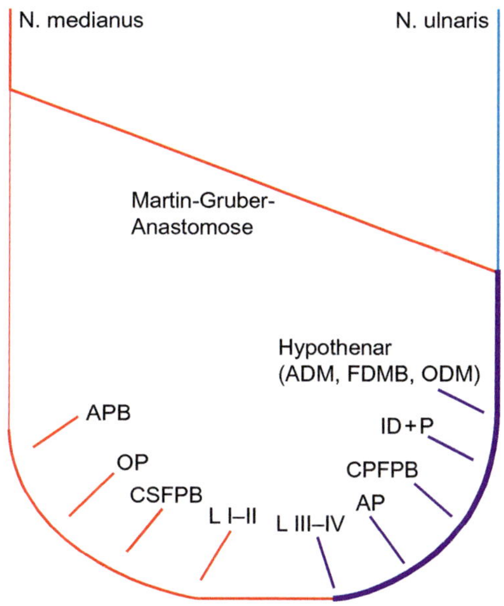

Abb. 6.8 N.-medianus-Innervationsanomalien – Martin-Gruber-Anastomose Typ Ib.
ADM = M. adductor digiti minimi, AP = M. adductor pollicis, APB = M. abductor pollicis brevis, CPFPB = Caput profundus m. flexoris pollicis brevis, CSFPB = Caput superficiale m. flexoris pollicis brevis, FDMB = M. flexor digiti minimi brevis, ID = Mm. interossei dorsales, IP = Mm. interossei palmares, L = Mm. lumbricales, ODM = M. opponens digiti minimi, OP = M. opponens pollicis [L231]

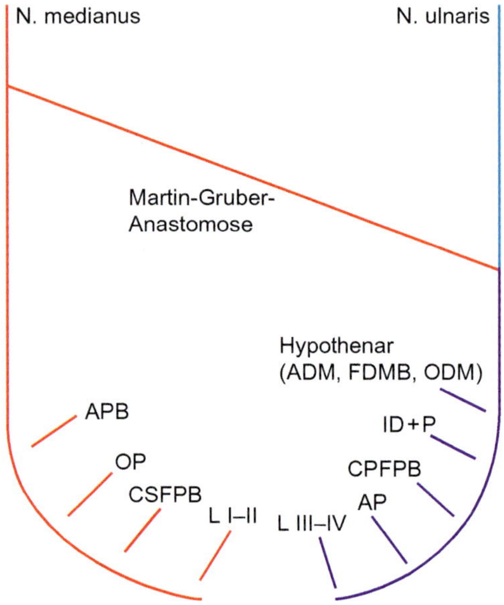

Abb. 6.9 N.-medianus-Innervationsanomalien – Martin-Gruber-Anastomose Typ II.
ADM = M. adductor digiti minimi, AP = M. adductor pollicis, APB = M. abductor pollicis brevis, CPFPB = Caput profundus m. flexoris pollicis brevis, CSFPB = Caput superficiale m. flexoris pollicis brevis, FDMB = M. flexor digiti minimi brevis, ID = Mm. interossei dorsales, IP = Mm. interossei palmares, L = Mm. lumbricales, ODM = M. opponens digiti minimi, OP = M. opponens pollicis [L231]

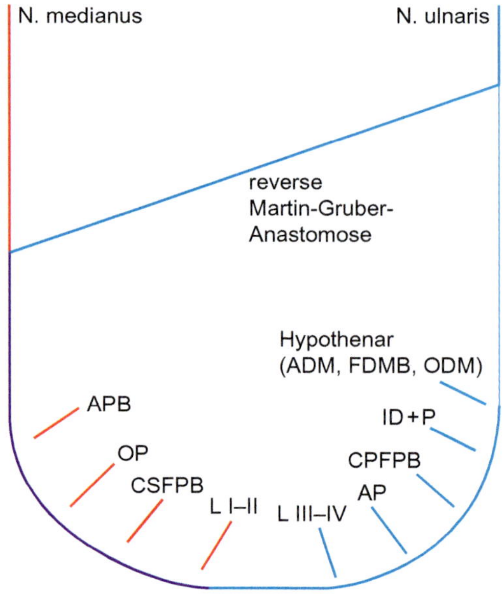

Abb. 6.11 N.-medianus-Innervationsanomalien – Martin-Gruber-Anastomose Typ Iva.
ADM = M. adductor digiti minimi, AP = M. adductor pollicis, APB = M. abductor pollicis brevis, CPFPB = Caput profundus m. flexoris pollicis brevis, CSFPB = Caput superficiale m. flexoris pollicis brevis, FDMB = M. flexor digiti minimi brevis, ID = Mm. interossei dorsales, IP = Mm. interossei palmares, L = Mm. lumbricales, ODM = M. opponens digiti minimi, OP = M. opponens pollicis [L231]

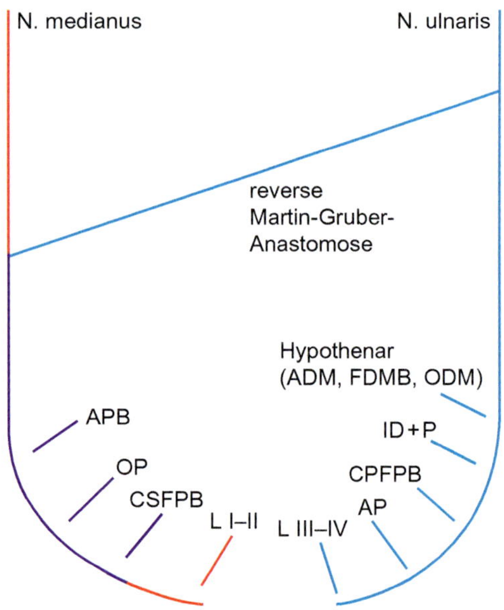

Abb. 6.10 N.-medianus-Innervationsanomalien – Martin-Gruber-Anastomose Typ III.
ADM = M. adductor digiti minimi, AP = M. adductor pollicis, APB = M. abductor pollicis brevis, CPFPB = Caput profundus m. flexoris pollicis brevis, CSFPB = Caput superficiale m. flexoris pollicis brevis, FDMB = M. flexor digiti minimi brevis, ID = Mm. interossei dorsales, IP = Mm. interossei palmares, L = Mm. lumbricales, ODM = M. opponens digiti minimi, OP = M. opponens pollicis [L231]

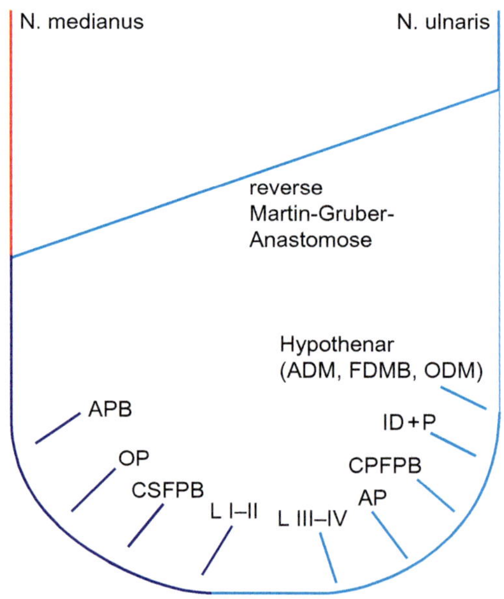

Abb. 6.12 N.-medianus-Innervationsanomalien – Martin-Gruber-Anastomose Typ IVb.
ADM = M. adductor digiti minimi, AP = M. adductor pollicis, APB = M. abductor pollicis brevis, CPFPB = Caput profundus m. flexoris pollicis brevis, CSFPB = Caput superficiale m. flexoris pollicis brevis, FDMB = M. flexor digiti minimi brevis, ID = Mm. interossei dorsales, IP = Mm. interossei palmares, L = Mm. lumbricales, ODM = M. opponens digiti minimi, OP = M. opponens pollicis [L231]

Bei der **Richie-Cannieu-Anastomose** (➤ Abb. 6.13, ➤ Abb. 6.14) existiert eine Verbindung zwischen einem motorischen Ast des N. medianus in der Hohlhand und dem tiefen Hohlhandast des N. ulnaris. Hierdurch kann die Hand motorisch partiell oder komplett über den N. ulnaris innerviert werden (sog. All-ulnar-hand).

Bei der **Berettini-Anastomose** besteht eine Anastomose zwischen den Nn. digitales communes der Nn. medianus und ulnaris.

Verlaufen in der Anastomose sämtliche Fasern der üblicherweise Medianus-innervierten kleinen Handmuskeln, spricht man auch von einer „All-ulnar-hand" (s. o.). In diesem Fall kommt bei distaler Medianusstimulation keine Erregung der kleinen Handmuskeln zustande, wohingegen bei Stimulation in der Ellenbeuge die normale Erregung der üblicherweise Medianus-innervierten Muskeln erfolgt.

Im Gegensatz dazu gibt es auch eine „All-median-hand", bei der alle Handbinnenmuskeln vom N. medianus innerviert werden.

Darüber hinaus gibt es noch sehr seltene Innervationsanomalien, die auch die sensible Innervation betreffen können.

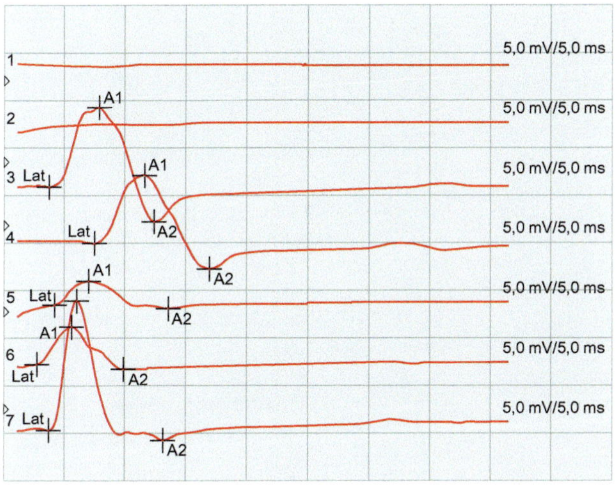

Abb. 6.13 All-ulnar-hand (Innervationsanomalie am Unterarm) bei Karpaltunnelsyndrom:
Spur 1: Stimulation des N. medianus distal am Unterarm, Ableitung über dem Thenar: kein MSAP ableitbar
Spur 2: Stimulation des N. medianus proximal am Unterarm, Ableitung über dem Thenar: kein MSAP ableitbar
Spur 3: Stimulation des N. ulnaris distal am Unterarm, Ableitung über dem Thenar: normales MSAP ableitbar (dmL 3,9 ms, Amplitude des MSAP 12,0 mV)
Spur 4: Stimulation des N. ulnaris proximal am Unterarm, Ableitung über dem Thenar: normales MSAP ableitbar (Amplitude des MSAP 9,8 mV)
Spur 5: Stimulation des N. medianus distal am Unterarm, Ableitung über dem Spatium interosseum II (M. lumbricalis II): dmL 4,3 ms
Spur 6: Stimulation des N. ulnaris distal am Unterarm, Ableitung über dem Spatium interosseum Ii (M. interosseus dorsal II): dmL 2,9 ms
Spur 7: Stimulation des N. ulnaris distal am Unterarm, Ableitung über dem M. interosseus dorsalis I: dmL 3,8 ms
(Maximale sensible Leitgeschwindigkeit des N. medianus auf 35 m/s, Amplitude auf 4 µV reduziert, nicht gezeigt). [L231]

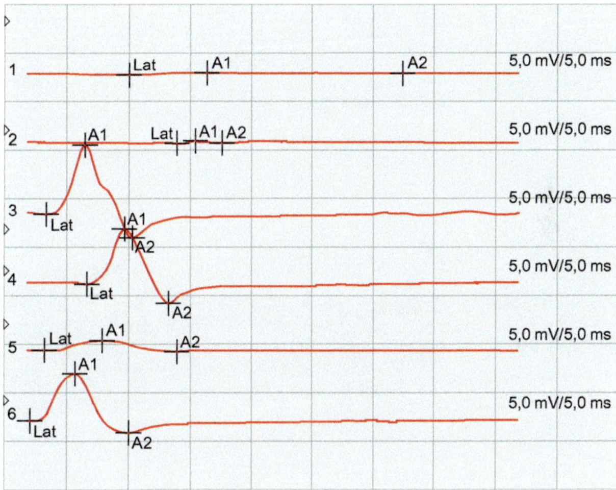

Abb. 6.14 All-ulnar-hand (Innervationsanomalie am Unterarm) bei Karpaltunnelsyndrom:
Spur 1: Stimulation des N. medianus distal am Unterarm, Ableitung über dem Thenar: kein MSAP ableitbar
Spur 2: Stimulation des N. medianus proximal am Unterarm, Ableitung über dem Thenar: kein MSAP ableitbar
Spur 3: Stimulation des N. ulnaris distal am Unterarm, Ableitung über dem Thenar: normales MSAP ableitbar (dmL 3,5 ms, Amplitude des MSAP 9,7 mV)
Spur 4: Stimulation des N. ulnaris proximal am Unterarm, Ableitung über dem Thenar: normales MSAP ableitbar (Amplitude des MSAP 7,7 mV)
Spur 5: Stimulation des N. medianus distal am Unterarm, Ableitung über dem Spatium interosseum II (M. lumbricalis II): dmL 3,3 ms
Spur 6: Stimulation des N. ulnaris distal am Unterarm, Ableitung über dem Spatium interosseum Ii (M. interosseus dorsal II): dmL 2,1 ms
(Maximale sensible Leitgeschwindigkeit des N. medianus auf 34 m/s, Amplitude auf 4,5 µV reduziert, nicht gezeigt). [L231]

Sensible Neurografie

Bei der gebräuchlicheren antidromen Untersuchungstechnik erfolgt die Stimulation wie bei der motorischen Neurografie distal, evtl. auch proximal am Unterarm. Abgeleitet wird – eventuell auch fraktioniert (s. u.) – vom Zeige- oder Mittelfinger (➤ Abb. 6.15, ➤ Abb. 6.16, ➤ Abb. 6.17, ➤ Abb. 6.18), bei speziellen Fragestellungen (s. u.) evtl. auch vom Daumen oder Ringfinger mit Oberflächenelektroden. Bei starken motorischen Artefakten kann auch in umgekehrter Richtung (orthodrom) abgeleitet werden; die Stimulation kann mit Knopf- oder Ringelektroden erfolgen, die Ableitung erfolgt meist mit Oberflächen- (➤ Abb. 6.15) oder unipolaren Nadelelektroden.

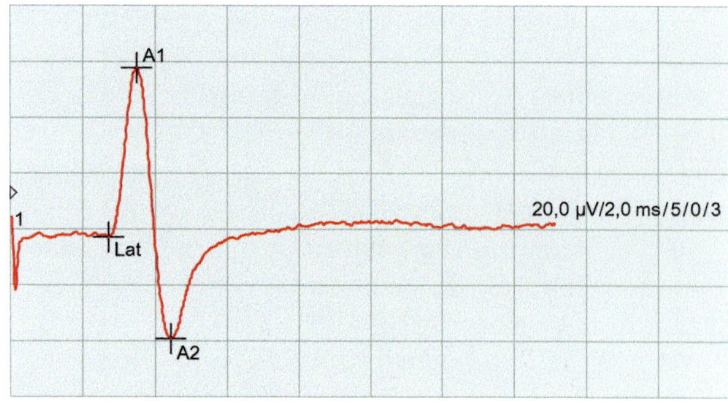

Abb. 6.16 Sensible Neurografie des N. medianus zum Mittelfinger. Normalbefund (sNLG = 56 m/s, Amplitude des sNAP = 96 µV). [L231]

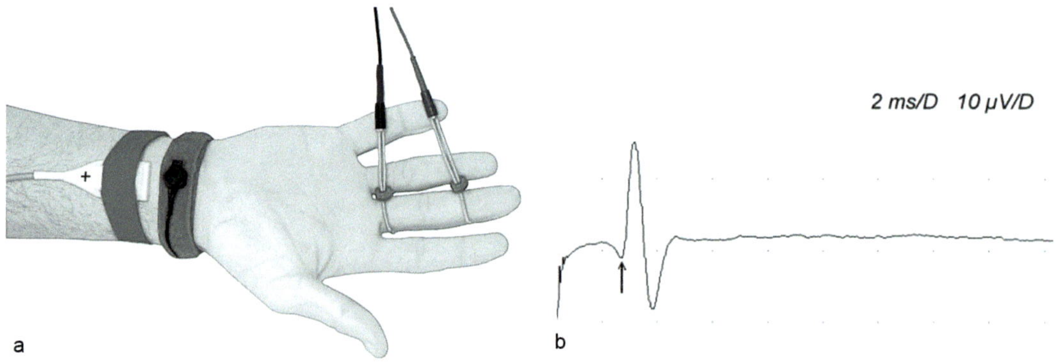

Abb. 6.15 Orthodrome sensible NLG des N. medianus. [R251-001]

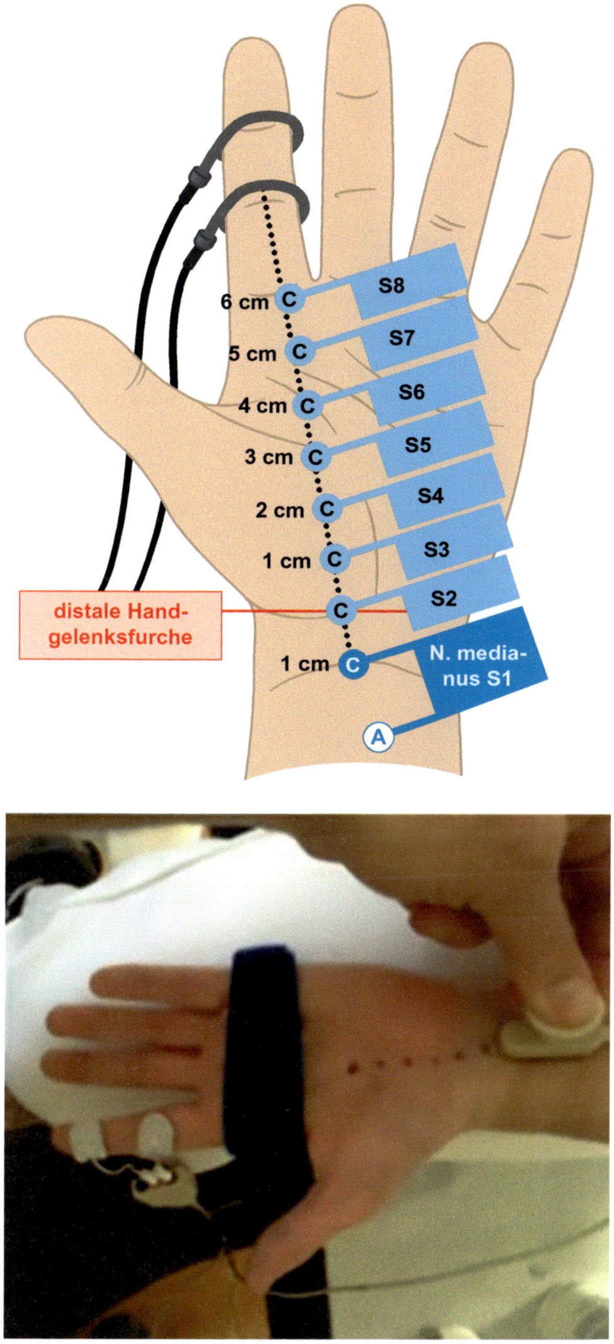

Abb. 6.17 Sensibles Inching des N. medianus. [L231]

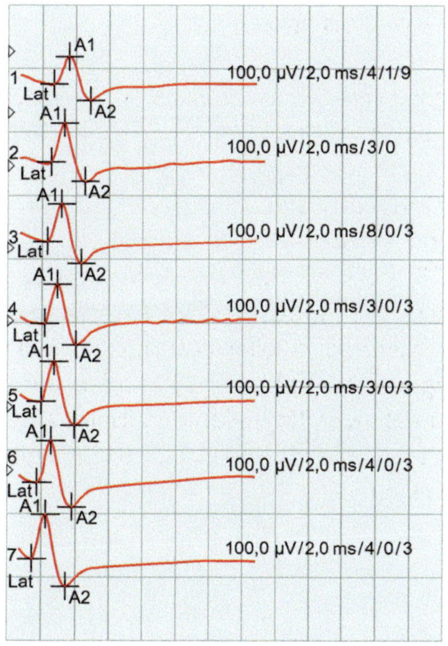

Abb. 6.18 Sensible Neurografie mit Inching des N. medianus (Stimulation entlang des Verlaufes des N. medianus und Ableitung vom Zeigefinger). [L231]

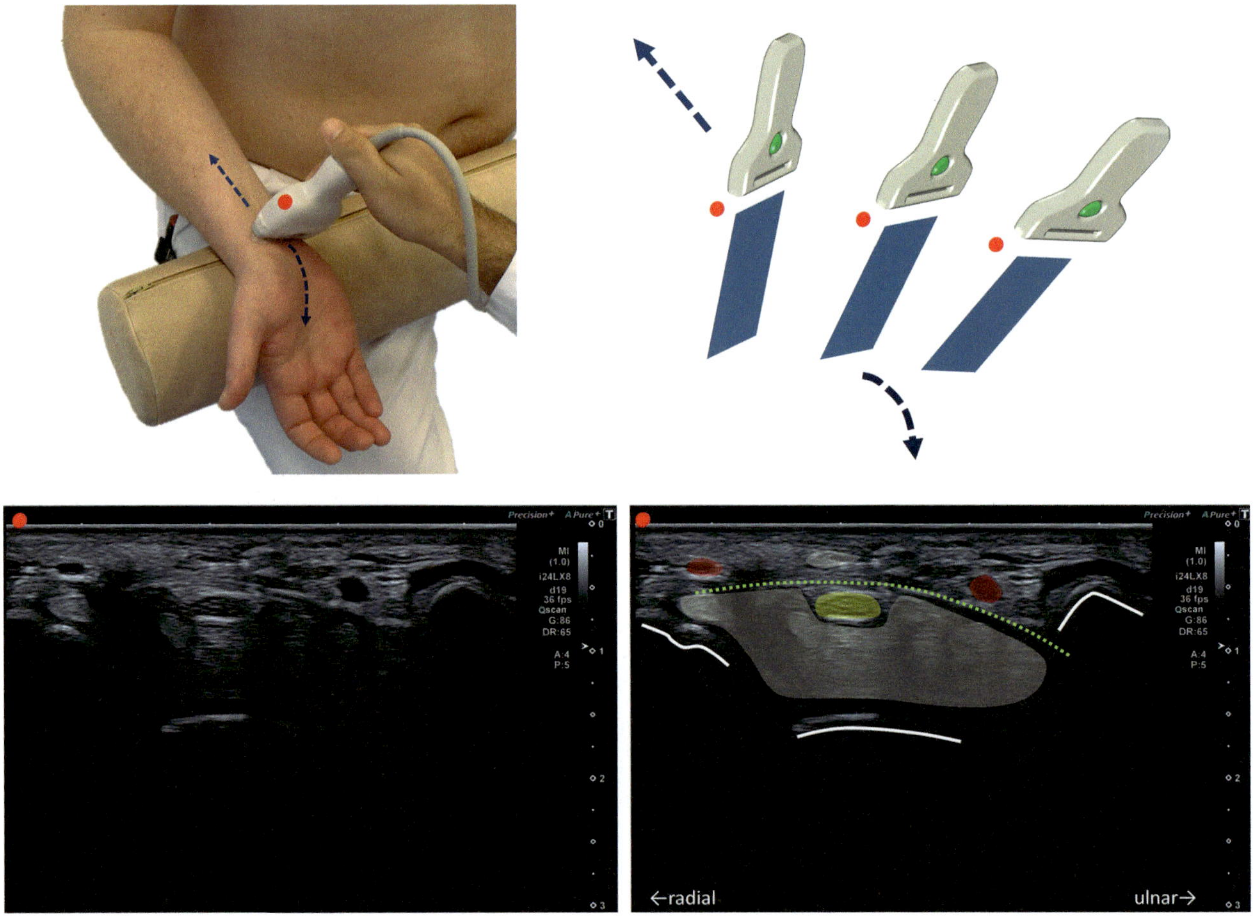

Abb. 6.19 Sonoanatomische Landmarke für die Untersuchung des N. medianus. [M1068]

6.2 Nervensonografie

Sonoanatomie

Am leichtesten lässt sich der N. medianus wegen seiner oberflächlichen Lage am Handgelenk aufsuchen. Diese Landmarke dient gleichzeitig als Ausgangspunkt für die Beurteilung des häufigen Karpaltunnelsyndroms. Die Sonografie erfolgt am sitzenden Patienten, dessen Handgelenk mit einer Lagerungshilfe leicht dorsalflektiert wird. Am Beispiel des rechten Handgelenks zeigt ➤ Abb. 6.19 den sehr oberflächlich gelegenen N. medianus (gelb), der hier nur noch vom Karpaltunnelretinakulum (grüne, gepunktete Linie) und der kaum sichtbaren Sehne des M. palmaris longus (hellgrau) bedeckt wird. Unter dem Nerv liegen eingerahmt von den Handwurzelknochen (weiße Linien) die Sehnen der Fingerbeuger (ebenfalls hellgrau). Zusammen bilden sie den Inhalt des Karpaltunnels. Die roten Strukturen stellen die A. radialis (links) und die A. ulnaris (rechts) dar. Besonders bei der Untersuchung des mittleren und distalen Karpaltunnels ist auf eine streng orthogonale Beschallung unter Berücksichtigung des anatomischen Nervenverlaufs zu achten, da sich sonst die Bildqualität weiter distal erheblich verschlechtert, wenn die Sonde nicht entsprechend geneigt wird (➤ Abb. 6.19, rechter oberer Teil).

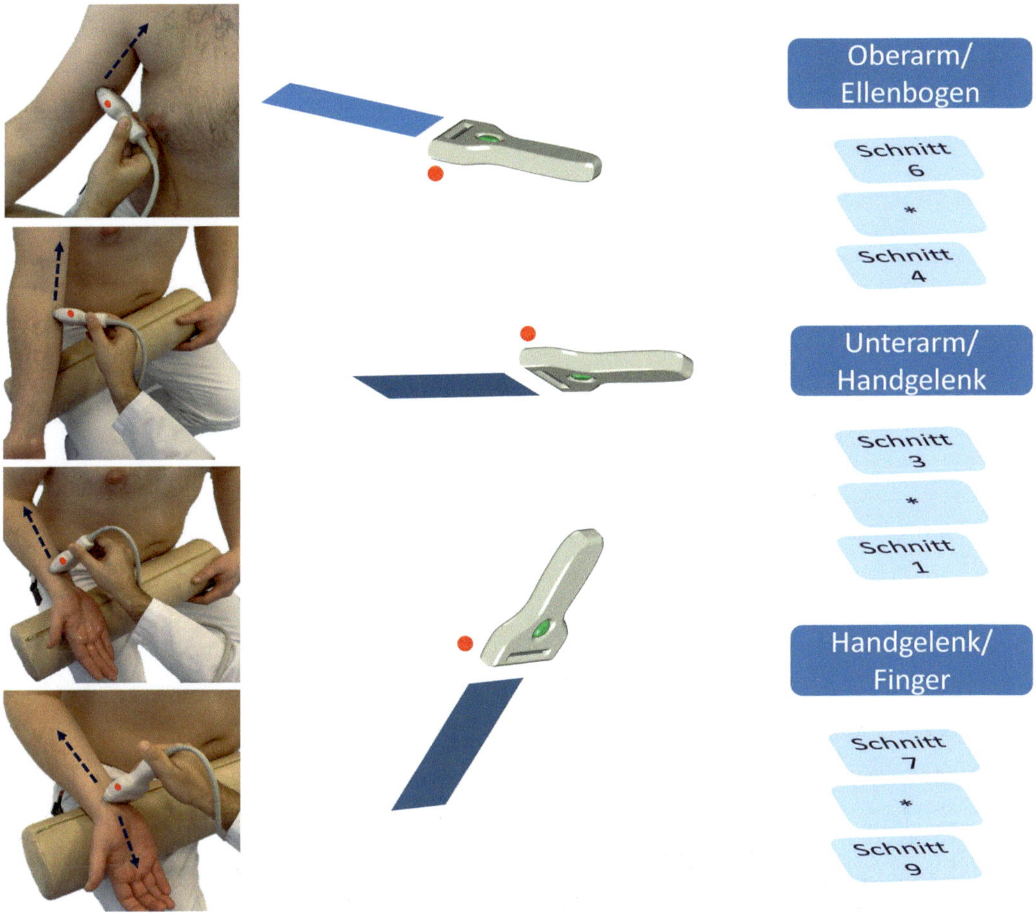

Abb. 6.20 Untersuchungsablauf des N. medianus. [M1068]

Ausgehend von der Landmarke in ➢ Abb. 6.19 kann man nun den N. medianus weiter nach proximal und distal verfolgen (➢ Abb. 6.20). Im Verlauf am Unterarm tritt er zunächst zwischen die oberflächlichen und tiefen Fingerbeuger (➢ Abb. 6.21, Schnitte 1–3), um zwischen M. pronator teres und M. brachialis im Bereich des Ellenbogens wieder an die Oberfläche zu gelangen. Hier findet man ihn dann subkutan im Sulcus bicipitalis medialis (➢ Abb. 6.22, Schnitte 4–6). Für die Untersuchung muss die Sonde unter Aufrechterhaltung der streng orthogonalen Beschallung nach medial in Richtung Epicondylus ulnaris im Bereich des Ellenbogengelenks und am Oberarm gekippt werden.

Ausgehend von der oben genannten Landmarke ist auch in umgekehrter Richtung die Darstellung des distalen Karpaltunnels möglich. Auch hier muss der Schallkopf streng orthogonal zum Nervenverlauf geführt werden, da sonst gerade dort die Bildqualität erheblich abnimmt (➢ Abb. 6.21). Schließlich können die Medianusendäste bis zu den Fingernerven verfolgt werden (➢ Abb. 6.23, Schnitte 7–9).

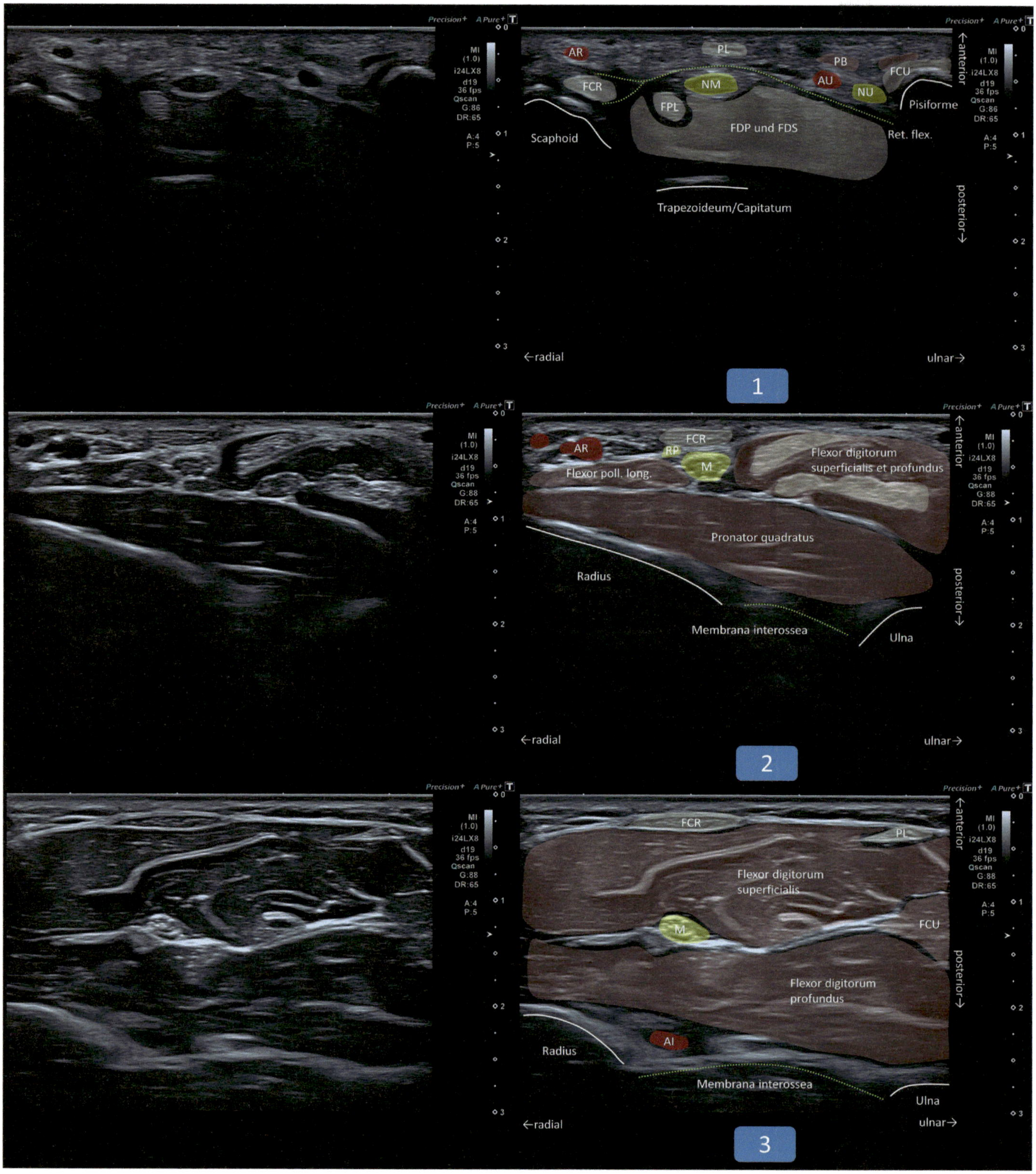

Abb. 6.21 Schnittbildserie 1–3. N. medianus rechts vom Handgelenk bis zum Unterarm.
AI - A. interossea, AR - A. radialis, AU - A. ulnaris, FCR - Sehne des M. flexor carpi radialis, FPL - Sehne des M. flexor pollicis longus, FCU - Sehne des M. flexor carpi ulnaris, FDP und FDS - Sehnen der oberflächlichen und tiefen Fingerbeuger, NM/M - N. medianus, NU - N. ulnaris, PL - Sehne des M. palmaris longus, PB - M. palmaris brevis, RP - R. palmaris n. mediani [M1068]

6

Schnitt 1 N. medianus in Höhe des Karpaltunneleingangs am Handgelenk. Hier liegt der N. medianus sehr oberflächlich (Landmarke) und wird nur noch vom Retinaculum flexorum sowie der Sehne des M. palmaris longus überdeckt. Diese Strukturen sind deshalb bei Schnittverletzungen am Handgelenk am häufigsten betroffen. Zusammen mit den Sehnen der oberflächlichen und tiefen Fingerbeuger und des langen Daumenbeugers bildet der N. medianus den Inhalt des Karpaltunnels. Die knöcherne seitliche Begrenzung und den Boden an dessen Eingang markieren von links nach rechts folgende Handwurzelknochen: Scaphoid, Trapezoideum, Capitatum und Pisiforme. Die Sehne des M. flexor carpi radialis setzt unmittelbar am Scaphoid an; über ihr liegt die A. radialis. Ulnar ist oberhalb des Retinaculum flexorum und medial vom Os pisiforme die Loge de Guyon zu erkennen. Diese wird manchmal von einem M. palmaris brevis bedeckt, was sich positiv auf die Beschallbarkeit auswirkt. In ihr liegen der N. ulnaris und die A. ulnaris. Am Os pisiforme setzt die Sehne des M. flexor carpi ulnaris an. In dieser Schnittebene erfolgt die Messung der Nervenquerschnittsfläche zur Diagnostik des Karpaltunnelsyndroms.

Schnitt 2 N. medianus wenige Zentimeter oberhalb des Handgelenks. Am Boden der Abbildung sind bereits die Schallschatten von Elle und Speiche sowie die dazwischenliegende M. interossea zu erkennen. Darüber liegt der M. pronator quadratus. In dieser Schnittebene beginnen sich aus den Sehnen die Bäuche der oberflächlichen und tiefen Fingerbeuger und des langen Daumenbeugers zu formen. Über dem Muskelbauch des langen Daumenbeugers ist die A. radialis zu erkennen (**cave:** Verletzung beim EMG). Der N. medianus beginnt in dieser Stelle seinen Verlauf in die Tiefe zwischen die Bäuche der oberflächlichen und tiefen Fingerflexoren. Zunächst befindet er sich jedoch in der Nähe der Sehne des M. flexor carpi radialis, wo er meist den R. palmaris abgibt, der eine enge Lagebeziehung zu dieser Sehne aufweist. Das kann zum Aufsuchen genutzt werden.

Schnitt 3 N. medianus im Bereich der Unterarmmitte. Am Boden der Abbildung finden sich weiterhin die Schallschatten von Elle und Speiche sowie die Membrana interossea, auf der jetzt die A. interossea zu erkennen ist. Der N. interosseus anterior, kann hier wegen seiner tiefen Lage und geringen Größe nicht immer dargestellt werden. In dieser Schicht sind die Muskelbäuche der Mm. flexores digitorum superficialis et profundus voll ausgebildet und der N. medianus liegt zwischen diesen Muskeln. Die Schnittebene wird zur Messung der Nervenquerschnittsfläche als Referenzwert bei Ratio-Berechnungen für die Diagnostik des Karpaltunnelsyndroms verwendet. Ganz oberflächlich liegen die Sehnen des radialen Handbeugers und des M. palmaris longus. Deren Muskelbäuche bilden sich erst weiter proximal aus.

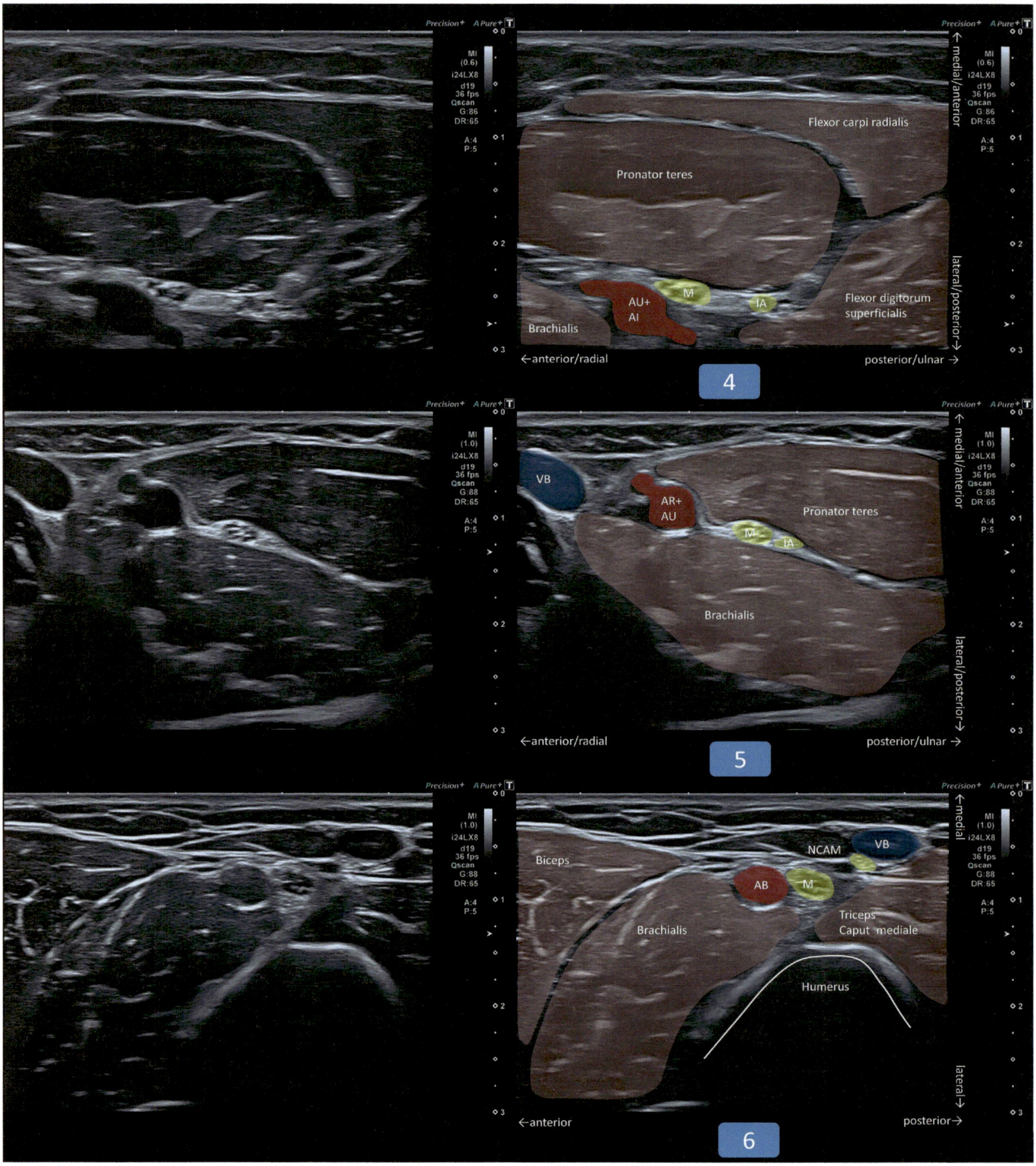

Abb. 6.22 Schnittbildserie 4–6. N. medianus rechts vom Ellenbogen bis zum Oberarm.
AB - A. brachialis, AI - A. interossea, AR - A. radialis, AU - A. ulnaris, IA - R. interosseus anterior, M - N. medianus, NCAM - N. cutaneus antebrachii medialis, VB - V. basilica [M1068]

Schnitt 4 Kurz unterhalb des Ellenbogengelenks liegt der N. medianus am tiefsten und ist deshalb schwierig zu untersuchen. Auf eine korrekte Lage des elektronischen Fokus muss hier besonders geachtet werden. Unter Umständen ist eine Verminderung der Sendefrequenz der Sonde erforderlich, um das Eindringvermögen zu verbessern. Sollte man den N. medianus verlieren oder nicht darstellen können, empfiehlt es sich, die A. ulnaris am Unterarm aufzusuchen und weiter nach proximal zu verfolgen, da sie gemeinsam mit dem Nerv durch den Pronatorenkanal zieht, was als Landmarke genutzt werden kann. Bei Martin-Gruber-Anastomosen verläuft der Faseraustausch häufig mit diesem Gefäß. Charakteristisch ist, dass sich zunächst die Aa. ulnaris und interossea vereinigen und dann vor dem N. medianus zwischen den Mm. pronator teres und brachialis in den Pronatortunnel ziehen. Der N. medianus hat an dieser Stelle den M. flexor digitorum superficialis unter dessen Arkade verlassen. Er liegt in enger Lagebeziehung zu den Arterien. Ihm folgt der N. interosseus anterior, der hier meistens aus tieferen Schichten hervorkommend dargestellt werden kann. In dieser Schnittebene ist auch der Bauch des M. flexor carpi radialis zu erkennen.

Schnitt 5 Im Pronatorenkanal liegt der N. medianus zwischen den Mm. pronator teres und brachialis, gefolgt vom N. interosseus anterior, der sich spätestens am Ausgang aus dem Tunnel mit dem Medianushauptstamm vereinigt. Die Arterien liegen hier vor dem Nerv, wobei nun auch die A. radialis mit den vorgenannten Gefäßen (Schnitt 4) zusammenfließt und dann die A. brachialis bildet. Davor ist die oberflächlich gelegene V. basilica nur zu erkennen, wenn kein starker Druck mit der Sonde ausgeübt wird. Es gibt eine Reihe anatomischer Varianten in dieser Schnittebene.

Schnitt 6 In Höhe des Oberarms gelangt der N. medianus wieder an die Oberfläche und verläuft jetzt subkutan im Sulcus bicipitalis medialis zusammen mit der A. brachialis und der V. basilica, die nur bei mäßiger Druckausübung mit der Ultraschallsonde zu erkennen ist. Diese Strukturen werden vorne von den Mm. biceps brachii und brachialis, in der Mitte vom Humerus und hinten vom medialen Trizepskopf eingerahmt. Als Begleitnerv findet sich an der V. basilica wieder der N. cutaneus antebrachii medialis.

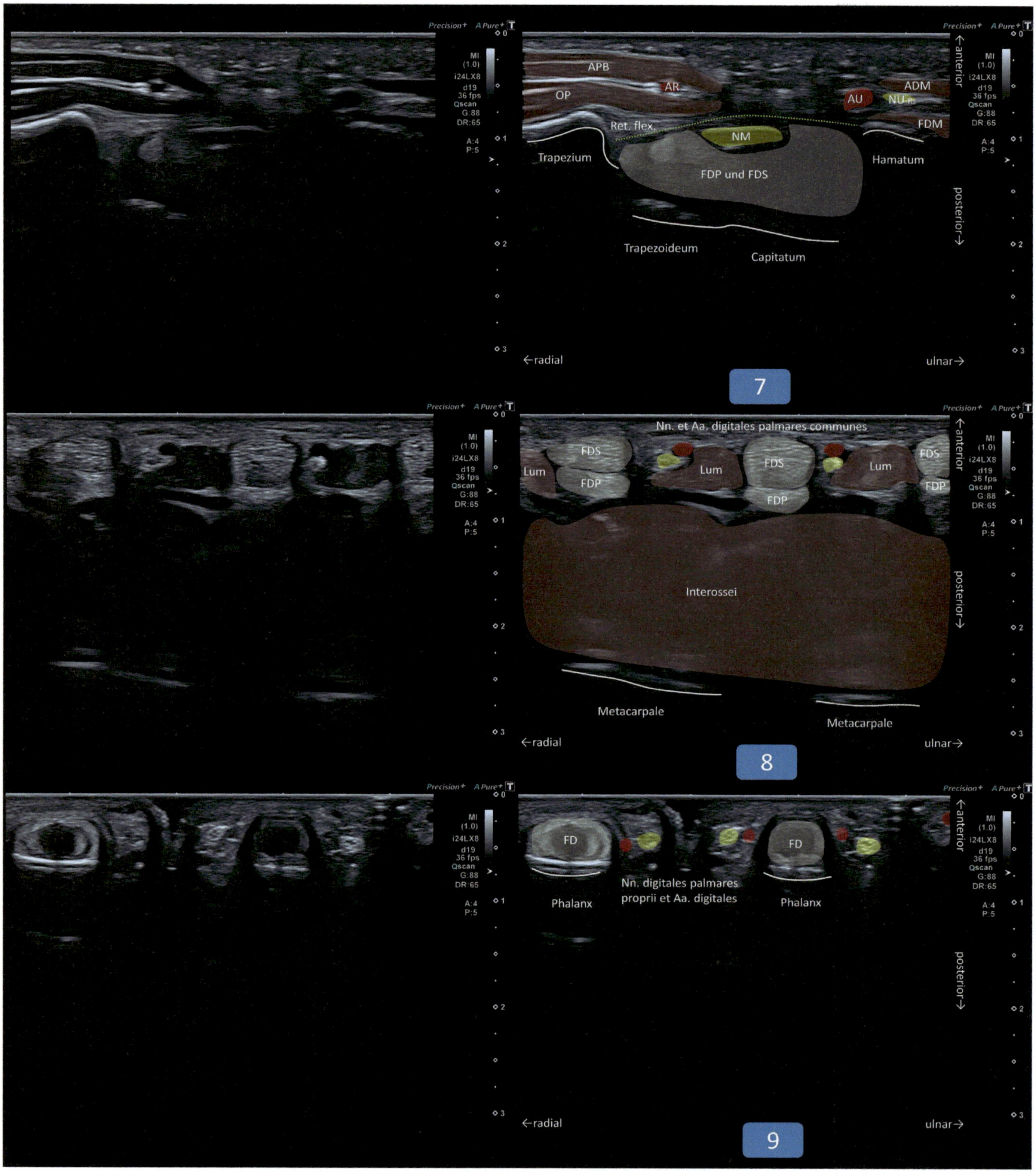

Abb. 6.23 Schnittbildserie 7–9. N. medianus rechts vom mittleren Karpaltunnel bis zu den Fingern.
ADM - M. abductor digiti minimi, APB - M. abductor pollicis brevis, AR - A. radialis, AU - A. ulnaris, FDP und FDS - Sehnen der oberflächlichen und tiefen Fingerbeuger, FD - Fingerbeugersehnen, FDM - M. flexor digiti minimi, LUM - Mm. lumbricales, NM - N. medianus, NU - N. ulnaris, OP - M. opponens pollicis [M1068]

Schnitt 7 In dieser Schnittebene ist der mittlere Karpaltunnelabschnitt dargestellt, der beim Karpaltunnelsyndrom meist die größte Engstelle bildet. Auf dem Dach befindet sich das Retinaculum flexorum. Die knöchernen Wände sind radial das Trapezium und ulnar das Hamatum mit seinem Hamulus, der einen deutlichen Periostschatten erzeugt. Der knöcherne Boden besteht aus Trapezoideum und Capitatum. Der N. medianus und die Fingerbeugersehnen repräsentieren weiterhin den Inhalt des Karpaltunnels. Eine Volumenvermehrung zum Beispiel durch eine Tendinitis führt hier schnell zu einer Kompression des N. medianus. Radial strahlen im rechten Winkel die Muskelbäuche der Mm. abductor pollicis brevis und opponens pollicis und ulnar die Bäuche der Mm. abductor digiti minimi sowie opponens digiti minimi ein. Dazwischen sind die A. radialis bzw. die A. ulnaris und die Ulnarisendäste zu erkennen. Bei muskulösen Personen kann die Muskulatur bis über das Retinaculum flexorum reichen.

Schnitt 8 Die Ebene über den Mittelhandknochen zeigt in der Tiefe die mächtigen Mm. interossei. Darüber wechseln sich die Sehnen der oberflächlichen und tiefen Fingerbeuger mit den Nn. und Aa. digitales palmares communes und den Mm. lumbricales ab.

Schnitt 9 In der Schnittebene über den Grundphalangen sind über deren Periostschatten die Sehnen der Fingerbeuger zu erkennen. Ulnar und radial davon liegt jeweils das Gefäß/Nervenbündel der Nn. und Aa. digitales palmares proprii. Häufige sonografische Fragestellung in dieser Region ist die Verletzung/Durchtrennung bei Schnittverletzungen.

LITERATUR ZU 6.1

Gutmann L. AAEM minimonograph #2: important anomalous innervations of the extremities. Muscle Nerve 1993; 16: 339-47

Leibovic SJ, Hastings H 2nd. Martin-Gruber revisited. J Hand Surg Am 1992; 17: 47–53

Smith JL, Siddiqui SA, Ebraheim NA. Comprehensive summary of anastomoses between the median and ulnar nerves in the forearm and hand. J Hand Microsurg 2019; 11: 1–5

Unver Dogan N, Uysal II, Seker M. The communications between the ulnar and median nerves in upper limb. Neuroanatomy 2009; 8: 15–9

Werner RA, Andary M. Electrodiagnostic evaluation of carpal tunnel syndrome. Muscle Nerve 2011; 44: 597–607

Weitere Literatur Kap. 1

LITERATUR ZU 6.2

Ali ZS, Pisapia JM, Ma TS, Zager EL, Heuer GG, Khoury V. Ultrasonographic evaluation of peripheral nerves. World Neurosurg 2016; 85: 333–9

Brown JM, Yablon CM, Morag Y, Brandon CJ, Jacobson JA. US of the peripheral nerves of the upper extremity: a landmark approach. Radiographic 2016; 36: 452–63

Gruber H, Loizides A, Moriggl B (Hrsg.) Nervensonografie kompakt. Anatomie der peripheren Nervenmit Landmarks. Springer, Berlin, Heidelberg 2018

Hadzic A. Hadzic's peripheral nerve blocks and anatomy for ultrasound-guided regional anesthesia (New York School of Regional Anesthesia). 2. ed., McGraw-Hill Education, New York 2012

Ozçakar L, Yalçin B, Kara M, Yalçin E, Tiftik T, et al. ultrasonographic imaging of the peripheral nerves of the upper limb. J Rehabil Med. 2012; 44: 381–2

Peer S, Gruber H (Eds.) Atlas of peripheral nerve ultrasound with anatomic and MRI correlation. Springer, Berlin, Heidelberg 2013

Schminke U, von Sarnowski B. Sonografie peripherer Nerven: Sonografische Anatomie. Klin Neurophysiol 2018; 49: 165–74

Wu CH, Chang KV, Özçakar L, Hsiao MY, Hung CY et al. Sonographic tracking of the upper limb peripheral nerves: a pictorial essay and video demonstration. Am J Phys Med Rehabil 2015; 94: 740–7

Youngner JM, Matsuo K, Grant T, Garg A, Samet J, Omar IM. Sonographic evaluation of uncommonly assessed upper extremity peripheral nerves: anatomy, technique, and clinical syndromes. Skeletal Radiol 2019; 48: 57–74

KAPITEL

7

Carl D. Reimers (Elektroneurografie) – Thomas Schelle (Nervensonografie)

Nervus radialis

Herkunft: Wurzeln C 6–8, Trunci inferior, medialis et posterior, Fasciculus posterior.

7.1 Elektroneurografie

Untersuchungstechnik

Motorische Neurografie

Abgeleitet wird mit Oberflächenelektroden von den Mm. extensor indicis oder abductor pollicis longus (➤ Abb. 7.1), alternativ auch vom M. extensor digitorum communis manus. Die Stimulation erfolgt mit Knopfelektroden dorsal proximal am Unterarm am Ausgang des Supinatorkanals (➤ Abb. 7.2), palmar proximal am Unterarm zwischen Bizepssehne und M. brachioradialis, im mittleren Oberarmdrittel dorsal (➤ Abb. 7.3) und evtl. proximal medial am Oberarm unterhalb der Achselhöhle (der N. radialis windet sich spiralförmig um den Oberarm). Die Bestimmung der Nervenleitgeschwindigkeit erscheint nicht sinnvoll, da die Messstrecke an der Hautoberfläche deutlich vom Verlauf des Nervs in der Tiefe abweichen kann. Als seltene Variation ist der motorische R. profundus nervi radialis verlängert und innerviert zusätzlich direkt den M. interosseus dorsalis I, eventuell auch den M. adductor pollicis (Froment-Rauber-Nerv). Auch Anastomosen des R. profundus mit dem N. ulnaris, über den der Muskel innerviert wird, kommen vor. Gleiche Variationen können auch vom eigentlich rein sensiblen R. superficialis ausgehen.

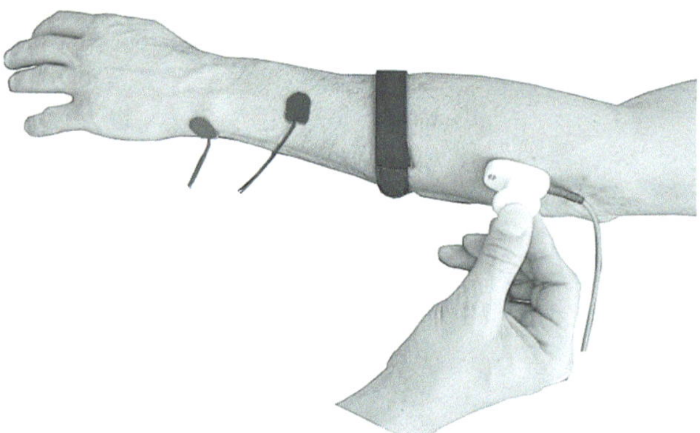

Abb. 7.1 Die distale motorische Stimulation erfolgt an der lateralen Ellenbeuge medial des M. brachioradialis. Durch seinen variablen Verlauf kann die Reizung auch weiter lateral erfolgen. Der Nerv liegt hier unter einem Muskel und ist daher schwieriger zu reizen. Ein kräftiger senkrechter Druck auf die Reizelektrode und eine Anhebung der Reizbreite auf 0,5ms erleichtern die Stimulation. [R251-001]

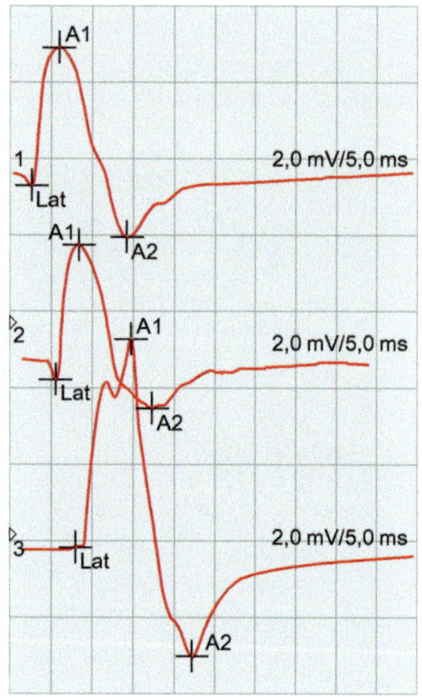

Abb. 7.2 N. radialis motorisch: Normalbefund.
Obere Spur: Stimulation proximal am Unterarm; mittlere Spur: Stimulation dorsal in der Oberarmmitte; untere Spur: Stimulation am Erbschen Punkt. [L231]

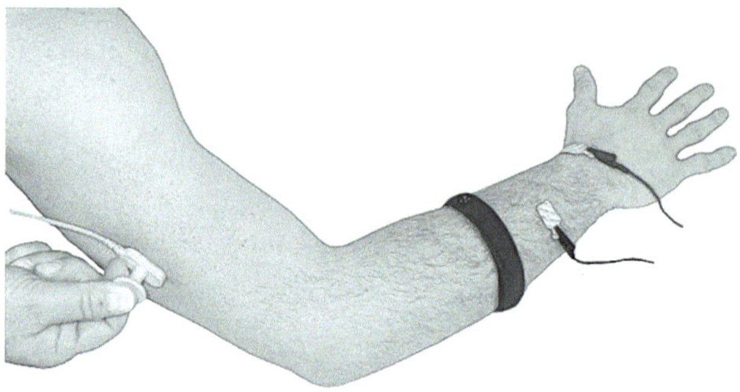

Abb. 7.3 Stimulation des N. radialis an der Lateralseite des mittleren Oberarmdrittels, direkt am Humerus. [R251-001]

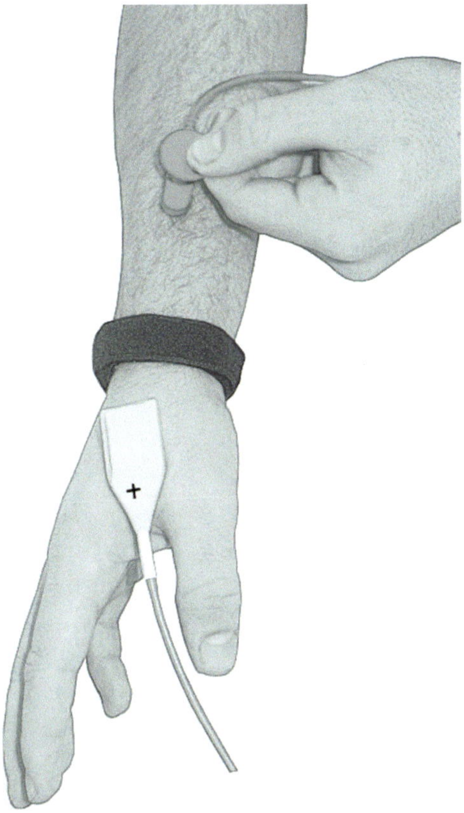

Abb. 7.4 Orthodrom sensible NLG des R. superficialis nervi radialis. Die Stimulation erfolgt mit Schlaufenelektroden am Daumen, die Ableitung über dem Radius im distalen Unterarmdrittel. [R251-001]

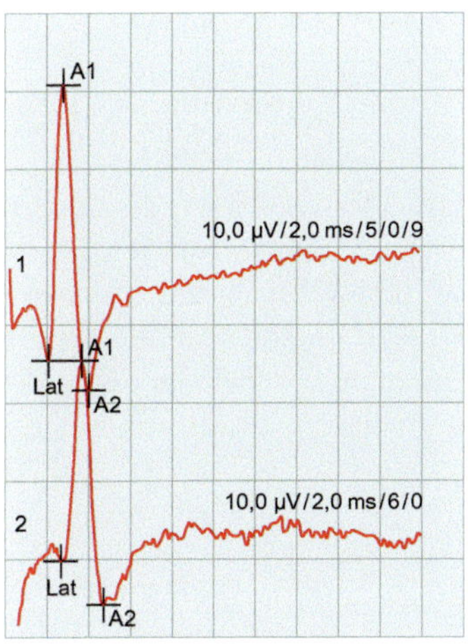

Abb. 7.5 N. radialis sensibel: Normalbefund.
Obere Spur: Ableitung vom Spatium interosseum I (sNLG = 52 m/s, Amplitude = 39 µV); untere Spur: Ableitung vom Daumen (sNLG = 56 m/s, Amplitude = 31 µV). [L231]

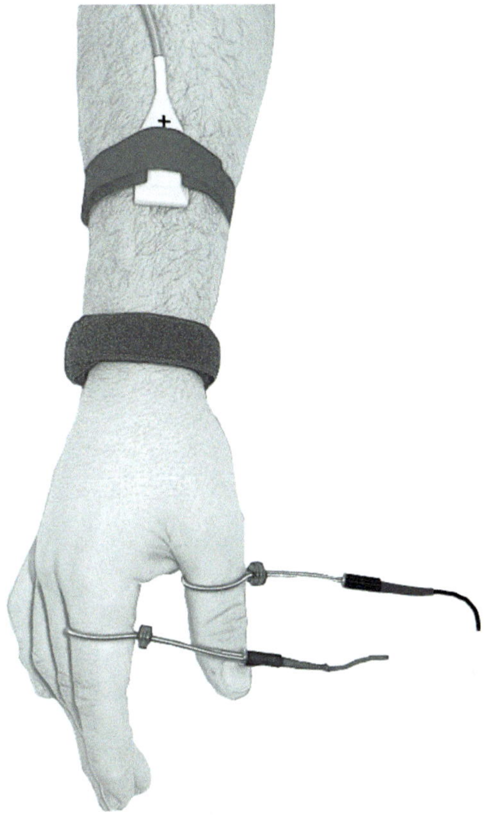

Abb. 7.6 Antidrome sensible NLG des R. superficialis nervi radialis: Die Stimulation erfolgt etwa an der Grenze vom mittleren zum distalen Unterarmdrittel mit Knopfelektroden, die Ableitung in diesem Beispiel von Spatium interosseum I. [R251-001]

Sensible Neurografie

Die Ableitung erfolgt mit Oberflächenelektroden entweder am Daumen (➤ Abb. 7.4; ➤ Abb. 7.5) oder in Spatium interosseum I, die Stimulation ungefähr am Übergang vom mittleren zum distalen Unterarmdrittel (etwa 8 cm proximal des Handgelenks) über dem Radius in Mittelstellung zwischen Supinations- und Pronationsstellung. Bei orthodromer Messung erfolgt die Untersuchung in entgegengesetzter Richtung (➤ Abb. 7.6).

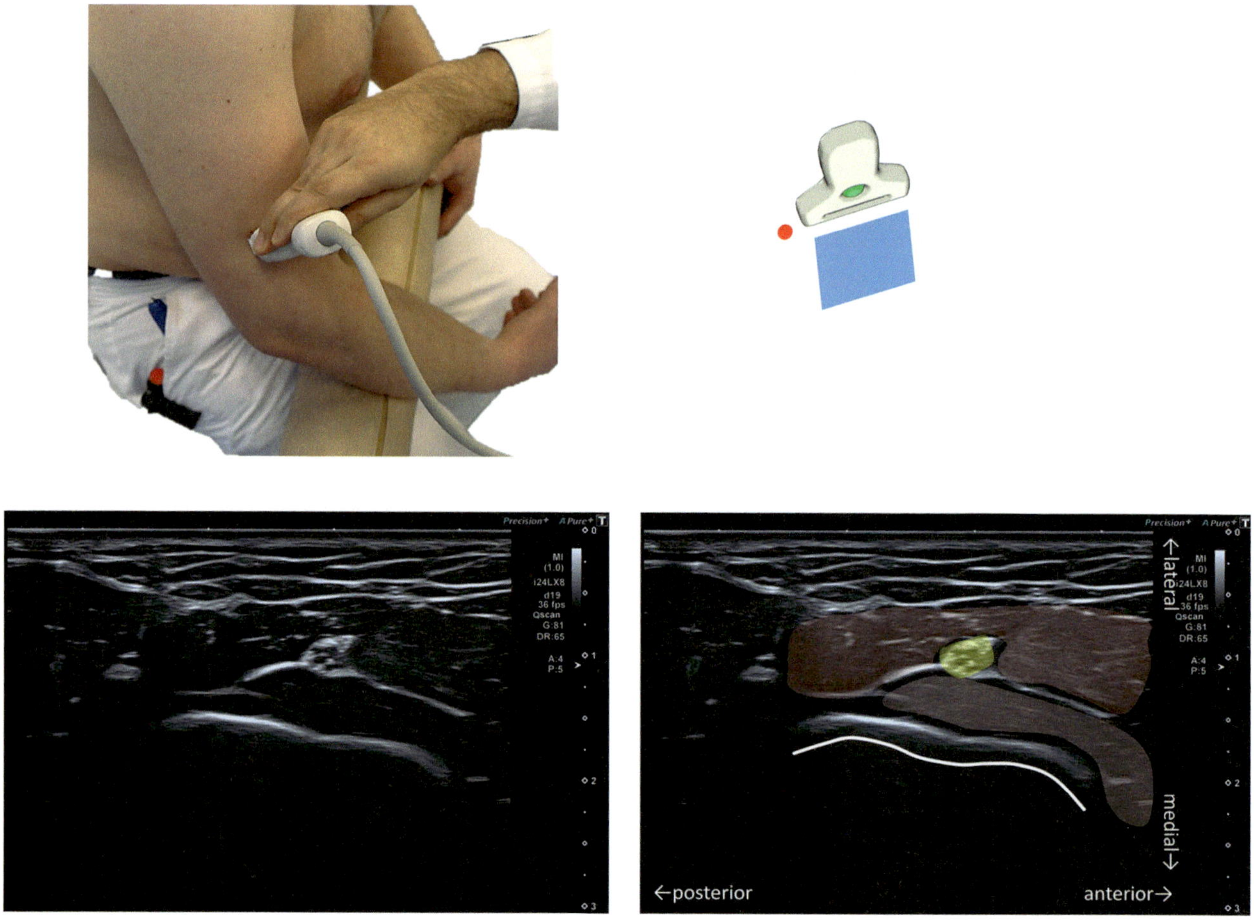

Abb. 7.7 Sonoanatomische Landmarke für die Untersuchung des N. radialis. [M1068]

7.2 Nervensonografie

Durch den spiralförmigen Verlauf des N. radialis und seines R. profundus ist deren sonografische Untersuchung etwas schwieriger als z. B. die des N. medianus. Für den Anfänger bietet sich eine gute Untersuchungsmöglichkeit lateral distal am Oberarm am sitzenden Probanden (➤ Abb. 7.7). Hier hat der Nerv (gelb) gerade den Canalis spiralis verlassen und liegt eingebettet in Muskulatur (braun), hier die Mm. brachialis und brachioradialis. Darunter ist der Knochenschatten des Humerus gut zu erkennen. Eine weitere Alternative (➤ Abb. 7.12, Schnitt 4) besteht im Aufsuchen in der Ellenbeuge in Neutralstellung des Unterarmes (s. u.) weiter distal.

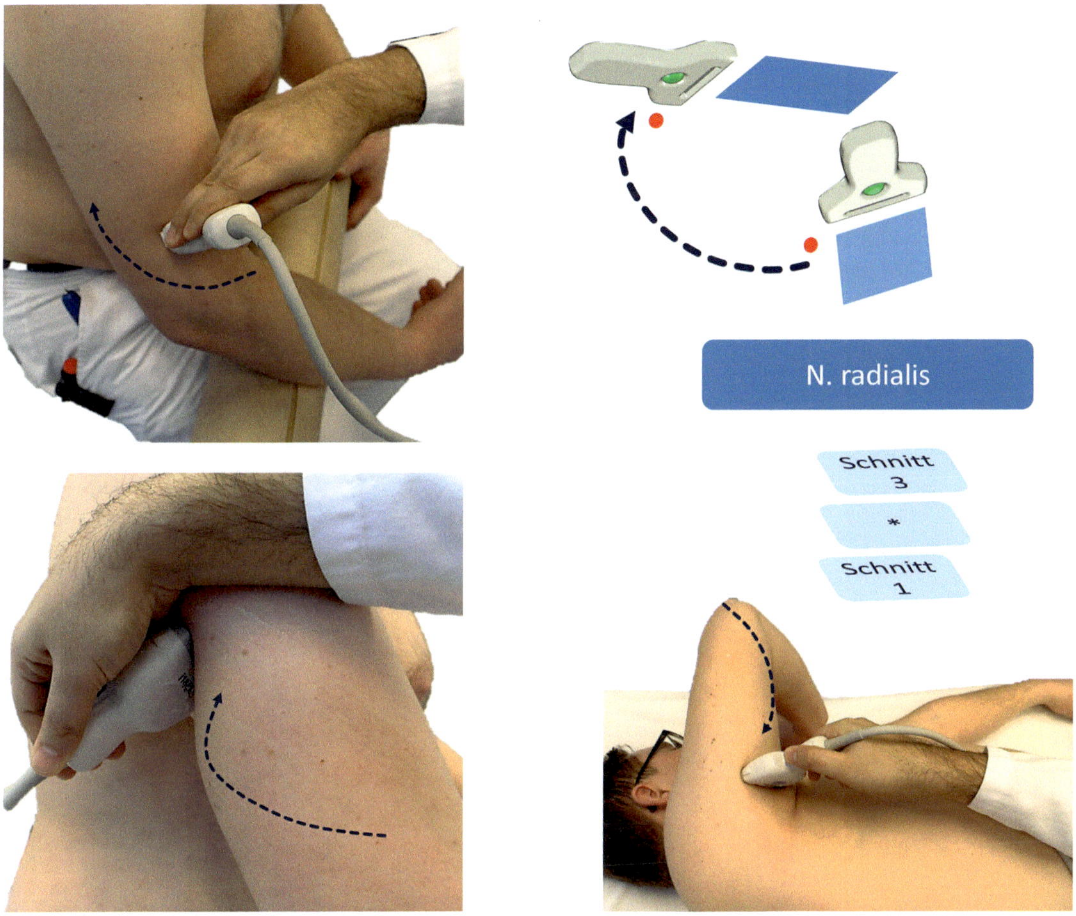

Abb. 7.8 Untersuchungsablauf des N. radialis am Oberarm. [M1068]

Ist der Nerv am distalen Unterarm eindeutig identifiziert, kann man ihn in seinem Verlauf im Canalis spiralis auf dem Periost des Humerus neben der A. brachialis profunda als weitere Landmarken nach proximal verfolgen. Dabei muss die Sonde bzw. die sonografische Schnittebene seinem spiralförmigen Verlauf folgend von lateral-distal nach dorsal-proximal bewegt werden (➤ Abb. 7.8). Nach längerem Kontakt mit dem Humerus verlässt der N. radialis weiter proximal unter dem lateralen bzw. dem langem Trizepskopf den Canalis spiralis, um schließlich dorsal unter dem N. ulnaris in die Axilla zu ziehen. Alternativ zur sitzenden Untersuchungsposition kann der Proband auch auf der Seite liegen, sodass der zu untersuchende Arm oben liegt. Dabei abduziert der Proband den Oberarm und stützt sich mit der Hand auf der Untersuchungsliege ab. So ist insbesondere die proximale Endstrecke in der Axilla besser zu beurteilen.

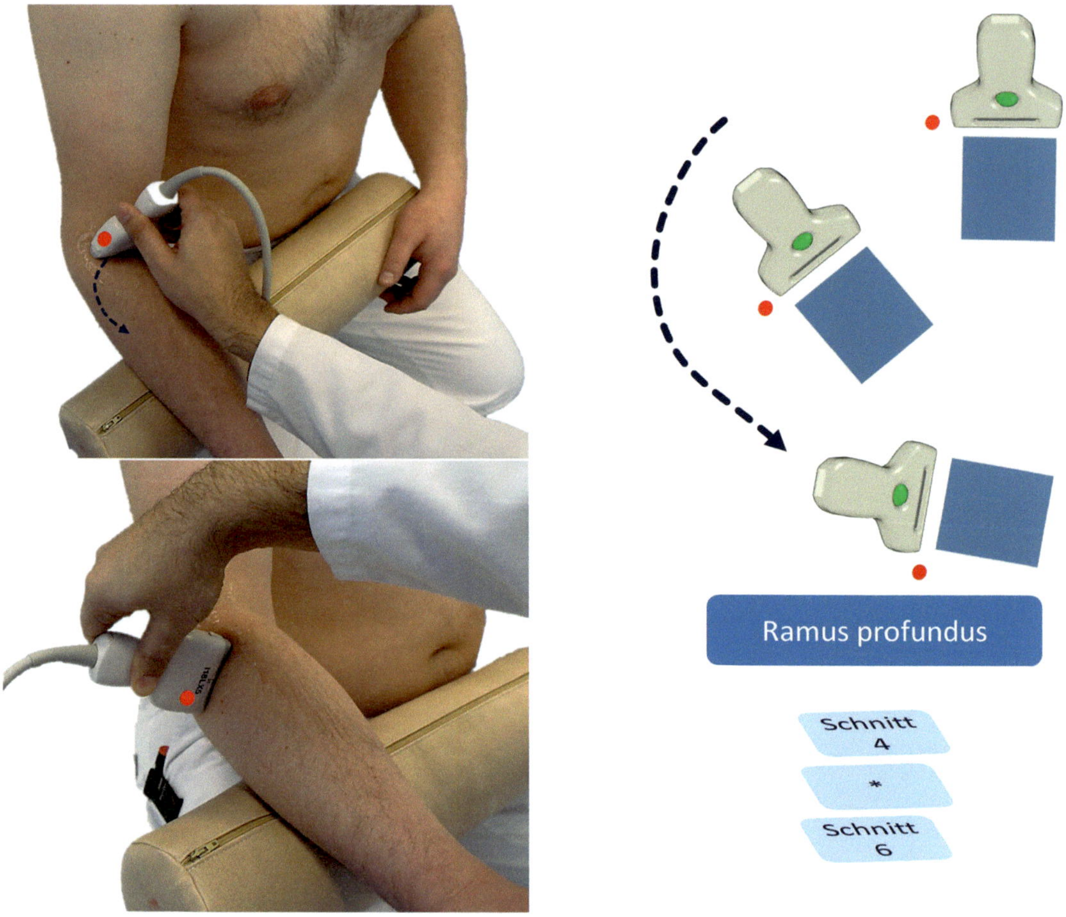

Abb. 7.9 Untersuchungsablauf des R. profundus n. radialis. [M1068]

In Höhe des Ellenbogengelenks liegt der N. radialis weiterhin zwischen den Mm. brachialis und brachioradialis. In diesem Bereich ist häufig schon die Differenzierung in seine Endäste (Rr. profundus und superficialis) unter einem noch gemeinsamen Epineurium zu erkennen. Diese Region ist zudem durch das Rete articulare cubiti sehr gefäßreich. Wieder in sitzender Position wird dabei der Unterarm in Neutralposition zwischen Pro- und Supination gehalten. Nun verfolgt man den R. profundus, der den M. supinator durchbohrt und nach lateral außen zur Streckmuskulatur auf die Rückseite des Unterarms zieht. Als Landmarke dient die Speiche bzw. das Speichenköpfchen unter dem M. supinator. Genau wie der N. radialis verläuft dessen tiefer Ast spiralförmig, sodass ebenfalls eine Anpassung der Schallebene von ventral-proximal nach lateral-distal erforderlich ist (➤ Abb. 7.9). Zieht man die Sonde einfach gerade nach unten, wie bei der Beschallung des R. superficialis (➤ Abb. 7.10), wird man den tiefen Ast unweigerlich verlieren. Bei guten Schallbedingungen kann der tiefe Radialisast nach Austritt aus dem M. supinator unter der Streckmuskulatur des Unterarms neben seinen winzigen Begleitarterien noch ein ganzes Stück weit nach distal verfolgt werden.

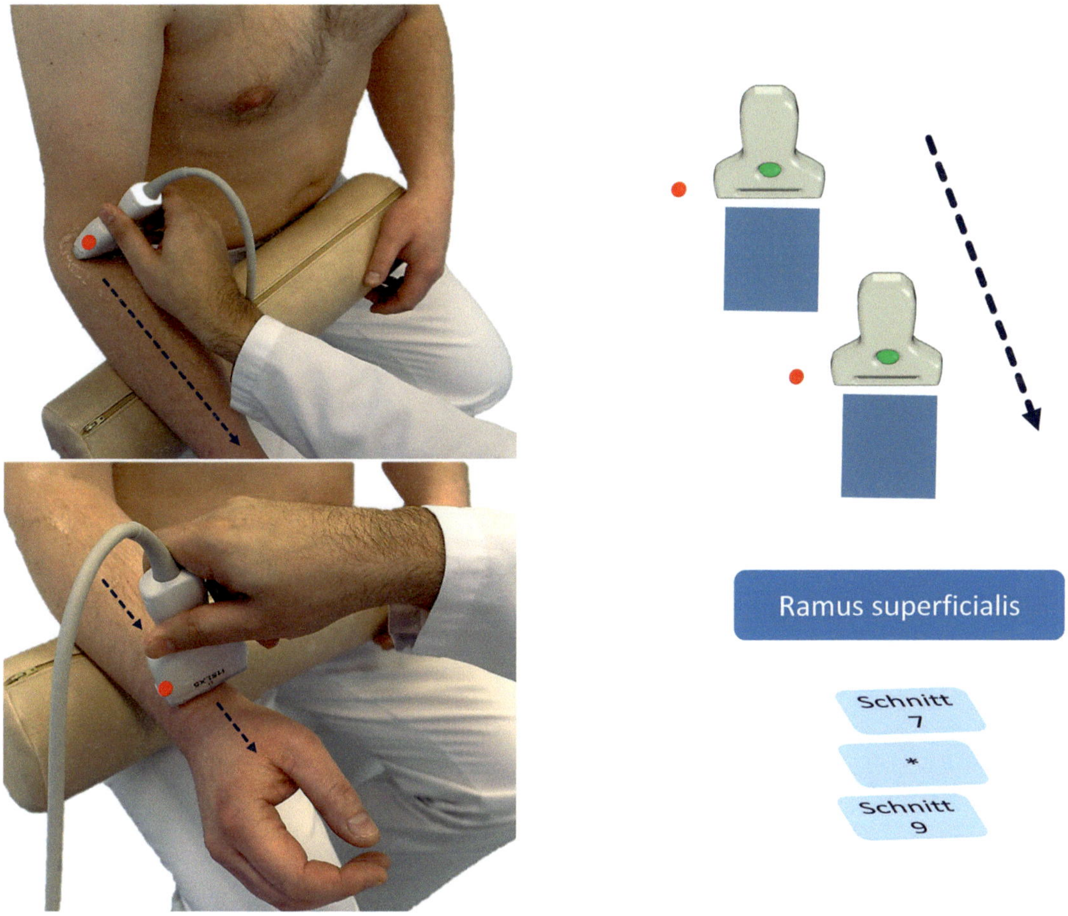

Abb. 7.10 Untersuchungsablauf des R. superficialis n. radialis. [M1068]

Verglichen mit dem R. profundus lässt sich der R. superficialis sonografisch etwas einfacher darstellen, da er recht oberflächlich und abgesehen vom Handgelenk sehr geradlinig verläuft. Als Ausgangsschnittebene wird die gleiche wie zur Darstellung des R. profundus verwendet (➤ Abb. 7.12, Schnitt 5 oder ➤ Abb. 7.13, Schnitt 7). Jetzt verfolgt man den R. superficialis nach distal, wo er im Gegensatz zum R. profundus nicht nach dorsal zu den Finger- und Handstreckern zieht, sondern zunächst medial vom Radius liegt. Er befindet sich hier lange Zeit unter dem M. brachioradialis und zieht zur A. radialis, die als weitere Landmarke dient. Erst kurz oberhalb des Handgelenks gelangt er über die Sehnen der Mm. abductor pollicis longus und extensor pollicis brevis radialseitig auf den Handrücken, wo er sich meist in zwei sensible Endäste teilt. In diesem Bereich sind eine Wasservorlaufstrecke oder viel Ultraschallgel für die Untersuchung erforderlich.

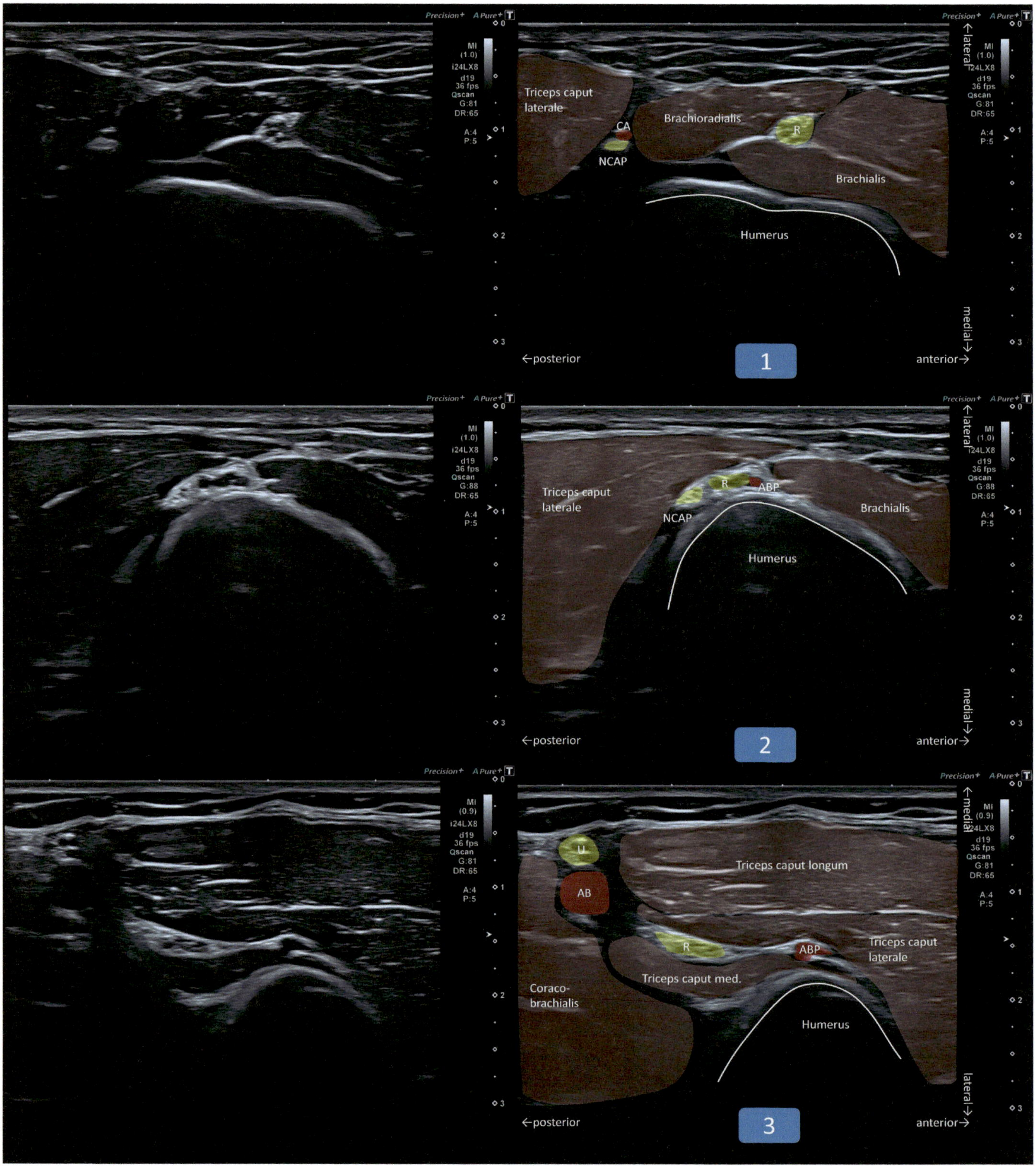

Abb. 7.11 Schnittbildserie 1–3: N. radialis; Verlauf vom distalen Oberarm bis zur Axilla.
AB - A. brachialis, APB - A. brachialis profunda, CA - Kollateralarterie, NCAP - N. cutaneus antebrachii posterior, R - N. radialis, U - N. ulnaris [M1068]

Schnitt 1 Ausgehend von der anatomischen Landmarke distal am Oberarm ist der N. radialis zwischen den Mm. brachialis und brachioradialis in Muskulatur eingebettet zu sehen. Darunter befindet sich der Knochenschatten des Humerus. Weiter hinten liegt der laterale Trizepskopf. Zwischen diesem und dem M. brachioradialis ziehen die Endäste der A. brachialis profunda (Kollateralarterien) zusammen mit dem R. cutaneus antebrachii posterior nach subkutan (➤ Abb. 7.11).

Schnitt 2 Weiter proximal tritt der N. radialis in den Canalis spiralis ein und liegt dann zusammen mit der A. brachialis profunda (Landmarke!) auf dem Periost des Humerus. In diesem Schnitt ist gleichzeitig die beginnende Abzweigung des R. cutanus antebrachii posterior zu erkennen (➤ Abb. 7.11). Der Nerv verläuft dann am Humerus direkt auf dessen Periost mit den Begleitarterien in einem spiralförmigen Bogen von lateral/distal nach dorsal/proximal. Die Sondenführung muss deshalb in diesen beiden Ebenen kontinuierlich angepasst werden (➤ Abb. 7.11). Der enge Kontakt zum Humerus erklärt die häufige Beteiligung des N. radialis bei Oberarmfrakturen.

Schnitt 3 Proximal am Oberarm verlässt der N. radialis mit seinen Begleitgefäßen den Humerus und zieht unter dem lateralen und dem langen Trizepskopf in Richtung Axilla. Hier findet man ihn meist unter dem N. ulnaris der A. brachialis anliegend. Ventral davon ist der mächtige M. coracobrachialis zu erkennen.

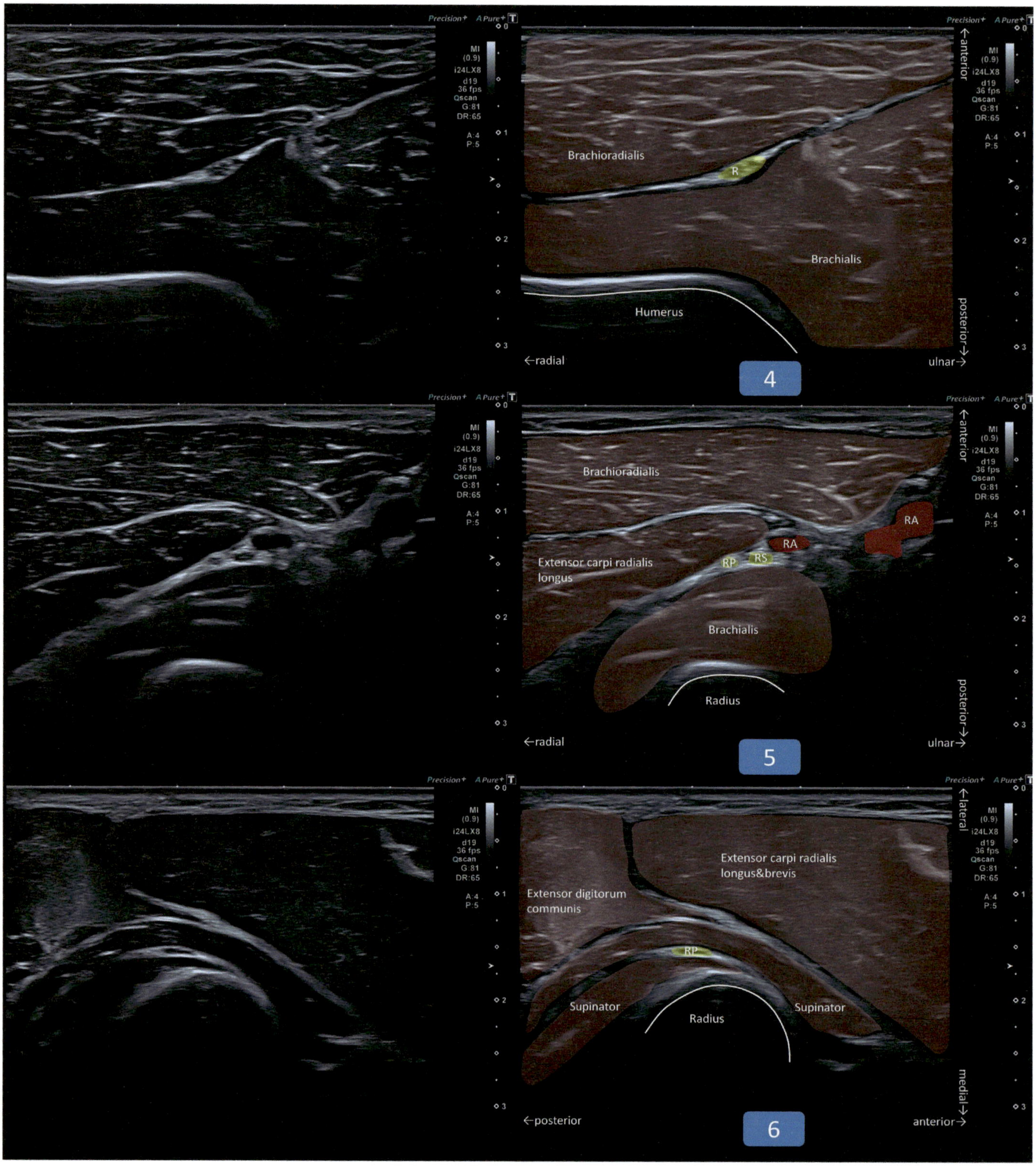

Abb. 7.12 Schnittbildserie 4–6. R. profundus n. radialis rechts. Verlauf von der Ellenbeuge bis in den Supinatortunnel. R - N. radialis, RA - Rete articulare cubiti, RP - R. profundus n. radialis, RS - R. superficialis n. radialis [M1068]

Schnitt 4 Die Schnittebene in der Ellenbeuge kann ebenfalls als anatomische Landmarke dienen. Der N. radialis liegt hier etwas tiefer eingebettet zwischen den mächtigen Mm. brachioradialis und brachialis. In der Tiefe ist der Schallschatten des Humeruskondylus zu erkennen. Unter dem gemeinsamen Epineurium ist bereits die Aufteilung in die beiden Endäste zu erkennen (➤ Abb. 7.12).

Schnitt 5 Weiter distal beginnt die Teilung in den oberflächlichen und in einen tiefen Ast. In der Tiefe ist bereits der Schallschatten des Radiusköpfchens zu erkennen und der M. brachialis verschwindet langsam. Ulnar sind viele Gefäße des Rete articulare cubiti angeordnet, wobei eines davon mit in den M. supinator zieht. Dieses Gefäß überkreuzt den R. profundus meist vor Eintritt in den Muskel (Leash of Henry). Der R. profundus verläuft mehr nach radial und dorsal zur Unterarmstreckmuskulatur und umschreibt hier einen ähnlichen spiralförmigen Bogen wie der N. radialis am Oberarm. Das ist wiederum bei der Sondenführung zu beachten (➤ Abb. 7.11). Im weiteren Verlauf durchbohrt der R. profundus die Aponeurose des M. supinator (Frohse-Arkade) und verläuft jetzt im M. supinator. Unter dem M. brachioradialis ist außerdem der lange radiale Handstrecker zu erkennen.

Schnitt 6 Auf dieser Schnittebene hat der R. profundus etwa die Hälfte des Supinatortunnels passiert (➤ Abb. 7.12). Er liegt direkt im Muskel, darunter befindet sich der Schallschatten des Radius. Weist er am Eingang in den Supinatortunnel noch eine rundliche Konfiguration auf, so befinden sich jetzt die Faszikelgruppen (2–3) ovalär nebeneinander. Dieses physiologische Phänomen täuscht im Längsschnitt am Eingang in den Tunnel einen Kalibersprung vor und darf nicht mit dem seltenen primären Supinatortunnelsyndrom verwechselt werden. Werden die Nervenquerschnittsflächen vor und im Supinatortunnel bestimmt, sind diese gleich. Oberflächlich überdachen die Mm. extensor carpi radialis longus et brevis sowie extensor digitorum communis den M. supinator. Noch weiter distal verlässt der R. profundus den M. supinator wieder und kann bei guten Schallbedingungen unter der Streckmuskulatur des Unterarmes relativ weit nach distal verfolgt werden.

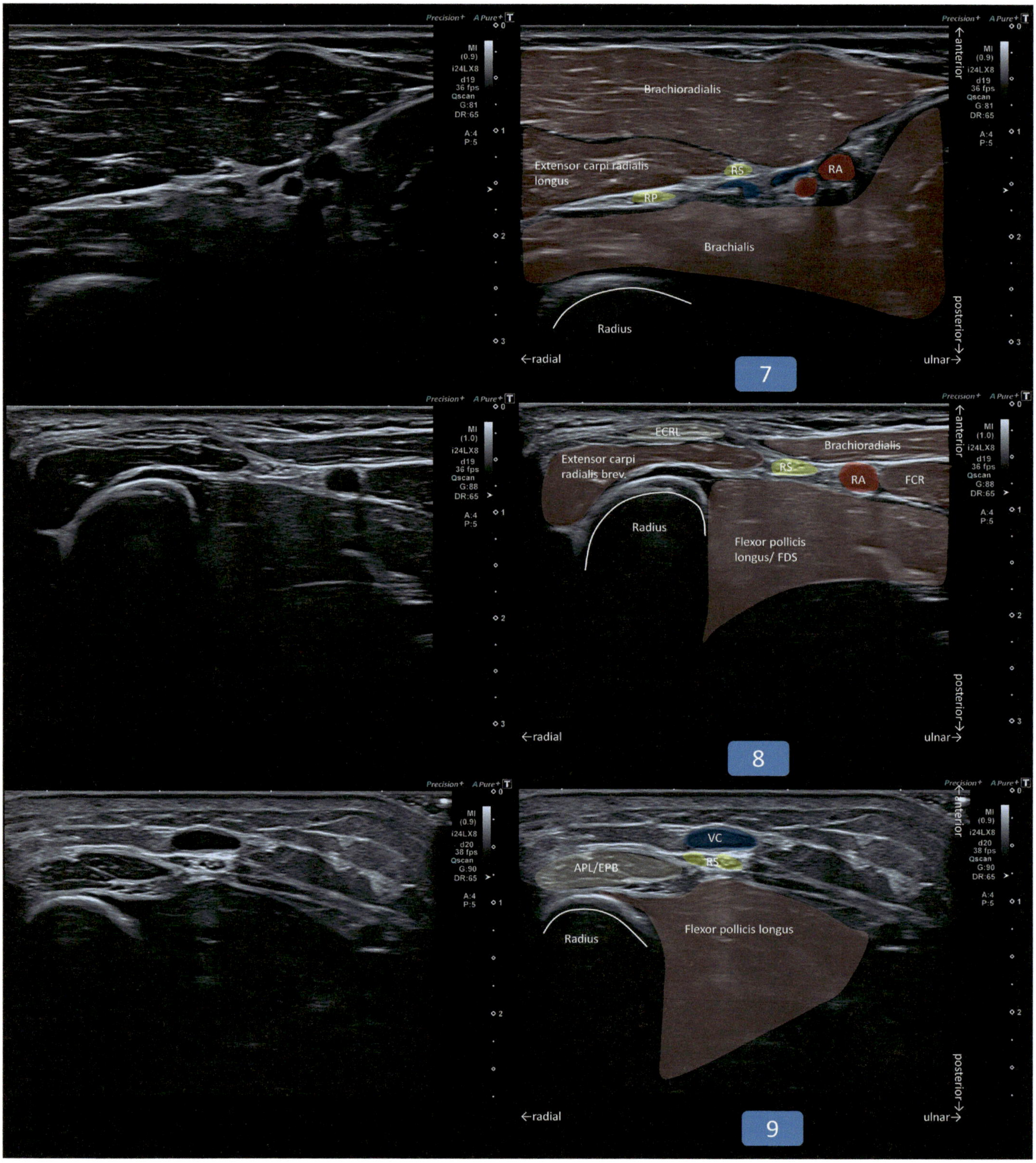

Abb. 7.13 Schnittbildserie 7–8. R. superficialis n. radialis rechts. Verlauf von der Ellenbeuge bis zum Unterarm.
APL - Sehne des M. abductor pollicis longus, AR - A. radialis, ECRL - Sehne des M. extensor carpi radialis longus, EPB - Sehne des M. extensor pollicis brevis, FCR - M. flexor carpi radialis, FDS - M. flexor digitorum superficialis, RA - Rete articulare cubiti, RP - R. profundus n. radialis, RS - R. superficialis n. radialis, VC - V. cephalica [M1068]

Schnitt 7 Beschreibt eine ähnliche Situation (➤ Abb. 7.13) wie Schnitt 5 (➤ Abb. 7.12). Im Gegensatz zum R. profundus verläuft der R. superficialis an die Oberfläche und hier geradlinig radial und volar am Unterarm. Dabei befindet er sich langstreckig unter dem M. brachioradialis bzw. in enger Lagebeziehung zu diesem Muskel.

Schnitt 8 Im weiteren Verlauf am Unterarm gelangt er in unmittelbare Nähe zur A. radialis, die ulnar von ihm liegt. Sie kann in der Unterarmmitte deshalb als anatomische Landmarke eingesetzt werden. Radial vom Nerven ist der Periostschatten des Radius gut zu erkennen (➤ Abb. 7.13). Oben und unten wird das Gefäß/Nervenbündel vom den Mm. brachioradialis und flexor pollicis longus und radial von den Handstreckern eingerahmt.

Schnitt 9 Kurz oberhalb des Handgelenks sind auf dem Schallschatten des Radius die Sehnen der Mm. abductor pollicis longus und extensor pollicis brevis zu erkennen. Ulnar davon befindet sich der Muskelbauch des langen Daumenbeugers. Der R. superficialis beginnt sich hier (Höhe variabel) in seine beiden Endäste für den dorsalen radialen Handrücken aufzuteilen und verläuft unter der V. cephalica nach radial/dorsal dorthin. Tendinopathien (de Qervain) können hier zu einer Reizung führen.

LITERATUR

ZU KAPITEL 7.1

Kamerath JH, Epstein DK, Fitzpatrick KF. The Froment-Rauber nerve: a case report and review. Muscle Nerve 2013; 47: 768–71

ZU KAPITEL 7.2

Ali ZS, Pisapia JM, Ma TS, Zager EL, Heuer GG, Khoury V. Ultrasonographic evaluation of peripheral nerves. World Neurosurg 2016; 85: 333–9

Brown JM, Yablon CM, Morag Y, Brandon CJ, Jacobson JA. US of the peripheral nerves of the upper extremity: a landmark approach. Radiographics 2016; 36: 452–63

Gruber H, Loizides A, Moriggl B (Hrsg.) Nervensonografie kompakt. Anatomie der peripheren Nervenmit Landmarks. Springer, Berlin, Heidelberg 2018

Hadzic A. Hadzic's Peripheral nerve blocks and anatomy for ultrasound-guided regional anesthesia (New York School of Regional Anesthesia). 2nd ed., McGraw-Hill Education, New York 2012

Ozçakar L, Yalçin B, Kara M, Yalçin E, Tiftik T et al. AnatoMUS-I: ultrasonographic imaging of the peripheral nerves of the upper limb. J Rehabil Med 2012; 44: 381–2

Peer S, Gruber H (Eds) Atlas of peripheral nerve ultrasound with anatomic and MRI correlation. Springer, Berlin, Heidelberg 2013

Schminke U, von Sarnowski B. Sonografie peripherer Nerven: Sonografische Anatomie. Klin Neurophysiol 2018; 49: 165–74

Wu CH, Chang KV, Özçakar L, Hsiao MY, Hung CY et al. Sonographic tracking of the upper limb peripheral nerves: a pictorial essay and video demonstration. Am J Phys Med Rehabil 2015; 94: 740–7

Youngner JM, Matsuo K, Grant T, Garg A, Samet J, Omar IM. Sonographic evaluation of uncommonly assessed upper extremity peripheral nerves: anatomy, technique, and clinical syndromes. Skeletal Radiol 2019; 48: 57–74

KAPITEL

8

Carl D. Reimers (Elektroneurografie) – Thomas Schelle (Nervensonografie)

Nervus ulnaris

Herkunft: Wurzeln C8 und Th 1, Truncus inferior, Fasciculus medialis.

8.1 Elektroneurografie

Untersuchungstechnik

Motorische Neurografie

Abgeleitet wird mit Oberflächenelektroden von den Mm. interosseus dorsalis I (IDI)) oder abductor digiti quinti (ADQ) (➤ Abb. 8.1, ➤ Abb. 8.2). Die Ableitung vom IDI hat den Vorteil, dass ein distales Loge-de-Guyon-Syndrom miterfasst wird (s. u.). Die Stimulation erfolgt mit Knopfelektroden – im Falle einer Ableitung vom ADQ 7 cm proximal der Ableitkathode (➤ Abb. 8.1, ➤ Abb. 8.2) – palmar distal am Unterarm unmittelbar radial der Sehne des M. flexor carpi ulnaris, ca. 4 cm distal des Epicondylus medialis humeri (➤ Abb. 8.3) und möglichst genau 10 cm proximal davon (➤ Kap. 1) im Sulcus bicipitalis medialis (➤ Abb. 8.4). Für die Stimulation unmittelbar distal des Epicondylus medialis humeri sind oft hohe Reizintensitäten und eine lange Reizdauer notwendig, da der Nerv relativ tief unter dem M. flexor carpi ulnaris liegt.

In seltenen Fällen werden der N. interosseus dorsalis I, eventuell auch der M. adductor pollicis über den N. radialis innerviert (Froment-Rauber-Nerv, ➤ Kap. 7.1).

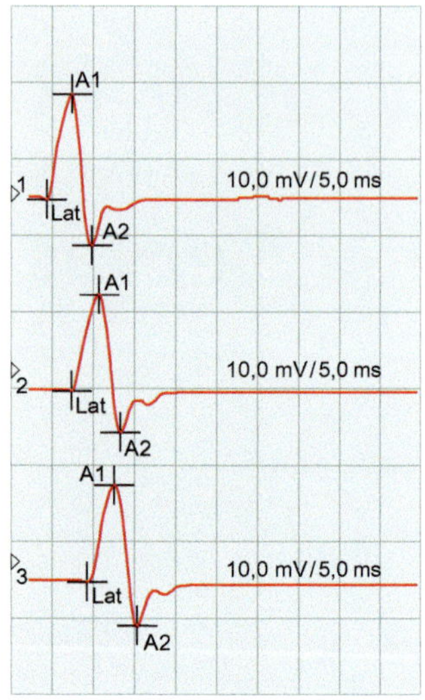

Abb. 8.2 Motorische Neurografie des N. ulnaris: Normalbefund
Obere Spur: Stimulation distal am Unterarm und Ableitung vom M. interosseus dorsalis I (dmL = 4,4 ms, Amplitude = 19,5 mv).
Mittlere Spur: Stimulation unmittelbar distal der Ulnarisrinne (mNLG = 60 m/s).
Untere Spur: Stimulation im Sulcus bicipitalis (mNLG = 50 m/s). [L231]

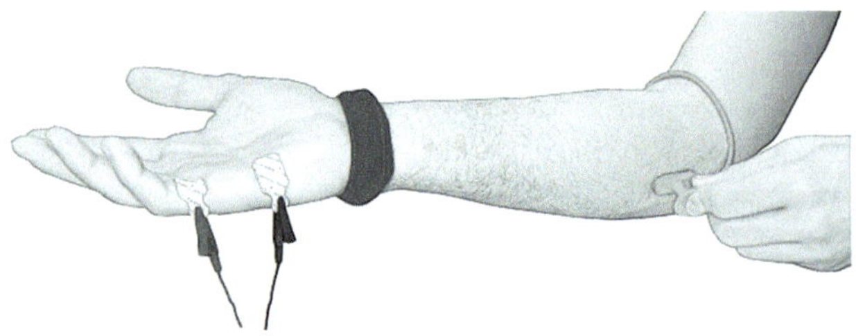

Abb. 8.3 Reizung des N. ulnaris distal vom Sulkus in Höhe des M. flexor carpi ulnaris. Die Stimulation sollte etwa 5–7 cm distal vom Ellbogengelenk erfolgen. Da der Nerv hier „tiefer" als an Handgelenk und Oberarm liegt, sollte ein senkrechter Druck auf die Elektrode erfolgen. Häufig ist ein Potenzial erst nach Erhöhung der Reizbreite auf 0,5 ms zu erhalten. [R251-001]

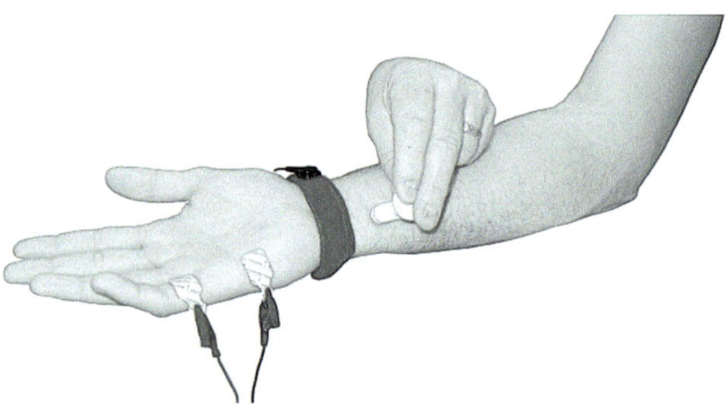

Abb. 8.1 Motorische Neurografie des N. ulnaris. Die distale Stimulation erfolgt am ulnaren Handgelenk, medial neben der Kleinfingerstrecksehne. [R251-001]

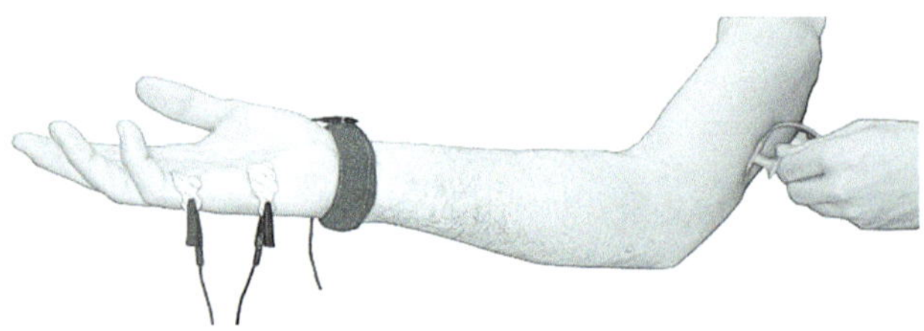

Abb. 8.4 Stimulation proximal vom Sulkus (mindestens 7 cm vom Ellenbogen entfernt) am Oberarm unterhalb vom Bizepskopf. Hier liegt der Nerv in unmittelbarer „Nachbarschaft" des N. medianus. Ob der N. medianus oder der N. ulnaris gereizt wird, ist an der motorischen Reaktion der Hand und am Potenzial (gleiches Aussehen wie am Unterarm und Sulkus bei Ulnarisreizung, anderes Potenzialaussehen mit anderem Anstiegswinkel, wenn der Medianus gereizt wird) zu erkennen. [R251-001]

Sensible Neurografie

In der Regel erfolgt die Ableitung vom R. palmaris mit Oberflächenelektroden am Kleinfinger (➤ Abb. 8.5–➤ Abb. 8.7; ➤ Abb. 8.6 linke Bildhälfte), die Stimulation ebenso wie bei der motorischen Neurografie (Abstand ca. 14 cm). Bei proximaler Stimulation ist das motorische Artefakt oft so deutlich, dass eine orthodrome Untersuchungstechnik mit unipolaren Nadelelektroden erforderlich ist. Mitunter, z. B. zur Frage einer distalen Ulnarisläsion, bei der dieser Ast nicht betroffen ist, kann es sinnvoll sein, auch den R. dorsalis zu untersuchen. Dafür wird mit Oberflächenelektroden dorsal über dem Os metacarpale abgeleitet und 8–10 cm proximal davon volar über dem Nerven stimuliert (➤ Abb. 8.8, ➤ Abb. 8.6 rechte Bildhälfte).

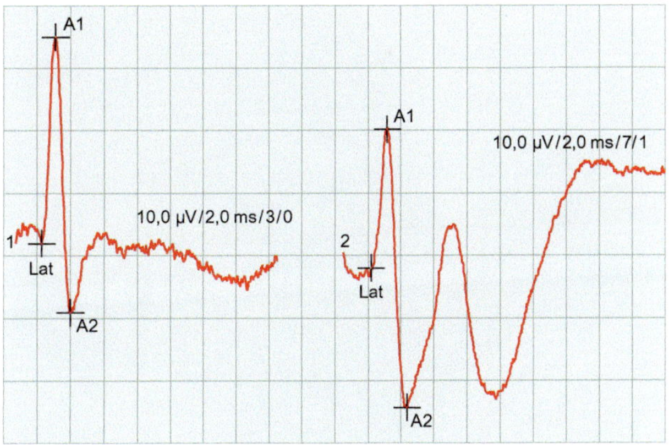

Abb. 8.6 Sensible Neurografie der Rr. palmaris et dorsalis n. ulnaris. Linke Hälfte: R. palmaris: sNLG = 54 m/s, Amplitude des sNAP = 44 µV; rechte Hälfte: R. dorsalis: sNLG = 57 m/s, Amplitude des sNAP = 45 µV. [L231]

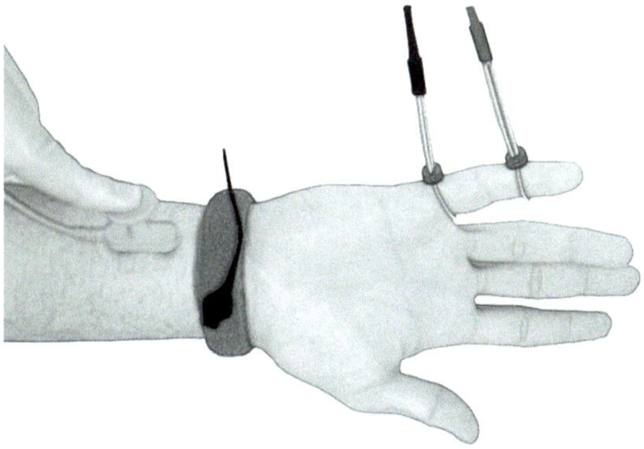

Abb. 8.5 Antidrome NLG des N. ulnaris mit Stimulation distal am Unterarm mit Knopfelektroden und Ableitung am Kleinfinger mit Schlaufenelektroden. [R251-001]

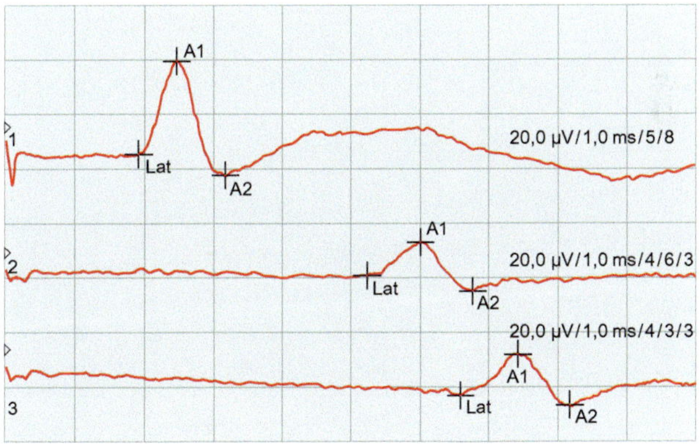

Abb. 8.7 Antidrome sensible Neurografie des N. ulnaris
Obere Spur: Stimulation distal am Unterarm (sNLG = 63 m/s, Amplitude des sNAP = 42 µV); mittlere Spur: Stimulation proximal am Unterarm (sNLG am Unterarm = 64 m/s, Amplitude des sNAP = 18 µV); untere Spur: Stimulation im Sulcus bicipitalis (sNLG = 61 m/s, Amplitude des sNAP = 19 µV). [L231]

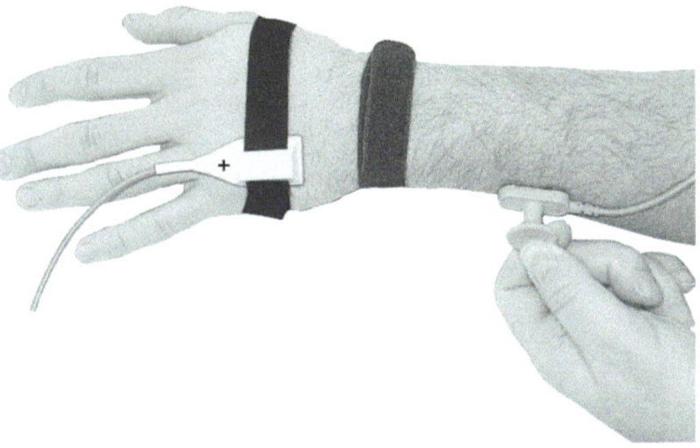

Abb. 8.8 Die Ableitung erfolgt am Handrucken zwischen dem 4. und 5. Finger. Gereizt wird der Nerv ca. 3 Fingerbreit oberhalb des ulnaren Handgelenks (zwischen Ulna und Sehne des M. flexor carpi ulnaris). [R251-001]

8

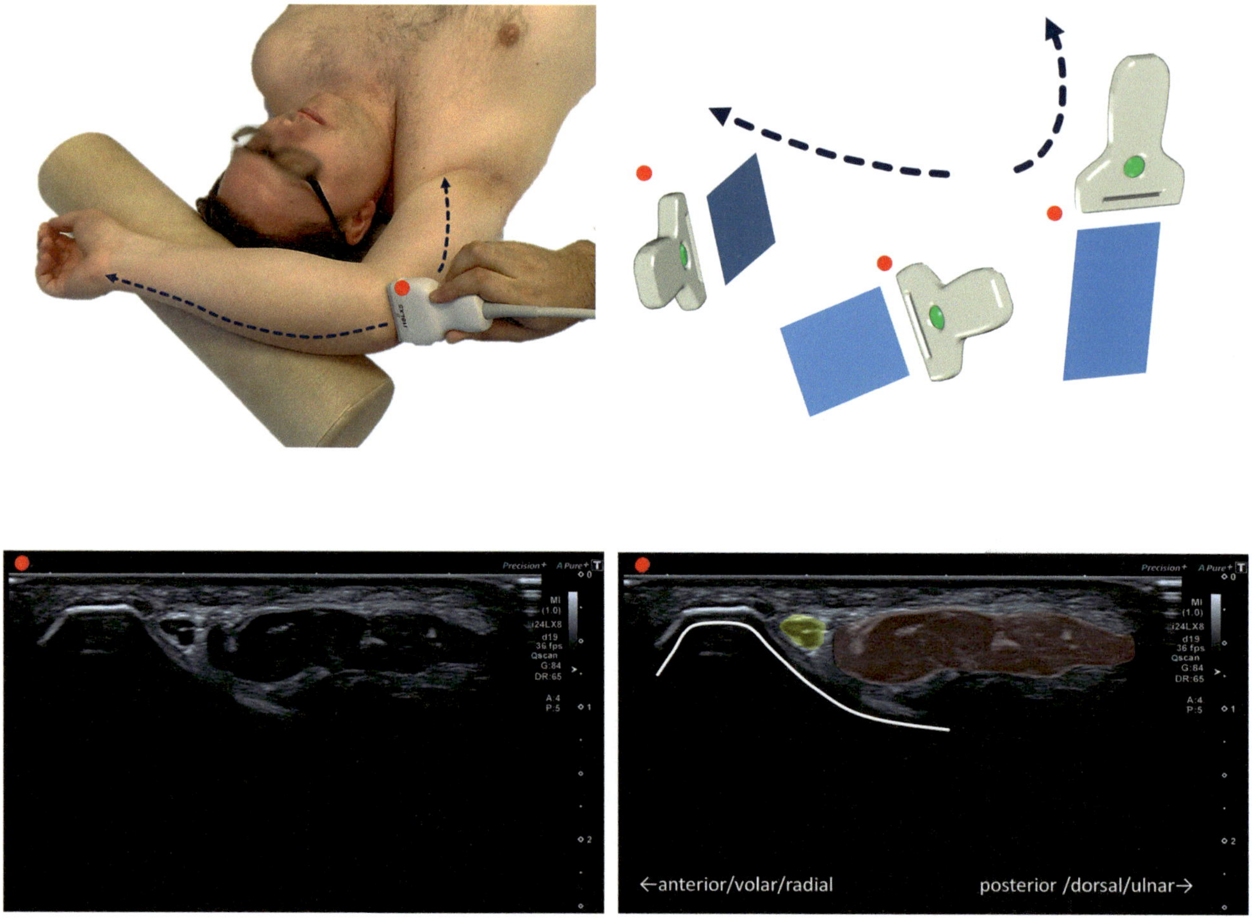

Abb. 8.9 Sonoanatomische Landmarke für die Untersuchung des N. ulnaris. [M1068]

8.2 Nervensonografie

Für den Anfänger gelingt die sonografische Darstellung des N. ulnaris am einfachsten am Ellenbogen. Die Untersuchung kann sowohl in liegender (➤ Abb. 8.9) oder etwas schwieriger in sitzender Position (➤ Abb. 8.10) erfolgen. In der ➤ Abb. 8.9 sind die sonoanatomischen Landmarken für den rechten N. ulnaris gezeigt. In volarer Richtung liegt der Epicondylus medialis (weiße Linie) als Landmarke. Hinter ihm verläuft der Sulcus n. ulnaris mit dem N. ulnaris als Inhalt (gelb). Weiter dorsal liegt in variabler Ausbildung der mediale Kopf des M. triceps brachii (hellbraun). Alternativ kann man auch am Handgelenk beginnen, um den N. ulnaris in der gleichen Schnittebene wie den N. medianus darzustellen. Hier findet man ihn in der Loge de Guyon radial neben dem Os pisiforme (➤ Abb. 8.13, Schnitt 7).

Wird mit der Darstellung am Ellenbogen begonnen, was bei der Untersuchung des häufigen Kubitaltunnelsyndroms der Fall ist, so kann der Nerv recht einfach oberflächlich auf dem medialen Trizepskopf gelegen bis zur Axilla verfolgt werden, wobei er vom Sulcus n. ulnaris auf einer gedachten

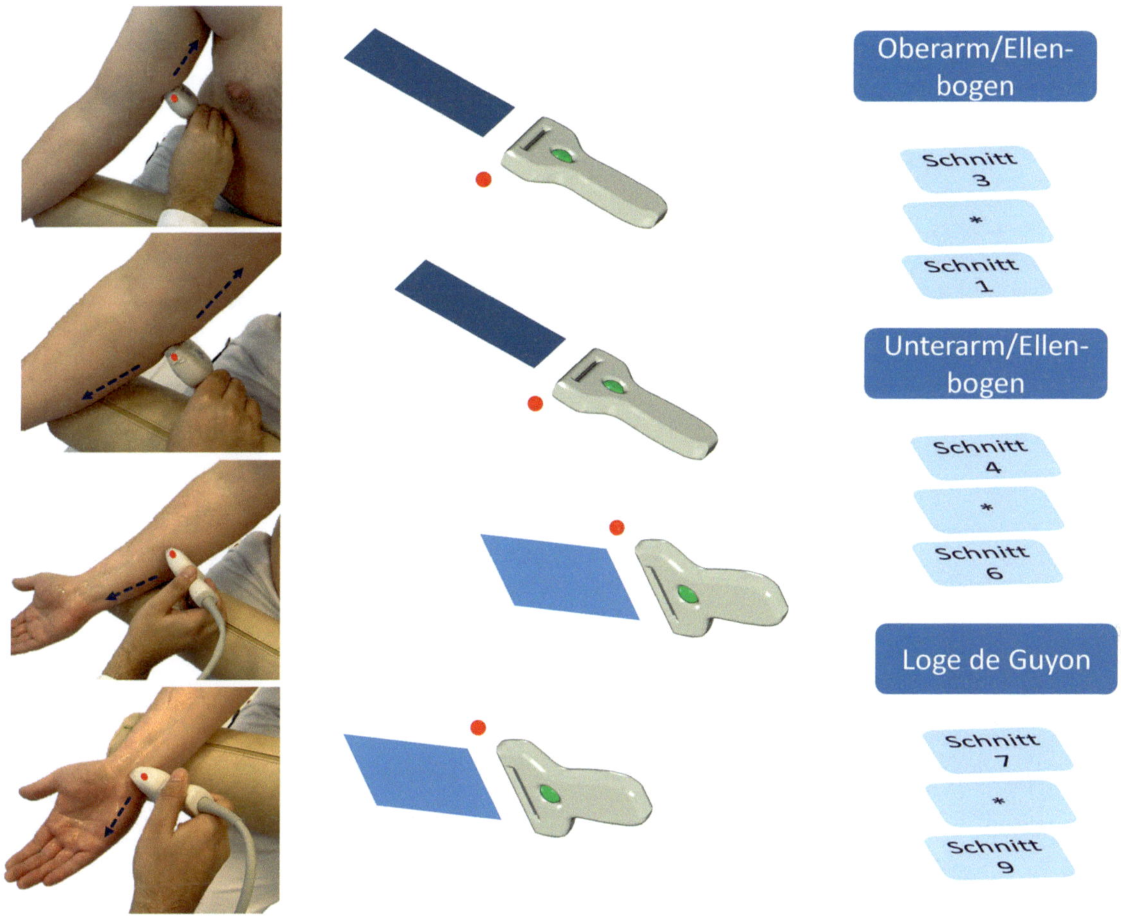

Abb. 8.10 Untersuchungsablauf des N. ulnaris. [M1068]

Linie bis dorsal des Sulcus bicipitalis medialis verläuft (➤ Abb. 8.11, Schnitte 1–3). Bei der Untersuchung des Ellenbogengelenks ist viel Ultraschallgel oder die Verwendung einer Vorlaufstrecke erforderlich, um die knöchernen Erhebungen durch Olecranon und Epicondylus medialis auszugleichen. Weiterhin muss der anatomische Nervenverlauf beachtet werden, der dazu zwingt, die Schnittführung wie in ➤ Abb. 8.9 und ➤ Abb. 8.10 gezeigt um den Ellenbogen herum anzupassen. Nach distal gelangt der N. ulnaris dann über den Kubitaltunnel und unter dessen Ligament unter die beiden Köpfe des M. flexor carpi ulnaris zum Unterarm. Später gesellt sich die A. ulnaris vom Pronatorentunnel kommend zum N. ulnaris, der dann in variabler Höhe seinen R. dorsalis abgibt. Dieser Verlauf ist in den Schnittbildern 4–6 (➤ Abb. 8.12) zu sehen. Am Handgelenk gelangt er in die Loge de Guyon und teilt sich hier in einen oberflächlichen und einen tiefen Ast. Dieser Verlauf wird in den Schnitten 7–9 (➤ Abb. 8.13) dargestellt.

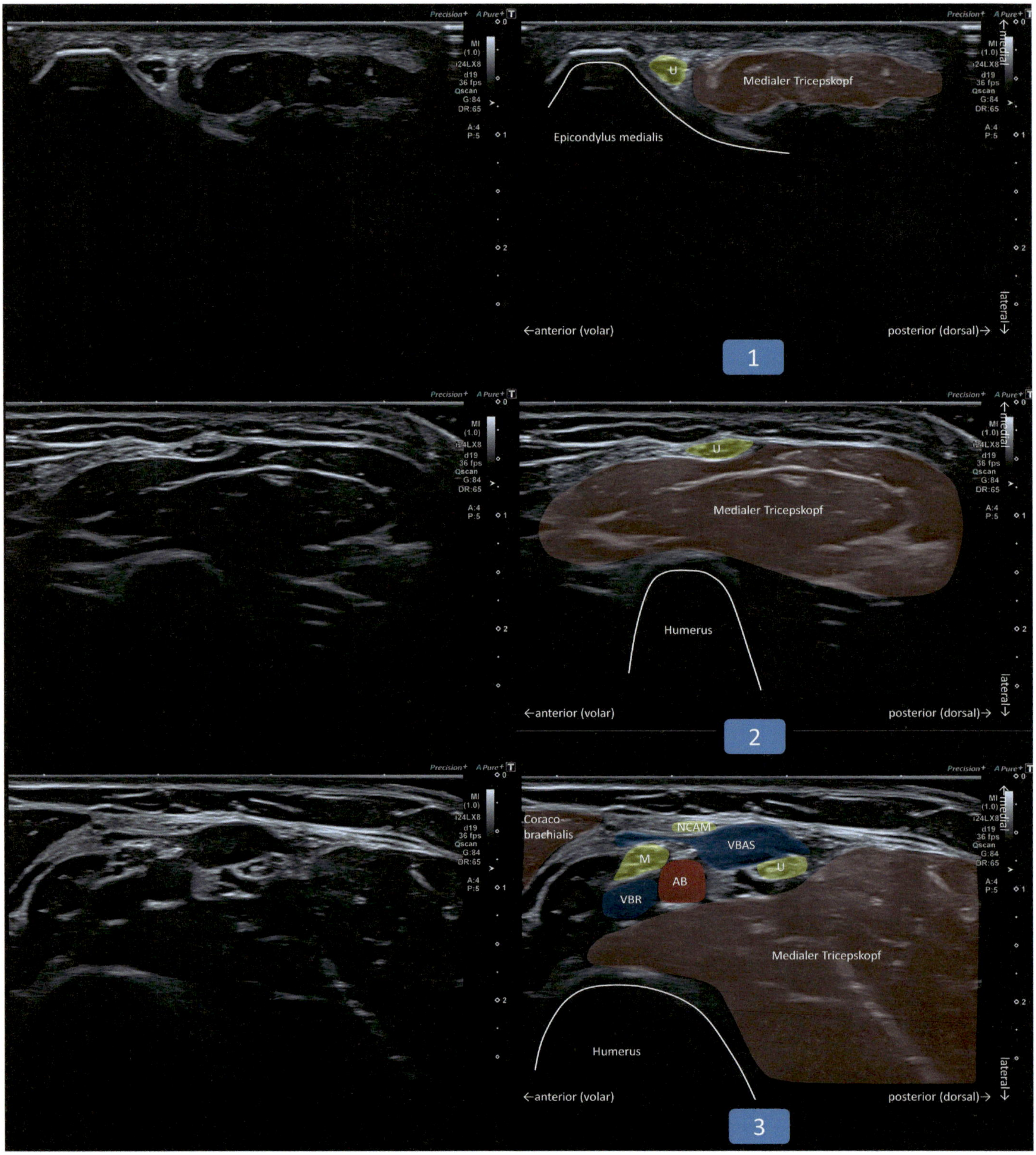

Abb. 8.11 Schnittbildserie 1–3. N. ulnaris rechts. Verlauf vom Sulcus ulnaris bis zum proximalen Oberarm.
AB - A. brachialis, M - N. medianus, NCAM - N. cutaneus antebrachii medialis, U - N. ulnaris, VBR - V. brachialis, VBAS - V. basilica [M1068]

Schnitt 1 Die Schnittebene im Sulcus n. ulnaris zeigt volar (anterior) den mächtigen Knochenschatten des Epicondylus medialis humeri (➤ Abb. 8.11). Dahinter liegt der N. ulnaris im Sulcus n. ulnaris. Dorsal davon findet sich in variabler Ausbildung das distale Ende des medialen Trizepskopfes. In wenigen Fällen ist ein vierter Trizepskopf als anatomische Variante (M. ancoaneus epitrochlearis) weiter distal zwischen Epicondylus humeri medialis und Olecranon aufgespannt (➤ Abb. 8.12, Schnitt 4). In dieser Schnittebene kann es bei Beugebewegungen im Ellenbogengelenk zu einer (habituellen) Luxation des N. ulnaris aus dem Sulcus heraus vor den Epicondylus medialis kommen („Snapping-Ulnaris-Syndrom"). Dies kann durch aktive oder passive Beugung des Ellenbogens dynamisch untersucht werden.

Schnitt 2 Weiter proximal am Oberarm liegt der N. ulnaris auf dem medialen Kopf des M. triceps brachii subkutan (➤ Abb. 8.11). Manchmal durchbohrt er diesen Muskel auch oberflächlich. Darunter ist der Schallschatten des Humerus zu erkennen.

Schnitt 3 Kurz vor der Axilla treffen vorne (volar) der N. medianus und hinten (dorsal) der N. ulnaris sowie der N. cutaneus antebrachii medialis im Sulcus bicipitalis medialis zusammen. Der N. medianus führt als Begleitgefäße die A. und V. brachialis mit sich, während der N. cutaneus antebrachii medialis in engem Bezug zur V. basilica liegt. Diese Strukturen werden vorne vom M. coracobrachialis und hinten vom medialen Trizepskopf eingerahmt (➤ Abb. 8.11).

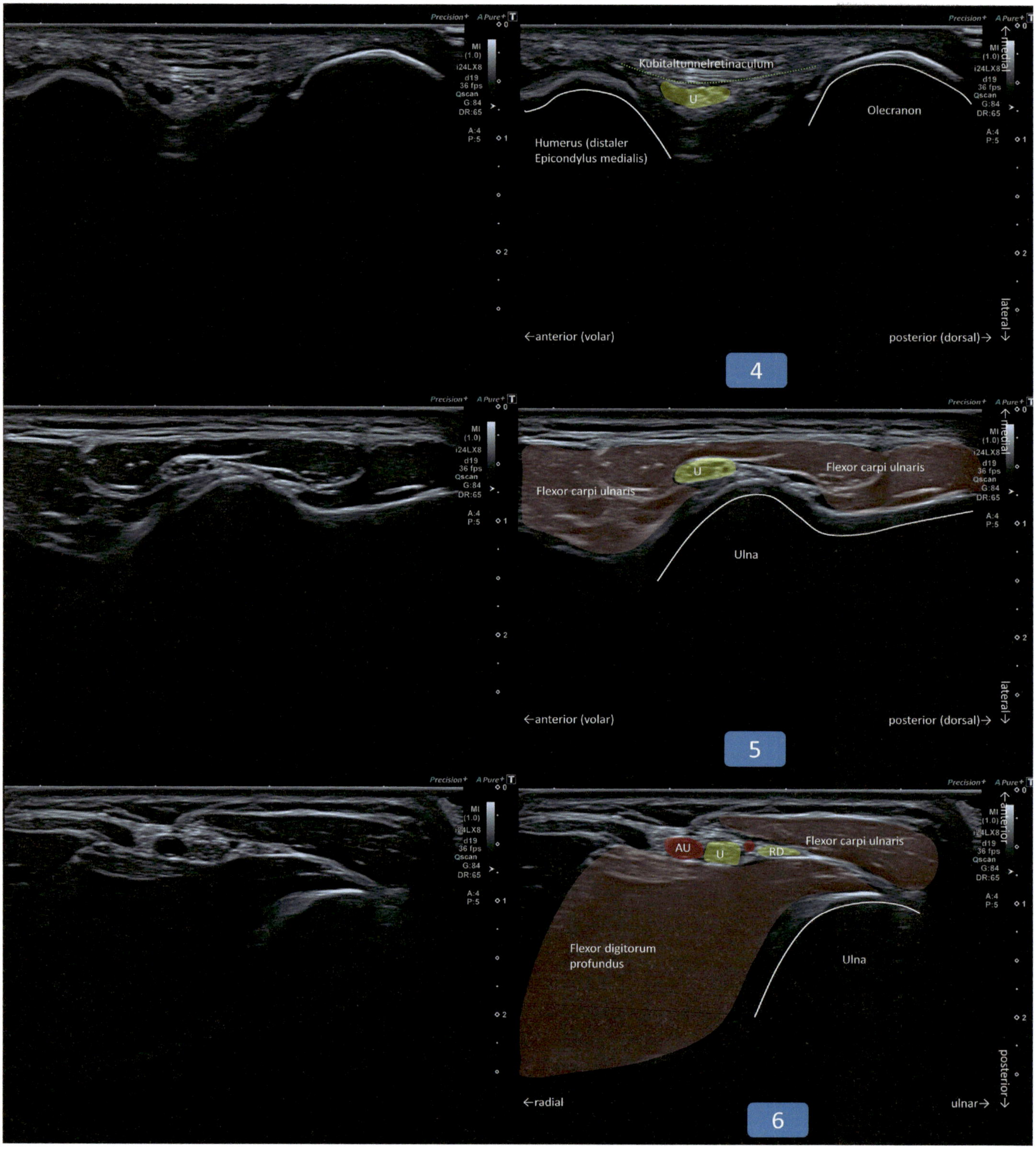

Abb. 8.12 Schnittbildserie 4–6. N. ulnaris rechts. Verlauf vom Kubitaltunnel bis zum distalen Unterarm. AU - A. ulnaris, RD - R. dorsalis n. ulnaris, U - N. ulnaris [M1068]

Schnitt 4 In der Schnittebene distal des Suclus n. ulnaris beginnt der Kubitaltunnel zwischen distalem Epicondylus medialis humeri und dem Olecranon. Zwischen diesen Strukturen spannt sich das Kubitaltunnelretinakulum auf, das aus der Sehne des M. flexor carpi ulnaris entspringt (➤ Abb. 8.12). Als anatomische Variante kann ein vierter Trizepskopf (M. ancoaneus epitrochlearis) vorhanden sein.

Schnitt 5 Nach Passage des Humeroulnargelenks, das im Kubitaltunnel die größte Engstelle darstellt, setzt sich das Kubitaltunnelretinakulum über die Sehne des M. flexor carpi ulnaris in dessen beide Muskelbäuche fort. Der Muskel überdacht jetzt den N. ulnaris, darunter ist der Schallschatten der Elle zu sehen (➤ Abb. 8.12).

Schnitt 6 Im weiteren distalen Verlauf am Unterarm liegt der N. ulnaris zunächst in der Tiefe unter dem M. flexor carpi ulnaris und wird zum Teil durch die Muskelbäuche der tiefen und oberflächlichen Fingerflexoren eingerahmt. Später gesellt sich die A. ulnaris vom Pronatortunnel kommend hinzu (nicht gezeigt). Am distalen Unterarm verläuft der Nerv wieder oberflächlicher zwischen dem M. flexor carpi ulnaris und den tiefen Fingerbeugern. Darunter liegt der Schallschatten der Elle. In variabler Höhe gibt er den R. dorsalis n. ulnaris ab, der mit einer kleinen Begleitarterie aus der A. ulnaris unter dem M. flexor carpi ulnaris und später subkutan zum ulnaren Handrücken zieht.

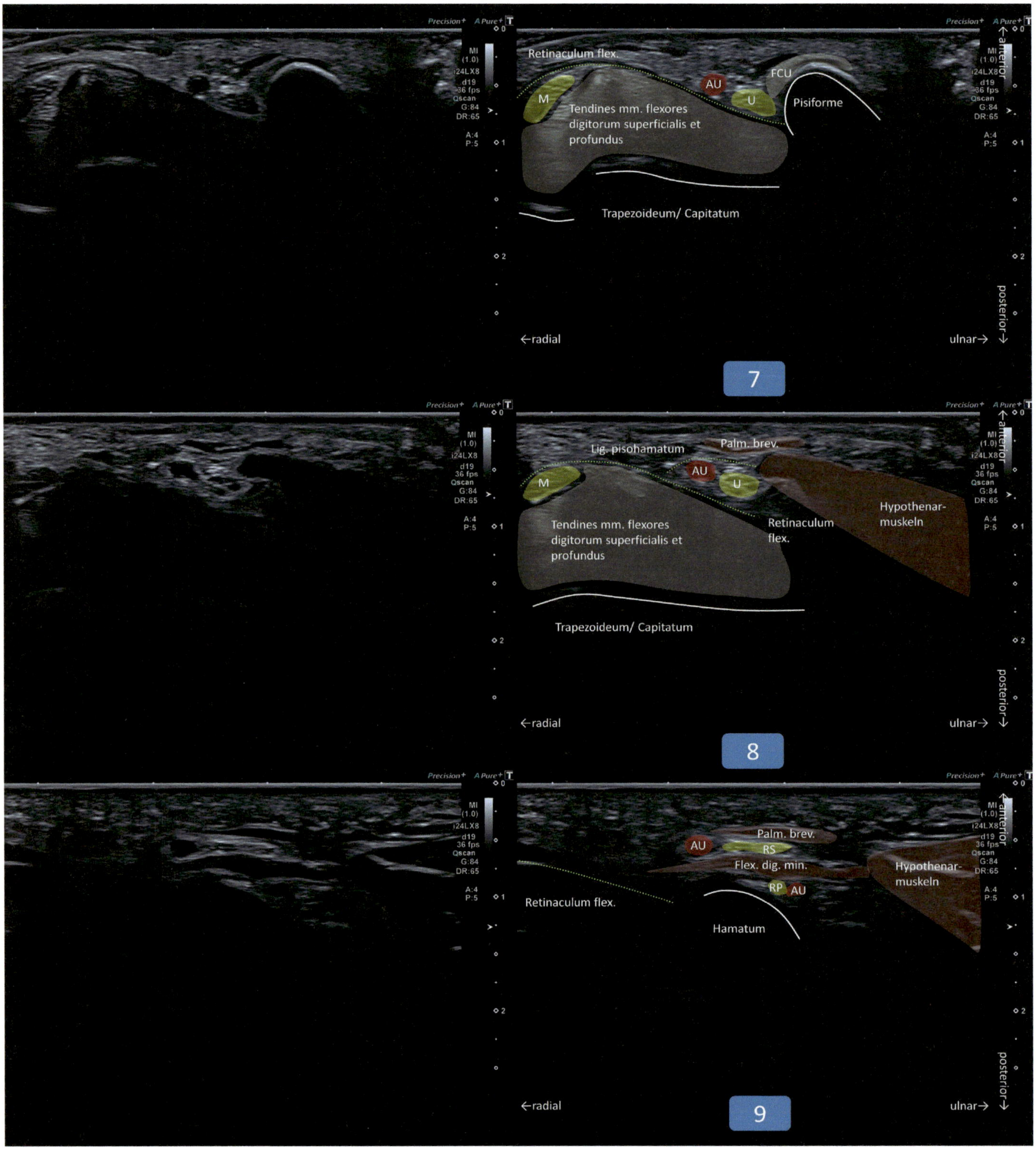

Abb. 8.13 Schnittbildserie 7–9. N. ulnaris rechts. Verlauf in der Loge de Guyon.
AU - A. ulnaris, FCU - Sehne des M. flexor carpi ulnaris, M - N. medianus, RP - R. profundus n. ulnaris, RS - R. superficialis n. ulnaris, U - N. ulnaris [M1068]

Schnitt 7 Die Loge de Guyon ist ulnar auf dem Retinaculum flexorum liegend zu erkennen. Weiter ulnar befindet sich der Knochenschatten des Os pisiforme, an dem die Sehne des M. flexor carpi ulnaris ansetzt (➤ Abb. 8.13). Manchmal überdacht ein M. palmaris brevis diesen Bereich. In der Loge liegen die A. ulnaris und der N. ulnaris. Nach radial sind unter dem Retinaculum flexorum der N. medianus und die Fingerbeugersehnen als Karpaltunnelinhalt zu erkennen.

Schnitt 8 Weiter distal wird die Loge de Guyon vom Ligamentum pisohamatum überdacht. Darüber liegt in ➤ Abb. 8.13 ein rudimentär angelegter M. palmaris brevis. Radial sind die bekannten Strukturen aus Schnitt 7 zu erkennen (Karpaltunnelinhalt und Retinaculum flexorum). Ulnar strahlt die Hypothenarmuskulatur bereits ein (hauptsächlich der M. abductor digiti minimi). Der N. ulnaris differenziert sich jetzt entweder in zwei oder eine radial gelegene Faszikelgruppe für den R. superficialis und in eine ulnar gelegene Faszikelgruppe für den R. profundus (in diesem Fall Trifurkation). Die A. ulnaris liegt unverändert radial vom Nerven.

Schnitt 9 Ganz distal ist der Knochenschatten des Os hamatum zu erkennen, das den Karpaltunnel ulnar begrenzt. Von hier entspringt der M. flexor digiti minimi. Unter ihm befindet sich in unmittelbarer Nähe zum Os hamatum der R. profundus n. ulnaris mit seiner Begleitarterie, die durch Teilung aus der A. ulnaris entstanden ist. Oberflächlich darüber ist der R. superficialis n. ulnaris mit dem anderen Teil der A. ulnaris zu erkennen. Ulnar sind die Hypothenarmuskeln und radial der Karpaltunnelinhalt zu sehen. Der R. superficialis lässt sich relativ weit bis zu den Nn. digitales palmares comm. et proprii verfolgen, während der R. profundus distal des Os hamatum relativ schnell in die Tiefe unter die intrinsischen Handmuskeln in einem Bogen nach radial abbiegt und dann meist nicht mehr dargestellt werden kann (➤ Abb. 8.13).

LITERATUR

ZU KAPITEL 8.1

Kern RZ. The electrodiagnosis of ulnar nerve entrapment at the elbow. Can J Neurol. Sci 2003; 30: 314–9.

ZU KAPITEL 8.2

Ali ZS, Pisapia JM, Ma TS, Zager EL, Heuer GG, Khoury V. Ultrasonographic evaluation of peripheral nerves. World Neurosurg 2016; 85: 333–9

Brown JM, Yablon CM, Morag Y, Brandon CJ, Jacobson JA. US of the peripheral nerves of the upper extremity: A Landmark Approach. Radiographics 2016; 36: 452–63

Gruber H, Loizides A, Moriggl B. (Hrsg.) Nervensonografie kompakt. Anatomie der peripheren Nerven mit Landmarks. Berlin, Heidelberg: Springer 2018

Hadzic A. Hadzic's peripheral nerve blocks and anatomy for ultrasound-guided regional anesthesia (New York School of Regional Anesthesia). McGraw-Hill Education, New York 2012

Ozçakar L, Yalçin B, Kara M, Yalçin E, Tiftik T, Gülbar S, et al. ultrasonographic imaging of the peripheral nerves of the upper limb. J Rehabil Med. 2012; 44: 381–2

Peer S, Gruber H (eds.) Atlas of Peripheral Nerve Ultrasound with Anatomic and MRI Correlation. Springer, Berlin, Heidelberg 2013.

Schminke U, von Sarnowski B. Sonografie peripherer Nerven: Sonografische Anatomie. Klin Neurophysiol 2018; 49: 165–74

Wu CH, Chang KV, Özçakar L, Hsiao MY, Hung CY, Shyu SG, et al. Sonographic tracking of the upper limb peripheral nerves: a pictorial essay and video demonstration. Am J Phys Med Rehabil 2015;94: 740–7

Youngner JM, Matsuo K, Grant T, Garg A, Samet J, Omar IM. Sonographic evaluation of uncommonly assessed upper extremity peripheral nerves: anatomy, technique, and clinical syndromes. Skeletal Radiol 2019; 48: 57–74

KAPITEL

9 Nerven des ventralen Oberschenkels (Nn. femoralis, obturatorius und cutaneus femoris lateralis)

Carl D. Reimers (Elektroneurografie), Thomas Schelle (Nervensonografie)

9.1 N. femoralis

Herkunft: Wurzeln L2–4, Plexus lumbalis.

9.1.1 Elektroneurografie

Motorische Neurografie

Der N. femoralis lässt sich lediglich in Höhe des Leistenbandes stimulieren, sodass eine Messung der Nervenleitgeschwindigkeit nicht möglich ist. Bestimmt werden kann lediglich eine distale motorische Latenzzeit, zum Beispiel zum M. vastus medialis (➤ Abb. 9.1, ➤ Abb. 9.2).

Sensible Neurografie

Die sensible Funktion des N. femoralis kann durch Untersuchung des sensiblen Endastes des N. saphenus überprüft werden. Nach Erfahrung des Autors lässt sich der Nerv am besten antidrom untersuchen, wobei Oberflächen- oder Nadelelektroden an der Ventralseite des Innenknöchels oder distal an der Tibiainnenkante (➤ Abb. 9.3) zur Ableitung positioniert werden und eine Stimulation etwa 14 cm proximal unmittelbar hinter der medialen Tibiakante erfolgt (➤ Abb. 9.4).

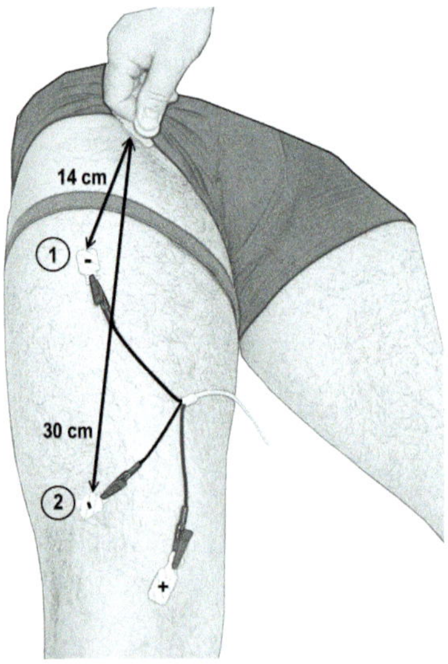

Abb. 9.1 Untersuchungstechnik des N. femoralis. [R251-001]

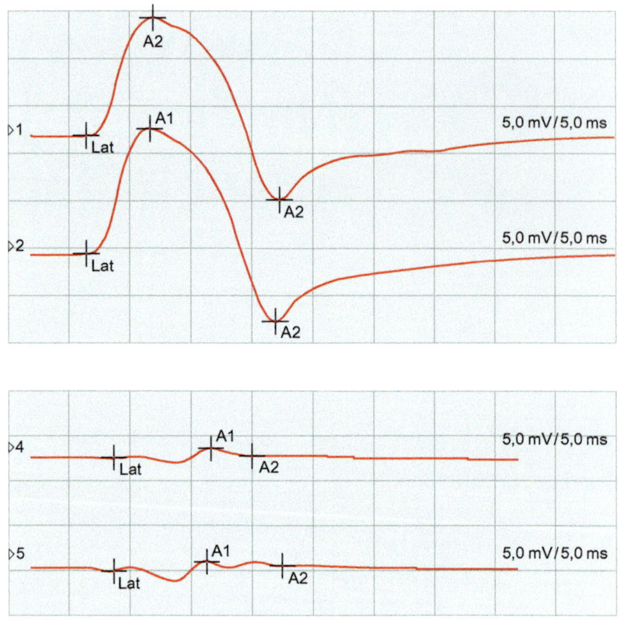

Abb. 9.2 Motorische Neurografie des N. femoralis.
Obere Ableitungen: Stimulation in der Leistenbeuge, Ableitung vom M. vastus medialis: Normalbefund: dmL = 6,5 ms, Amplitude des MSAP 20,3 mV
Untere Ableitungen: gleiche Ableitung bei Läsion durch Messerstichverletzung in der Leistenbeuge: dmL = 8,8 ms, Amplitude des MSAP 0,9 mV. [L231]

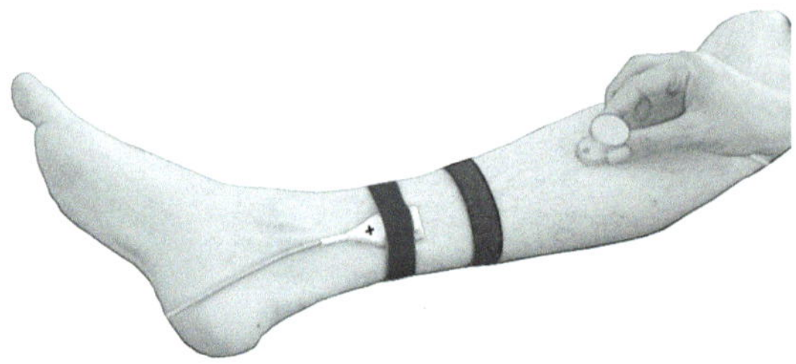

Abb. 9.3 Antidrome Stimulation des N. saphenus. [R251-001]

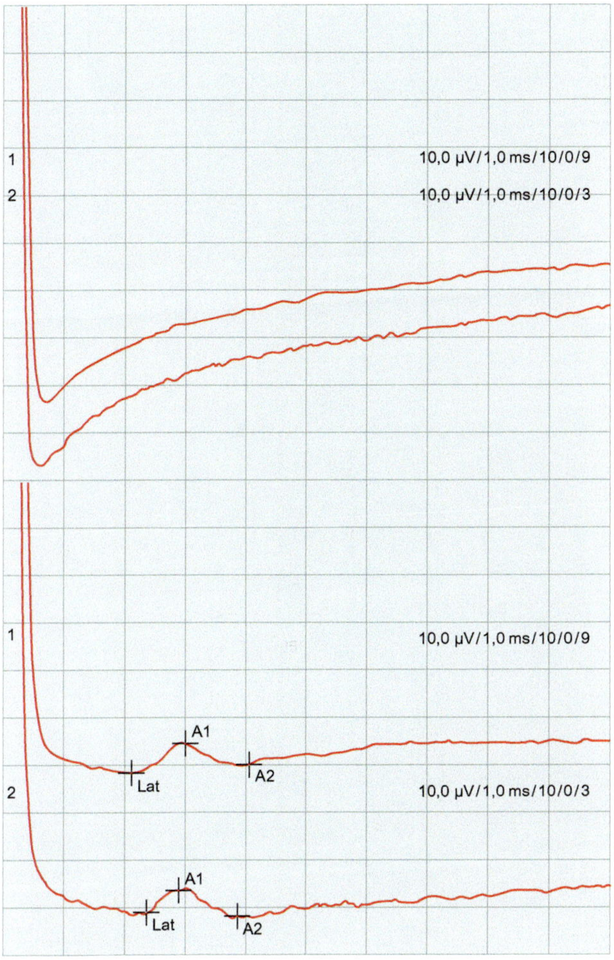

Abb. 9.4 Neurografie des N. saphenus.
Obere Ableitungen: deutliches Reizartefakt, kein sNAP nach Messerstichverletzung des N. femoralis in der Leistenbeuge.
Untere Ableitungen: Ableitung am Innenknöchel mit Nadelelektroden, Stimulation 10,5 cm proximal: sNLG = 50 m/s. Amplitude des sNAP = 6 µV (Normalbefund).

9.2 N. cutaneus femoris lateralis

Herkunft: L2–3, Plexus lumbalis.

9.2.1 Elektroneurografie

Stimulation: 1 cm medial der Spina iliaca anterior superior mit Oberflächen- oder Nadelelektrode.

Ableitung: 12–20 cm distal der Stimulationselektrode auf einer Linie zwischen Stimulationselektrode und Patellaaußenrand (➤ Abb. 9.5).

Referenzwert: sNLG ≥ 40 m/s.

Bemerkung: Es gelingt nicht immer, ein sNAP darzustellen. Gegebenenfalls sind eine orthodrome Untersuchung oder auch Stimulation in der Leiste mit einer Nadelelektrode notwendig.

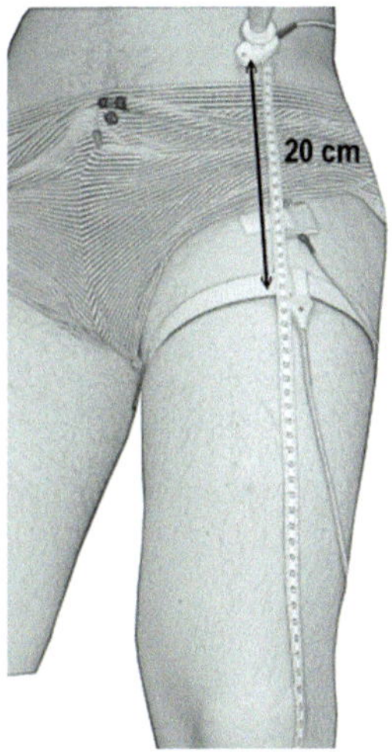

Abb. 9.5 Sensible NLG des N. cutaneus femoris lateralis. Die Stimulation erfolgt am äußeren Leistenband; in einer geraden Linie zum äußeren Patellarand wird nach 20 cm die Ableitelektrode angebracht. [R251-001]

9.3 N. obturatorius

Herkunft: L2–4, Plexus lumbalis.

9.3.1 Elektroneurografie

Eine Methode zur Untersuchung dieses Nerven existiert nicht. Die Diagnostik erfolgt elektromyografisch.

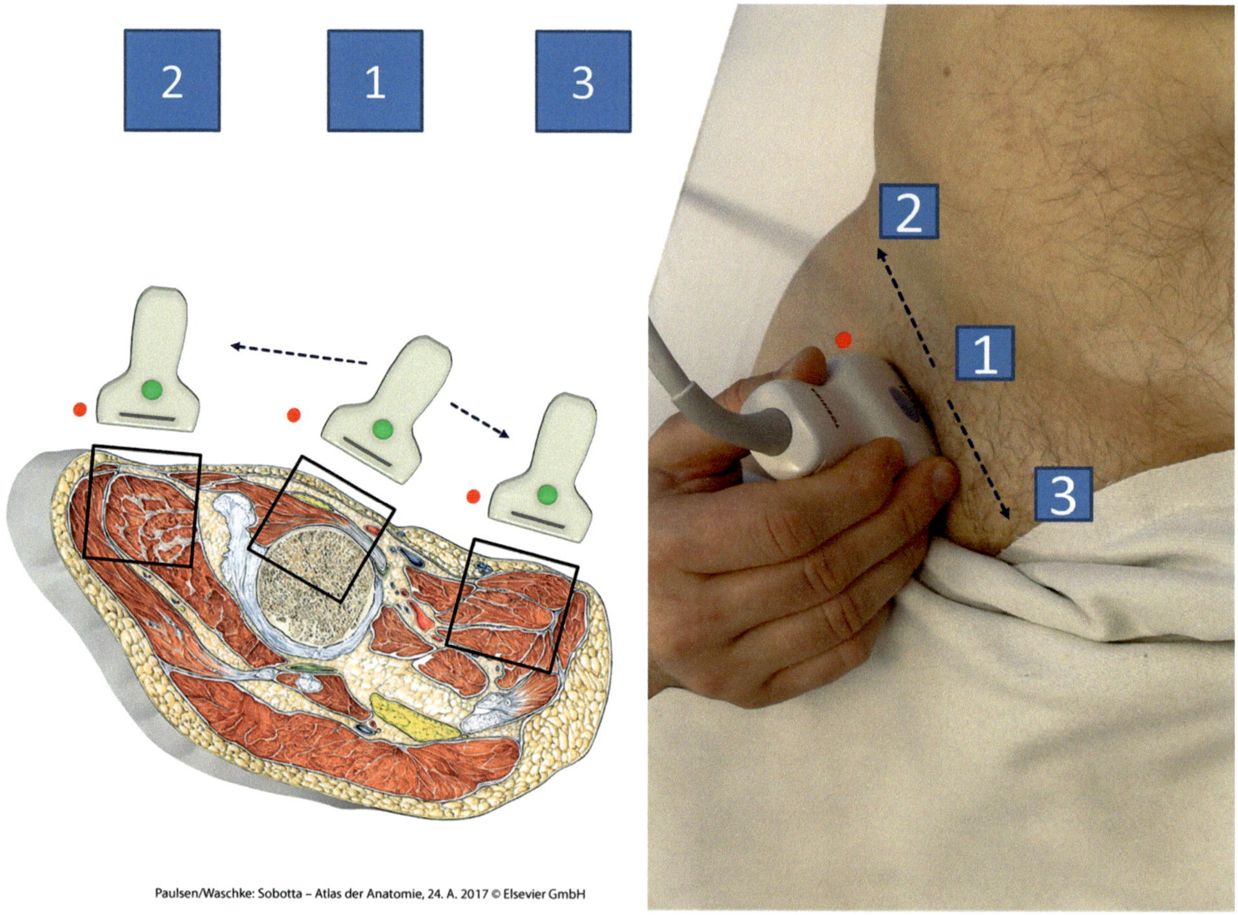

Abb. 9.6 Gemeinsamer topografisch orientierter Zugang zum N. femoralis, N. obturatorius und N. cutaneus femoris lateralis. [S700/M1068]

9

9.4 Nervensonografie der Nn. obturatorius, femoralis (mit Endästen) und cutaneus femoris lateralis

Für den Zugang zu den Nn. femoralis, cutaneus femoris lateralis und obturatorius bietet die Leistenbeuge eine gute anatomische Landmarke. Die Sonde wird etwa in der Mitte parallel zum Leistenband und so proximal wie möglich aufgesetzt. In der in ➤ Abb. 9.6 abgebildeten Schallebene 1 trifft man direkt auf die Gefäß-Nerven-Straße, wobei sich regelmäßig von lateral nach medial folgende Anordnung der Strukturen zeigt: N. femoralis, A. femoralis und V. femoralis. Würde die Sonde weiter distal aufgesetzt, kann es sein, dass sich die A. femoralis bereits in zwei Äste aufgeteilt hat (➤ Abb. 9.7). Verschiebt man von dieser Position aus bei abduziertem Oberschenkel die Sonde nach medial hin zu Schallebene 3, so gelangt man über den M. pectineus zur Adduktorengruppe, zwischen deren Faszien die Endäste des N. obturatorius verlaufen. Lateral von Schallebene 1 kann zunächst der M. sartorius identifiziert werden; später schließt sich der M. tensor fasciae latae an. Zwischen beiden Muskeln findet sich in Schallebene 2 ein fettgefüllter Tunnel, in dem sich die Endäste des N. cutaneus femoris lateralis befinden.

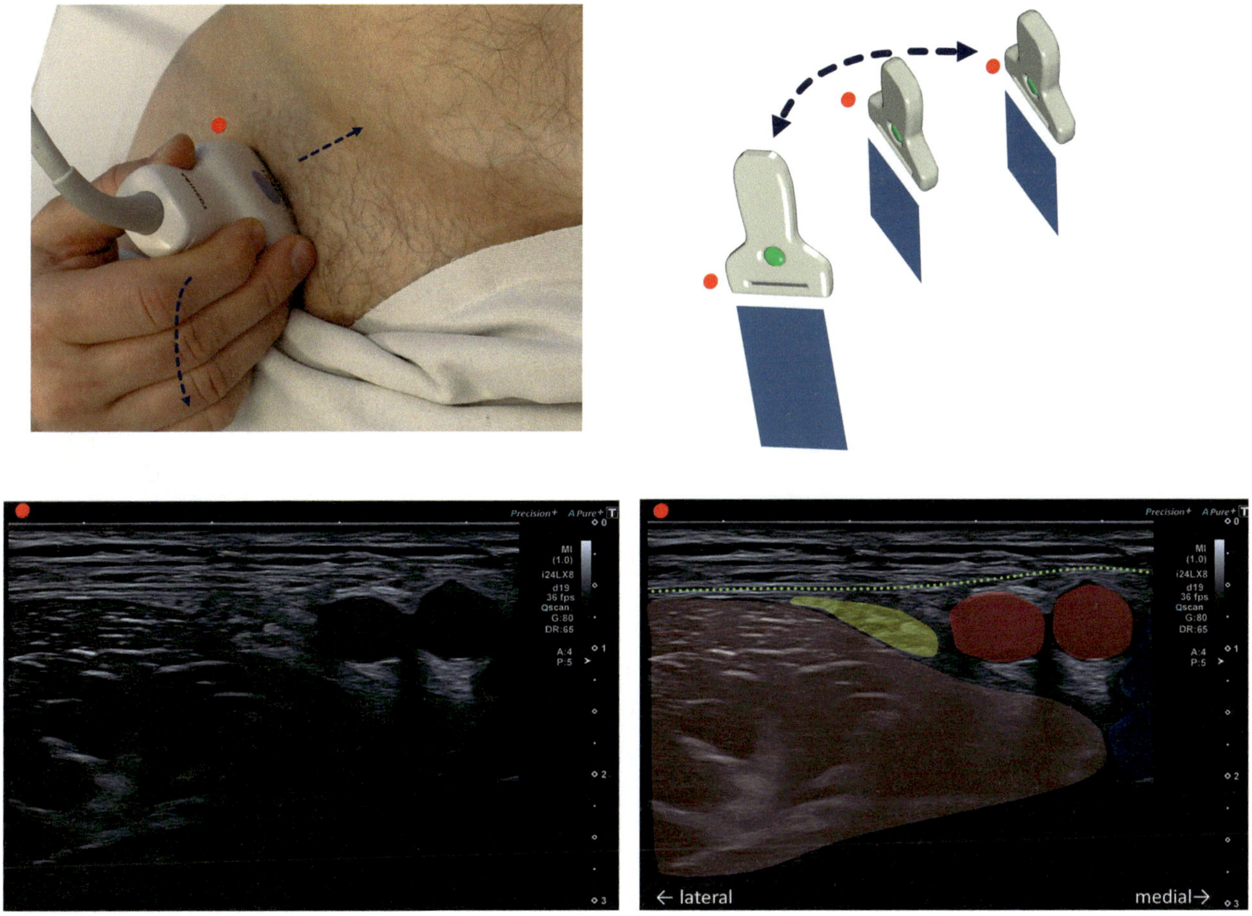

Abb. 9.7 Sonoanatomische Landmarke. [M1068]

Die ➤ Abb. 9.7 zeigt die anatomischen Strukturen entsprechend Schallebene 1 aus ➤ Abb. 9.6. Auf dem kräftigen M. iliopsoas (braun) liegt lateral der N. femoralis (gelb), der hier meist eine längsovale Form aufweist. Häufig ist er trotz oberflächlicher Lage schwer von den umgebenden Strukturen abzugrenzen, da diese eine annähernd gleiche Echogenität haben. Nach medial schließt sich die immer gut zu erkennende A. femoralis (rot) an, die sich in diesem Beispiel durch relativ distale Beschallung bereits in zwei Äste aufgeteilt hat. Noch weiter medial ist die V. femoralis (blau) angeschnitten. Über der Gefäß-Nerven-Straße kann unter dem subkutanen Fettgewebe das hyperechogene Leistenband abgegrenzt werden.

Die folgenden Schnitte 1 und 2 (➤ Abb. 9.8) geben die Anatomie des N. obturatorius entsprechend Schnittebene 3 aus ➤ Abb. 9.6 wieder. Der Untersuchungsablauf wurde bereits eingangs beschrieben.

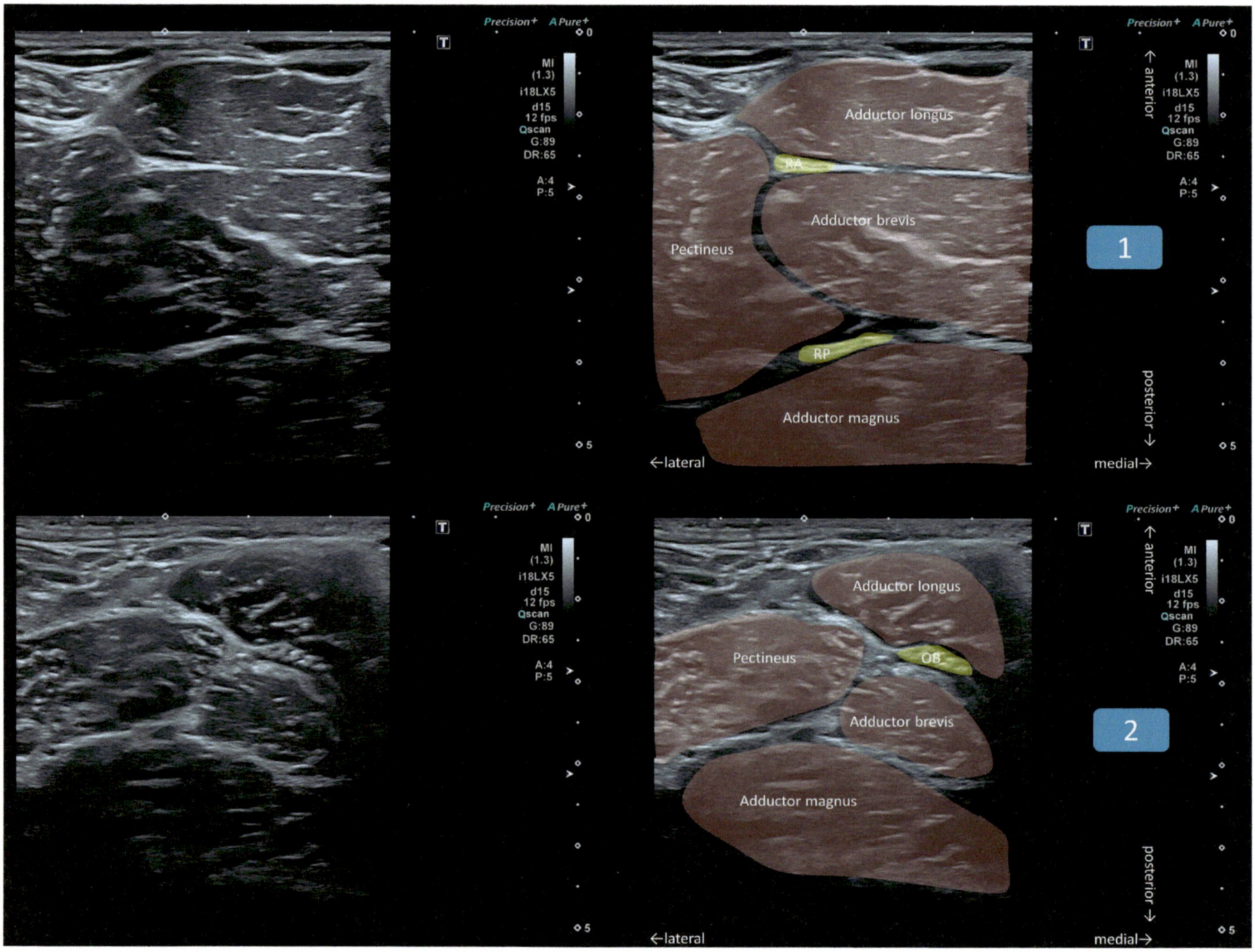

Abb. 9.8 Schnittbildserie 1–2. Sonoanatomie des N. obturatorius in Höhe der Leistenregion.
OB - N. obturatorius, RA - R. anterior, RP - R. posterior [M1068]

Schnitt 1 Ausgehend von der anatomischen Landmarke (N. femoralis, A. femoralis, V. femoralis) gelangt man medial von der V. femoralis über den mächtigen M. pectineus zu den Adduktoren (➤ Abb. 9.8). Diese weisen eine typische Dreischichtung auf. Beim oberflächlichsten Muskel handelt es sich um den M. adductor longus. Dieser ist durch eine echoreiche Faszienschicht vom M. adductor brevis abgetrennt und dieser wiederum durch eine solche Schicht vom M. adductor magnus. Eine leichte Drehung des Schallkopfes um seine eigene Achse verbessert ggf. die Darstellung. In dieser Ebene hat sich der N. obturatorius bereits aufgeteilt und dessen R. anterior ist in der Faszienschicht zwischen den Mm. adductores longus und brevis zu erkennen, während der R. posterior in der Faszienschicht zwischen den Mm. adductores brevis und magnus liegt.

Schnitt 2 Man kann nun versuchen, die Sonde so weit wie möglich nach proximal zu kippen. Bei sehr schlanken Probanden gelingt ggf. die Darstellung des N. obturatorius vor seiner Aufteilung.

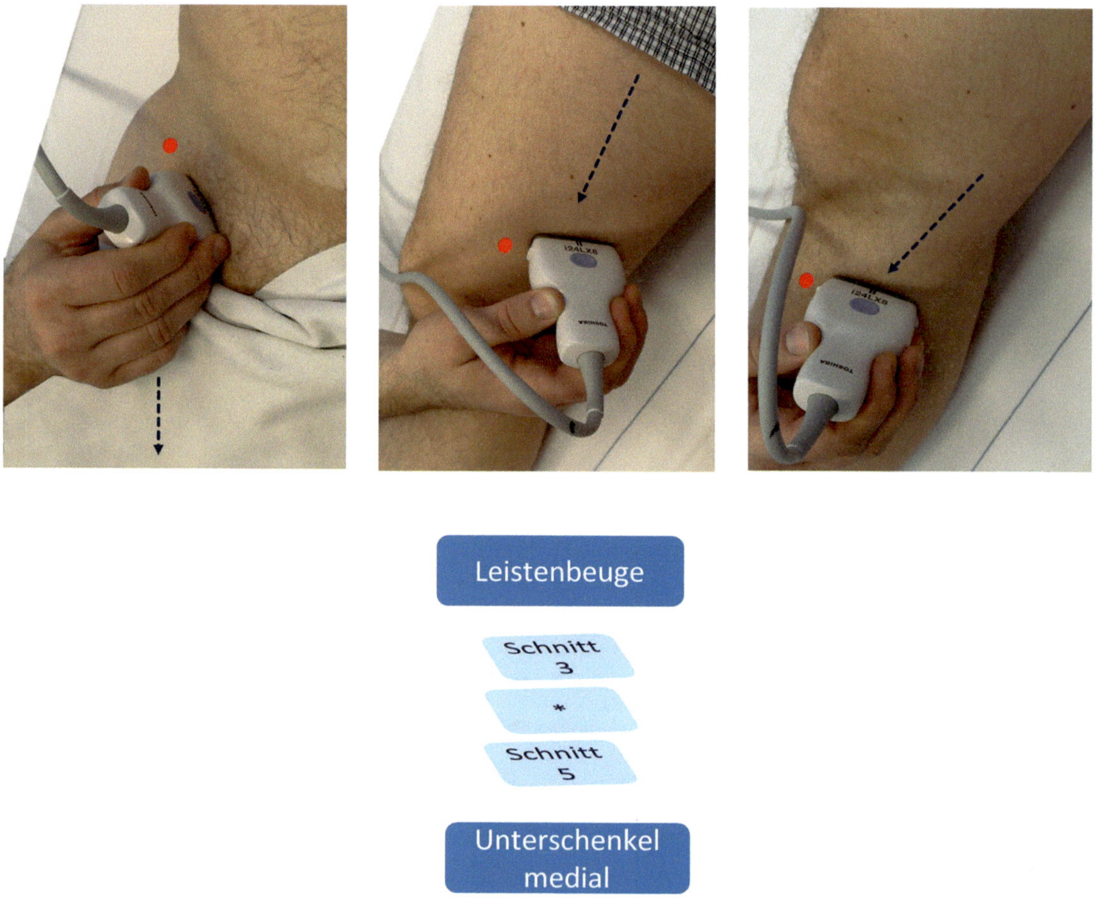

Abb. 9.9 Untersuchungsablauf des N. femoralis von der Leistenregion bis zum N. saphenus in Höhe des Unterschenkels. [M1068]

Ausgehend von Schnittebene 1 in ➤ Abb. 9.6 sowie den in ➤ Abb. 9.7 beschriebenen anatomischen Strukturen kann der N. saphenus nun nach distal verfolgt werden. Medial am Oberschenkel ist durch die mächtige Muskulatur meist eine niederfrequentere Sonde erforderlich, um die Eindringtiefe zu verbessern. Der zunächst in der Leistenregion oberflächlich liegende N. femoralis gibt hier zahlreiche Äste zur Oberschenkelmuskulatur ab und verläuft dann tief unter dem M. sartorius an der medialen Oberschenkelinnenseite als N. saphenus vom Gefäßbündel begleitet nach distal (➤ Abb. 9.9). Der Oberschenkel sollte jetzt etwas abduziert und außenrotiert gelagert werden. Noch weiter distal gelangt der N. saphenus wieder an die Oberfläche und verläuft zusammen mit der V. saphena magna subkutan an der medialen Unterschenkelseite bis zum Innenknöchel.

Die wichtigsten Stationen und anatomischen Strukturen dieses Untersuchungsablaufs sind in den Schnittebenen 3–5 (➤ Abb. 9.11) illustriert.

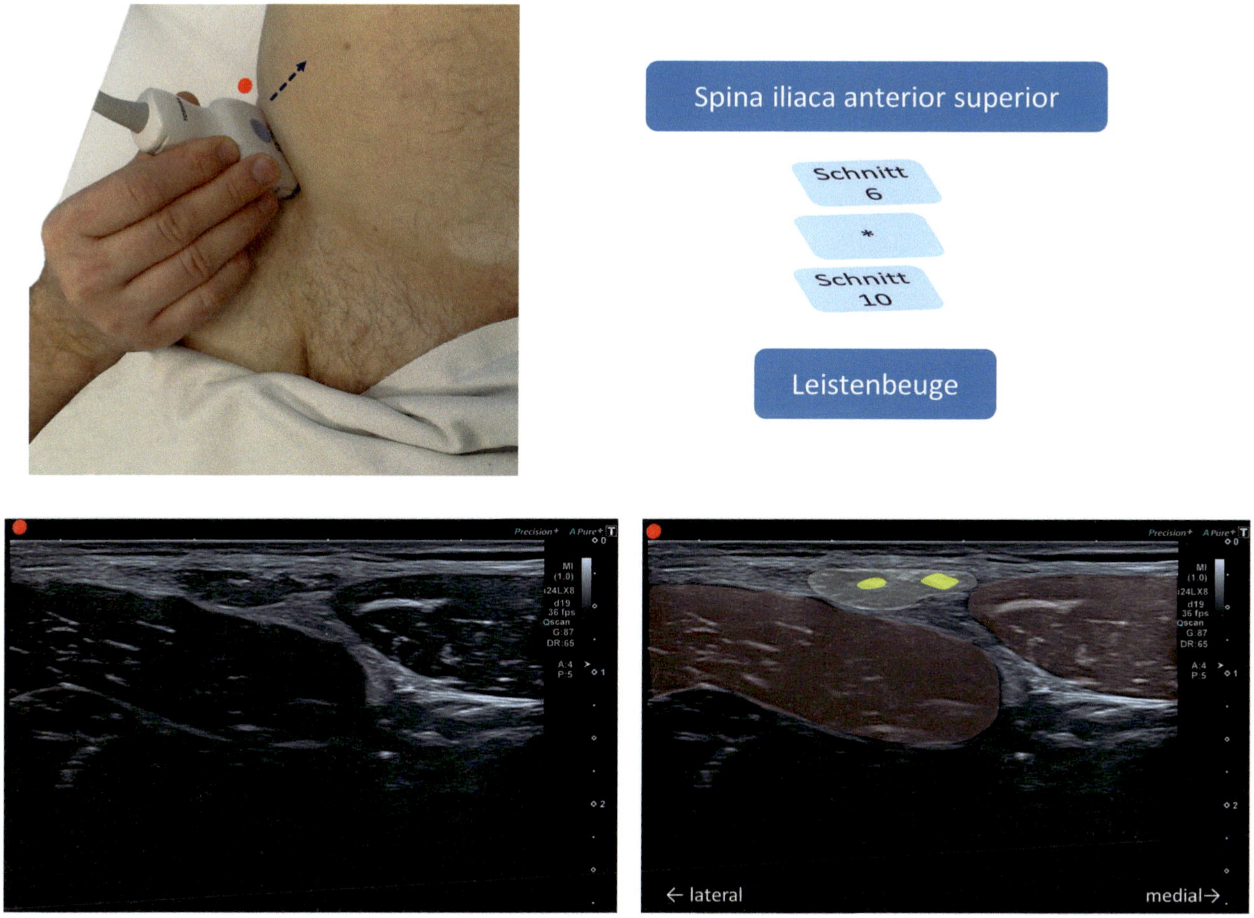

Abb. 9.10 Untersuchungsablauf und sonoanatomische Landmarke des N. cutaneus femoris lateralis von der Leistenregion bis zur Spina iliaca anterior superior. [M1068]

Ausgehend von Schnittebene 2 aus ➤ Abb. 9.6 sowie den in ➤ Abb. 9.7. beschriebenen anatomischen Strukturen gelangt man lateral vom N. femoralis und M. iliopsoas über den M. sartorius zum M. tensor fasciae latae (beide braun). Zwischen diesen liegt meistens ein fettgefüllter Tunnel (Ausnahmen: sehr schlanke oder untergewichtige Probanden), in dem sich der N. cutaneus femoris lateralis (gelb) oder bereits mehrere Äste dieses Nervs befinden. Der Tunnel ist in ➤ Abb. 9.10 grau dargestellt. Die Endäste können mit einer hochauflösenden Sonde sehr einfach weiter nach distal verfolgt werden. Bei der o. g. Lokalisation handelt es sich aber noch nicht um den typischen Kompressionsort im Falle der Meralgie, weshalb wir den Nerven unter paralleler Verschiebung der Sonde noch weiter nach proximal bis zur Spina iliaca anterior superior verfolgen müssen. Hier ist dann die typische Kompressionsstelle zwischen Leistenband und Spina iliaca anterior superior zu erkennen. Proximal davon gelingt ggf. auch noch die Darstellung der fokalen Schwellung oberhalb des Entrapments. Mit einer Hockey-Stick-Sonde lässt sich darüber hinaus hier sehr einfach eine diagnostische oder therapeutische ultraschallgestützte Blockade des Nervs vornehmen.

Der Untersuchungsverlauf ist auf den Schnitten 6–10 skizziert.

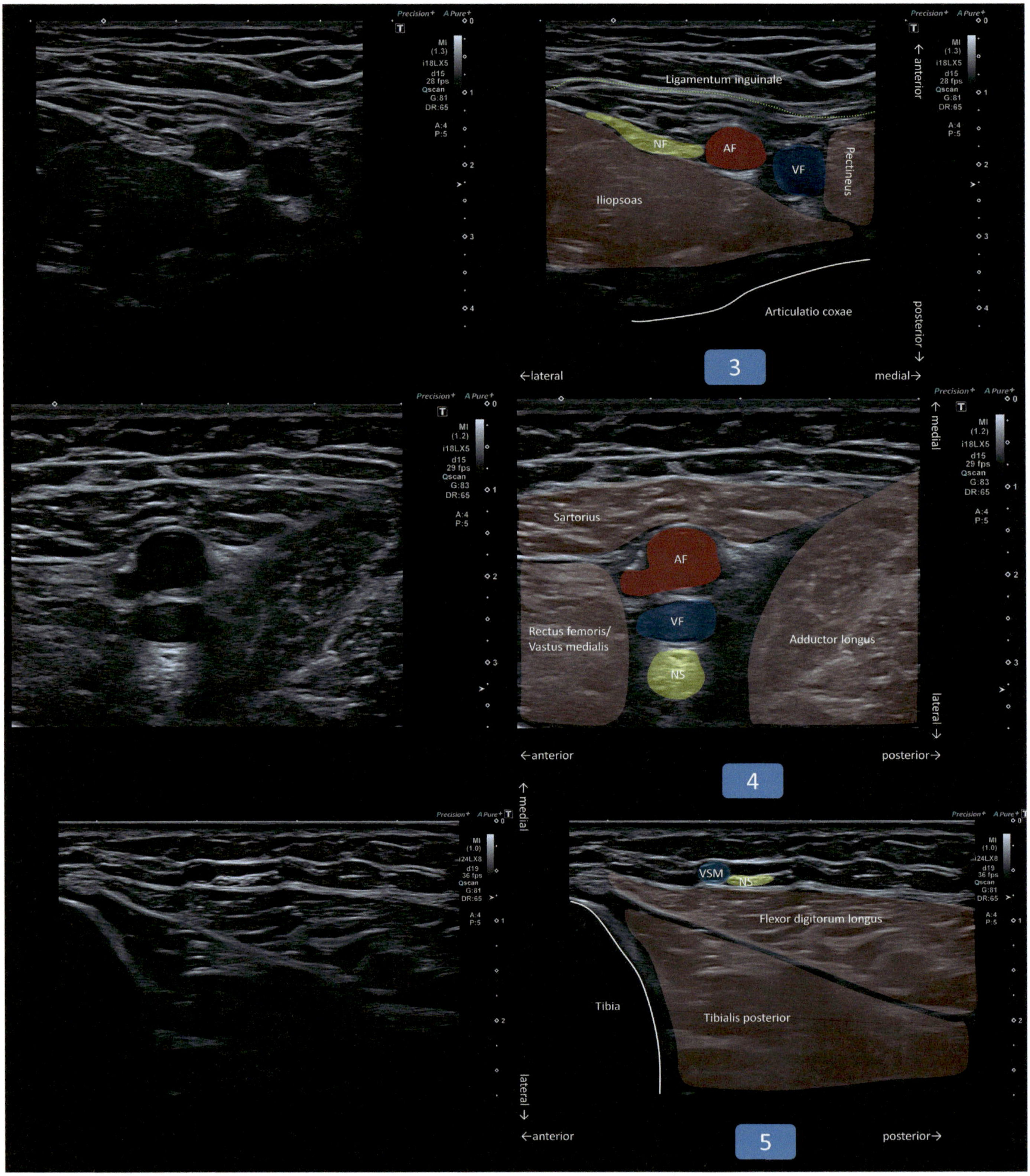

Abb. 9.11 Schnittbildserie 3–5. Sonoanatomie des N. femoralis bis zum N. saphenus in Höhe des Unterschenkels.
AF - A. femoralis, NF - N. femoralis, NS - N. saphenus, VF - V. femoralis, VSA - V. saphena magna [M1068]

Schnitt 3 Medial in der Leistenbeuge ist unter dem Leistenband die Gefäß-Nerven-Straße zu erkennen. Es sollte so proximal wie möglich untersucht werden. Von lateral nach medial findet man hier den N. femoralis, die A. femoralis und die V. femoralis. Der N. femoralis ist häufig trotz seiner recht oberflächlichen Lage aufgrund der ähnlichen Echogenität, die auch das umgebende Gewebe aufweist, schwer darzustellen. Außerdem ist die Form des N. femoralis in dieser Region eher längsoval-plattgedrückt und erinnert deshalb nicht an die typische rundliche Form, die man sonst bei einem peripheren Nerven erwarten würde. Die Gefäß-Nerven-Straße liegt auf dem M. iliopsoas. Medial von der V. femoralis befindet sich der M. pectineus. In der Tiefe ist der Schallschatten des Hüftgelenks zu erkennen. In weiteren Verlauf nach distal gibt der N. femoralis viele Muskeläste ab und gelangt in eine tiefere Lage unter dem M. sartorius. Er setzt seinen Verlauf als N. sartorius fort.

Schnitt 4 Etwa in der Mitte der Oberschenkelinnenseite sind unter dem M. sartorius in der Tiefe die A. und V. femoralis zu sehen. Sie können als wichtige Leitstrukturen bei der Suche nach dem N. saphenus dienen. Dieser liegt sehr tief (Schallkopf mit niedriger Sendefrequenz und hohem Eindringungsvermögen), ist aber durch die dorsale Schallverstärkung meist gut hinter der V. femoralis zu identifizieren. Davor befinden sich die Mm. rectus femoris und vastus medialis. Hinten grenzt der M. adductor longus an. Im weiteren Verlauf gelangt der N. saphenus wieder in eine subkutane Lage und gibt in Höhe des Kniegelenks den R. infrapatellaris ab. Am Unterschenkel liegt er wieder sehr oberflächlich und kann mit hochfrequenten Sonden beurteilt werden.

Schnitt 5 Der subkutane Verlauf des N. saphenus am medialen Unterschenkel wird von der V. saphena magna begleitet, was das Aufsuchen erleichtert. Davor befindet sich der Schallschatten der Tibia mit den darunter angrenzenden Mm. flexor digitorum longus und tibialis posterior.

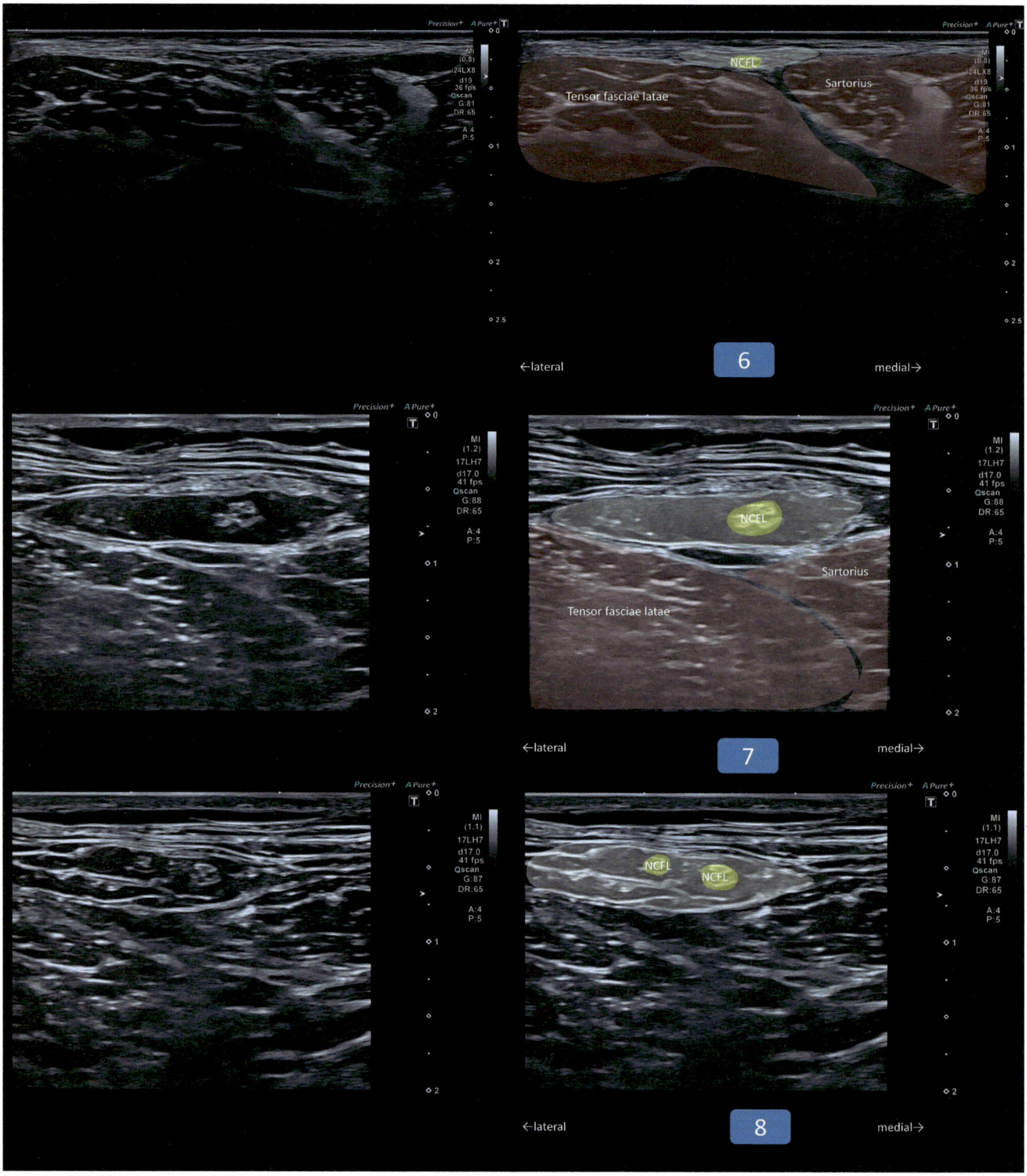

Abb. 9.12 Schnittbildserie 6–8. Sonoanatomie des N. cutaneus femoris lateralis in Höhe der Leistenbeuge.
NCFL - N. cutaneus femoris lateralis [M1068]

Schnitt 6 Üblicherweise wird der N. cutaneus femoris lateralis ausgehend von der Standardschallebene 1 in ➤ Abb. 9.8 aufgesucht. Lateral vom M. iliopsoas finden sich oberflächlich von medial nach lateral die Mm. sartorius und tensor fasciae latae. Der Raum zwischen diesen Muskeln enthält einen mit Fett gefüllten Tunnel (grau), der den Nerven bzw. dessen Endäste beherbergt. Schnitt 6 zeigt die Verhältnisse bei einer schlanken Versuchsperson.

Schnitt 7 In diesem Beispiel ist der fettgefüllte Tunnel (grau) deutlich mehr ausgeprägt. Das Bild wurde mit einer hochauflösenden Hockey-Stick-Sonde aufgenommen. Es ist nur ein Ast im Tunnel zu erkennen. Sonst entspricht die Situation dem Schnitt 6.

Schnitt 8 Dieses Beispiel wurde ebenfalls mit einer hochauflösenden Hockey-Stick-Sonde aufgenommen. Im Tunnel (grau) hat sich der N. cutaneus femoris lateralis bereits in zwei Äste aufgeteilt. Ansonsten s. Erklärungen unter Schnitt 6.
Der Hauptschädigungsort bei einer Kompressionsneuropathie des N. cutaneus femoris lateralis befindet sich weiter proximal zwischen Spina iliaca anterior superior und Leistenband. Dieser Verlauf nach proximal wird auf den folgenden Schnittebenen dargestellt.

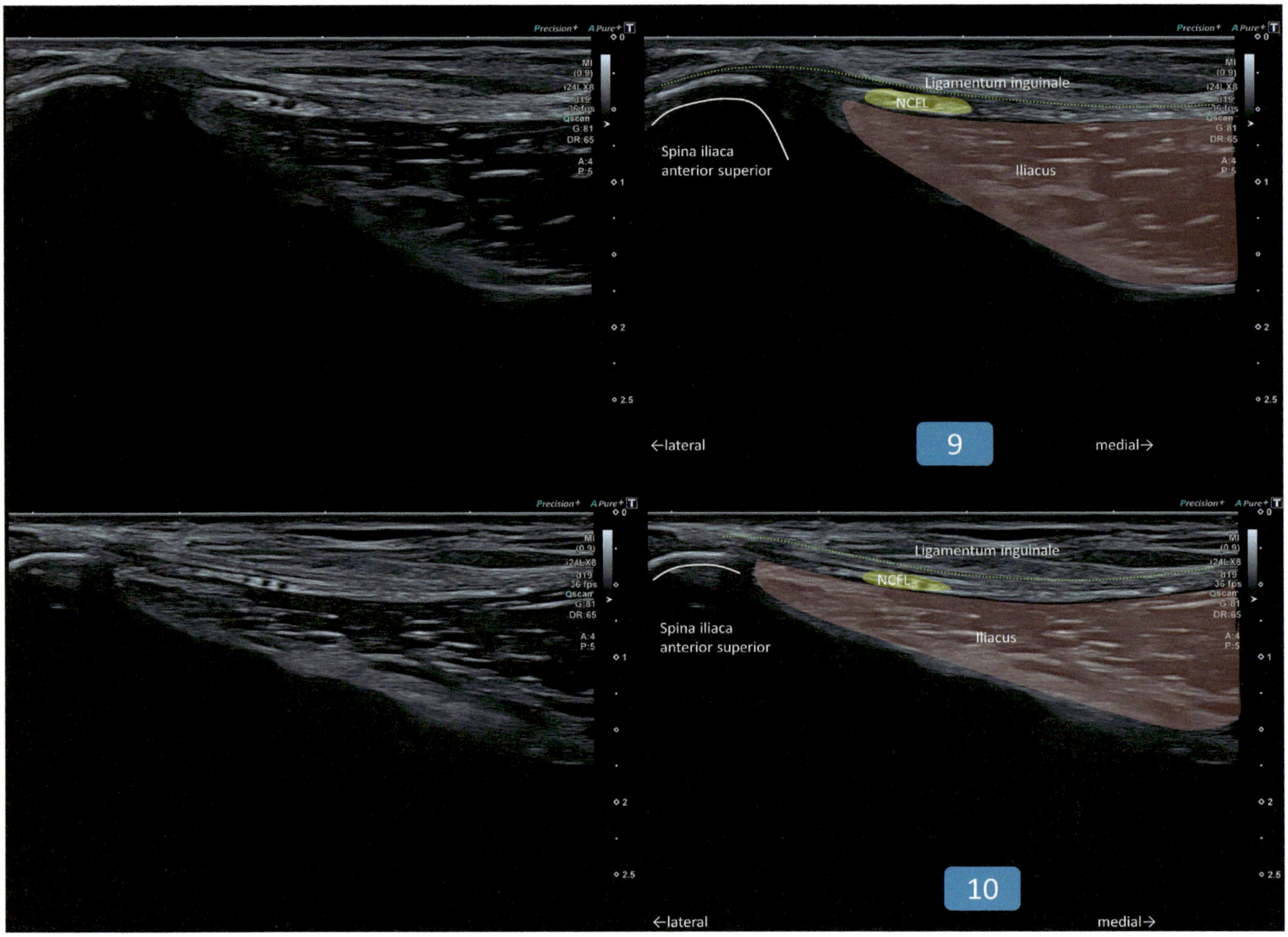

Abb. 9.13 Schnittbildserie 9–10. Sonoanatomie des N. cutaneus femoris lateralis in Höhe der Spina iliaca anterior superior. NCFL - N. cutaneus femoris lateralis [M1068]

Schnitt 9 Verfolgt man den N. cutaneus femoris lateralis nach proximal, so gelangt man zu einer weiteren anatomischen Landmarke, die jeder Anfänger erkennen kann. Es handelt sich um den Schallschatten der Spina iliaca anterior superior, welcher lateral im Bild sichtbar ist. Darüber befindet sich das Leistenband. Der Verlauf des N. cutaneus femoris lateralis weist hier viele anatomische Varianten auf. Je weiter medial er von der Spina iliaca anterior superior verläuft, umso geringer ist die Wahrscheinlichkeit einer Kompressionsneuropathie im Sinne einer Meralgie. Der schlanke Proband aus der Abbildung wäre gefährdet, da der Nerv genau zwischen Leistenband und Spina iliaca anterior superior zieht. Im weiteren Verlauf nach proximal gelangt er auf den M. iliacus. Hier kann ggf. die proximale fokale Schwellung im Falle eines Nervenkompressionssyndroms lokalisiert werden.

Schnitt 10 Noch weiter proximal bewegt sich der N. cutaneus femoris lateralis auf dem M. iliacus zunehmend vom Knochenschatten der Spina iliaca anterior superior weg. Die anderen Strukturen entsprechen Schnitt 9.

LITERATUR

Ali ZS, Pisapia JM, Ma TS, Zager EL, Heuer GG, Khoury V. Ultrasonographic evaluation of peripheral nerves. World Neurosurg 2016; 85: 333–9

Bedewi MA, Abodonya A, Kotb M, Kamal S, Mahmoud G et al. Estimation of ultrasound reference values for the lower limb peripheral nerves in adults: A cross-sectional study. Medicine (Baltimore) 2018; 97: e0179

De Maeseneer M, Madani H, Lenchik L, Kalume Brigido M, Shahabpour M et al. Normal Anatomy and Compression Areas of Nerves of the Foot and Ankle: US and MR Imaging with Anatomic Correlation. Radiographics 2015; 35: 1469–82

Gruber H, Loizides A, Moriggl B (Hrsg.) Nervensonografie kompakt. Anatomie der peripheren Nervenmit Landmarks. Springer, Berlin, Heidelberg 2018

Hadzic A. Hadzic's peripheral nerve blocks and anatomy for ultrasound-guided regional anesthesia (New York School of Regional Anesthesia). 2nd ed, McGraw-Hill Education, New York 2012

Kopf H, Loizides A, Mostbeck GH, Gruber H. Diagnostic sonography of peripheral nerves: indications, examination techniques and pathological findings. Ultraschall Med 2011; 32: 242–63

Peer S, Gruber H (Eds.) Atlas of Peripheral Nerve Ultrasound With Anatomic and MRI Correlation. Springer, Berlin, Heidelberg 2013

Schminke U, von Sarnowski B. Sonografie peripherer Nerven: Sonografische Anatomie. Klin Neurophysiol 2018; 49: 165–74

Seok HY, Jang JH, Won SJ, Yoon JS, Park KS, Kim BJ. Cross-sectional area reference values of nerves in the lower extremities using ultrasonography. Muscle Nerve 2014; 50: 564–70

Stuart RM, Koh ES, Breidahl WH. Sonography of peripheral nerve pathology. AJR Am J Roentgenol 2004; 182: 123–9

Yablon cm, Hammer MR, Morag Y, Brandon CJ, Fessell DP, Jacobson JA. US of the Peripheral Nerves of the Lower Extremity: A Landmark Approach. Radiographics 2016; 36: 464–78

KAPITEL

Carl D. Reimers (Elektroneurografie), Thomas Schelle (Nervensonografie)

10 Nervus ischiadicus und dessen Endäste

10.1 Elektroneurografie

10.1.1 N. ischiadicus

Herkunft: Wurzeln L4–S3, Plexus lumbosacralis.

Der N. ischiadicus selbst wird elektroneurografisch nicht untersucht, sondern dessen Endäste (s. u.).

10.1.2 N. peronaeus

Herkunft: Wurzeln L4–5, Plexus lumbalis.

Motorische Neurografie

Abgeleitet wird mit Oberflächenelektroden vom M. extensor digitorum brevis. Die Stimulation erfolgt mit Knopfelektroden distal dorsal am Unterschenkel unmittelbar seitlich der Sehne des M. tibialis anterior (7,5 cm proximal der Ableitkathode, ➢ Abb. 10.1) und proximal unmittelbar dorsal des Fibulaköpfchens (➢ Abb. 10.2), bei Verdacht auf eine Läsion in diesem Bereich (z. B. Druckläsion) auch etwa 10 cm proximal davon lateral in der Kniekehle (➢ Abb. 10.3, ➢ Abb. 10.4). Bei zu hoher Reizstärke und medialer Lage der Stimulationselektrode am Knie kann es zu einer Mitreizung des N. tibialis kommen.

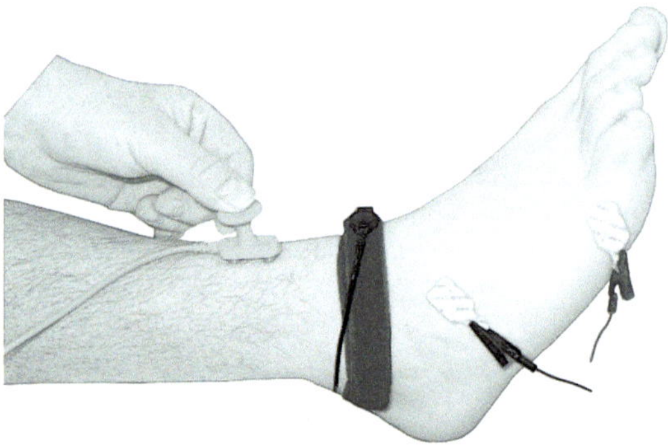

Abb. 10.1 Der Nerv wird am Fuß mittig in Höhe des Sprunggelenks stimuliert, die Ableitung erfolgt über dem M. extensor digitorum brevis (EDB). [R251-001]

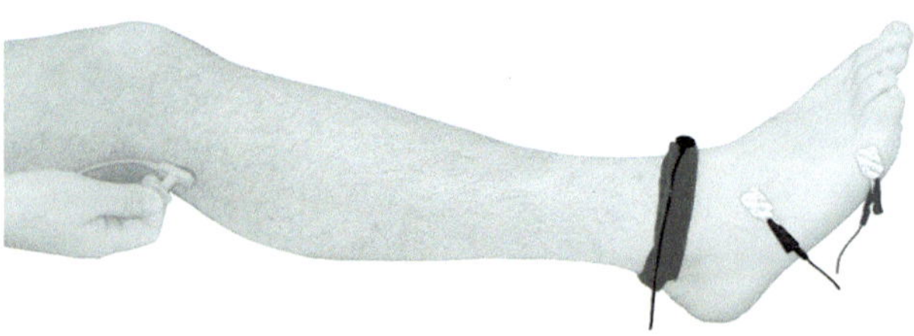

Abb. 10.2 Stimulation distal des Fibularköpfchens. Der Knochen des Fibularköpfchens ist selbst bei adipösen Patienten noch gut tastbar, die Stimulationselektrode wird unterhalb gegen den Knochen gedrückt. [R251-001]

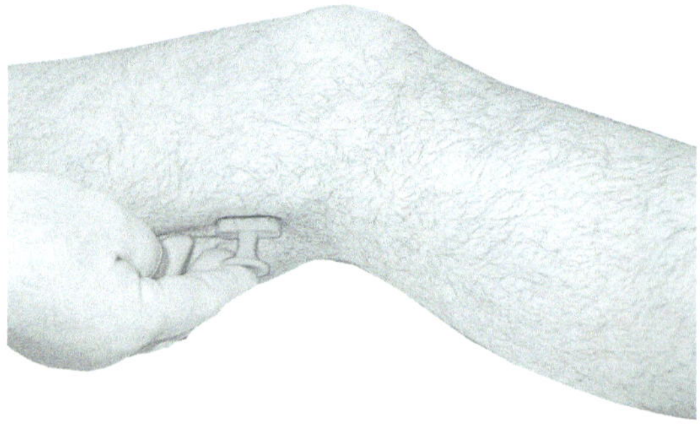

Abb. 10.3 Bei Stimulation in der Kniekehle kann durch zu mittige Positionierung der Reizelektrode der N. tibialis mitgereizt werden. Die Reizelektrode sollte daher etwas lateral in der Kniekehle platziert werden. Sinnvoll ist eine Überprüfung des motorischen Reizerfolgs (Fußhebung). [R251-001]

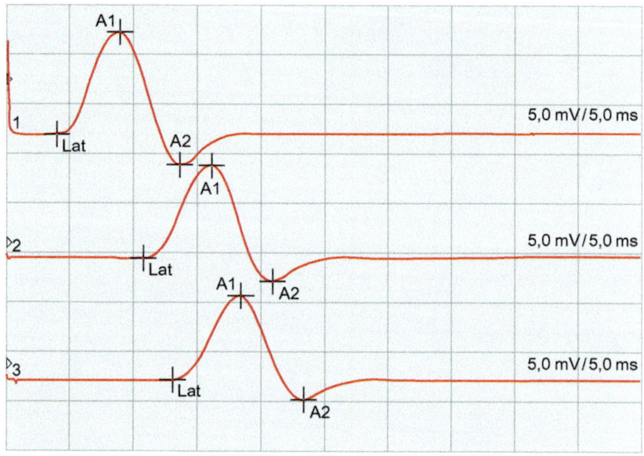

Abb. 10.4 Motorische Neurografie des N. peronaeus profundus (Ableitung vom M. extensor digitorum brevis: Normalbefund (dmL = 4,1 mNLG = 47 m/s am Unterschenkel und 41 m/s am Fibulaköpfchen, Amplitude = 13,4 mV). [L231]

Bei Vorliegen eines sog. N. peronaeus accessorius, eines Astes des N. peronaeus superficialis, resultiert bei Stimulation des N. peronaeus profundus dorsal am Sprunggelenk ein im Vergleich zur proximalen Stimulation amplitudengemindertes Muskelsummenaktionspotenzial (MSAP) des M. extensor digitorum brevis. Dafür lässt sich ein MSAP bei Stimulation hinter dem Außenknöchel, wo der N. peronaeus accessorius entlangläuft, erzielen.

Selten wird der M. extensor digitorum brevis vom N. tibialis innerviert.

Sensible Neurografie

Es lassen sich sowohl der N. peronaeus superficialis als auch profundus untersuchen, wobei Letzterer nur selten untersucht wird. Für die Untersuchung des N. peronaeus superficialis werden die Ableitelektroden dorsal distal am Unterschenkel dort platziert, wo die Stimulation bei der motorischen Neurografie erfolgt, oder medial am Fußrücken. Stimuliert wird ca. 12 cm proximal davon laterodorsal am Unterschenkel über der Fibula (➤ Abb. 10.5, ➤ Abb. 10.6). Für die Neurografie des N. peronaeus profundus erfolgen eine Stimulation mit Knopfelektroden im Spatium interosseum I und eine Ableitung dort, wo bei der motorischen Neurographie die distale Stimulation stattfindet, oder eine Fingerbreite medial des Außenknöchels orthodrom (➤ Abb. 10.7) oder auch antidrom (➤ Abb. 10.8).

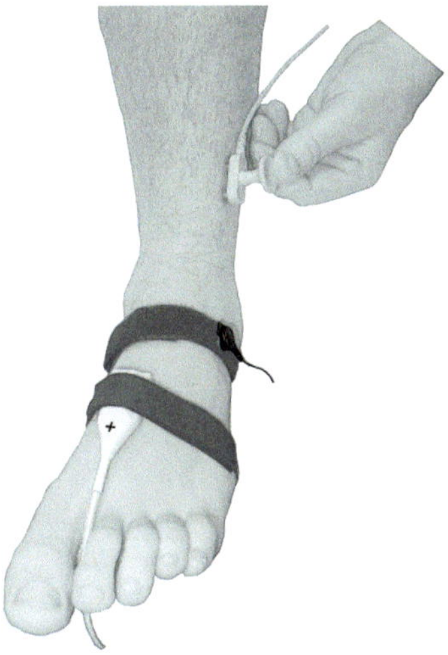

Abb. 10.5 Sensible NLG des N. peroneus superficialis. Die Ableitung erfolgt am mittleren Fußrücken zwischen der 1. und 2. Zehe, gereizt wird 12 cm oberhalb des Sprunggelenks kurz vor dem Ansatz des M. peroneus longus. [R251-001]

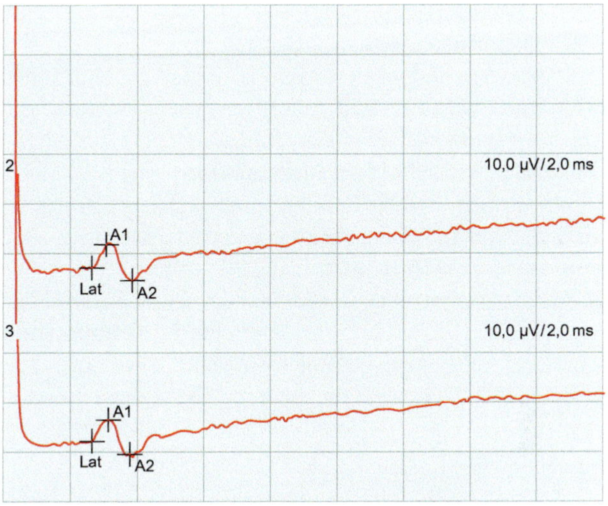

Abb. 10.7 Sensible Neurografie des N. peronaeus profundus (orthodrom): Normalbefund (sNLG 40 bzw. 45 m/s, Amplitude = 7 µV). [L231]

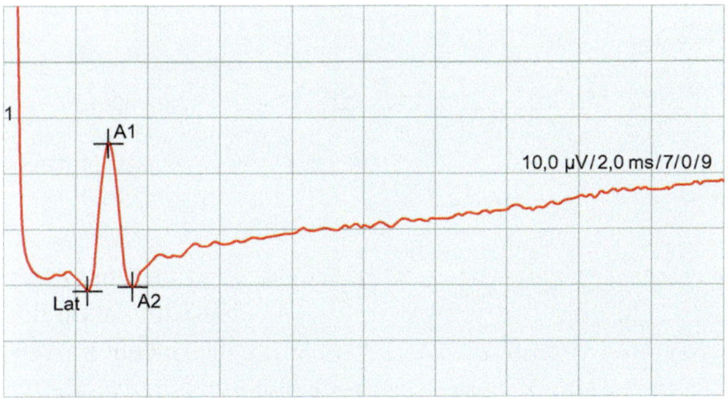

Abb. 10.6 Antidrome sensible Neurografie des N. peronaeus superficialis: Normalbefund (sNLG = 52 m/s, Amplitude des sNAP = 26 µV). [L231]

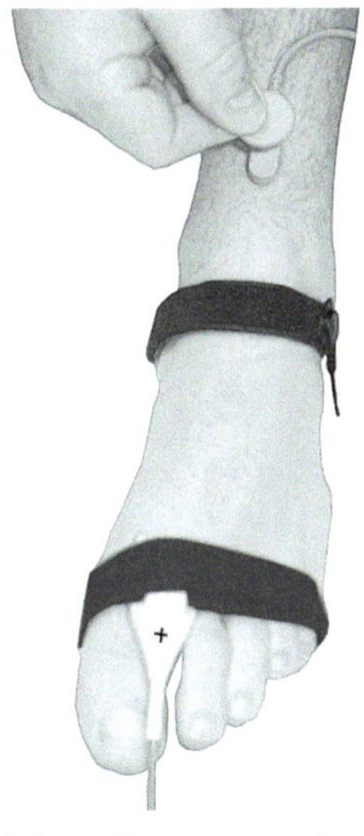

Abb. 10.8 Sensible NLG des N. peroneus profundus. Die Ableitung erfolgt zwischen der 1. und 2. Zehe, gereizt wird der Nerv, wie bei der motorischen NLG, lateral der Tibialis-anterior-Sehne mittig am Sprunggelenk. [R251-001]

10.1.3 N. tibialis

Herkunft: Wurzeln L4–S3, Plexus lumbosacralis, ventrale Schicht des N. ischiadicus.

Motorische Neurografie

Die Stimulation erfolgt hinter dem Innenknöchel (➤ Abb. 10.9) und in der Kniekehle geringfügig seitlich der Mittellinie (➤ Abb. 10.10) mit Oberflächenelektroden, die Ableitung gewöhnlich über dem am inneren Fußrand gelegenen M. abductor hallucis, ebenfalls mit Oberflächenelektroden (Abstand 10 cm; ➤ Abb. 10.9, ➤ Abb. 10.11). Zur Klärung, ob im Bereich des Tarsaltunnels eine Leitungsverzögerung besteht, wurde die sog. **motorische transtarsale Latenz** beschrieben: Es erfolgt eine Stimulation exakt 8 cm distal und proximal des Innenknöchels. Abgeleitet wird über dem M. flexor hallucis brevis. Als pathologisch gilt eine Latenzdifferenz von zwischen proximaler und distaler Stimulation von über 2,4 ms.

Sensible Neurografie

Die sensible Neurographie des N. tibialis erfolgt in der Regel über den N. suralis (s. unten). Zur Klärung des Verdachts auf ein Tarsaltunnelsyndrom ist auch eine Elektroneurografie der Nn. plantares sinnvoll. Diese erfolgt in orthodromer Untersuchungstechnik. Die Ableitung erfolgt dabei wegen der niedrigen Reizantwortamplituden medial und knapp proximal des Innenknöchels, meist mit Nadelelektroden. Es gibt verschiedene Möglichkeiten der Stimulation: Ringelektroden um die Großzehe (N. plantaris medialis) oder Kleinzehe (N. plantaris lateralis) oder Knopfelektroden etwa 14 cm distal der Ableitkathode lateral von Metatarsale I (N. plantaris medialis) bzw. zwischen Metatarsale IV und V (N. plantaris lateralis; ➤ Abb. 10.12). Bei der grundsätzlich auch möglichen antidromen Untersuchungstechnik stört meist ein sehr hohes motorisches Reizartefakt. Selbst bei Gesunden gelingt es nicht immer, sensible Nervenaktionspotenzials darzustellen.

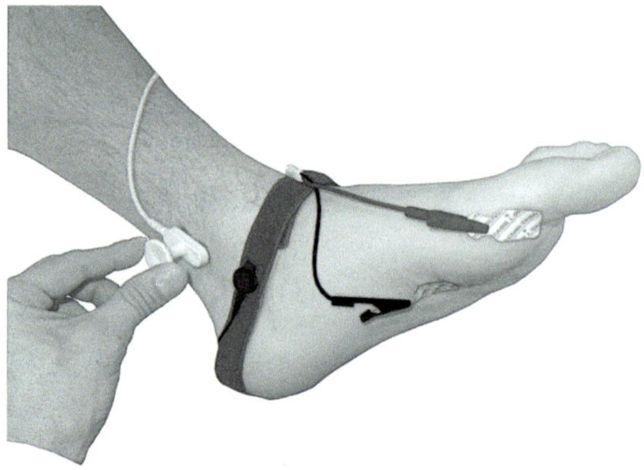

Abb. 10.9 Motorische Neurografie des N. tibialis. Die Stimulation erfolgt hinter dem Innenknöchel und in der Kniekehle, die Ableitung standardmäßig vom M. fl exor hallucis brevis oder vom M. abductor hallucis. Am Malleolus medialis ist der Nerv einfach aufzufinden. [R251-001]

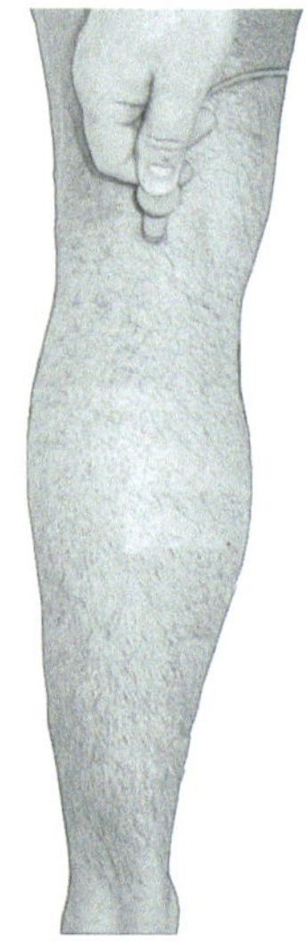

Abb. 10.10 In der Kniekehle erfolgt die Stimulation bei leicht durchgedrücktem Knie etwa mittig (motorische Reaktion des Fußes beobachten). [R251-001]

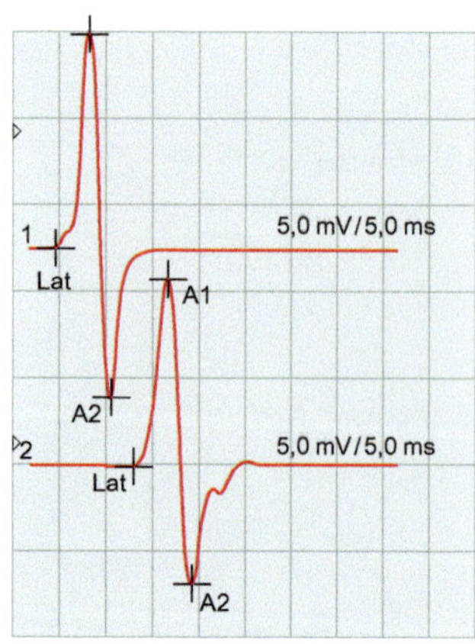

Abb. 10.11 Motorische Neurografie des N. tibialis: Normalbefund (dmL = 4,5 ms, mNLG = 45 m/s, Amplitude des MSAP = 21,1 mV). [L231]

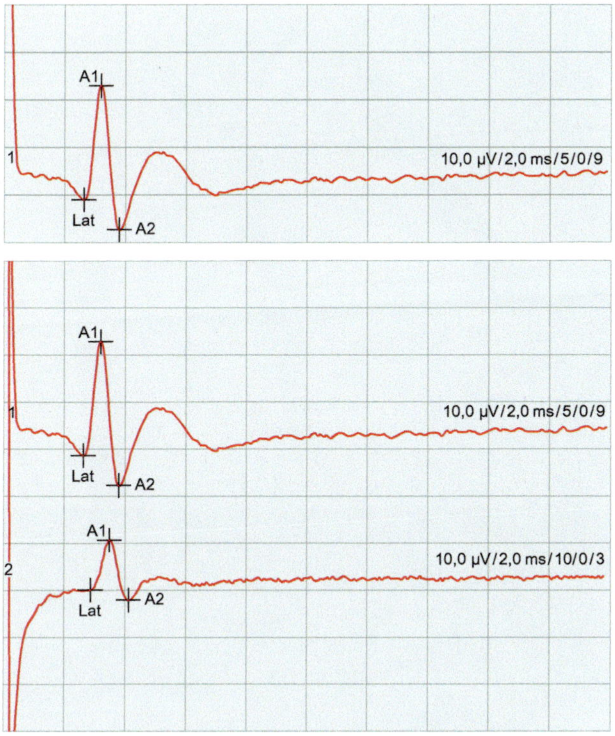

Abb. 10.12 Nn. plantaris medialis et lateralis: Normalbefunde.
Obere Spur: Stimulation des N. plantaris medialis in der Fußsohle mit Knopfelektroden, Ableitung am Innenknöchel mit Nadelelektroden: sNLG = 52 m/s, Amplitude des sNAP = 31 µV.
Untere Spur: Stimulation des N. plantaris lateralis in der Fußsohle mit Knopfelektroden, Ableitung am Innenknöchel mit Nadelelektroden: sNLG = 52 m/s, Amplitude des sNAP = 13 µV. [L231]

10.1.4 N. suralis

Herkunft: Wurzel S1, Plexus lumbosacralis, Endast des N. tibialis.

Die Untersuchung erfolgt meist antidrom. Dabei erfolgen die Ableitung am Fußaußenrand oder dorsal des Außenknöchels und die Stimulation ca. 12–14 cm proximal davon (> Abb. 10.13, > Abb. 10.14). Bei der orthodromen Technik werden die Elektrodenpositionen ausgetauscht (> Abb. 10.15). Idealerweise liegt der Patient bei der Untersuchung auf dem Bauch, weil die Elektrodenposition am Unterschenkel am besten leicht lateral der Mittellinie gefunden wird. Eine Alternative ist die Seitlage. Aber auch bei aufgestelltem Unterschenkel kann grundsätzlich untersucht werden.

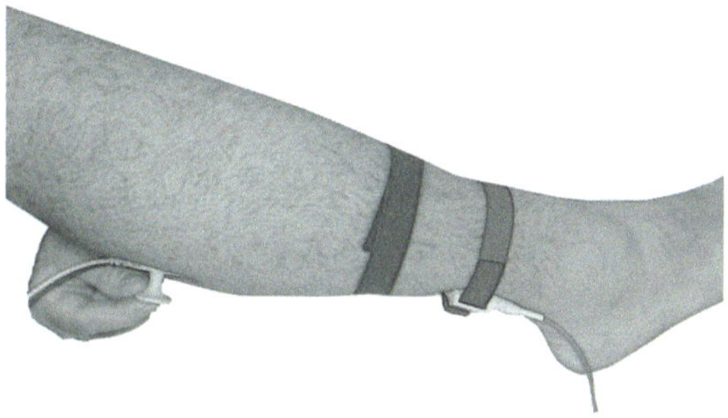

Abb. 10.13 Antidrome NLG: Stimulation knapp unterhalb der Muskelbäuche der M. gastrocnemii (1–2 cm lateral der Mittellinie), Ableitung zwischen Achillessehne und Außenknöchel. [R251-001]

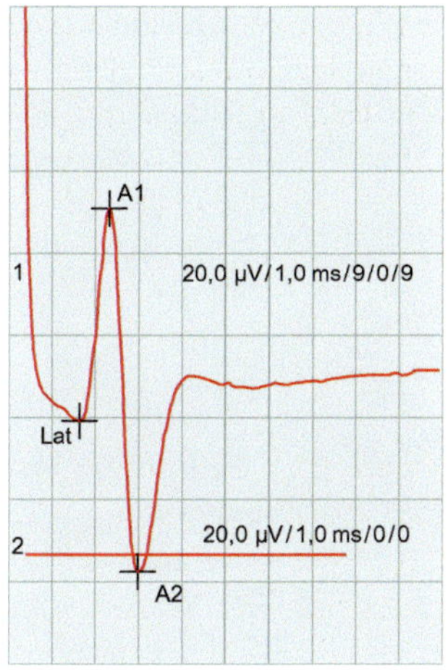

Abb. 10.14 N. suralis: Normalbefund (sNLG = 59 m/s, Amplitude des sNAP = 88 µV). [L231]

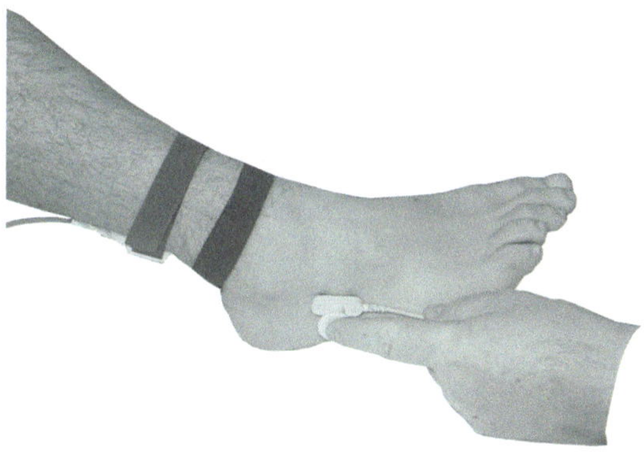

Abb. 10.15 Orthodrome NLG: Stimulation am äußeren Fußrand, Ableitung etwa eine Handbreit oberhalb des Außenknöchels, lateral der Achillessehne (distale Messung). Stimulation zwischen Achillessehne und Außenknöchel, Ableitung knapp unterhalb des M. gastrocnemius (proximale Messung). [R251-001]

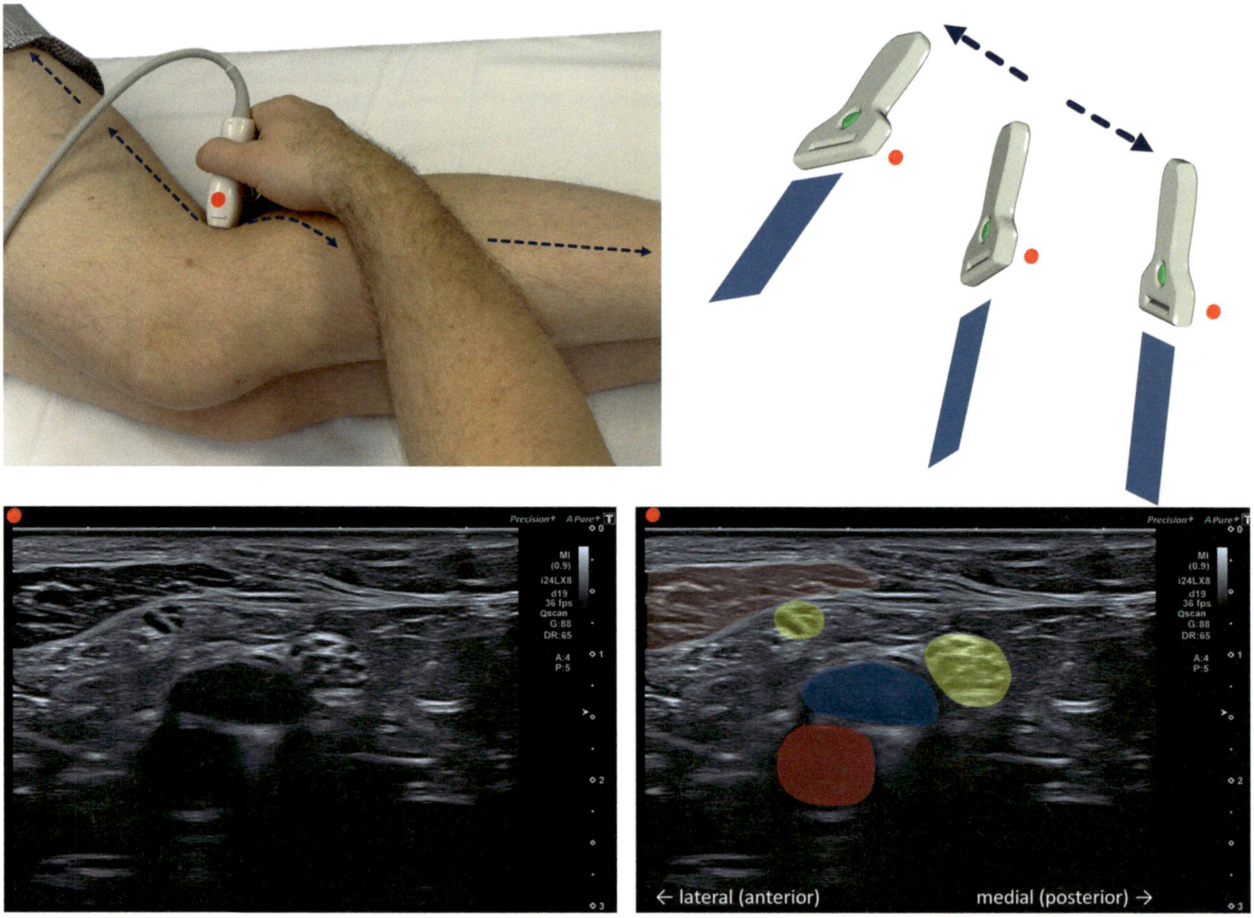

Abb. 10.16 Gemeinsamer topografisch orientierter Zugang zu den Nn. ischiadicus, peronaeus communis und tibialis mit sonoanatomischer Landmarke. [M1068]

10.2 Nervensonografie der Nn. ischiadicus, peronaeus communis mit Ästen und tibialis mit Ästen

Den sichersten Zugang zum N. ischiadicus und zu dessen Endästen erhält man über die Kniekehle. Prinzipiell ist eine Untersuchung in Bauchlage möglich. Die Erfahrung zeigt aber, dass sie sich in Seitenlage, wobei das zu untersuchende Bein oben liegt, einfacher gestaltet. Häufig wird auch die Sichtbarkeit der Nervenstrukturen verbessert. Die nachfolgende anatomische Beschreibung gilt für das linke Bein.

Bei Schallkopforientierung wie in ➤ Abb. 10.16 fallen als anatomische Landmarken sofort die oberflächlich gelegene V. poplitea (blau, keinen Druck mit der Sonde ausüben) und die A. poplitea (rot) auf. Links oben kommt ein Muskelbauch (braun) zur Darstellung, es handelt sich um den kurzen Kopf des M. biceps femoris. In unmittelbarer Nachbarschaft befindet sich unter diesem Muskel der N. peronaeus communis (gelb), während der N. tibialis (gelb) die o.g. Gefäße begleitet. Diese Ausgangsposition kann nun verwendet werden, um den N. ischiadicus nach proximal sowie die Nn. peronaeus communis und tibialis mit den jeweiligen Endästen nach distal zu verfolgen.

10

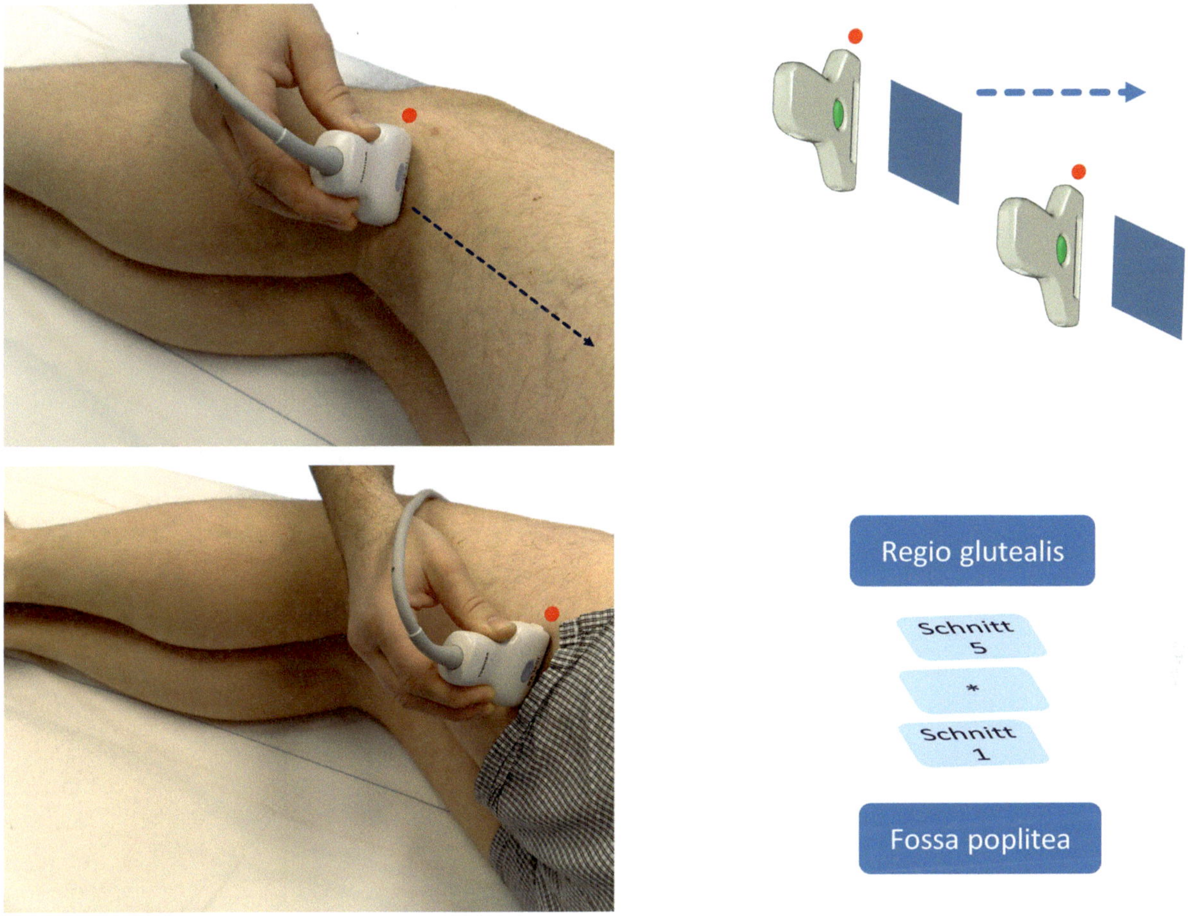

Abb. 10.17 Untersuchungsablauf N. ischiadicus. [M1068]

Ausgehend von der in ➤ Abb. 10.16 beschriebenen Schallebene lassen sich die Nn. peronaeus communis und tibialis bis zu deren Vereinigung zum N. ischiadicus im unteren Drittel des Oberschenkels relativ einfach darstellen (➤ Abb. 10.17). Der Vereinigungspunkt unterliegt allerdings einer größeren anatomischen Variabilität. Je weiter man nach proximal gelangt, umso tiefer verlaufen die Nerven bzw. der N. ischiadicus unter der Muskulatur. Gegebenenfalls muss eine Sonde mit geringerer Sendefrequenz und größerer Eindringtiefe gewählt werden. Im proximalen Oberschenkeldrittel wird die Beschallung des N. ischiadicus durch die Tatsache vereinfacht, dass er hier (etwa unterhalb der Glutealfalte) wieder etwas oberflächlicher unter dem Muskelmantel lokalisiert ist. Transgluteal gelingt die Darstellung nur bei schlanken Probanden oder mit niedrigerer Sendefrequenz bzw. unter Verwendung eines speziellen Sektorschallkopfs. Ist der Befund hier mittels Sonografie nicht zu erheben bzw. geht es um intrapelvine Veränderungen, besteht eine klare Indikation für eine 3T-MRN.

In unserem Fall zeigen die Schnitte 1 bis 5 (➤ Abb. 10.22, ➤ Abb. 10.23) den gesamten Verlauf des N. ischiadicus bis zu dessen Austritt aus dem Becken.

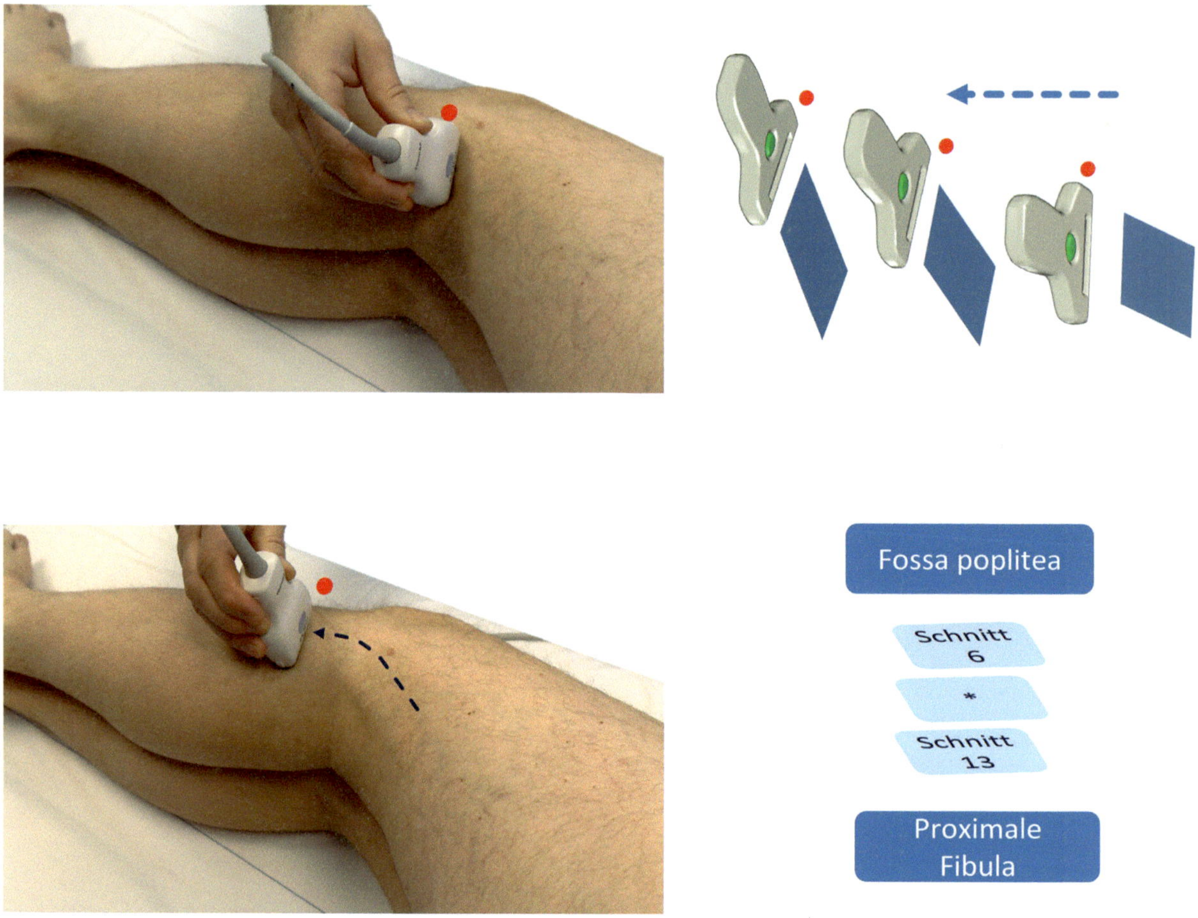

Abb. 10.18 Untersuchungsablauf der Nn. peronaeus communis und peronaeus profundus. [M1068]

Das Verfolgen des N. peronaeus communis nach distal über den Fibulakopf hinweg bis zur streckseitigen Muskulatur des Unterschenkels, ausgehend von der Standardschnittebene aus ➤ Abb. 10.16, wird durch zwei Umstände erschwert: Trotz sehr oberflächlicher Lage (wenige Millimeter subkutan) ist der N. peronaeus communis am Fibulakopf häufig schlecht sichtbar, da er eine ähnliche Echogenität wie die Nachbarstrukturen besitzt; darüber hinaus verläuft er ähnlich wie der N. radialis communis am Oberarm spiralförmig von hinten aus der Fossa poplitea nach lateral zur Fibula. Beim Beschallen muss also die Sonde nicht nur in der Schnittebene nach unten gezogen, sondern auch leicht nach vorne rotiert werden, wie in der ➤ Abb. 10.18 gezeigt. Tut man das nicht, verliert man den Nerven unweigerlich auf dessen Weg nach distal.

Die Schnitte 6 bis 13 (➤ Abb. 10.24, ➤ Abb. 10.25, ➤ Abb. 10.26) zeigen den Verlauf des N. peronaeus communis oberhalb des Fibulakopfes, seine Teilung in die Endäste in Höhe Fibulakopf und den Beginn der Nn. peronaeus profundus und peronaeus superficialis am proximalen Unterschenkel.

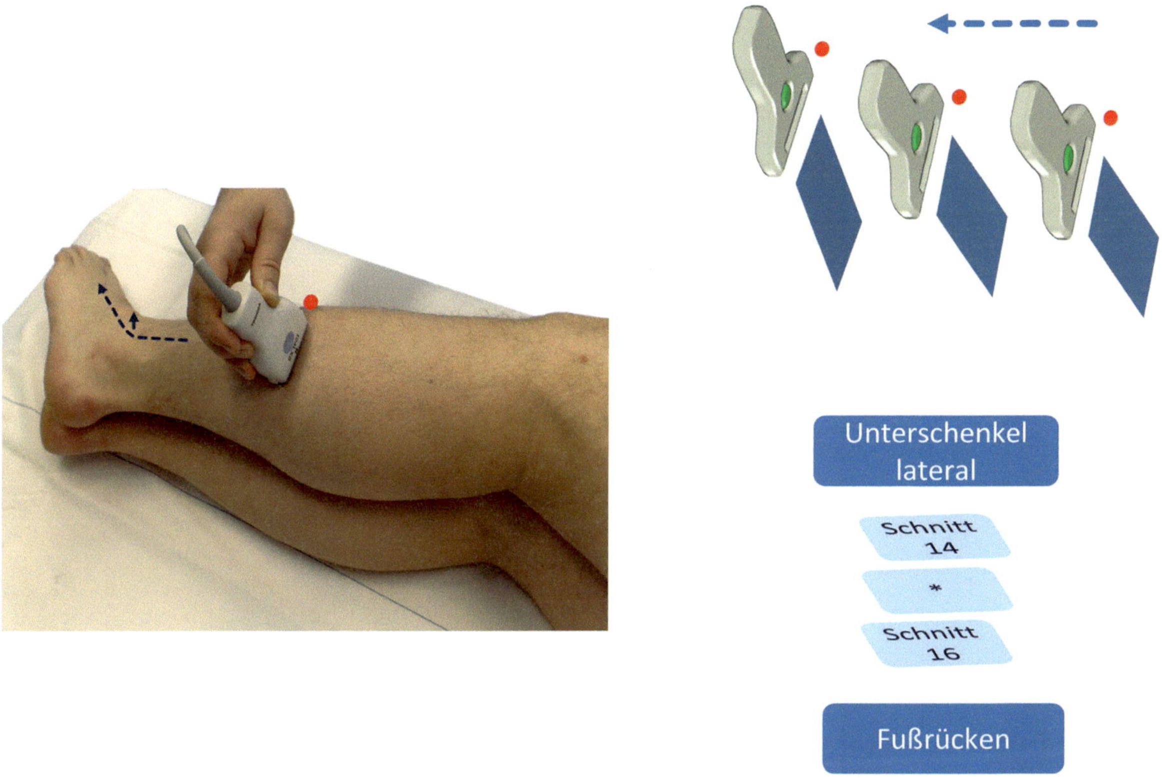

Abb. 10.19 Untersuchungsablauf N. peronaeus superficialis und des terminalen Asts des N. peronaeus profundus. [M1068]

Folgt man dem Untersuchungsablauf aus ➤ Abb. 10.18 nach distal, lässt sich der N. peronaeus superficialis bis zu dessen Endästen am Fußrücken darstellen (➤ Abb. 10.19). Der N. peronaeus profundus gibt in Höhe der A. tibialis anterior viele Muskeläste ab und ist dann meist nicht mehr sichtbar. Hingegen liegt der N. peronaeus superficialis zunächst in unmittelbarer Nähe zur Fibula, um dann in der Unterschenkelmitte zwischen den Mm. peronaeus longus und extensor digitorum longus wieder an die Oberfläche zu ziehen. Nach Fasziendurchtritt kann bei Sportlern an dieser Stelle ein seltenes Kompressionssyndrom vorkommen. Hier lässt sich der N. peronaeus superficialis auch direkt aufsuchen. Oberhalb des Sprunggelenks teilt er sich dann meist in zwei sensible Äste für den Fußrücken. Wird an dieser Stelle die Sonde nach vorne geschwenkt, kann in derselben Sitzung auch der terminale, rein sensible Endast des N. peronaeus profundus neben der A. tibialis anterior/A. dorsalis pedis untersucht werden.

Diesen Verlauf illustrieren die Schnitte 14 bis 16 (➤ Abb. 10.27).

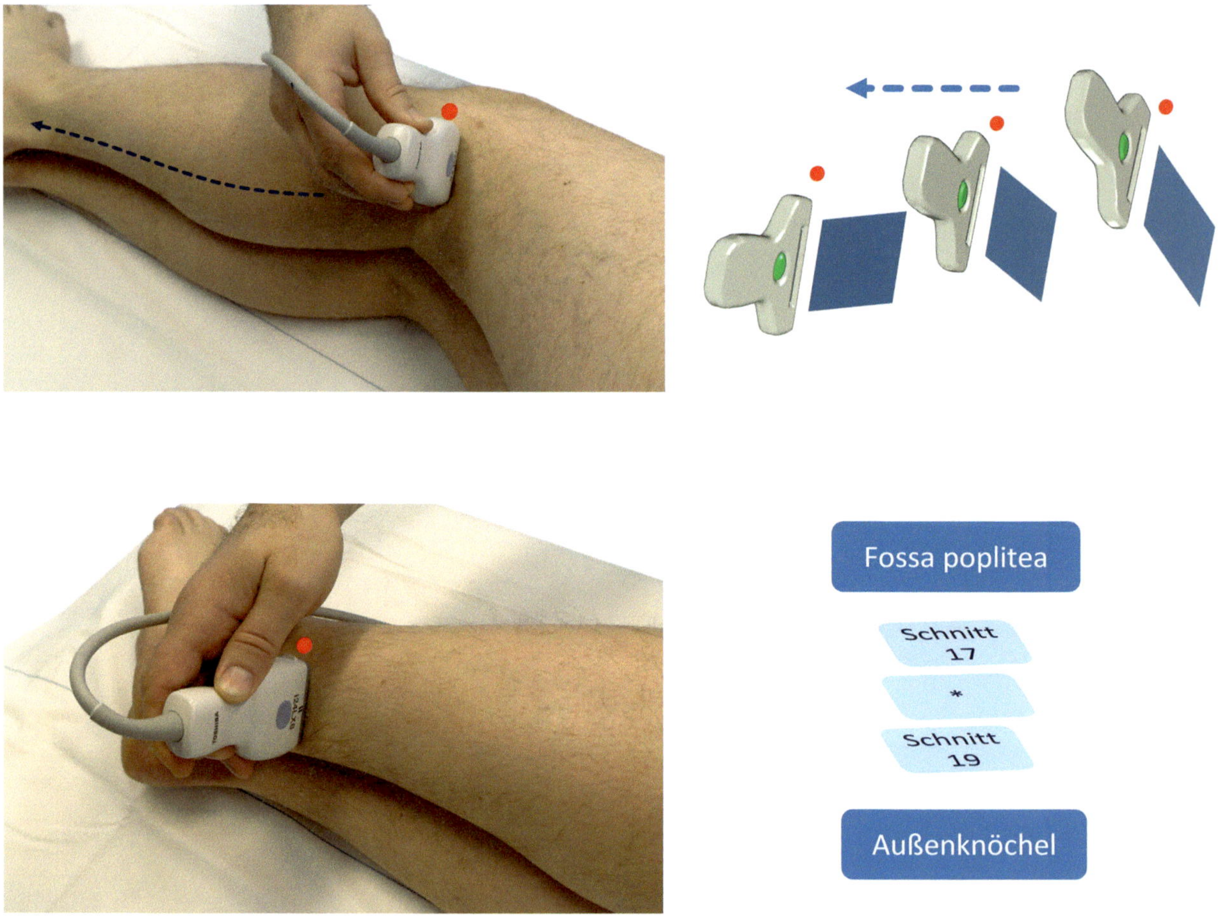

Abb. 10.20 Untersuchungsablauf des proximalen N. tibialis und des N. suralis. [M1068]

Verfolgt man den N. tibialis hingegen aus der Standardschallebene (➤ Abb. 10.16) nach distal, so verschwindet er zusammen mit den Gefäßen nach Abgabe mehrerer Muskeläste in der kräftig ausgebildeten Wadenmuskulatur (➤ Abb. 10.20). Alternativ kann er vom Innenknöchel nach proximal verfolgt werden (➤ Abb. 10.21). Der N. suralis hingegen verläuft nach Abspaltung aus dem N. tibialis zunächst als N. cutaneus surae medialis in der Fossa poplitea zur Oberfläche und kann leicht zwischen den beiden Gastrocnemiusköpfen zusammen mit der V. spahena parva bis zum Außenknöchel verfolgt werden, wo er dann auch einen engen anatomischen Bezug zur Achillessehne aufweist.

Die Schnittserien 17 bis 19 (➤ Abb. 10.28) zeigen diesen Verlauf.

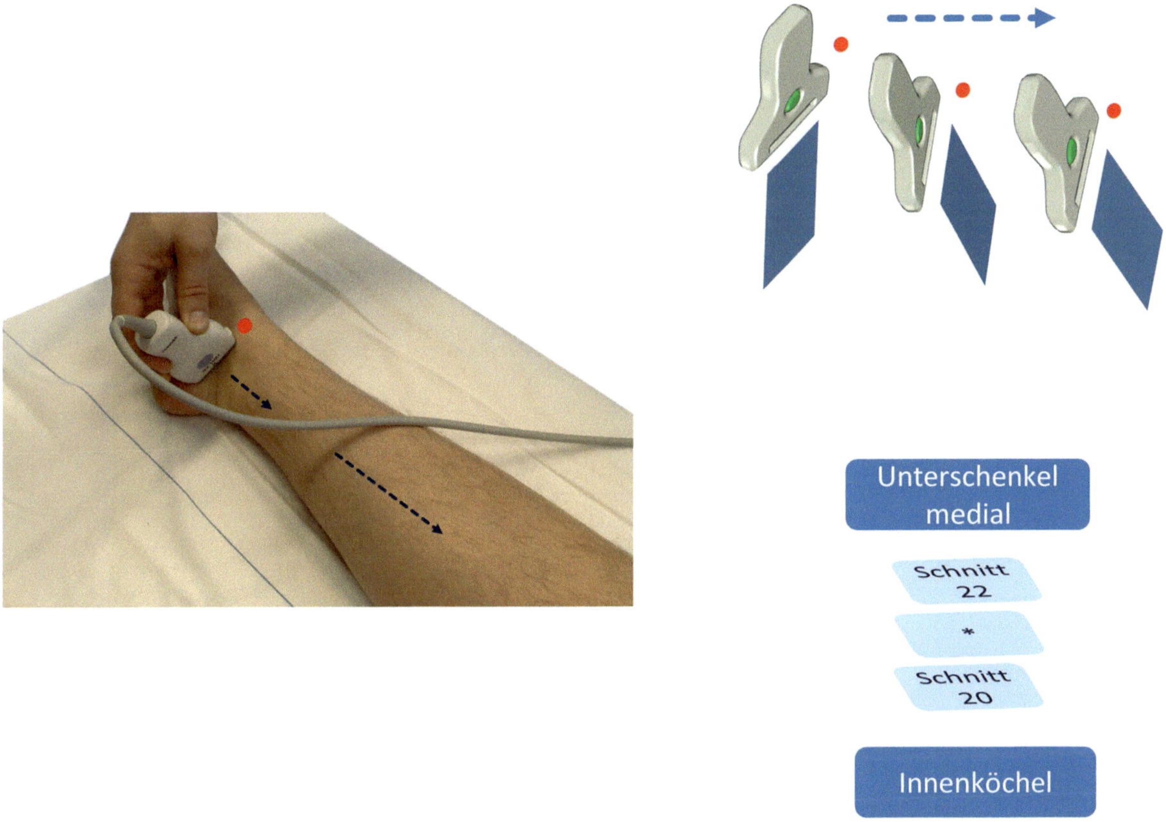

Abb. 10.21 Untersuchungsablauf des N. tibialis von distal. [M1068]

Der N. tibialis kann am einfachsten retrograd vom Innenknöchel (Tarsaltunnel) nach proximal verfolgt werden (➤ Abb. 10.21). Hier liegt er wieder sehr oberflächennah und wird von der A. tibialis posterior und den Vv. tibiales posteriores als anatomische Landmarken begleitet. Beides vereinfacht das Aufsuchen. Distal vom Innenknöchel kann er sich schon in die beiden Plantarnerven aufgeteilt haben. Auch hier liegt er meist in engem Lagebezug zu den genannten Gefäßen. Der Tunnel wird ähnlich wie der Karpaltunnel von einem Retinaculum bedeckt, und den Boden bildet die Tibia. Außerdem befinden sich drei große Sehnen in diesem Kanal (Sehnen der Mm. tibialis posterior, flexor hallucis longus und flexor digitorum longus), die bei Tendinopathien (z. B. Sehnenscheidenganglion) ein sogenanntes Tarsaltunnelsyndrom (TTS) auslösen können. Außerdem verursachen derartige Tendinopathien Fußschmerzen, die nicht selten klinisch mit einem TTS verwechselt werden; ihre Kenntnis ist für die Untersuchung deshalb von Bedeutung. Von dieser Position aus können nun die Nn. plantaris medialis und lateralis weiter nach distal verfolgt werden. Auch der N. tibialis und dessen Begleitgefäße sind unter Verwendung einer Sonde mit geringerer Schallfrequenz und größerer Eindringtiefe weit nach proximal verfolgbar. Das Gefäß-Nerven-Bündel ist jetzt von den Muskelbäuchen der oben genannten Sehnen umgeben.

Diesen Verlauf stellen die Schnitte 20 bis 22 (➤ Abb. 10.29) dar.

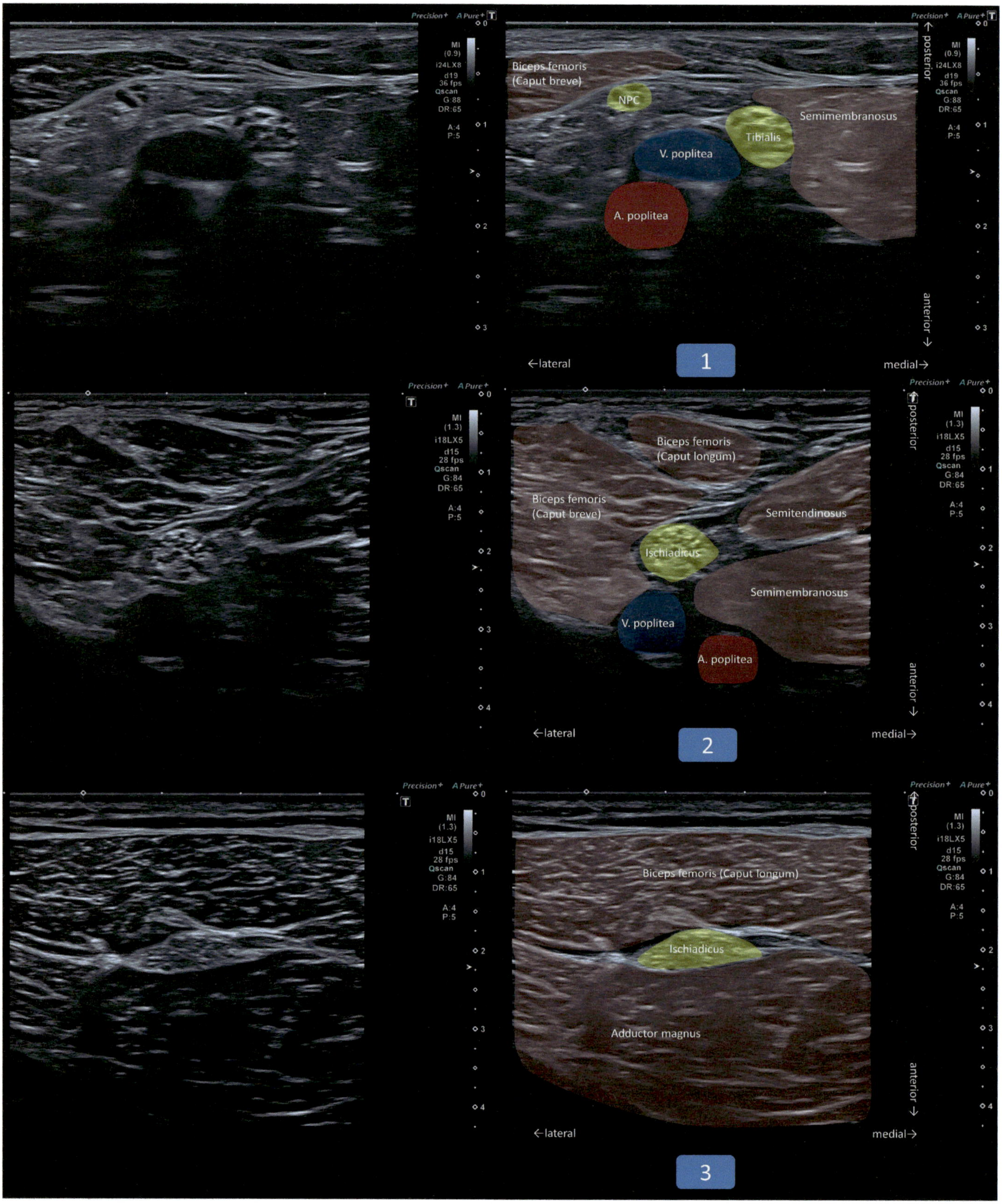

Abb. 10.22 Schnittbildserie 1–3. Sonoanatomie des N. ischadicus von der Kniekehle bis in Höhe der Glutealfalte.
NPC - N. peronaeus communis [M1068]

10

Schnitt 1 Ausgehend von der Standardschnittebene in der Fossa poplitea wird der N. ischiadicus nach proximal verfolgt. An dieser Stelle sind die V. poplitea (keinen starken Druck mit der Sonde ausüben!) und die A. poplitea als Leitstrukturen zu erkennen. Medial liegen Teile des M. semimembranosus, lateral ist der kurze Kopf des M. biceps femoris als oberflächliche Landmarke zu erkennen. Der N. peronaeus communis hat engen Lagebezug zum Caput breve des M. biceps femoris, während der N. tibialis mehr medial den Leitgefäßen folgt (➤ Abb. 10.22).

Schnitt 2 Weiter proximal vereinigen sich die Nn. peronaeus communis und tibialis zum N. ischiadicus im disalen Oberschenkeldrittel. Die Vereinigungsstelle weist jedoch eine größere anatomische Variabilität auf. Der N. ischiadicus verläuft nun tief unter der Muskulatur, und die Leitgefäße ziehen weg von ihm nach anterior. Hier wird ggf. die Verwendung einer niederfrequenteren Sonde (z. B. 8–10 MHz) mit größerer Eindringtiefe erforderlich. Lateral und hinten wird der N. ischiadicus von den beiden Köpfen des M. biceps femoris eingerahmt, medial von den Mm. semimembranosus und semitendinosus.

Schnitt 3 Im proximalen Oberschenkeldrittel unterhalb der Glutealfalte verläuft der N. ischiadicus schließlich oberflächlicher und kann hier ggf. wieder gefunden werden, wenn er weiter distal durch seine tiefe Lage nicht mehr dargestellt werden konnte. Über ihm liegen der lange Kopf des M. biceps femoris und darunter der mächtige M. adductor magnus.

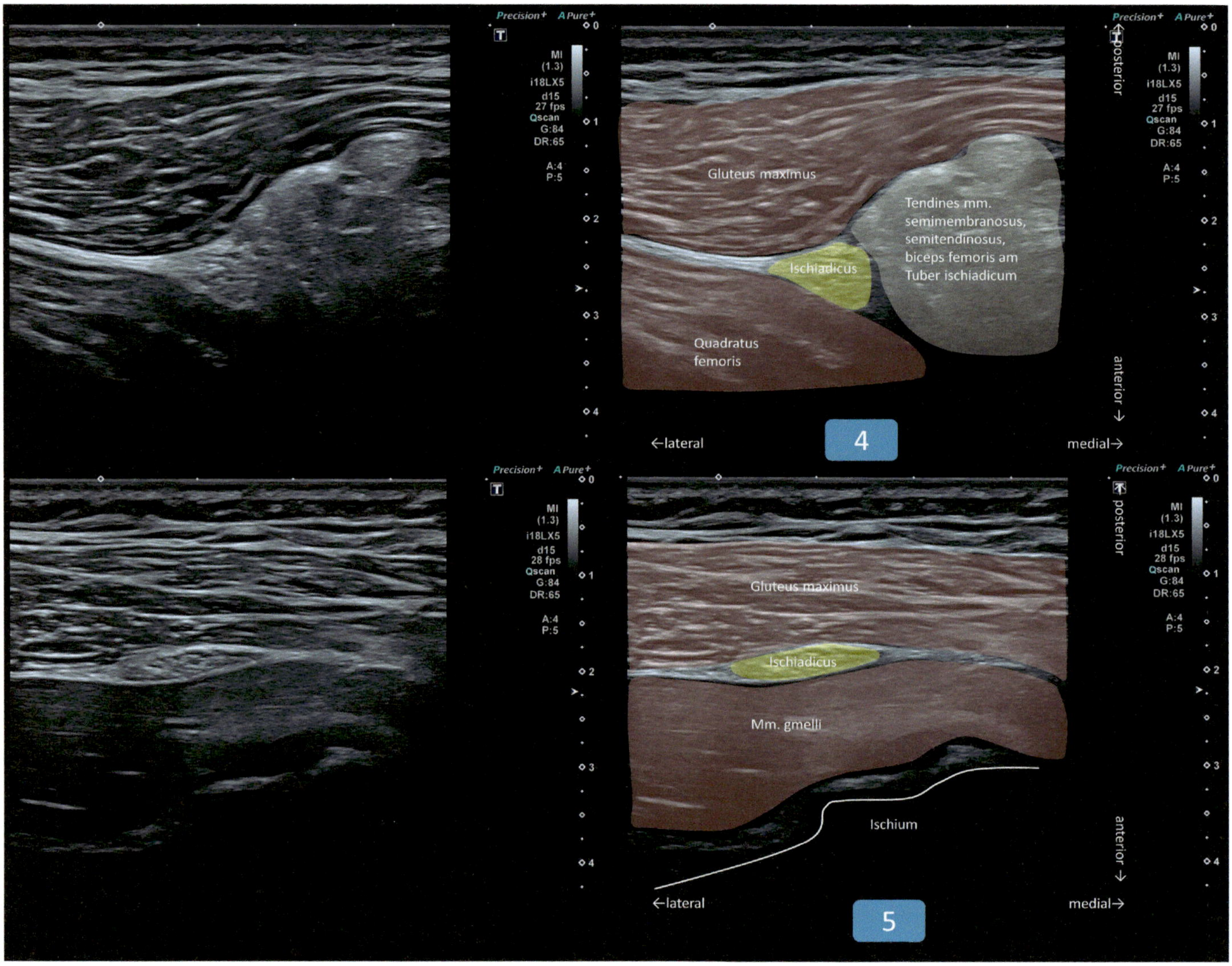

Abb. 10.23 Schnittbildserie 4–5. Sonoanatomie des N. ischadicus gluteal. [M1068]

Schnitt 4 Die transgluteale Beschallung des N. ischiadicus gelingt mit den üblichen hochfrequenten Linearsonden nur bei schlanken Probanden. Andernfalls müssen spezielle Sektorschallköpfe (6–10 MHz) verwendet werden. Das ist insbesondere in der Regionalanästhesie von Bedeutung. Ansonsten bietet sich als Untersuchungsalternative dieser Region die 3T-MRT an. Der N. ischiadicus liegt zunächst sehr tief zwischen den Mm. gluteus maximus und quadratus femoris direkt an den Sehnenansätzen der Mm. semimembranosus, semitendinosus und biceps femoris am Tuber ischiadicum (> Abb. 10.23).

Schnitt 5 Weiter proximal verläuft er unterhalb des Foramen piriforme wieder etwas oberflächlicher zwischen den Mm. gluteus maximus und gmelli. In der Tiefe ist der Schallschatten des Os ischium zu erkennen (> Abb. 10.23).

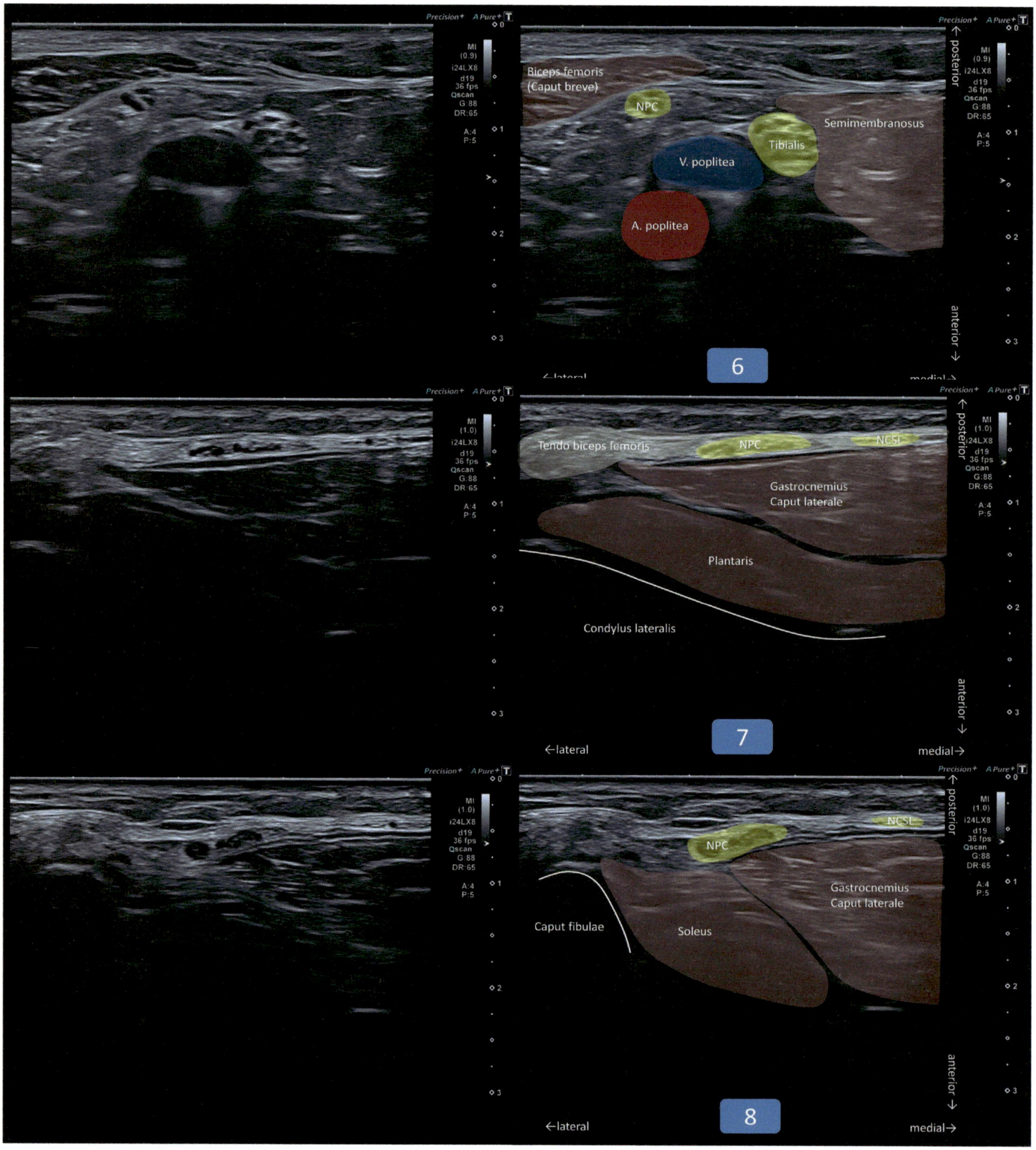

Abb. 10.24 Schnittbildserie 6–8. Sonoanatomie des N. peronaeus communis von der Fossa poplitea bis vor den Fibulakopf. NPC - N. peronaeus communis, NCSL - N. cutaneus surae lateralis [M1068]

Schnitt 6 Ausgehend von der Standardschnittebene in der Fossa poplitea wird der N. peronaeus communis nach distal verfolgt. An dieser Stelle sind die V. poplitea (keinen starken Druck mit der Sonde ausüben!) und die A. poplitea als Leitstrukturen zu erkennen. Medial liegen Teile des M. semimembranosus, lateral ist der kurze Kopf des M. biceps femoris als oberflächliche Landmarke zu erkennen. Der N. peronaeus communis hat engen Lagebezug zum Caput breve des M. biceps femoris, während der N. tibialis mehr medial den Leitgefäßen folgt (➤ Abb. 10.24).

Schnitt 7 Weiter distal liegt der N. peronaeus communis, nachdem der Muskelbauch des M. biceps femoris (Caput breve) in dessen Sehne übergegangen ist, subkutan. Medial von ihm folgt in geringem Abstand ein kleiner Hautnerv. Dabei handelt es sich um den N. cutaenus surae lateralis, der die Haut der proximalen Unterschenkelaußenseite versorgt. Unter diesen Nerven sind die Muskelbäuche des M. gastrocnemius (lateraler Kopf) und des M. plantaris über dem Knochenschatten des lateralen Femurkondylus zu erkennen (➤ Abb. 10.24).

Schnitt 8 Im weiteren Verlauf nach distal schließt sich lateral der Schallschatten des Fibulakopfes an. Der N. cutaneus surae lateralis beginnt sich zunehmend vom N. peronaeus communis nach medial zu entfernen. Der N. peronaeus communis vollführt ähnlich wie der N. radialis communis am Oberarm einen spiralförmigen Verlauf um den Fibulakopf. Deshalb ist es erforderlich, die Sonde gleichzeitig nach vorne zu rotieren (➤ Abb. 10.18). Im N. peronaeus communis beginnen sich bereits die Faszikelgruppen des N. peronaeus profundus von denen des N. peronaeus superficialis zu separieren. Erstere liegen lateral (➤ Abb. 10.24, links im Bild), letztere medial (rechts im Bild). Unter dem N. peronaeus communis sind die Muskelbäuche der Mm. soleus und gastrocnemius (lateraler Kopf) zu erkennen.

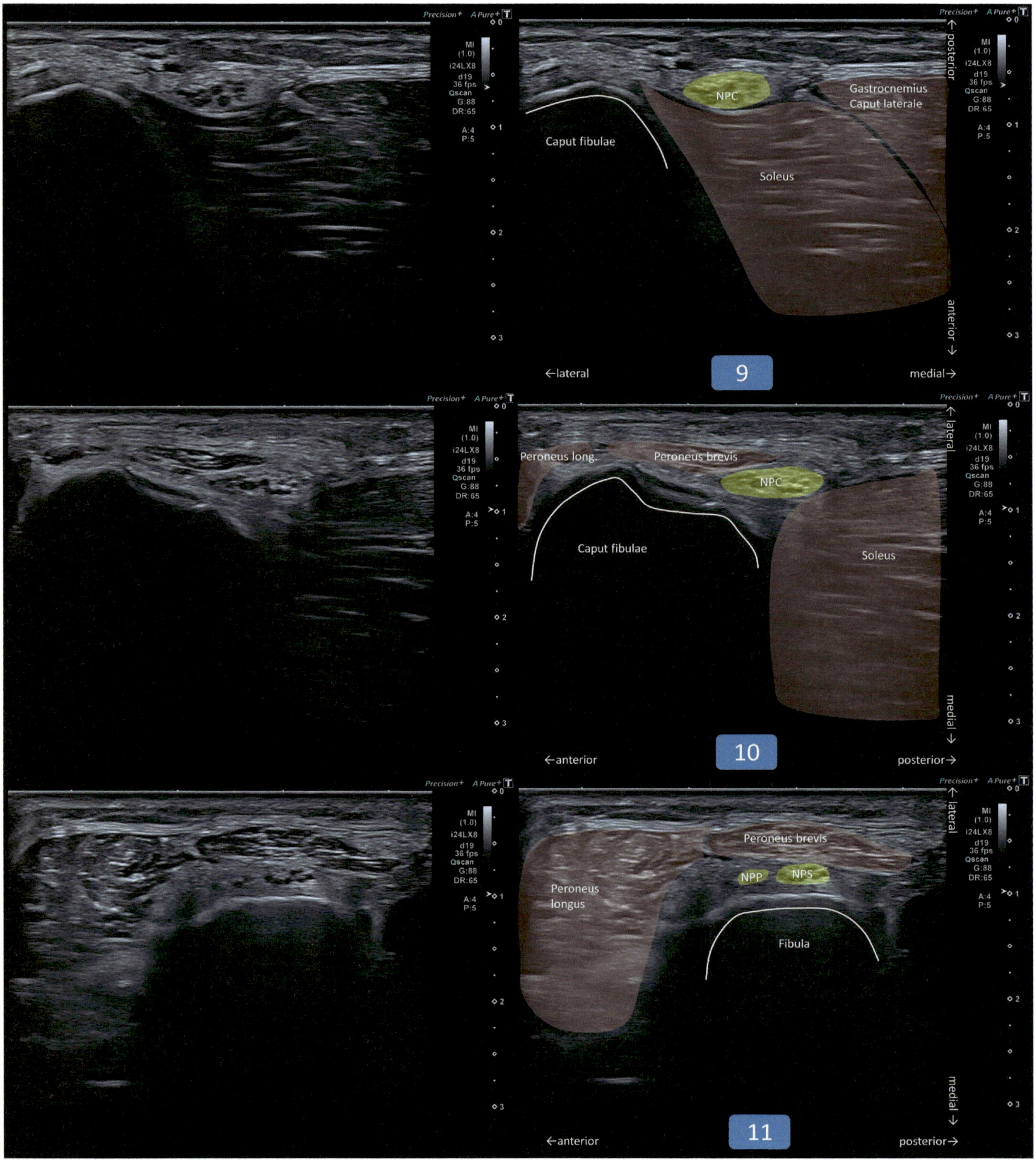

Abb. 10.25 Schnittbildserie 9–11. Sonoanatomie des N. peronaeus communis am Fibulakopf.
NPC - N. peronaeus communis, NPP - N. peronaeus profundus, NPS - N. peronaeus superficialis [M1068]

Schnitt 9 Im weiteren Verlauf nach distal vollführt der N. peronaeus communis seinen spiralförmigen Verlauf um den Fibulakopf. Die Echogenität des umgebenden Gewebes entspricht der des Nervs, sodass er unter Umständen, trotz oberflächlicher Lage, nur schlecht zu erkennen sein kann. Unter ihm befindet sich der M. soleus, medial von ihm der laterale Kopf des M. gastrocnemius (➤ Abb. 10.25).

Schnitt 10 Weiter vorn tritt der N. peronaeus communis unter die Sehnenarkaden der Mm. peronaeus longus und brevis. Darunter ist der Schallschatten des Fibulakopfes zu erkennen (➤ Abb. 10.25). Hinten liegt jetzt der M. soleus. An dieser Stelle gibt es in seltenen Fällen Kompressionssyndrome unter der Sehnenarkade der o.g. Muskeln. Die Problematik lässt sich operativ gut beheben, sodass die Kenntnis der Anatomie dieser Region praktische Bedeutung hat. Auch Druckläsionen ereignen sich wegen der oberflächlichen Lage des Nervs sehr häufig. Darüber hinaus haben traumatischen Verletzungen des Fibulakopfs, Zerrungsschäden nach Umknicken im Sprunggelenk und aus dem Tibiofibulargelenk entspringende intra- und extraneurale Ganglien praktische Bedeutung.

Schnitt 11 Unterhalb des Fibulakopfs in Höhe des Fibulaschafts hat sich der N. peronaeus communis nun endgültig in einen oberflächlichen (➤ Abb. 10.25 hinten, rechts im Bild) und in einen tiefen Ast (vorn, links im Bild) geteilt. Beide liegen noch auf der Fibula unter den Muskelbäuchen der Mm. peronei.

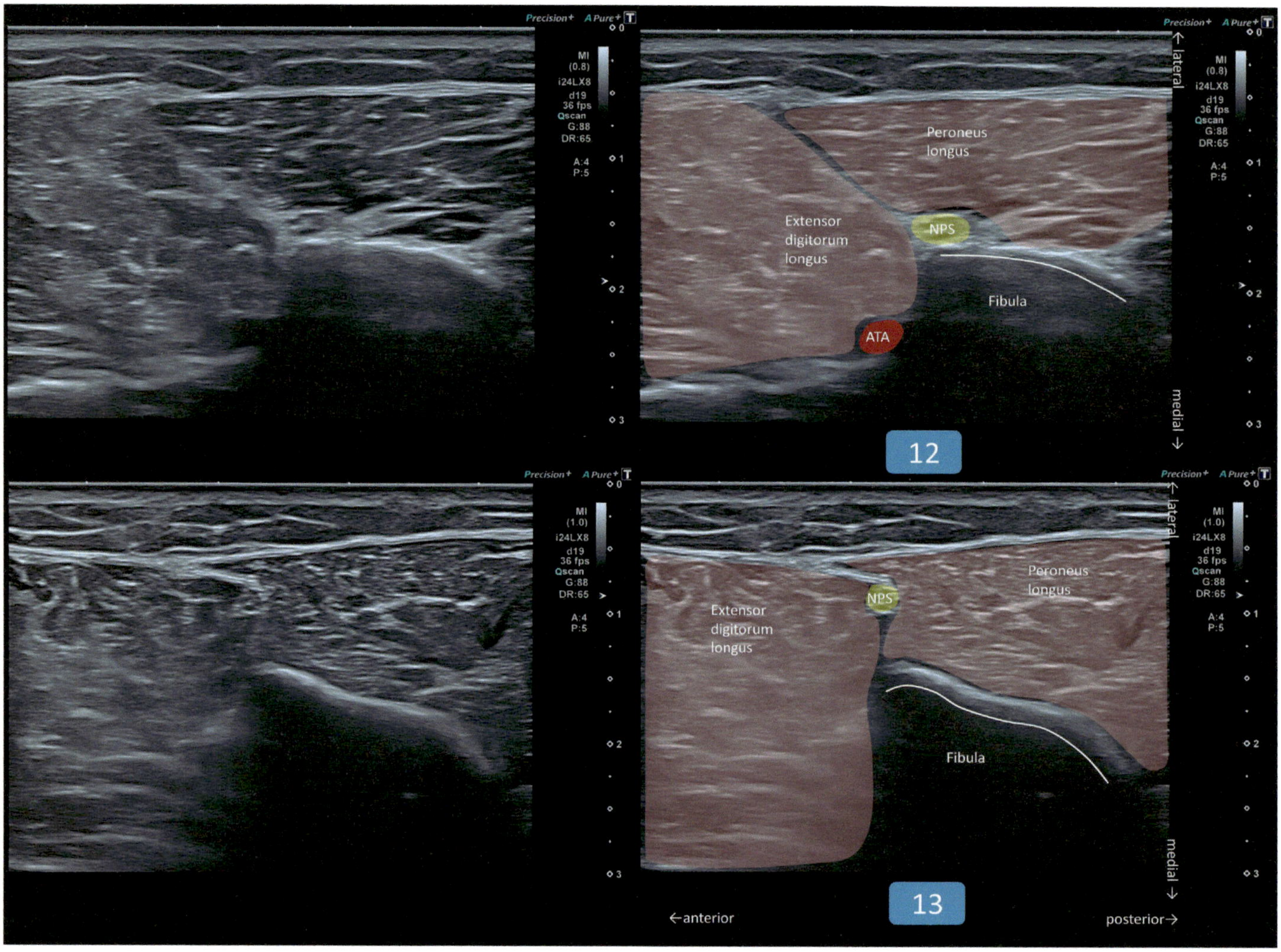

Abb. 10.26 Schnittbildserie 12–13. Sonoanatomie des N. peronaeus superficialis unterhalb des Fibulakopfes. ATA - A. tibialis anterior, NPS - N. peronaeus superficialis [M1068]

Schnitt 12 Weiter distal zieht der N. peronaeus profundus fast rechtwinklig in der Tiefe auf die A. tibialis anterior zu, splittert sich in zahlreiche Muskeläste auf und ist daher sonografisch meist nicht mehr zu erkennen. Der N. peronaeus superficialis hingegen behält seinen engen Lagebezug zum Knochenschatten der Fibula und liegt darauf eingerahmt von den Muskelbäuchen der Mm. extensor digitorum longus und peronaeus longus (➤ Abb. 10.26).

Schnitt 13 In Höhe der Unterschenkelmitte gibt der N. peronaeus superficialis den Kontakt zur Fibula auf, um zwischen den Mm. peronaeus longus und extensor digitorum longus an die Oberfläche zu ziehen und dabei die Faszie zu durchbrechen.

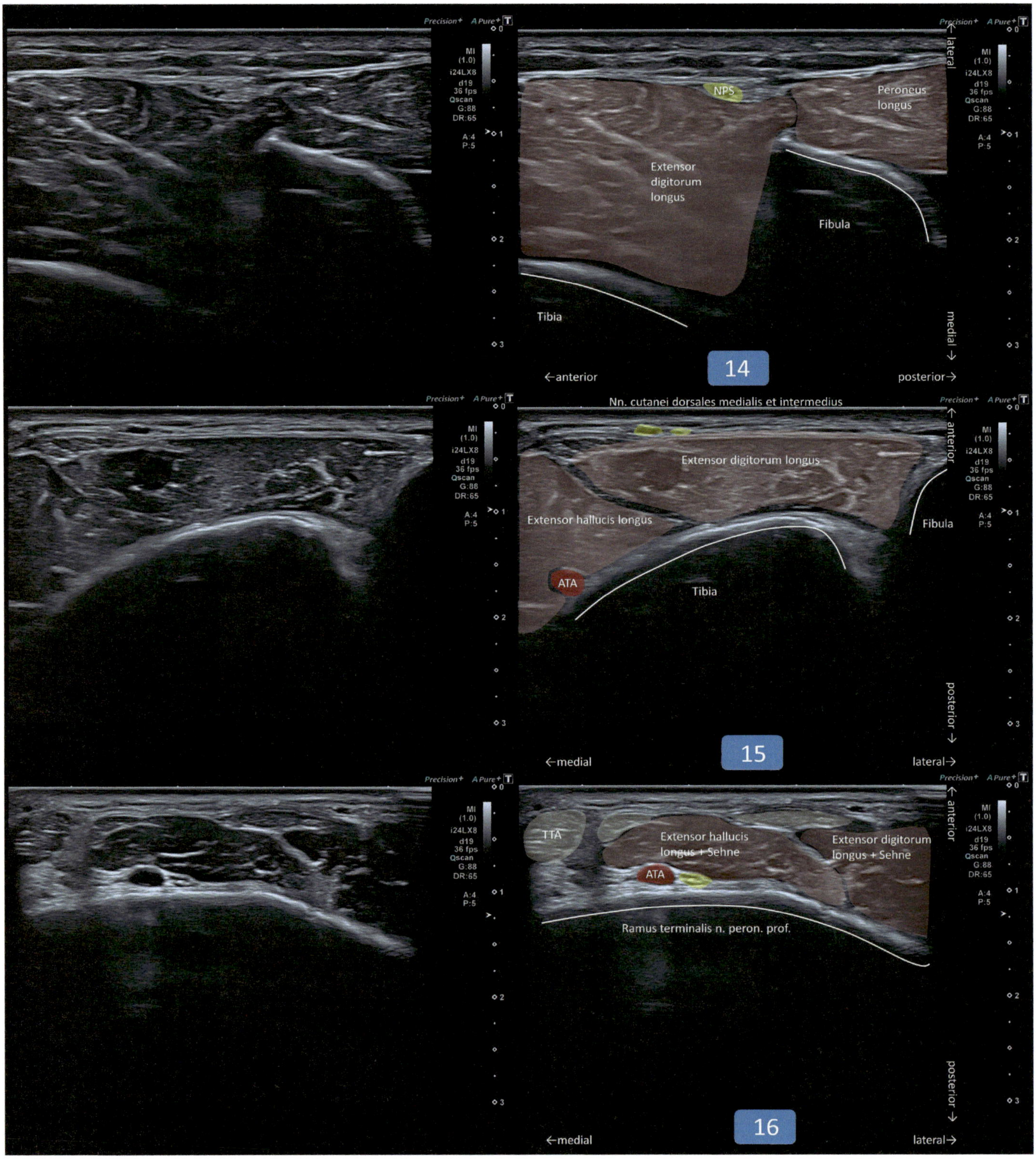

Abb. 10.27 Schnittbildserie 14–16. Sonoanatomie des N. peronaeus superficialis und des terminalen Astes des N. peronaeus profundus. ATA - A. tibialis anterior, NPS - N. peronaeus superficialis, TTA - Sehne des M. tibialis anterior [M1068]

Schnitt 14 Ab Unterschenkelmitte und nach Durchbrechen der Faszie liegt der N. peronaeus superficialis nun wieder subkutan zwischen den Mm. extensor digitorum longus und peronaeus longus. Er ist hier gut sonografisch zu lokalisieren und kann auch direkt an dieser Stelle aufgesucht werden. In der Tiefe sind die Knochenschatten von Fibula und Tibia zu erkennen (➤ Abb. 10.27). In dieser Lokalisation ereignen sich häufig Verletzungen durch lange Hautschnitte, z. B. bei Kompartmentspaltungen oder Osteosynthesen am Sprunggelenk. Darüber hinaus kann ein selteneres Kompressionssyndrom durch die Muskelfaszie auftreten.

Schnitt 15 Am Übergang zum Fuß teilt sich der N. peronaeus superficialis in zwei Nn. cutanei dorsales medialis et intermedius, die mit entsprechend hochfrequenten Sonden bis zu den Zehen verfolgt werden können. Darunter liegen die Muskelbäuche der Mm. extensor digitorum longus und extensor hallucis longus. Medial auf der Tibia ist die A. tibialis anterior wieder zu erkennen.

Schnitt 16 Schwenkt man jetzt die Schallsonde nach vorne/medial, sind unter den Sehnen und Muskelbäuchen der Mm. tibialis anterior, extensor hallucis longus und extensor digitorum longus die A. tibialis anterior auf dem Knochenschatten der Tibia zu erkennen. Sie wird begleitet vom Endast (R. terminalis) des N. peronaeus profundus, der die Haut zwischen erster und zweiter Zehe versorgt. Tendinopathien können diesen Ast irritieren. Man bezeichnet diese Erkrankung auch als vorderes Tarsaltunnelsyndrom.

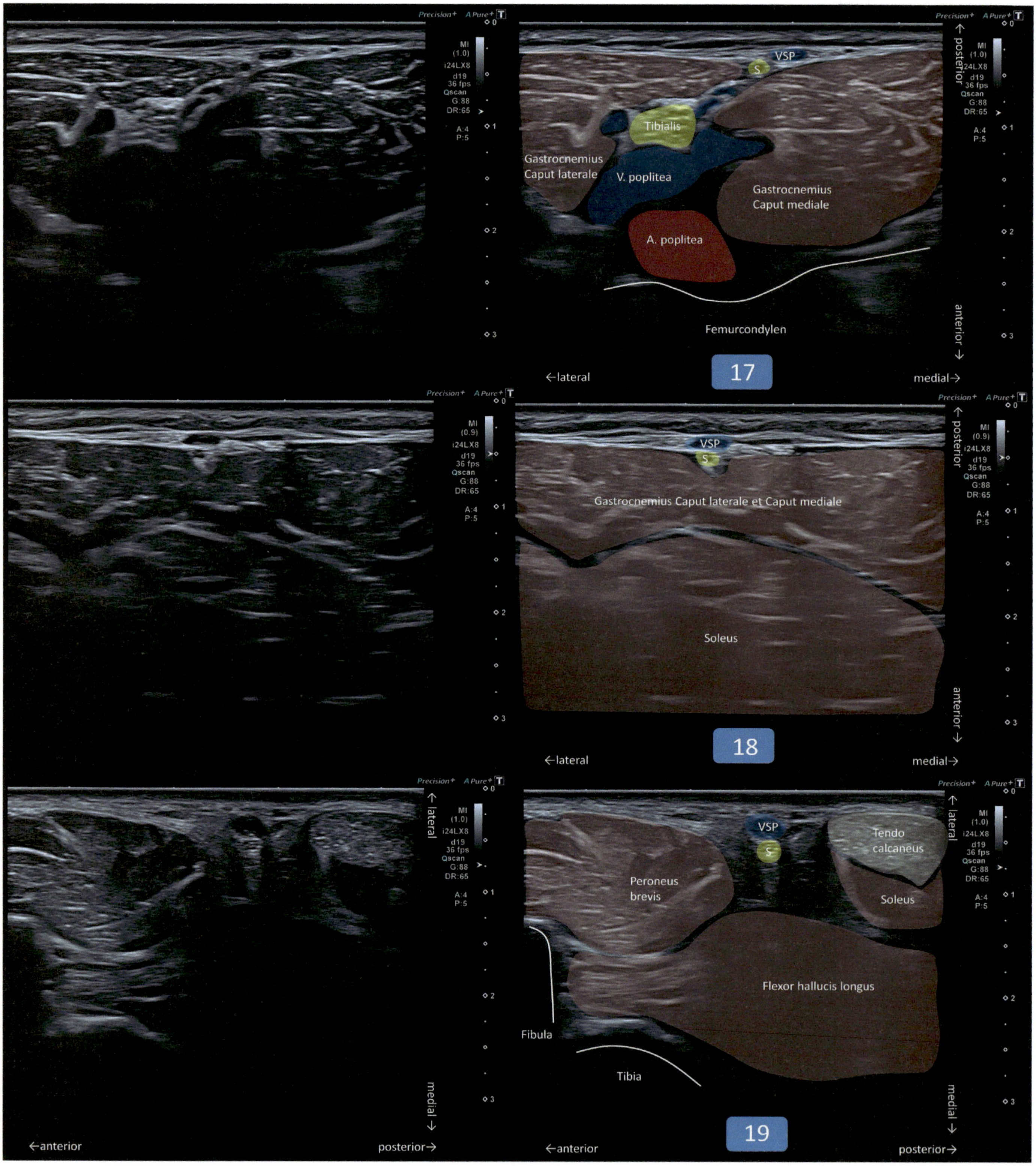

Abb. 10.28 Schnittbildserie 17–19. Sonoanatomie des N. suralis von der Fossa poplitea bis zum Außenknöchel.
S - Proximal: N. cutaneus surae medialis, distal: N. suralis, VSP - V. saphena parva [M1068]

Schnitt 17 Ausgehend von der Standardschallebene (➤ Abb. 6.1) kann der N. tibialis nur über eine kurze Strecke nach distal verfolgt werden, da er dann nach Abgabe von Muskelästen zusammen mit seinen Leitgefäßen (V. und A. poplitea) schnell tief unter die Unterschenkelmuskulatur zieht. Zunächst liegt er noch oberflächlich und wird vom medialen und lateralen Gastrocnemiuskopf eingerahmt. Auf dem Boden sieht man den Schallschatten des Femurs. In dieser Schnittebene gibt er den N. suralis (S) ab, der im Gegensatz zum Hauptstamm zunächst als N. cutaneus surae lateralis zusammen mit der V. saphena parva an der Unterschenkelrückseite subkutan nach distal verläuft.

Schnitt 18 Der N. suralis kann so in seinem gesamten Verlauf zusammen mit der V. saphena parva (keinen größeren Druck mit der Sonde ausüben!) bis zum Außenknöchel zwischen den Gastrocnemiusköpfen dargestellt werden. Unter den Gastrocnemiusköpfen ist der M. soleus zu erkennen.

Schnitt 19 In Höhe des Außenknöchels geht der N. suralis neben dem Kontakt zur V. saphena parva auch eine enge Lagebeziehung zur Achillessehne (Tendo calcaneus) ein und ist hier leicht direkt aufsuchbar. Darunter sieht man Reste der Mm. soleus und flexor hallucis longus sowie den Schallschatten der Tibia. Nach vorne erfolgt die Begrenzung durch den M. peronaeus brevis und den Schallschatten der Fibula.

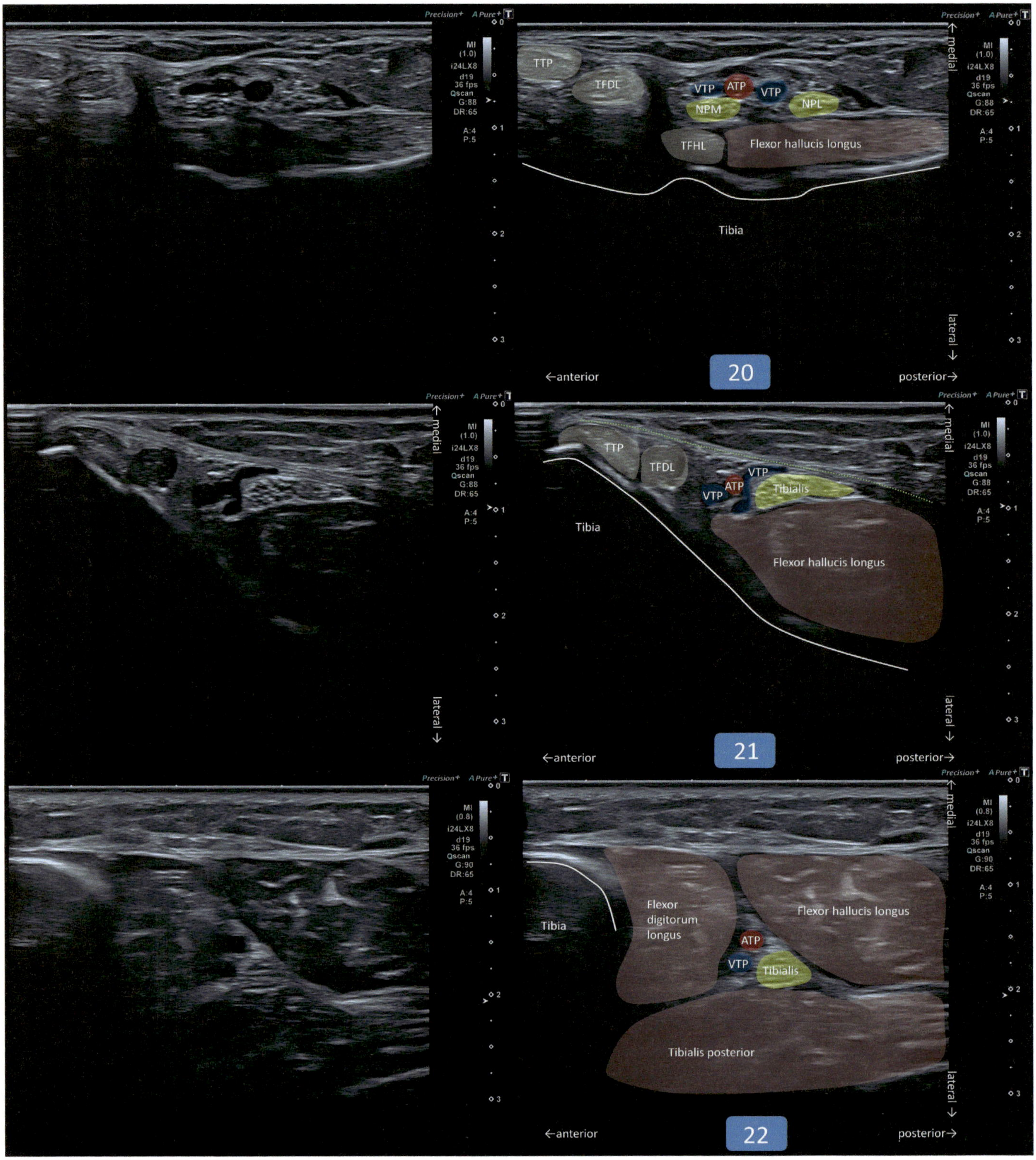

Abb. 10.29 Schnittbildserie 20–22. Sonoanatomie des N. tibialis vom Innenknöchel bis zu, Unterschenkel.
ATP - A. tibialis posterior, NPL - N. plantaris lateralis, NPM - N. plantaris medialis, TFDL - Tendo m. flexoris digitorum longus, TFHL - Tendo m. flexoris hallucis longus, TTP - Tendo m. tibialis posterior, VTP - V. tibialis posterior [M1068]

Schnitt 20 Den N. tibialis untersucht man am besten vom Innenknöchel nach proximal, da er hier wieder sehr oberflächlich liegt. In der Region beobachtet man verschiedene Pathologien (u.a. Tendinopathien, Sehnenscheidenganglien, Skelettdeformitäten bei rheumatoider Arthritis), die zu Fußschmerzen und zu einer sekundären Kompression des N. tibialis führen können. Am distalen Ende des Tarsaltunnels hat sich der N. tibialis meist schon in einen medialen und in einen lateralen Plantarnerv aufgeteilt. Diese werden von der A. tibialis posterior und den Vv. tibiales posteriores begleitet (variable Anzahl), welche als Landmarken fungieren. Den Boden bildet der Schallschatten der Tibia. Von hier aus können dann die einzelnen Plantarnerven bis zu den Nn. digitales plantares communes verfolgt werden. Vorne erfolgt die Begrenzung durch drei große Sehnen der Mm. tibialis posterior, flexor digitorum longus und flexor hallucis longus. Sie sind häufig Ausgangspunkt der o.g. Tendinopathien. Ihre Kenntnis ist deshalb von Bedeutung.

Schnitt 21 Weiter proximal überdacht das Tarsaltunnelretinakulum (grüne, gepunktete Linie) den Kanal, an dessen Boden wieder der Schallschatten der Tibia zu erkennen ist. Vorne befinden sich die Sehnen der Mm. tibialis posterior und flexor digitorum longus. Die Sehne des M. flexor hallucis longus ist bereits in den Muskelbauch übergegangen. Der N. tibialis liegt neben seinen Leitgefäßen (A. tibialis posterior und den Vv. tibiales posteriores). Manchmal ist hier bei guten Schallbedingungen der Abgang des R. calcaneus (Baxter-Nerv) zu beobachten.

Schnitt 22 Nach proximal begibt sich der N. tibialis mit seinen Leitgefäßen am medialen Unterschenkel in die Tiefe und liegt hier nun eingepackt in der Muskulatur. Dabei handelt es sich um jene Muskelbäuche, deren Sehnen wir bereits weiter oben in Schnitt 20 und 21 kennen gelernt haben.

LITERATUR:

Ali ZS, Pisapia JM, Ma TS, Zager EL, Heuer GG, Khoury V. Ultrasonographic Evaluation of Peripheral Nerves. World Neurosurg. 2016; 85: 333–9

Bedewi MA, Abodonya A, Kotb M, Kamal S, Mahmoud G, Aldossari K, et al. Estimation of ultrasound reference values for the lower limb peripheral nerves in adults: A cross-sectional study. Medicine 2018; 97: e0179

De Maeseneer M, Madani H, Lenchik L, Kalume Brigido M, Shahabpour M, Marcelis S, et al. Normal Anatomy and Compression Areas of Nerves of the Foot and Ankle: US and MR Imaging with Anatomic Correlation. Radiographics 2015; 35: 1469–82.

Gruber H, Loizides A, Moriggl B. (Hrsg.) Nervensonographie kompakt. Anatomie der peripheren Nervenmit Landmarks. Springer, Berlin, Heidelberg 2018

Hadzic A. Hadzic's Peripheral Nerve Blocks and Anatomy for Ultrasound-Guided Regional Anesthesia (New York School of Regional Anesthesia). McGraw-Hill Education, New York 2012

Kopf H, Loizides A, Mostbeck GH, Gruber H. Diagnostic sonography of peripheral nerves: indications, examination techniques and pathological findings. Ultraschall Med 2011; 32: 242–63

Peer S, Gruber H (Eds) Atlas of Peripheral Nerve Ultrasound With Anatomic and MRI Correlation. Springer, Berlin Heidelberg 2013

Schminke U, von Sarnowski B. Sonografie peripherer Nerven: Sonografische Anatomie. Klin Neurophysiol 2018; 49: 165–74

Seok HY, Jang JH, Won SJ, Yoon JS, Park KS, Kim BJ. Cross-sectional area reference values of nerves in the lower extremities using ultrasonography. Muscle Nerve 2014; 50: 564–70

Stuart RM, Koh ES, Breidahl WH. Sonography of peripheral nerve pathology. Am J Roentgenol 2004; 182: 123–9

Yablon CM, Hammer MR, Morag Y, Brandon CJ, Fessell DP, Jacobson JA. US of the Peripheral Nerves of the Lower Extremity: A Landmark Approach. Radiographics. 2016; 36: 464–78

KAPITEL

11

Carl D. Reimers (Elektroneurografie), Thomas Schelle (Nervensonografie)

Selten untersuchte Nerven

Im Folgenden werden die Untersuchungstechniken für die selten untersuchten Nerven kurz skizziert.

11.1 Elektroneurografie

11.1.1 N. axillaris

Herkunft: C5–6, Truncus superior, Fasciculus posterior.

Stimulation: mit bipolaren Knopfelektroden am Erbschen Punkt.

Ableitung: über dem Bauch des mittleren Anteils (➤ Abb. 11.1, ➤ Abb. 11.2).

Referenzwert: dmL bis 5,0 ms.

11.1.2 N. suprascapularis

Herkunft: C5–6(7) , Truncus et fasciculus posteriores.

Stimulation: mit bipolaren Knopfelektroden am Erbschen Punkt.

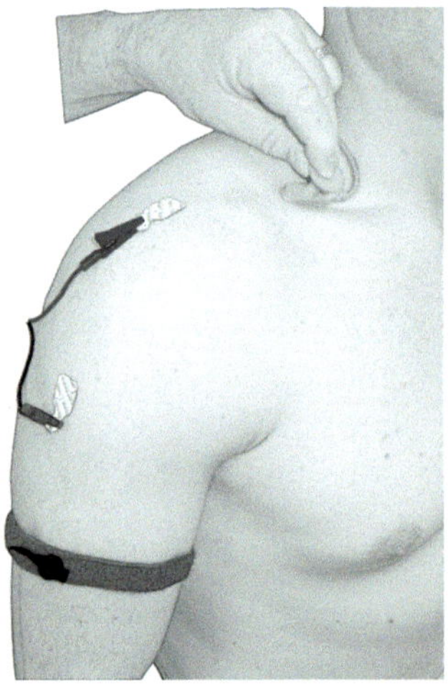

Abb. 11.1 Die Stimulation erfolgt über dem Erbschen Punkt, die Ableitung über dem M. deltoideus. [R251-001]

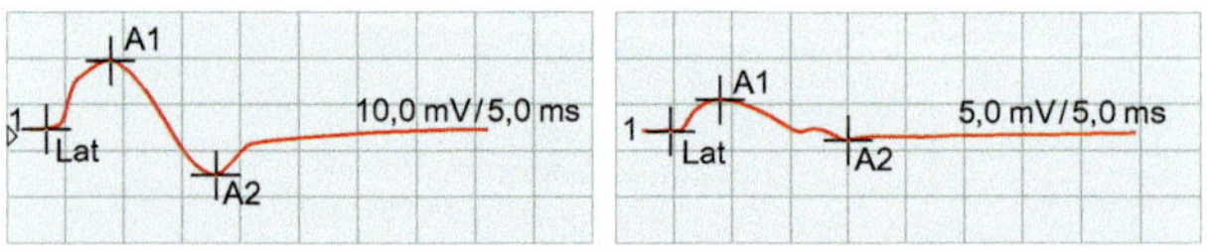

Abb. 11.2 Motorische Neurografie des N. axillaris bei oberer Armplexusläsion. Linkes Bild: Normalbefund (dmL = 3,5 ms, Amplitude des MSAP = 24,6 mV); rechtes Bild: Armplexusläsion (dmL = 4,7 ms, Amplitude des MSAP = 4,2 mV; andere Verstärkung!). [L231]

Ableitung: mit Oberflächenelektroden vom M. supra- und infraspinatus (➤ Abb. 11.3 , ➤ Abb. 11.4, ➤ Abb. 11.5).

Referenzwerte: dmL zum M. supraspinatus: ≤ 3,2 ms, zum M. infraspinatus: ≤ 4,4 ms.

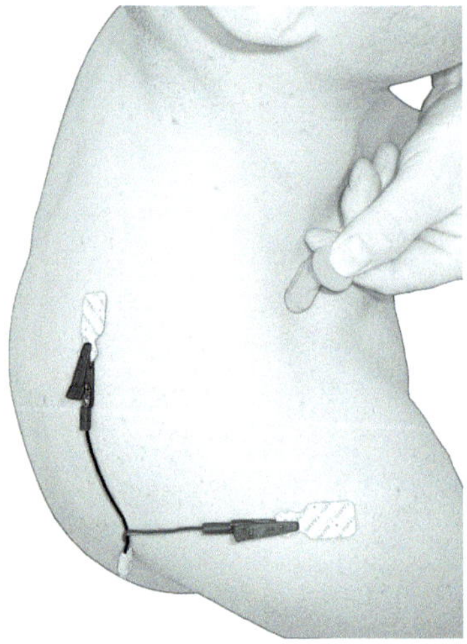

Abb. 11.3 Nervenstimulation am Erbschen Punkt in der Supraklavikulagrube. Die Ableitung erfolgt über dem M. supraspinatus oder dem M. infraspinatus. [R251-001]

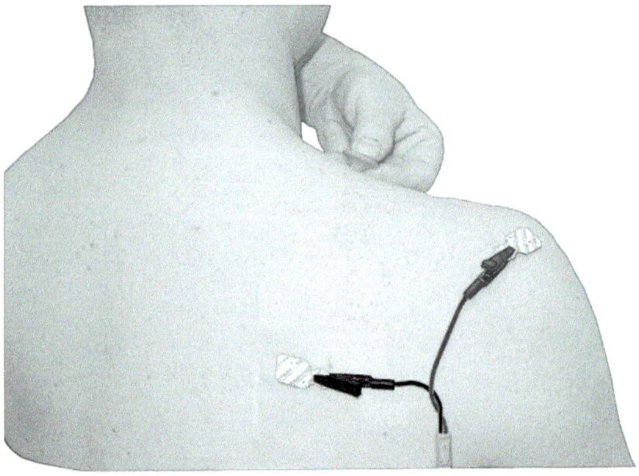

Abb. 11.4 M. infraspinatus. [R251-001]

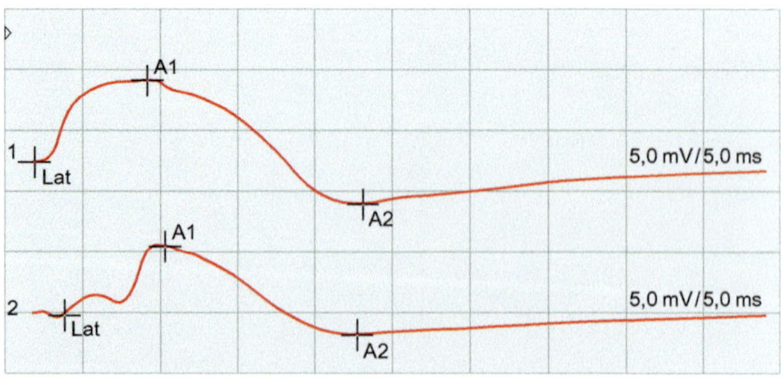

Abb. 11.5 Motorische Neurografie des N. suprascapularis: Normalbefund. Obere Spur: Ableitung vom M. supraspinatus (dmL = 2,0 ms, Amplitude des MSAP = 10,1 mV); untere Spur: Ableitung vom M. infraspinatus (dmL = 3,9 ms, Amplitude des MSAP = 7,3 mV). [L231]

11.1.3 N. thoracicus longus

Herkunft: C5–7(8), Pars supraclavicularis des Plexus brachialis.

Stimulation: mit bipolaren Knopfelektroden am Erbschen Punkt.

Ableitung: mit Oberflächen- oder Nadelelektroden vom M. serratus anterior in der mittleren Axillarlinie über der 5. Rippe (➤ Abb. 11.6, ➤ Abb. 11.7).

Referenzwerte: dmL bis 3,8 ms (bis 35 J.) bzw. 3,9 ms (über 35 J.).

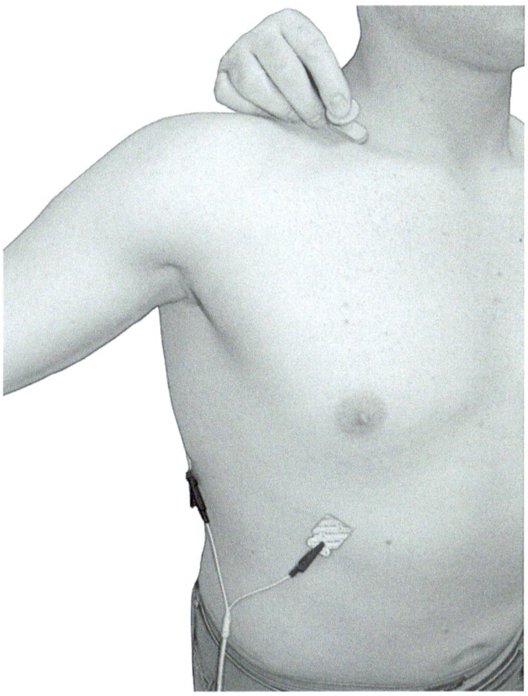

Abb. 11.6 Stimulation des N. thoracicus longus am Erbschen Punkt und Ableitung über dem M. serratus anterior in Höhe der 5. Rippe. [R251-001]

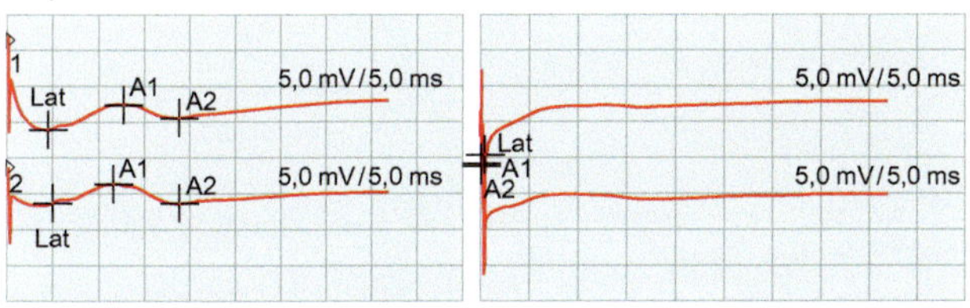

Abb. 11.7 Motorische Neurografie des N. thoracicus longus bei neuralgischer Schulteramyotrophie, Linke Hälfte: unauffälliger Befund (dmL = 4,6 bzw. 5,0 ms, Amplitude des MSAP = 2,7 mV); rechte Hälfte: erkrankter Nerv (kaum ein MSAP erkennbar im Sinne einer axonalen Läsion. [L231]

11.1.4 N. cutaneus antebrachii lateralis

Herkunft: C5–6, Truncus superior, Fasciculus lateralis, Endast des N. musculocutaneus.
Stimulation: unmittelbar lateral der Bizepssehne in der Ellenbeuge.

Ableitung: 10–12 cm distal auf einer Linie zwischen Stimulationsort und Radiusköpfchen (antidrom; ➤ Abb. 11.8) oder in umgekehrter Richtung (orthodrom; ➤ Abb. 11.9).

Referenzwert: maximale sensible Leitgeschwindigkeit ≥ 57 m/s.

Bemerkung: Oft bestehen erhebliche motorische Artefakte durch Mitreizung der Unterarmmuskeln. In diesem Fall empfiehlt sich eine orthodrome Messung.

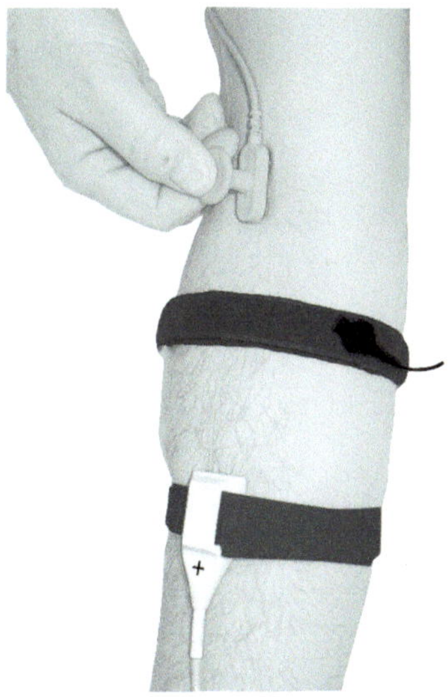

Abb. 11.8 Die Ableitung erfolgt etwa 10–12 cm distal der Reizelektrode an der radialen Unterarmmitte. [R251-001]

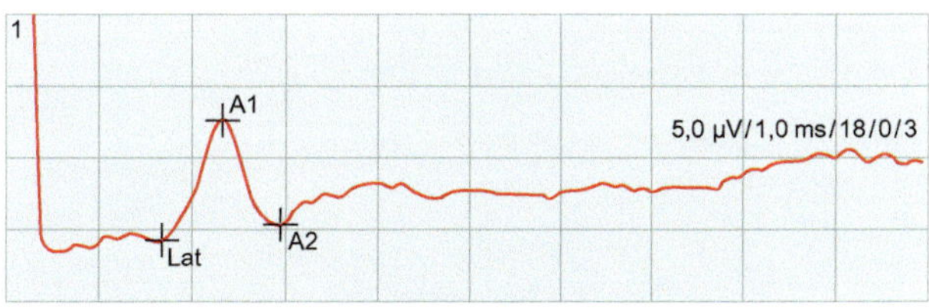

Abb. 11.9 Orthodrome sensible Neurografie des N. cutaneus antebrachii lateralis (sNLG = 65 m/s, Amplitude des sNAP = 7 µV). [L231]

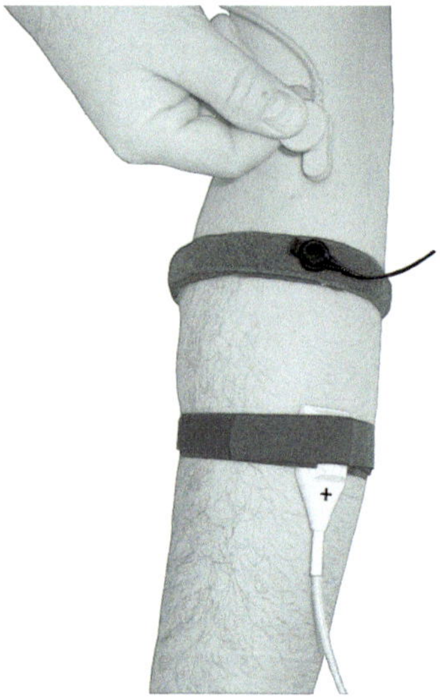

Abb. 11.10 Die Stimulation erfolgt medial der Bizepssehne in Höhe der Ellenbeuge, die Ableitung erfolgt etwa 10–12 cm distal der Reizelektrode an der ulnaren Unterarmmitte. [R251-001]

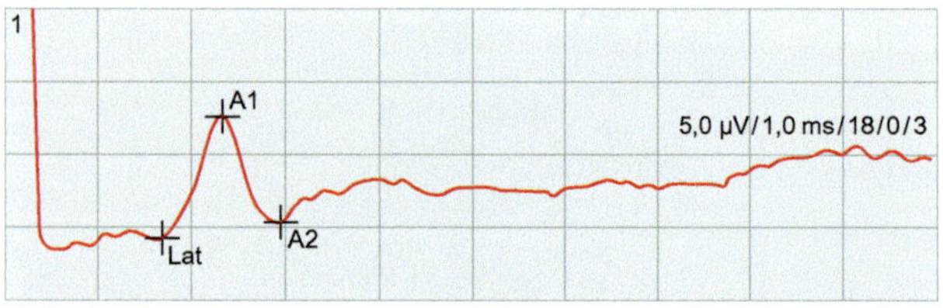

Abb. 11.11 Antidrome Neurografie des N. cutaneus antebrachii medialis: Normalbefund (sNLG = 62 m/s, Amplitude des sNAP = 17 µV). [L231]

11.1.5 N. cutaneus antebrachii medialis

Herkunft: C8–Th1, Truncus inferior, Fasciculus medialis.

Stimulation: 2–4 cm medial des Epicondylus medialis humeri.

Ableitung: 9–12 cm distal auf einer Linie zum Proc. styloideus ulnae (➤ Abb. 11.10, ➤ Abb. 11.11).

Referenzwert: maximale sensible Leitgeschwindigkeit ≥ 42 m/s.

11.2 Elektromyografie

Die Elektromyografie dient bei Läsionen der genannten Nerven zur Feststellung der Floridität und Ausprägung der Läsion und einer Reinnervation sowie der Klärung der Differenzialdiagnostik (z. B. isolierte Nervenschädigung oder doch Radikulo- oder Plexopathie oder gar eine andere Diagnose wie einer Wurzelläsion anstelle einer Meralgia paraesthetica).

11.3 Nervensonografie

Die sonografisch seltener untersuchten Nerven sollen hinsichtlich ihrer Landmarken tabellarisch kurz zusammengefasst werden (➤ Tab. 11.1). Gerade dem Anfänger bereitet das Auffinden häufig Schwierigkeiten, weshalb sie nicht Gegenstand dieses Grundlagenlehrbuches sind (für weitere Einzelheiten siehe Literaturverzeichnis).

Neben den in der Tabelle aufgeführten Nerven lassen sich sonografisch weitere Nerven identifizieren:

- Plexus cervicalis: Nn. auricularis magnus, phrenicus, supraclaviculares
- Hirnnerven: Nn. vagus, accessorius
- Nerven in der Bauchwand: Nn. ilioinguinalis, iliohypogastricus, genitofemoralis

Auch hier sei auf die spezielle Literatur verwiesen (Gruber et al. 2018).

Tab. 11.1 Selten untersuchte Nerven

Nerv	Landmarke	Literatur
N. axillaris	**Zugang von der Axilla:** Arm in Eversions- und Abduktionsstellung, der Nerv liegt im Hiatus axillaris lateralis neben der A. circumflexia humeri posterior **Zugang von dorsal:** Über dem Periostschatten des Übergangs von Humeruskopf zu Humerusschaft im neurovaskulären Raum zwischen den Mm. deltoideus, teres major und triceps brachii	Gruber et al. 2014 Rothe et al. 2011
N. suprascapularis	**Kranialer Zugang:** Aufsuchen des Truncus superior des Plexus brachialis. Der Nerv geht aus diesem ab und verläuft nach lateral auf dem M. scalenus medius und liegt dann lateral des Plexus brachialis supraklavikular unter dem M. omohyoideus (Venter inferior) **Kaudaler Zugang:** Der Schallkopf wird oberhalb der Spina scapulae parallel zu dieser aufgesetzt. Unter den Mm. trapezius und supraspinatus liegt das neurovaskuläre Bündel (V., A. und N. suprascapularis) unter dem Ligamentum transversum scapulae	Battaglia et al. 2013
N. cutaneus antebrachii medialis	➤ Kap. 8.2 In der Axilla liegt der Nerv oberflächlich oberhalb der A. axillaris zwischen den Nn. medianus und ulnaris. Der Hauptstamm folgt dann der V. basilica (wenig Druck mit der Ultraschallsonde ausüben!)	Thallaj et al. 2011
N. musculocutaneus/ N. cutaneus antebrachii lateralis	Der N. musculocutaneus liegt in der Axilla im M. coracobrachialis (➤ Kap. 5.4), sein sensibler Endast (N. cut. ant. lat.) begleitet am Oberarm die V. cephalica und hat in der Ellenbeuge eine Lagebeziehung zur distalen Bizepssehne	Tagliafico et al. 2013 Chiavaras et al. 2014
N. cutaneus femoris lateralis	➤ Kap. 9.4 Im fettgefüllten Tunnel zwischen den Mm. sartoris und tensor fasciae latae	Zhu et al. 2012
N. thoracicus longus	**Kranial:** Ursprung hauptsächlich aus dem Truncus superior, durchbohrt den M. scalenus medius und verläuft wie der N. suprascapularis lateral des Plexus brachialis **Kaudal:** infraklavikulär auf der 2. Zacke des M. serratus anterior	Lieba-Samal et al. 2014

LITERATUR

Battaglia PJ, Haun DW, Dooley K, Kettner NW. Sonographic measurement of the normal suprascapular nerve and omohyoid muscle. Man Ther 2014; 19: 165–8

Chiavaras MM, Jacobson JA, Billone L, Lawton JM, Lawton J. Sonography of the lateral antebrachial cutaneous nerve with magnetic resonance imaging and anatomic correlation. J Ultrasound Med 2014; 33: 1475–83

Gruber H, Loizides A, Moriggl B (Hrsg.) Nervensonografie kompakt. Anatomie der peripheren Nervenmit Landmarks. Springer, Berlin, Heidelberg 2018

Gruber H, Peer S, Gruber L, Loescher W, Bauer T, Loizides A. Ultrasound Imaging of the axillary nerve and its role in the diagnosis of traumatic impairment. Ultraschall Med. 2014; 35: 332–8

Lieba-Samal D, Morgenbesser J, Moritz T, Gruber GM, Bernathova M et al. Visualization of the long thoracic nerve using high-resolution sonography. Ultraschall Med. 2015; 36: 264–9

Rothe C, Asghar S, Andersen HL, Christensen JK, Lange KHW. Ultrasound-guided block of the axillary nerve: a volunteer study of a new method. Acta Anaesthesiol Scand 2011; 55: 565–70

Schelle T. Methodik und was kann die Nervensonografie. Klin Neurophysiol 2015; 46: 79–89

Tagliafico A, Martinoli C. Reliability of side-to-side sonographic cross-sectional area measurements of upper extremity nerves in healthy volunteers. J Ultrasound Med 2013; 32: 457–62

Thallaj A. Ultrasound guidance of uncommon nerve blocks. Saudi J Anaesth 2011; 5: 392–4

Zhu J, Zhao Y, Liu F, Huang Y, Shao J, Hu B. Ultrasound of the lateral femoral cutaneous nerve in asymptomatic adults. BMC Musculoskelet Disord 2012; 13: 227

KAPITEL

12 Engpasssyndrome

Carl D. Reimers (Elektroneurografie/-myografie), Jochen Machetanz (Nervensonografie)

12.1 Definition

Der Begriff „Engpasssyndrom“ ist ein Sammelbegriff für Nervenkompressionssyndrome, die pathophysiologisch verschiedene Ursachen haben, denen aber gemeinsam ist, dass sie an bestimmten Lokalisationen empirisch mit einer überzufälligen Häufigkeit vorgefunden werden (Toussaint et al. 2010). Die Kompression kann durch relativ geringe chronische (Wochen bis Jahre) Druckwirkung (z. B. klassisches Karpaltunnelsyndrom, KTS), durch eine kurze (Minuten bis Stunde) stärkere Druckwirkung (z. B. Peroneus-Druckläsion), durch repetitive mechanische Beanspruchungen (KTS als Berufskrankheit bei Arbeiten mit Presslufthammer) oder durch raumfordernde Prozesse in unmittelbarer Nachbarschaft (z. B. Ganglion in der Loge de Guyon) verursacht sein.

Die Häufigkeit verschiedener Engpasssyndrome unterscheidet sich massiv, wobei das Spektrum vom KTS als einer der häufigsten neurologischen Erkrankungen bis zu Syndromen reicht, deren pure Existenz von einigen Autoren bezweifelt wird und die sicher so selten sind, dass viele Neurologen sie allenfalls ein- bis zweimal in ihrem gesamten Berufsleben sehen. Bei der Einschätzung solcher Häufigkeiten spielt es eine wesentliche Rolle, in welchem organisatorischen Umfeld der einschätzende Arzt arbeitet. Das heißt, ein niedergelassener Praktiker sieht z. B. zahlreiche Karpaltunnelsyndrome, die in einer neurologischen Akutklinik wesentlich seltener beobachtet werden. Dafür werden beim Schlaganfall-Neurologen relativ viele Patienten mit akuten Radialisdruckläsionen (als Differenzialdiagnose zu einer zentralen Fallhand) vorstellig. In Spezialpraxen für periphere Neurologie findet sich dafür eine relative Häufung seltener Kompressionssyndrome. Insbesondere bei den seltenen Engpasssyndromen gibt es große Unterschiede in der Einschätzung der Inzidenzen, die sich aus den unterschiedlichen zugrunde gelegten Diagnosekriterien ergeben. Hier bestehen auch erhebliche Unterschiede zwischen tradierten Einschätzungen verschiedener Fachgruppen (z. B. Neurologen vs. Orthopäden). Im Ergebnis existieren umfassend valide Zahlen zu Inzidenzen von Engpasssyndromen bislang nicht (➤ Tab. 12.1).

Die in diesem Kapitel vorgenommene Auswahl ausführlich dargestellter Engpasssyndrome orientiert sich bewusst an den realen Erfordernissen in der klinischen Praxis. Ein neurologischer Untersucher wird unzählige Male mit den verschiedensten Aspekten diverser Karpaltunnelsyndrome konfrontiert sein, bevor er ein einziges tatsächliches Thoracic-outlet-Syndrom sieht. In diesem Fall ist ihm jedoch nur dann eine valide sonografische Aussage möglich, wenn er bereits weit fortgeschritten ist und Gelegenheit hatte, sich durch häufiges Üben bei seltenen Syndromen (die ihm konzentriert zugewiesen wurden) mit den spezifischen anatomischen Gegebenheiten des einzelnen Syndroms vertraut zu machen. Der Anspruch des vorliegenden Buchs ist es nicht, Spezialkenntnisse seltener Syndrome zu vermitteln, sondern dem Beginnenden praktische Handlungsleitlinien für die tägliche Arbeit zu vermitteln. Seltene Syndrome sollte er über mehrere Jahre des eigenen Lernens an entsprechende Spezialisten weiterüberweisen, um dem Patienten zu validen Befunden zu verhelfen.

Tab. 12.1 Inzidenzen von Engpasssyndromen; Zahlen für KTS und Kubitaltunnelsyndrom aus Literaturangaben (Schulte-Mattler et al. 2015, Mondelli et al. 2005, Omichi et al. 2015); die anderen Häufigkeiten nach Schätzung der Autoren

	Inzidenz [n/100.000/Jahr]
Karpaltunnelsyndrom	155–400 = sehr häufig
Kubitaltunnelsyndrom	25 = gelegentlich–häufig
Radialisdruckläsion	gelegentlich
Peroneusdruckläsion	gelegentlich
Meralgia paraesthetica	4–10
Loge-de-Guyon-Syndrom	selten
Thoracic-outlet-Syndrom	selten
Tarsaltunnelsyndrom	sehr selten, überschätzt
Supinatorsyndrom	selten, überschätzt

12.1.1 Elektroneurografie

Der wichtigste Befund bei den Engpasssyndromen ist die auf den lädierten Nervenabschnitt begrenzte verlangsamte Nervenleitgeschwindigkeit. Bei sehr leichten Läsionen können die Leitgeschwindigkeiten noch normal und nur die Reizantwortpotenziale aufgesplittert sein, weil vermutlich nur einige Nervenfasern betroffen sind. Ist die Impulsleitung einiger Nervenfasern blockiert, so entsteht ein Leitungsblock (➤ Kap. 1). Ist die Reizantwortamplitude auch bei Stimulation distal der Schädigungslokalisation vermindert, so liegt eine Wallersche Degeneration vor. In diesen Fällen ist die Nervenleitgeschwindigkeit auch distal der Engstelle meist reduziert, allerdings nicht so deutlich wie im Engpassbereich. Hilfreich zur exakten Lokalisation des Schädigungsortes kann die Inching-Technik sein (➤ Kap. 1).

Meist ist die sensible Nervenleitgeschwindigkeit eher reduziert als die motorische. Darüber hinaus ist die sensible Neurografie geeignet, Plexopathien und periphere Nervenschäden von einer Radikulopathie abzugrenzen: Während bei der Radikulopathie (supraganglionäre Schädigung) normale sensible neurografische Befunde erhoben werden, findet sich bei einer Plexopathie und peripheren Nervenläsion (infraganglionäre Schädigung) im klinisch betroffenen Areal – also z. B. am Kleinfinger – eine Amplitudenminderung des sensiblen Nervenaktionspotenzials. Eine Minderung um 50 % gegenüber der nicht betroffenen kontralateralen Seite gilt als pathologisch. Die F-Wellen-Untersuchung trägt zur Klärung von Engpasssyndromen einschließlich Plexopathien wenig bei, da sie axonale Läsionen eventuell nicht erfasst und zwischen den verschiedenen Läsionsorten nicht differenziert.

Eine amplitudenreduzierte oder fehlende sympathische Hautantwort kann die Diagnose einer Plexopathie und peripheren Neuropathie in Abgrenzung zu einer Radikulopathie zusätzlich stützen.

12.1.2 Elektromyografie

Elektromyografisch lassen sich Zeichen der De- oder Reinnervation in den betroffenen Muskeln nachweisen. Als (entscheidender) Unterschied zu Radikulopathien ist die paravertebrale Muskulatur bei Plexopathien nicht betroffen. Da sich hier jedoch auch bei den Radikulopathien nicht regelhaft Auffälligkeiten nachweisen lassen, spricht nur der Nachweis pathologischer Spontanaktivität in den paravertebralen Muskeln (die motorischen Einheiten bei Willkürinnervation werden üblicherweise in den paravertebralen Muskeln nicht beurteilt) für eine Radikulopathie und gegen eine Plexopathie, das Fehlen pathologischer Spontanaktivität schließt eine Radikulopathie hingegen nicht aus.

12.1.3 Nervensonografie

Sonografische Auffälligkeiten

Sonografisch (wie teilweise auch elektrophysiologisch) unterscheiden sich die Befunde in Abhängigkeit von der zugrunde liegenden Pathophysiologie. Der Kernbefund, insbesondere bei chronischen kompressiven Nervenschädigungen (z. B. klassisches KTS, Ulnaris-Kompression am Ellenbogen), ist eine Kaliberaufweitung, d.h. eine Vergrößerung der Querschnittsfläche unmittelbar vor dem Kompressionsort (➤ Abb. 12.1, ➤ Abb. 12.2, ➤ Abb. 12.3, ➤ Abb. 12.4), während nach

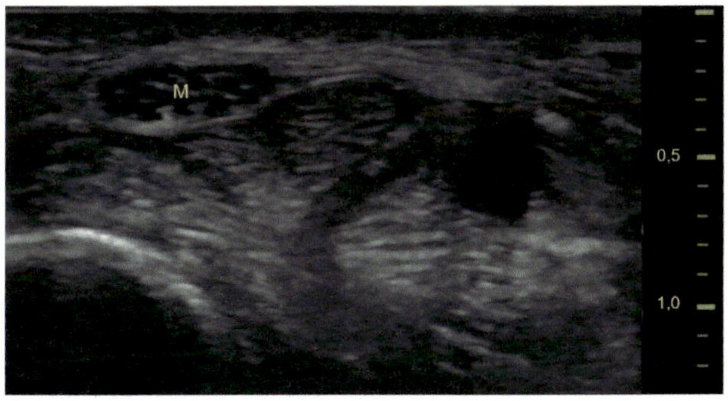

Abb. 12.2 Ultraschall-Querschnittsbild vor dem Eingang in den Karpaltunnel; Normalbefund des N. medianus (M). Die Faszikel sind von einander abgrenzbar; die Querschnittsfläche des Nervs ist nur leichtgradig erhöht gegenüber den proximal gemessenen Werten. [M1072]

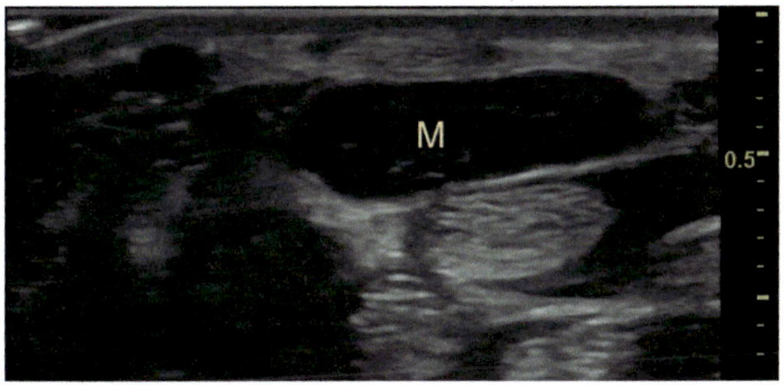

Abb. 12.3 Pathologischer Befund des N. medianus (M) vor Eintritt in den Karpaltunnel. Der Nerv ist insgesamt hypoechogen (dunkel), einzelne Faszikel sind nicht mehr abgrenzbar, die Querschnittsfläche ist (in diesem Beispiel massiv) vergrößert. [M1072]

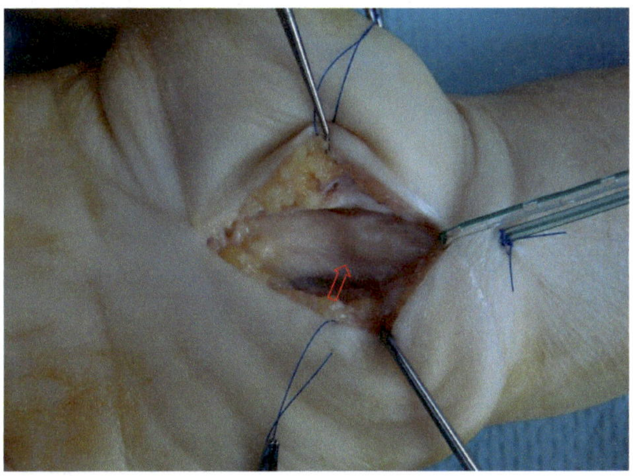

Abb. 12.1 Intraoperatives Bild bei KTS-Operation; volare Ansicht einer Hand in Blutleere; rechts Unterarm; Schwellung des Nervs mit Maximum direkt proximal der vorbestehenden Engstelle (roter Pfeil), die hier relativ weit distal im Karpaltunnel liegt (Abbildungsmaterial freundlicherweise zur Verfügung gestellt von Dr. Sven Tempel, Dresden). [M1072]

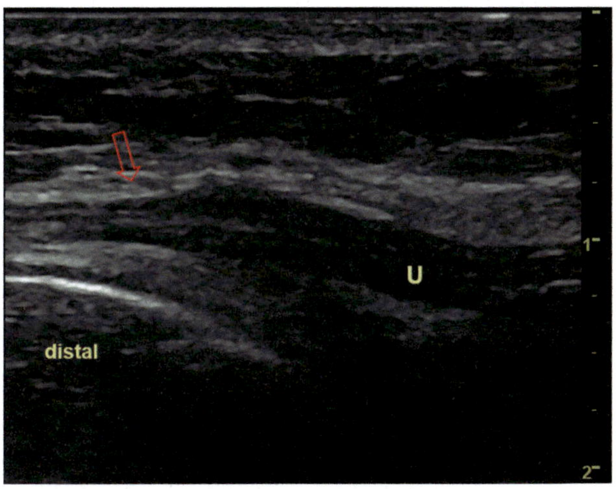

Abb. 12.4 N. ulnaris (U) längs; Verdickung im Bereich des Sulcus ulnaris; distal davon Verjüngung; der rote Pfeil zeigt auf den mutmaßlichen Ort der Kompression. [M1072]

einer kurzen einzeitigen Druckläsion (z. B. Peroneusdruckläsion) eine solche Kaliberaufweitung zumindest in der Akutphase häufig fehlt.

Zielrichtung der Ultraschalluntersuchung

Im Grundsatz fokussiert die Ultraschalluntersuchung auf:

- Detektion bildgebender Veränderungen am Nerv, die typisch für das betreffende Engpasssyndrom sind (z. B. erhöhte Querschnittsfläche unmittelbar proximal der Kompressionsstelle)
- Ausschluss von Veränderungen mit spezifischer Ätiologie, die eine Kompression verursachen (z. B. Ganglionzyste des N. ulnaris im Bereich des Ellenbogens)
- Beurteilung der lokalen Verhältnisse nach Therapieversuchen eines Engpasssyndroms mit nicht zufriedenstellendem Ergebnis (Persistenz der Kompression vs. reines inaktives Residuum)
- Erhöhung der Zielgenauigkeit bei ultraschallgeleiteten Injektionen von analgetischen Substanzen/Kortikoiden, z. B. beim KTS

Ultraschallparameter zur Erfassung eines Engpasssyndroms

Bereits in den ersten Studien zur Nervensonografie beim KTS (Buchberger et al. 1991, 1992) sind Ultraschallparameter identifiziert worden, deren Veränderung mit einer lokalen Nervenkompression bei Engpasssyndromen korreliert ist. Als wichtigster Parameter hat sich die Messung der Querschnittsfläche (angloamerikanisch: cross sectional area = CSA in mm^2 oder cm^2) des Nervs unmittelbar proximal der proximalen Kompressionsgrenze durchgesetzt. Die weiteren Parameter (z. B. Abflachungsmaßzahlen, Flächenverhältnis von prästenotischem zu gesunden Nervenabschnitten oder z. B. Vorwölbung des Retinakulum) sind spezifisch für das einzelne Engpasssyndrom mehr oder weniger gut untersucht worden und werden im Folgenden, ggf. auch mit den einzelnen Engpasssyndromen, besprochen.

Kompressive Strukturen, die prinzipiell Engpasssyndrome bedingen

Neben den erwarteten Wirkungen durch anatomische Standardstrukturen finden sich immer wieder auch an Orten klassischer Kompressionssyndrome unerwartete Befunde mit externen Strukturen als Ursache der Symptomatik, z. B. Ganglien, Lipome, degenerative Knochenveränderungen etc.

Die relative Häufigkeit einzelner Ursachen ist für die verschiedenen Engpasssyndrome unterschiedlich. Beispielweise überwiegt beim KTS eine erdrückende Menge „idiopathischer" Karpaltunnelsyndrome, während z. B. in der Loge de Guyon eine idiopathische Kompression viel seltener ist und viel häufiger eine Kompression durch externe Strukturen vorkommt. Solche Strukturen bei anderen Engpasssyndromen sind in der chronischen Variante meist Ganglien, Lipome, Fibrome, Hämangiome, Kallusbildung nach Frakturen, atypische Muskelbäuche und im Akutfall dislozierte Frakturen, Hämatome oder Thrombosen.

Nerventumore in Engpassregionen werden im ➤ Kapitel 14 behandelt, Traumafolgen im ➤ Kapitel 13. Darüber hinaus sind Nerventorsionen als Ursachen akuter schmerzhafter Neuropathien bekannt, deren exakte Pathophysiologie nicht abschließend geklärt ist. Obwohl derzeit die Hypothese einer überwiegend postentzündlichen Genese dominiert, wird sie im folgenden Kapitel abgehandelt. Diese Schädigungen treten auch typischerweise nicht an den klassischen häufigen Engpassstellen auf, sondern an anderen Prädilektionsstellen.

„Sanduhr-ähnliche Einschnürungen"/Torsionen

„Sanduhr-ähnliche Einschnürungen" (hourglass-like constriction) peripherer Nerven oder einzelner Nervenfaszikel sind ein Phänomen, das mit der hochauflösenden Ultraschalltechnologie zunehmend der Diagnostik zugänglich geworden ist. Dieses Phänomen ist insbesondere mit verschiedenen entzündlichen Erkrankungen (neuralgische Amyotrophie = Parsonage-Turner-Syndrom, Vaskulitis, Neuritis) und Nerventorsionen assoziiert. Das typische klinische Bild stellt sich mit initialem Schmerz und konsekutiver Parese dar. Nach aktueller Einschätzung ist der überwiegende Anteil der Nerventorsionen ätiologisch ebenfalls entzündlich bedingt, es gibt jedoch auch Berichte über unmittelbar mechanisch ausgelöste Torsionen (z. B. durch Traumata oder repetitive Bewegungen), wobei auch bei der neuralgischen Amyotrophie im Vorfeld mechanische Belastungen nicht selten eruiert werden können (Aranyi et al. 2017).

Am häufigsten sind Sanduhr-ähnliche Einschnürungen für die Nn. radialis (insbesondere den R. interosseus posterior betreffend; ➤ Abb. 3.10, ➤ Abb. 3.11) und medianus (N. interosseus anterior) beschrieben. Daneben finden sich häufig auch faszikuläre Verdickungen (Aranyi et al. 2015). Im Bereich der Uhrglas-ähnlichen Einschnürungen selbst können im Konstriktionsbereich die Faszikel ein Rotationsphänomen (Nerventorsionen) aufweisen und kurzzeitig in der Kontinuität unterbrochen sein. Je weniger die Sanduhr-ähnlichen Einschnürungen den gesamten Nerv betreffen, sondern nur auf einzelne Faszikel beschränkt sind, desto schwieriger wird die bildgebende Identifikation.

Interpretation der Ultraschallbefunde

Bei der Interpretation der Befunde muss sich der Untersucher der Tatsache bewusst sein, dass es Patienten gibt, bei denen trotz „normaler“ Ultraschallbefunde ein Engpasssyndrom vorliegt und umgekehrt, dass der Nachweis „pathologischer“ Ultraschallbefunde mit kompletter klinischer Symptomfreiheit einhergehen kann. Diese Regel gilt im Grundsatz ebenso für elektrophysiologische Befunde. In der Konsequenz bedeutet dies, dass sich die Indikation zu invasiven Maßnahmen nur aus einer klinischen Gesamtsicht und nicht aus einem isoliert bewerteten Ultraschall- oder auch elektrophysiologischen Befund ergeben darf. Zur Orientierung mag dienen, dass für die Ultraschalluntersuchung beim KTS Sensitivitätswerte zwischen 70 und 88 % und Spezifitätswerte zwischen 57 und 97 % beschrieben wurden (Beekmann et al. 2003).

12.2 Engpasssyndrome im Einzelnen

12.2.1 N. medianus

Karpaltunnelsyndrom

Elektroneurografie

Bei diesem häufigsten Engpasssyndrom zeigt sich elektroneurografisch in der Regel zunächst eine verlangsamte sensible Nervenleitung zum Zeige- oder Mittelfinger, danach auch eine verlängerte distale motorische Latenzzeit (dmL) zum Thenar. Bei fortgeschritteneren Erkrankungen, selten schon in Frühstadien oder gar ohne Leitungsverzögerung, sind die entsprechenden Reizantwortpotenziale amplitudengemindert. Sind die sensible Leitgeschwindigkeit zu den Fingern und die dmL zum Thenar normal oder grenzwertig und besteht dennoch der begründete Verdacht auf ein KTS, so bieten sich zusätzliche Methoden an:

- Möglich ist ein sensibles oder motorisches Inching (➤ Abb. 12.5). Für die motorische Neurografie gelten ein Latenzsprung von 0,5 ms/cm oder eine Latenz in einem Segment doppelt so groß wie in den übrigen Abschnitten als pathologisch, für die sensible Inching-Technik ein Latenzsprung von mindestens 0,7 ms/1,5 cm.
- Eine weitere gebräuchliche Methode ist der Vergleich der distalen motorischen Latenzen der Nn. medianus und ulnaris bei Ableitung über den Mm. lumbricalis II und interosseus dorsalis II zwischen dem zweiten und dritten Metakarpalknochen (➤ Abb. 12.6 und ➤ Abb. 12.7). Vorteil der Methode ist, dass man mit einer Elektrodenplatzierung beide Nerven untersuchen kann. Eine Latenzverzögerung zu Lasten des N. medianus von über 0,5–0,6 ms gilt als pathologisch. Hilfreich ist auch der Vergleich zwischen den distalen motorischen Latenzzeiten zum M. abductor pollicis brevis (N. medianus) und abductor digiti quinti (N. ulnaris). Ist Erstere mehr als 1,5 ms länger, gilt das als pathologisch. Zudem gilt eine Verlängerung der dmL des N. medianus gegenüber derjenigen des N. ulnaris zum Thenar um mindestens 0,8 ms als Hinweis auf ein Karpaltunnelsyndrom.

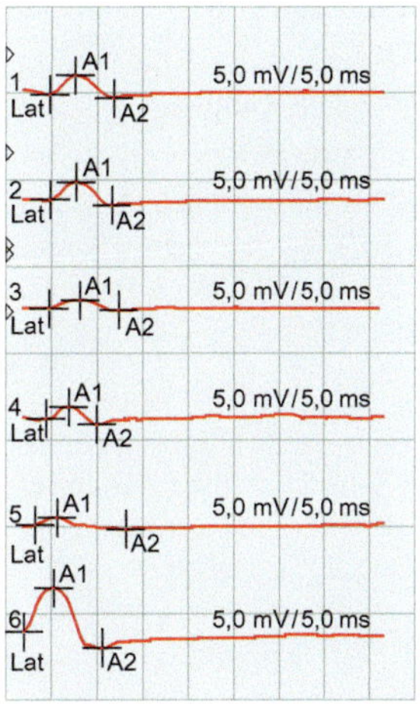

Abb. 12.5 Motorisches Inching des N. medianus bei Karpaltunnelsyndrom (Abstände zwischen den Stimulationsorten jeweils 1 cm, Latenzsprünge von 1,1 und 1,3 ms der unteren beiden Spuren gegenüber 0,1–0,4 ms in den oberen Spuren). [L231]

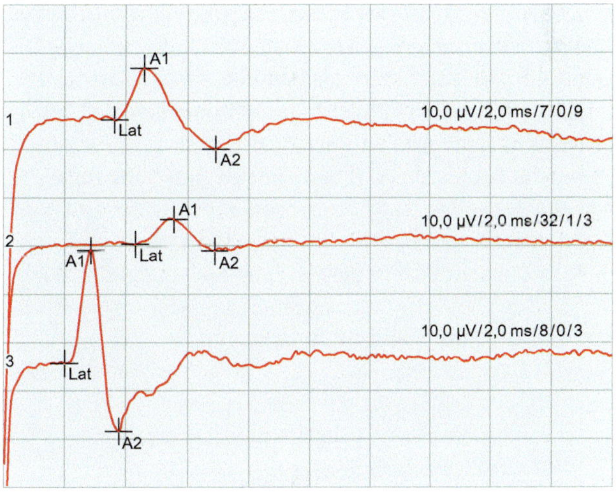

Abb. 12.6 Motorische Neurografie der Nn. medianus und ulnaris über dem Spatium interosseum II bei blandem Karpaltunnelsyndrom. Obere Spur: distale Stimulation des N. medianus, Ableitung vom M. abductor pollicis brevis (dmL = 3,7 ms, Amplitude des MSAP = 17,0 mV, normal); mittlere Spur: distale Stimulation des N. medianus, Ableitung vom M. lumbricalis II (dmL = 4,4 ms, Amplitude des MSAP = 6,9 mV, im Vergleich zum N. ulnaris pathologisch); untere Spur: distale Stimulation des N. ulnaris, Ableitung vom M. interosseus palmaris I (dmL = 2,1 ms, Amplitude des MSAP = 37,9 mV). [L231]

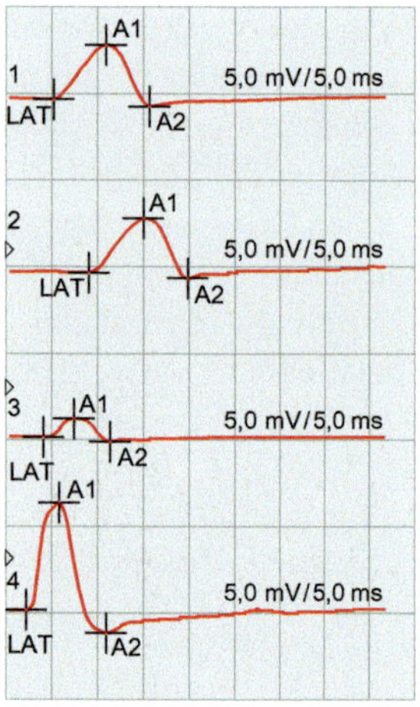

Abb. 12.7 Motorische Neurografie der Nn. medianus und ulnaris bei typischem mäßiggradigem demyelinisierendem und leichtgradigem axonalem Karpaltunnelsyndrom.
Obere Spur: Stimulation des N. medianus distal am Unterarm, Ableitung vom M. abductor pollicis brevis: dmL = 5,3 ms, Amplitude des MSAP = 3,5 mV; zweite Spur: Stimulation des N. medianus in der Ellenbeuge, Ableitung vom M. abductor pollicis brevis: mNLG = 58 m/s, Amplitude des MSAP = 3,4 mV; dritte Spur: Stimulation des N. medianus distal am Unterarm, Ableitung vom M. lumbricalis II: dmL = 4,1 ms, Amplitude des MSAP = 1,3 mV; untere Spur: Stimulation des N. ulnaris distal am Unterarm, Ableitung vom M. interosseus palmaris II: dmL = 2,3 ms, Amplitude des MSAP = 7,5 mV. [L231]

- Weiterhin kann man die sensiblen Leitgeschwindigkeiten der Nn. medianus und ulnaris zum Ringfinger vergleichen (empfohlener Abstand zwischen Stimulations- und Ableitelektrode ca. 14 cm (➤ Abb. 12.8). Latenzdifferenzen von 0,6 ms und mehr (bei gleichen Abständen zwischen Stimulations- und Ableiteort!) bzw. eine Reduktion der Leitgeschwindigkeit des N. medianus im Vergleich zum N. ulnaris um 8 m/s gelten als pathologisch. Ein Vergleich der Reizantwortamplituden ist nicht sinnvoll. Bei diesen beiden Techniken ist zu beachten, dass der N. ulnaris gelegentlich subklinisch beim Karpaltunnelsyndrom ebenfalls betroffen ist (falsch negative Befunde!).
- Man kann auch die sensible Leitgeschwindigkeit im Hohlhandsegment bestimmen, indem man distal am Unterarm und in der Hohlhand stimuliert und am Zeige- oder Mittelfinger ableitet. Bei einem Abstand der Stimulationselektroden von 8 cm gelten maximale sensible Leitgeschwindigkeiten im Hohlhandsegment unter 43 m/s als pathologisch (➤ Abb. 12.8). Beim Karpaltunnelsyndrom findet sich die Leitungsverlangsamung im Hohlhandsegment, bei einer Polyneuropathie distal davon. Ist die Reizantwortamplitude bei Stimulation am Unterarm erniedrigt, bei Stimulation distal des Retinakulums hingegen normal, so spricht dieses für einen Leitungsblock. Ist Letztere ebenfalls erniedrigt, so ist von einem axonalen Nervenschaden auszugehen. Die sensible Neurografie erfolgt sinnvollerweise zum klinisch am stärksten betroffenen Finger.

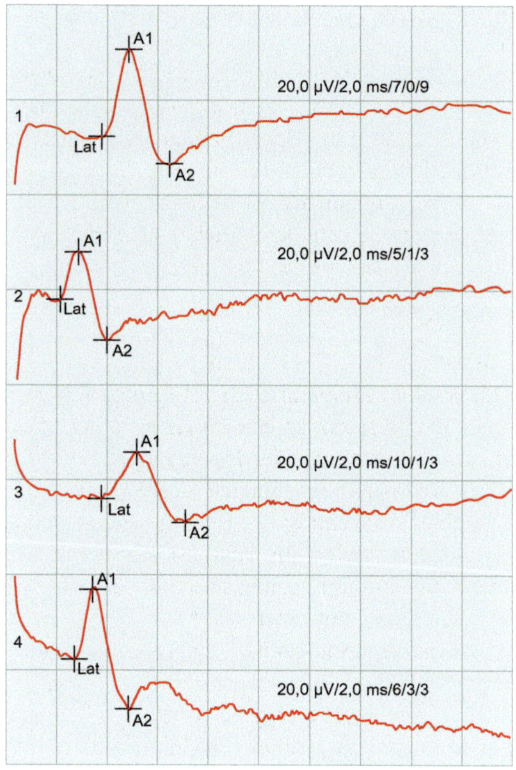

Abb. 12.8 Sensible Neurografie der Nn. medianus und ulnaris bei leichtem demyelinisierendem Karpaltunnelsyndrom.
Obere Spur: Stimulation des N. medianus distal am Unterarm, Ableitung vom Mittelfinger: sNLG = 45 m/s, Amplitude des sNAP = 24 μV; zweite Spur: Stimulation des N. medianus distal des Retinaculum flexorum , Ableitung vom Mittelfinger: sNLG = 52 m/s, im Hohlhandbereich = 35 m/s, Amplitude des sNAP = 19 μV; dritte Spur = Stimulation des N. medianus distal am Unterarm, Ableitung vom Ringfinger: sNLG = 39 m/s, Amplitude des sNAP = 15 μV; untere Spur: Stimulation des N. ulnaris distal am Unterarm, Ableitung vom Ringfinger: sNLG = 56 m/s, Amplitude des sNAP = 26 μV. [L231]

- Bei elektrophysiologischen Untersuchungen gibt es zahlreiche mögliche Fehlerquellen. Aus diesem Grund sollten möglichst mindestens zwei übereinstimmende normale oder pathologische Befunde mit verschiedenen Ableitetechniken erhoben werden, um das Risiko falsch normaler oder pathologischer Befunde zu reduzieren. Keinesfalls darf die Diagnose eines KTS beispielsweise alleine auf einer distalen motorischen Latenzzeit zum Thenar oder einer isolierten sensiblen Nervenleitgeschwindigkeit beruhen. Aber selbst bei akkurater Technik ergeben sich etwa 10–15 % falsch positive und negative Befunde. Die Ergebnisse sollten insbesondere bei atypischer klinischer Symptomatik und grenzwertigen elektrophysiologischen Befunden zurückhaltend interpretiert werden.

Bei der Interpretation der Befunde nach Operationen ist zu berücksichtigen, dass sich die elektrophysiologischen Befunde auch bei erfolgreicher Dekompression erst über Zeiträume von mehreren Wochen und Monaten zurückbilden und dies auch nicht immer vollständig.

Elektromyografie

Die Elektromyografie kann – neben einer Minderung der Reizantwortamplituden – eine axonale Läsion des N. medianus bestätigen und damit zur Operationsentscheidung beitragen. Gelegentlich kann es zudem sinnvoll sein, elektromyografisch nachzuweisen, dass nur der N. medianus betroffen ist, etwa in der Abgrenzung gegenüber Radikulo- oder Plexopathien.

Nervensonografie

Vorbemerkung

Beim klassischen idiopathischen KTS kommt es zu einer Kompression des Nervs unter dem Retinaculum flexorum. Dies führt im Bereich vor der Einengung zu einer Schwellung des Nervs und im Bereich der Kompressionszone selbst zu einer Abflachung des (in unbedrängter Situation eher kreisförmig-ovalen bis runden) Nervs mit Vorwölbung des Retinakulums. Sonografisch bildet sich die Zone vor der Schwellung mit einer erhöhten Querschnittsfläche (CSA), einer Hypoechogenität und einer verminderten Differenzierbarkeit einzelner Faszikel sowie teilweise einer vermehrten Vaskularisierung ab. Auch am Ausgang des Karpaltunnels in der proximalen Hohlhand findet sich eine vergrößerte CSA. Die Zone vor dem Eingang in den Karpaltunnel ist dabei jedoch deutlich einfacher zu untersuchen. Ziel der Ultraschalluntersuchung ist es, unter Anwendung einer möglichst effizienten Methodik (also nicht alle möglichen Parameter messen!) eine zuverlässige Aussage zum Vorliegen einer aktuellen Kompression zu gewinnen (Chen et al. 2016).

Untersuchungsgang

Je nach vermutetem Läsionsort bzw. Fragestellung erfolgt die Lagerung des Patienten entweder sitzend oder liegend (➤ Abb. 12.9, ➤ Abb. 12.10). Die Ausgangsposition zum initialen Auffinden des N. medianus und zur späteren Vermessung der maximalen Querschnittsfläche (CSA) ist in ➤ Abb. 12.11 dargestellt. Die eindeutige Identifizierung gelingt durch Bewegung der Sonde nach proximal (➤ Abb. 12.12). In Zweifelsfällen der absoluten CSA wird in dieser proximalen Sondenposition auch eine Vergleichs-CSA gemessen, die eine Kompensation gegen individuell unterschiedliche Nervenkaliber erlaubt.

Die Ausdehnung der Untersuchung nach proximal wie auch nach distal bis mindestens zum Karpaltunnelausgang (➤ Abb. 12.13) sollte zudem erfolgen, um eine lokale Raumforderung erfassen bzw. in Zweifelsfällen auch die CSA hinter dem Karpaltunnelausgang bestimmen zu können.

Eine Orientierung der Standardebenen ist an den Knochenstrukturen (➤ Abb. 12.14, ➤ Abb. 12.15), die sich im Ultraschall gut abbilden, möglich.

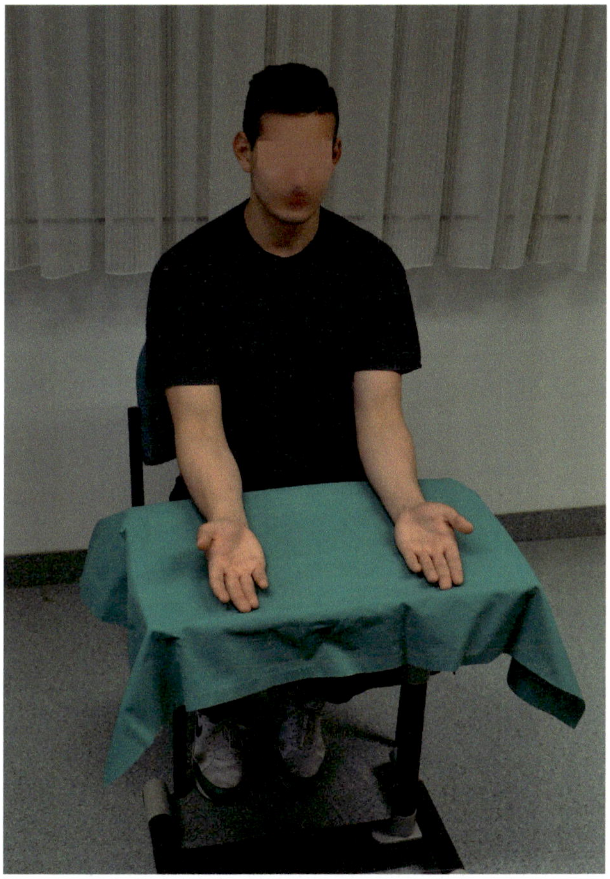

Abb. 12.9 Patientenposition sitzend mit einem kleinen Tisch, auf den der Untersuchte beide Hände auflegt: wenn die Fragestellung auf das Karpaltunnelsyndrom beschränkt bleibt, die schnellste Methode, da beide Hände und Unterarme einschließlich des distalen N. ulnaris unmittelbar nacheinander vergleichend gemessen werden können. [M1072]

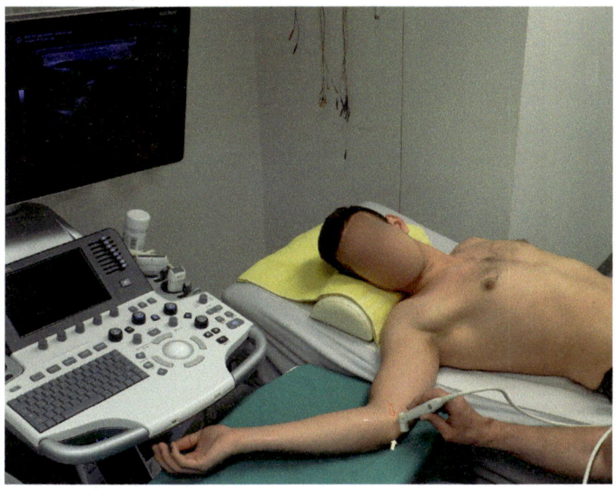

Abb. 12.10 Position liegend mit in der Schulter abduziertem Arm: Wenn auch eine Läsion in den proximalen Abschnitten möglich ist, ermöglicht diese Position die lückenlose Erweiterung der Untersuchung bis in die Axilla bzw. mit wenig Aufwand Wechsel auch auf den N. ulnaris (wie hier im Sulcus untersucht). [M1072]

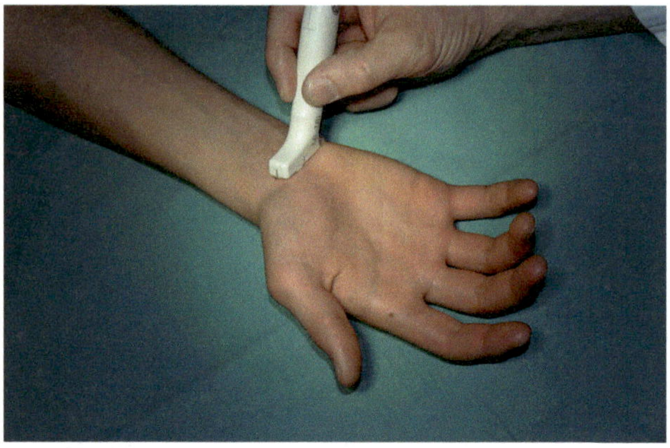

Abb. 12.11 Ausgangsposition unmittelbar vor dem Karpaltunneleingang. Hier findet sich in der Regel die maximale Querschnittsfläche (CSA) und der N. medianus ist auch gut zu identifizieren. [M1072]

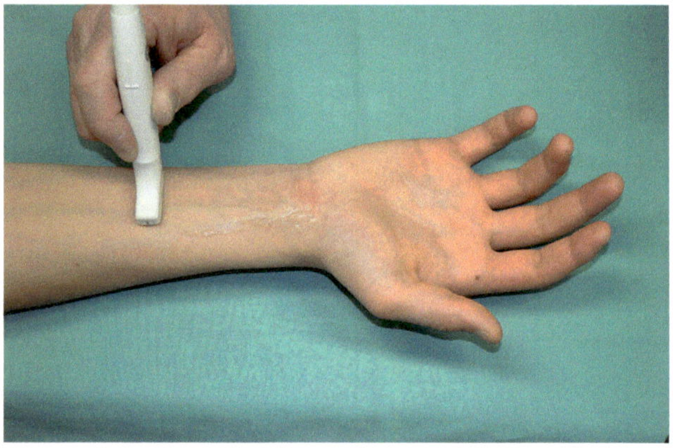

Abb. 12.12 Vergleichsposition ca. 10 cm proximal der Ausgangsposition. [M1072]

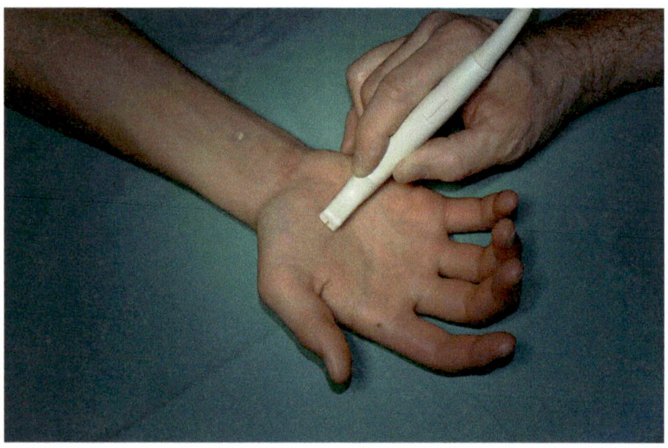

Abb. 12.13 Untersuchungsposition in Höhe des distalen Austritts des N. medianus aus dem Karpaltunnel (Outlet) in Höhe des Hamulus hamati. [M1072]

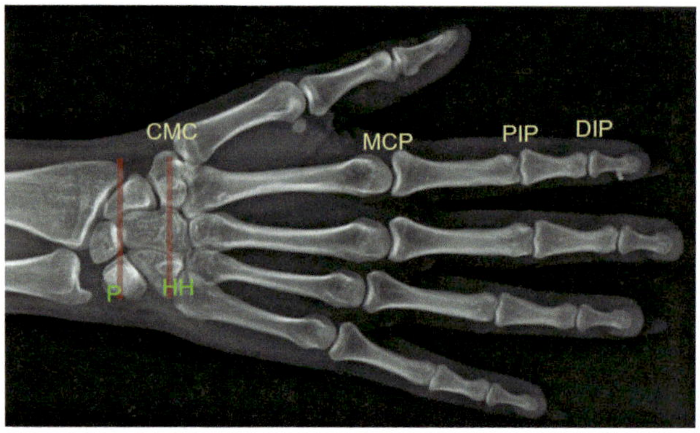

Abb. 12.14 Beziehung zwischen den Standarduntersuchungsebenen am Karpaltunneleingang, gegeben durch das Os pisiforme (P) und am Karpaltunnelausgang durch den Hamulus ossis hamati (HH). CMC = Karpometakarpalgelenk, MCP = Metakarpophalangealgelenk, PIP = proximales Interphalangealgelenk, DIP = distales Interphalangealgelenk (Abbildungsmaterial freundlicherweise zur Verfügung gestellt von Dr. Olaf Wunderlich, Dresden). [M1072]

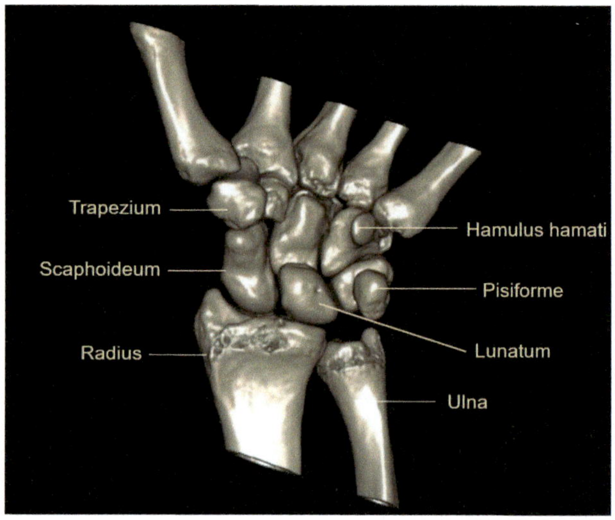

Abb. 12.15 Die Knochen Os pisiforme und Hamulus ossis hamati sind sonografische Landmarken, weil sie in der proximal-distalen Ausdehnung Eingang bzw. Ausgang des Karpaltunnels markieren (Abbildungsmaterial freundlicherweise zur Verfügung gestellt von Dr. Olaf Wunderlich, Dresden). [M1072]

Auffinden des Nervs

Ausgangspunkt ist der Transversalschnitt am Handgelenk (➤ Abb. 12.11). Es zeigt sich (bei einer großen Linearsonde) ein Bild entsprechend ➤ Abb. 12.16.

Das Hauptproblem bei der Identifikation des Nervs ist die Differenzierung gegenüber den Sehnen ➤ Abb. 12.16, ➤ Abb. 12.17). Zu den generellen Regeln beim Identifizieren von Nerven gegenüber umliegendem Gewebe wird auf das ➤ Kapitel 3 verwiesen, zur genauen Anatomie des N. medianus auf ➤ Kapitel 6. Spezifisch für die Identifikation des N. medianus am Handgelenk orientiert man sich an folgenden Punkten:

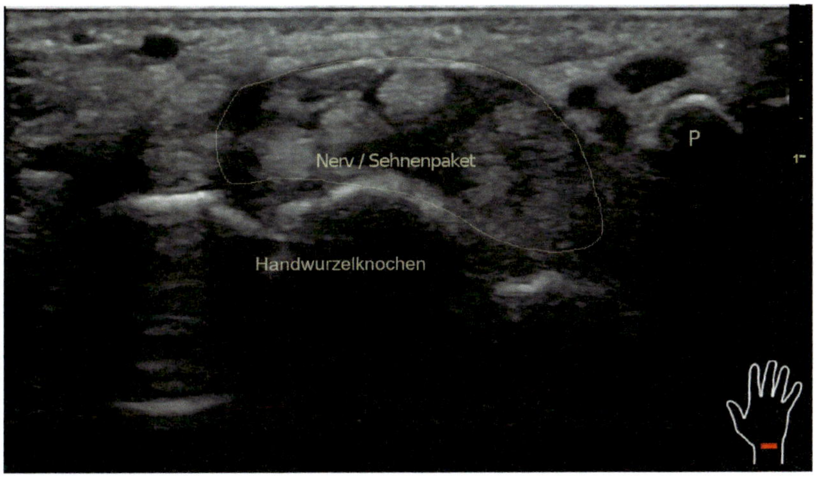

Abb. 12.16 Ausgangsposition am Karpaltunneleingang: Querschnittsbild in Höhe des Karpaltunneleingangs. Die rechte Seite des Bildes zeigt die ulnaren Anteile der Hand. P markiert das Os pisiforme. Über den Handwurzelknochen kommt ein Paket runder/ovaler/polygoner Strukturen zur Darstellung, wobei es sich um Sehnen und den (in der Regel oberflächlich ca. 2–4 mm tief gelegen) N. medianus handelt, der im vorliegenden Beispiel nicht ganz unmittelbar identifizierbar ist. [M1072]

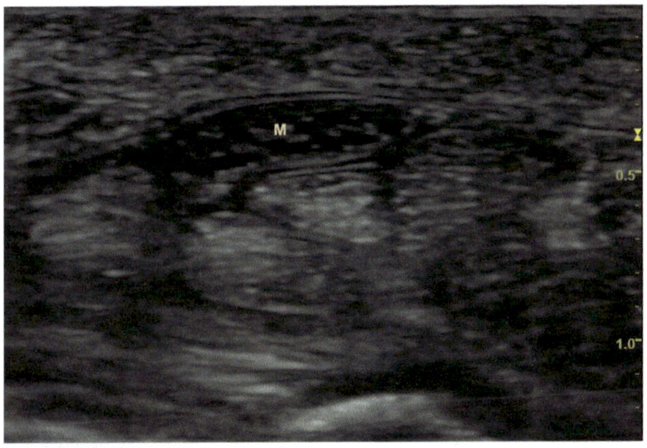

Abb. 12.17 N. medianus (M): Normalbefund, CSA = 9 mm². [M1072]

- **Binnenstruktur des Nervs:** Häufig sind im gesunden N. medianus am Handgelenk einzelne Faszikel differenzierbar, sodass ein aufgelockert gepunktetes Querschnittsbild entsteht, das in der Regel „grobkörniger" als die Musterung der Sehnen ist. Im Angloamerikanischen wird gerne von einer Bienenwaben-ähnlichen Struktur gesprochen.
- **Echogenität:** Es kann eine abgesenkte (selten auch angehobene) Echogenität des Nervs im Vergleich zu den Sehnen bestehen. Insbesondere bei ödematös veränderten Nerven im Rahmen eines KTS kann dabei das Erkennen einzelner Faszikel unmöglich werden, und es entsteht der Eindruck einer homogenen Binnenstruktur. Falls die Echogenität eines solchen weitgehend homogenen Nervs sehr ähnlich zu den umliegenden Sehnen ist, kann eine Differenzierung durch Kippen der Sonde gelingen, weil unterschiedliche Winkel in Abhängigkeit vom Gewebe differenzielle Veränderungen der Echogenität induzieren können (Anisotropie).
- **Verlauf des Nervs bei Bewegung der Sonde nach proximal:** Die Sonde wird hierzu fließend, aber nicht hektisch von der Ausgangsposition bis mindestens ca. 10 cm proximal über dem mutmaßlichen Verlauf in der Mitte des volaren Unterarms nach proximal bewegt. Charakteristisch ist das „Abtauchen" des Nervs unter den M. flexor digitorum superficialis und nach radial begrenzt durch den M. flexor pollicis longus beginnend ca. 3 cm proximal der Ausgangsposition. Entsprechend der Dicke des Arms bzw. des Unterhautgewebes liegt der Nerv am Karpaltunneleingang meist oberflächlich ca. 3,8 mm (Spannweite bei einem normalen Arm etwa 2–6 mm) und ca. 10 cm proximal davon ca. 11 mm (Spannweite bei einem normalen Arm etwa 7–14 mm) in der Tiefe. Dabei darf man sich nicht irritieren lassen, dass der Nerv in seinem Verlauf streckenweise seine Dichte im Vergleich zum umliegenden Gewebe ändert und phasenweise echogleich mit dem umliegenden Gewebe sein kann.

Varianten im Bereich des N. medianus am Handgelenk

Relativ häufig findet man den N. medianus am Handgelenk zweigeteilt, sodass er als „bifider" Nerv in zwei getrennten Strängen (➤ Abb. 12.18) verläuft. Seltener findet sich – als Variante der arteriellen Versorgung der Hand – eine (atypisch in der Embryonalentwicklung persistierende) A. mediana (➤ Abb. 12.19). Diese Arterie verläuft neben dem N. medianus durch den Karpaltunnel und hat per se als Normvariante keine pathologische Bedeutung. Sie kann allerdings klinisch relevant werden, wenn ein operativer Eingriff am Karpaltunnel vorgenommen wird. Während die Arterie bei der offenen Operation problemlos sichtbar und zu umgehen ist, kann es bei der endosokopischen Eingriffen zu einer Verletzung mit perioperativen Komplikationen kommen. In der Konsequenz bedeutet dies, dass der (Zufalls-)Befund dokumentiert und

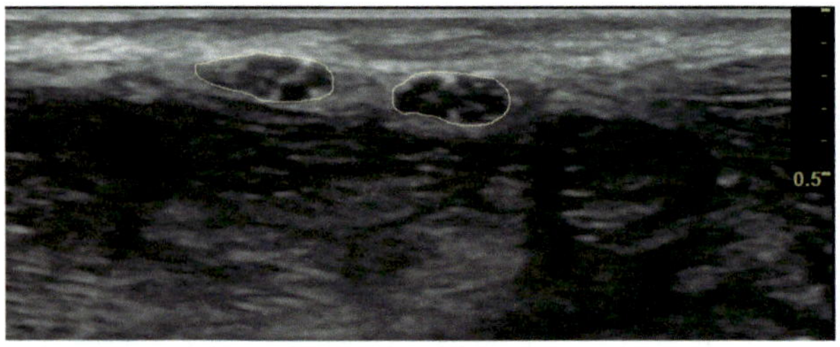

Abb. 12.18 Abgebildet ist ein bifider N. medianus, d.h. der Nerv verläuft (hier in Höhe des Karpaltunneleingangs) in zwei getrennten Teilen. Es handelt sich um eine Variante ohne pathologische Bedeutung. Bei der Messung der CSA werden beide Flächen getrennt gemessen und die CSA als Summe der beiden Teilflächen addiert. [M1072]

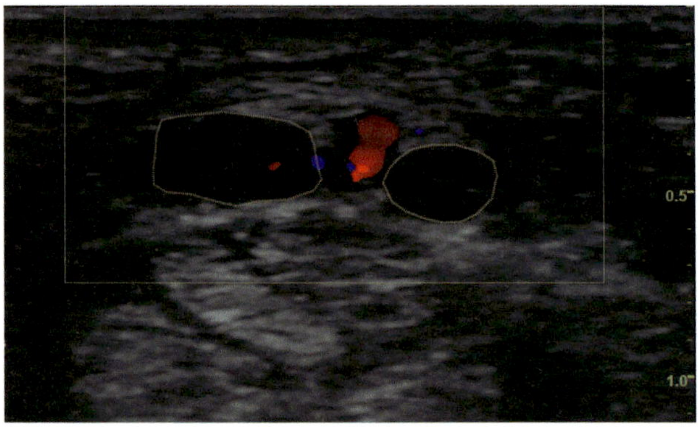

Abb. 12.19 A. mediana: Querschnitt in Höhe des Karpaltunneleingangs; zwischen den beiden Teilen eines bifiden N. medianus verläuft als Variante eine A. mediana. [M1072]

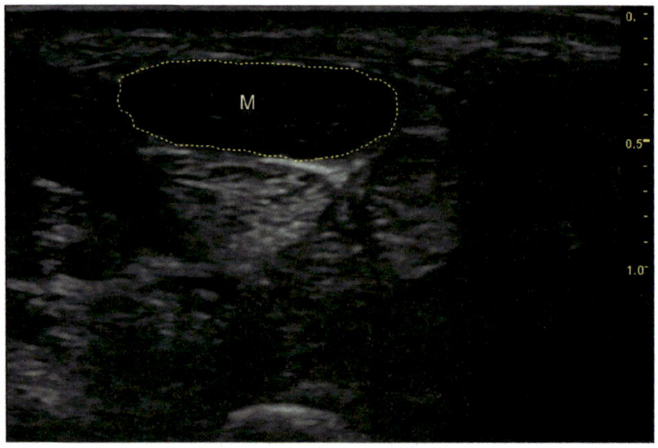

Abb. 12.20 N. medianus (M) mit ausgeprägtem Karpaltunnelsyndrom. Befund am Karpaltunneleingang, CSA = 33 mm^2.Bei dem Patienten waren elektrophysiologisch keine motorischen oder sensiblen Medianuspotenziale mehr ableitbar. [M1072]

dem Operateur aktiv mitgeteilt werden sollte. Der seltene Fall einer Thrombose der A. mediana (Ata et al. 2016) führt klinisch zu einem akuten schmerzhaften Karpaltunnelsyndrom, wobei pathophysiologisch sowohl eine mechanische Kompression im Karpaltunnel als auch eine Ischämie durch den arteriellen Verschluss diskutiert wird. Sonografisch lässt sich in diesen Fällen die persistierende A. mediana mit einem Verschlusssignal darstellen.

Ultraschallparameter zur Erfassung eines Karpaltunnelsyndroms: Maximierung der diagnostischen Trennschärfe vs. Untersuchungsaufwand

Auf die Bedeutung der Querschnittfläche des N. medianus wurde bereits eingangs hingewiesen. ➤ Abb. 12.20 zeigt im Querschnitt eine vor dem Karpaltunneleingang massiv erhöhte CSA. Demgegenüber ist der Längsschnitt (➤ Abb. 12.21) häufig wesentlich weniger aussagekräftig.

Die Messung der CSA erfolgt bei modernen Ultraschallgeräten durch Umfahren der Außengrenzen des Nervs, wobei das Gerät direkt die Querschnittsfläche ausgibt. Grundsätzlich entspricht es dem Standard, dabei die Außengrenze des hypoechogenen (echoarmen) Nervs zu umfahren (gelbe Markierung, ➤ Abb. 12.22). Die Messung der hyperechogenen Randzone (rote Markierung, z.T. Epineurium, perineurales Bindegewebe) ist Spezialfragestellungen vorbehalten. Als Grenzwert zwischen normal/pathologisch für die CSA des N. medianus am Karpaltunneleingang kann entsprechend den Berechnungen in den Normwerttabellen (➤ Kap. 16) ein Wert von ca. 13,5 mm^2 gelten. Als optimaler Wert für eine Differenzierung von Normalpersonen und solchen mit KTS wird in diversen Studien ca. 9–12,6 mm^2 angegeben, was unter den auf der Basis von Mittelwert + 2 Standardabweichungen ermittelten Normgrenzen liegt. Die früher praktizierte näherungsweise Berechnung der CSA basierend auf den gemessenen Werten d1 und d2 spielt heute keine wesentliche Rolle mehr, da praktisch alle modernen Ultraschallgeräte über eine Trackingfunktion und automatische Flächenanzeige verfügen.

Durch die Hinzunahme weiterer Parameter bzw. Messpunkte (über die CSA am Karpaltunneleingang hinaus) kann eine höhere diagnostische Sicherheit erreicht werden. Der Nachteil einer solchen Verfeinerung der Diagnostik liegt in einer längeren Untersuchungszeit. Die erreichbare Verbesserung von Sensitivität und Spezifität ist begrenzt, sodass die zusätzlichen Parameter in der klinischen Praxis von den meisten Untersuchern nicht standardmäßig herangezogen werden. Detaillierte Übersichten über den aktuellen Stand der Spezialverfahren haben Chen et al. (2016) und Azman et al. (2018) publiziert. Wesentlich sind beim Karpaltunnelsyndrom vor allem Veränderungen folgender Parameter:

- Vergrößertes Verhältnis der CSA unmittelbar vor dem Karpaltunneleingang zur CSA im Bereich einer proximaleren Schnittebene. Bei Betrachtung des Verhältnisses (statt des absoluten CSA-Werts) werden individuell unterschiedliche Nervenquerschnittsflächen kompensiert und die

12

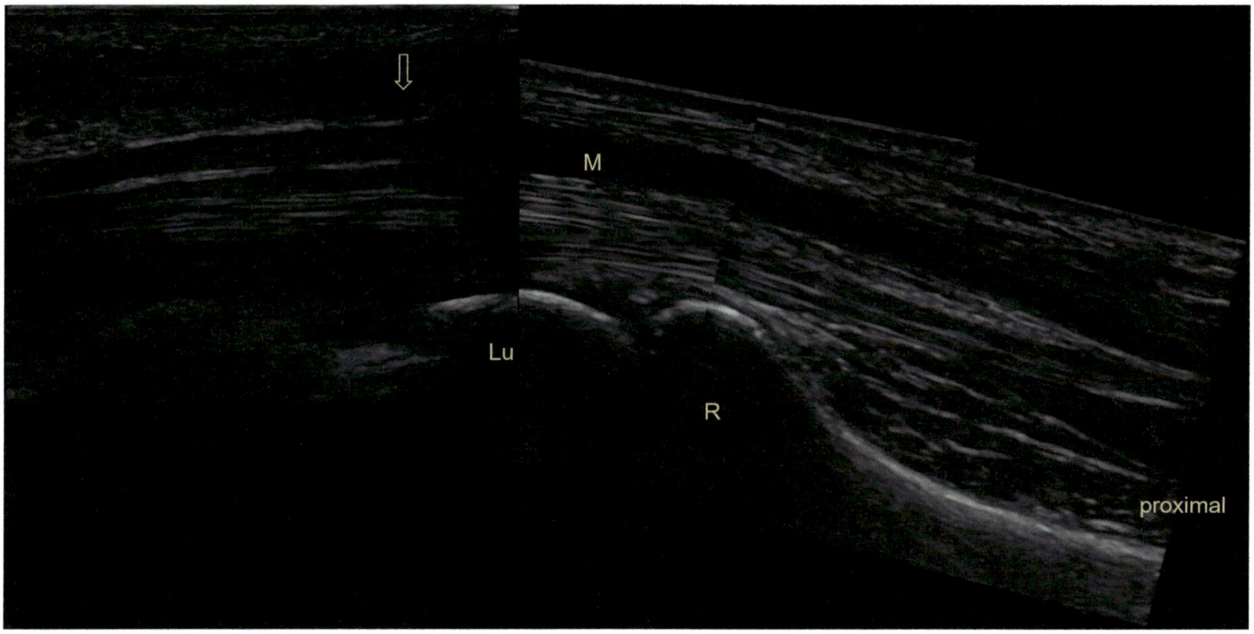

Abb. 12.21 Karpaltunnelsyndrom im Longitudinalschnitt; links = distal = Hand, rechts = proximal = Arm; M = N. medianus, R = Radius, Lu = Lunatum, offener Pfeil = Karpaltunneleingang mit beginnender Kaliberabnahme = Kompression des Nervs, rechts davon = vor dem Karpaltunneleingang besteht eine Kaliberauftreibung des Nervs. Häufig liegt die Hauptkomponente der Kaliberauftreibung in der Horizontaleben = Breite (), sodass die Darstellung im Längsschnitt beim Karpaltunnelsyndrom weniger eindrucksvoll ist. [M1072]

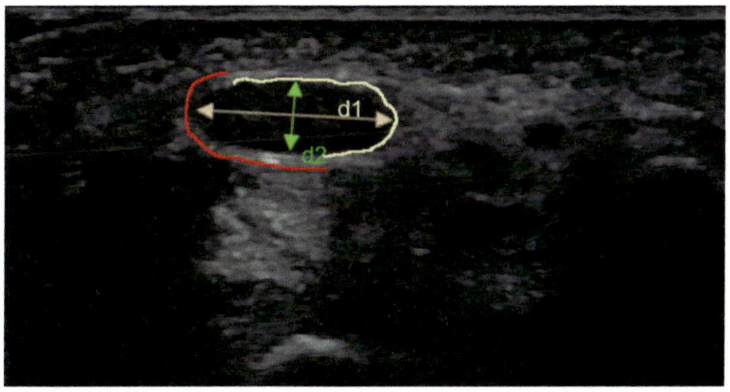

Abb. 12.22 Standardmarkierungen für Messungen des Nervenkalibers: Standardmarkierung für CSA Messungen = gelb (wenn fortgeführt): am Übergang zwischen echoarmem Nerven ohne Einbeziehung der echoreichen Außenschicht (u. a. Epineurium, das miterfasst wäre bei der roten Markierung); d1 = Markierung des größten Durchmessers bzw. d2 Durchmesser senkrecht hierzu. [M1072]

Aussagekraft in Hinblick auf lokale Kompressionseffekte erhöht. In der älteren Literatur wird dieser Parameter als „Swelling Ratio" bezeichnet. Werte im Bereich von 1,3–1,5 gelten als Grenzwert. In der neueren Literatur findet sich hierfür auch häufiger die Bezeichnung Wrist-forearm-Ratio (WFR).

- Erhöhte Flattening Ratio: Ein Maß innerhalb des Nervenquerschnitts, mit dem bei einem abgeflachten Nerv das Verhältnis zwischen den Strecken der breiten und schmalen Seite (➤ Abb. 12.22 d1/d2) berechnet wird. Die Flattening Ratio wurde sowohl am Karpaltunneleingang als auch -ausgang untersucht.
- Palmare Vorwölbung des Retinaculum flexorum (palmar bowing): Diese wurde in mehreren Untersuchungen beim KTS vermehrt gefunden.
- Vergrößerte CSA am Karpaltunnelausgang.
- Vermehrte Vaskularisierung vor Eingang in den Karpaltunnel gemessen, z. B. mit Power-Doppler gemessen.
- Verminderte Beweglichkeit des Nervs bei Fingerbeugung vs. Fingerstreckung in der dynamischen Ultraschalluntersuchung (Kuo et al. 2016).

Spezialkonstellation bei Begleiterkrankungen/besonderen Gesundheitsbedingungen

Diabetes mellitus Der Diabetes mellitus ist ebenso wie das Karpaltunnelsyndrom eine extrem häufige Erkrankung. Die typische Komplikation einer ausgeprägten diabetischen Polyneuropathie geht ebenfalls mit einer Sensibilitätsstörung und u. U. Schmerzen in den Händen einher. Hieraus resultiert, dass nicht selten Patienten mit einem Diabetes mellitus vorgestellt werden, um ein eventuell zusätzlich bestehendes KTS abzuklären. Die Differenzierung zwischen einem durch Operation verbesserbaren Zustand und einer diabetischen Neuropathie ist zusätzlich deshalb wichtig, weil aufgrund vermehrter Wundheilungsstörungen durch den Diabetes mellitus das Risiko der Operation erhöht ist (Werner et al. 2018).

Zur Frage der Identifizierung eines Karpaltunnelsyndroms bei Diabetes-Patienten mittels Nervensonografie fanden Kim et al. (2014) generell bei Patienten mit diabetischer Polyneuropathie größere CSA-Werte als bei Gesunden, auch wenn keine Zeichen eines KTS bestanden. In der Gesamtgröße lag der Unterschied der CSA am Karpaltunneleingang im Durchschnitt bei 1,4 mm^2. Zusätzlich bestand eine sehr viel höhere Standardabweichung bei den Diabetes-Patienten, sodass der errechnete (bei der Annahme Grenzwert = Durchschnitt + 2 SD) Normgrenzwert immerhin 5 mm^2 über dem der Normgruppe gelegen hätte. Somit ergibt sich für die klinische Praxis, dass moderat vergrößerte CSA-Werte bei Diabetes-Patienten nicht automatisch auf ein KTS bezogen werden dürfen, da sie bereits durch eine diabetische Polyneuropathie allein bedingt sein können. In der Konsequenz bedeutet dies, dass ab ca. 18,5 mm^2 (Normgrenze 13,5 mm^2 + 5 mm^2) ein eindeutiges KTS vorliegt, unterhalb von 13,5 mm^2 ein KTS weitgehend ausgeschlossen und zwischen diesen CSA keine sichere Differenzierung möglich ist.

Rheumatoide Arthritis Bei der rheumatoiden Arthritis kommen Karpaltunnelsyndrome ebenfalls gehäuft vor. Wie beim Diabetes mellitus ist bei der Ultraschalldiagnostik Vorsicht geboten, da Patienten mit rheumatoider Arthritis auch ohne klinisches Korrelat eines KTS generell eine erhöhte CSA aufweisen (Yagci et al. 2016). Bei Anwendung standardmäßiger Normwerte fand sich an 23 von 60 asymptomatischen Händen eine pathologische CSA am Karpaltunneleingang. Berechnet man die publizierten Mittelwerte und Standardabweichungen, ergibt sich ein gegenüber der Normgruppe um 2,7 mm^2 größerer Normbereich der CSA, sodass (analog zur oben beschriebenen Berechnung bei Diabetes-Patienten) ausgehend von einer CSA-Normalgrenze von 13,5 mm^2 bei Gesunden für Patienten mit rheumatoider Arthritis der Normbereich bis 16,2 mm^2 vergrößert werden muss.

Schwere Niereninsuffizienz Analog zur Problemlage beim Diabetes mellitus und der rheumatoiden Arthritis bestehen auch bei schwerer Niereninsuffizienz mit Dialysepflicht bzw. nach einer Nierentransplantation sowohl eine erhöhte Gefährdung, ein KTS zu entwickeln, als auch eine basal erhöhte CSA am Karpaltunneleingang. Carolus et al. (2015) fanden Werte, die in der rechnerischen Ableitung Grenzwerterhöhungen von 2,2 mm^2 für die Dialysegruppe und 3,5 mm^2 für die Transplantationsgruppe ergeben. Dies ergibt CSA-Grenzwerte von 15,7 bzw. 17,0 mm^2.

Akutes KTS nach Trauma am Handgelenk Das Auftreten eines akuten KTS nach einem Trauma ist nicht ungewöhnlich. Häufig tritt es z. B. nach einer distalen Radiusfraktur oder Frakturen bzw. Luxationen der Handwurzel oder Mittelhandknochen auf (Tosti et al. 2012). Sofern die Ursache nicht offensichtlich bzw. bereits im Rahmen der unfallchirurgischen Standarddiagnostik evident ist, ist

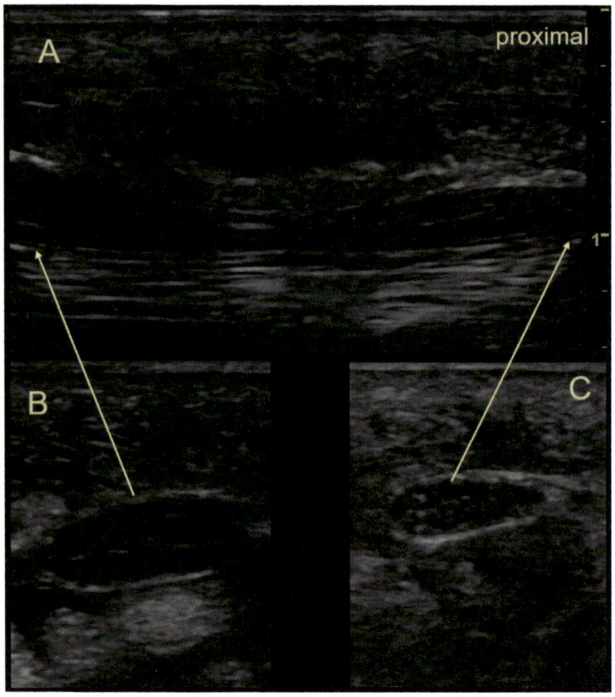

Abb. 12.23 Akutes CTS nach Trauma; Status wenige Wochen nach Trauma; Überweisung unter dem Verdacht auf ein komplexes regionales Schmerzsyndrom bei proximaler Medianusschädigung, klinisch diffuse Schmerzhemmung, aber keine proximalen Paresen, elektrophysiologisch distal keine motorischen und sensiblen Potenziale. A. Längsschnitt im Karpaltunnel, vor und hinter dem Karpaltunnel im Querschnitt ausgeprägt vergrößerte CSA, deutlicher im distalen Karpaltunnelausgang (B: 25 mm^2) als im Eingang (C: 16 mm^2), im Unterarmverlauf keine Auffälligkeiten. [M1072]

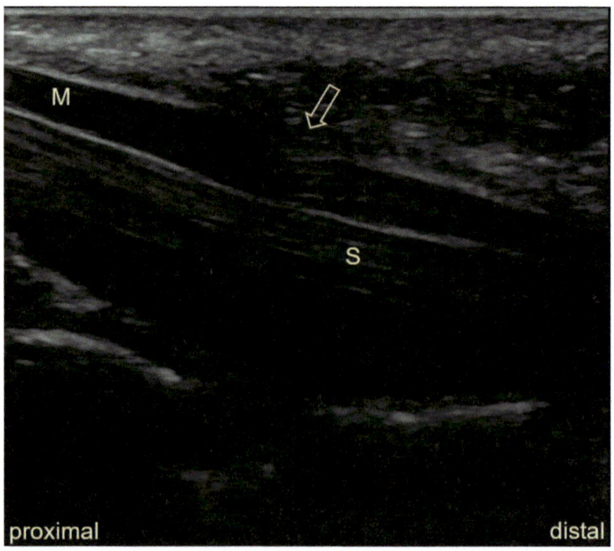

Abb. 12.24 Befund wenige Wochen nach Distorsionsrauma am proximalen Handgelenk. Der N. medianus (M) verdickt sich von proximal kommend nach distal vor der traumatisch entstandenen (Z. n. Hämatom?) Kompressionsstelle (Pfeil). Direkt unter dem Nerv verläuft die Sehne des M. flexor digitorum superficialis (S). [M1072]

12

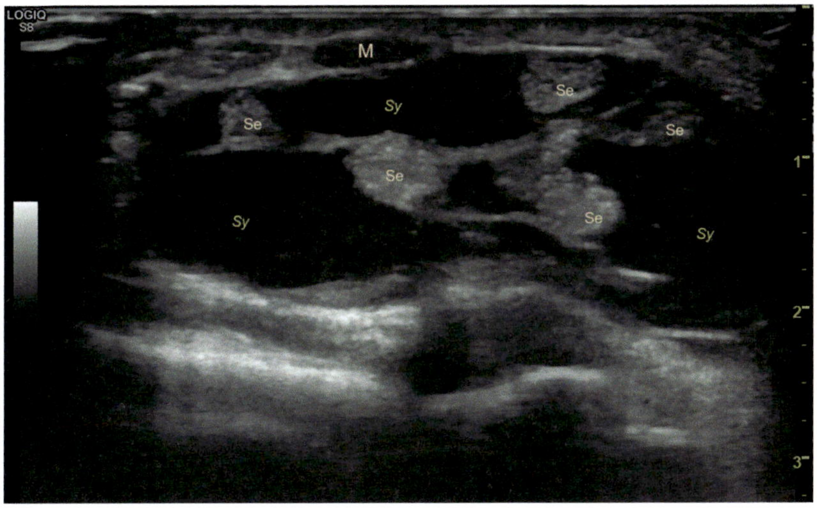

Abb. 12.25 Klinisch und elektrophysiologisch Karpaltunnelsyndrom; im Ultraschall ausgeprägte Synovitis vom distalen Unterarm bis in die Hohlhand reichend; M = N. medianus, Sy = Synovitis, Se = Sehnen. [M1072]

eine zeitnahe Ultraschalluntersuchung unbedingt sinnvoll. Posttraumatisch kann es sowohl zu sehr kurzfristigen (Schwellung, lokales Hämatom, ➤ Abb. 12.23) als auch zu verzögerten Entwicklungen eines KTS, z. B. durch Narbenbildung (➤ Abb. 12.24), kommen.

Tenosynovitis Zeichen von Sehnenscheidenentzündungen sind eine gängige Begleiterscheinung beim KTS (Cate et al. 2016). Nach optischem Eindruck der Operateure fanden sich in dieser Arbeit bei 88 % der Operierten makroskopische Zeichen einer Tenosynovitis, ca. 58 % erfüllten die Ultraschallkriterien einer Synovitis und bei ca. 19% bestätigte sich dies auch histologisch. Der therapeutische Effekt der Retinakulumdurchtrennung war bei Patienten mit begleitender Tenosynovitis besser als bei Patienten ohne solche Zeichen, sodass sich bei persistierenden Beschwerden in der Praxis keine differenzielle Vorgehensweise ergibt. Ein Beispiel mit massiver Synovitis vom distalen Unterarm bis in die Hohlhand reichend zeigt ➤ Abb. 12.25.

Raumforderungen im Karpaltunnel Dailiana et al. (2014) sowie Kang et al. (2009) stellten Raumforderungen zusammen, die zum klinischen Bild eines KTS führen und sonografisch dargestellt werden können. Genannt wurden Ganglien, ein hypertrophierter M. palmaris longus, Gicht-Tophi, kalzifizierte tumoröse Raumforderungen, Lipome, Hämangiome, synoviale Sarkome, Fibrome der Sehnenscheiden, Kalkablagerungen und tuberkulöse Tendosynovitiden.

KTS bei Kindern Karpaltunnelsyndrome bei Kindern (Costales et al. 2018) sind selten. Innerhalb dieser seltenen Fälle ist das bei Erwachsenen dominierende idiopathische KTS noch einmal wesentlich seltener repräsentiert. Dies macht nur ca. 25 % der pädiatrischen Karpaltunnelsyndrome aus, während die Mehrzahl eine genetische Ursache hat. Bei etwa der Hälfte liegen lysosomale Speichererkrankungen vor. Bei diesen Stoffwechselstörungen ist aufgrund des lokalen Pathomechanismus häufig eine Tenosynovitis (s. o.) Ausgangspunkt. Daneben sollte sonografisch (neben den üblichen Parametern eines KTS) fokussiert auf eine Verdickung des Retinakulums geachtet werden. Die Dicke des Retinakulums beträgt bei der genannten Patientengruppe ca. 4–6 mm, bei gesunden Erwachsenen 2–3,6 mm.

Beurteilung des technischen Operationserfolgs bei subjektiver Unzufriedenheit/ Identifizierung von Rezidiven Gelegentlich kommen intraoperativ zusätzliche Nervenverletzung (Nn. medianus oder ulnaris) oder eine Nervenkompression, z. B. durch ein Ödem oder eine postoperative Einblutung, vor. Eine wesentlich größere Rolle spielen aber Beschwerden, die erst nach einer gewissen Zeit postoperativ auftreten. So bleibt zunächst die Besserung des Patienten hinter seinen Erwartungen zurück oder nach einer Phase mit Besserung tritt eine erneute Verschlechterung ein. In der Literatur werden postoperative Rückfallquoten zwischen 3 und 20 % angegeben (Zieske et al. 2013).

Eine nicht zufriedenstellende Besserung ergibt sich nicht selten durch unzureichende Durchtrennung des Retinakulums mit persistierender Kompression (häufig in den distaleren Abschnitten des Retinakulums). Ursächlich können aber auch überhöhte Erwartungen des Patienten an das Operationsergebnis sein, z. B. Enttäuschung über nicht komplett rückgebildete Sensibilitätsstörungen oder Paresen. Eine sekundäre Verschlechterung kann durch eine Nervenkompression durch Narbengewebe entstehen. Auch ist es möglich, dass die ursprüngliche Diagnose (KTS) falsch war und tatsächlich z. B. eine proximale Medianusläsion, Radikulopathie, ALS, diabetische PNP etc. vorgelegen hat.

Im Standardfall einer unzureichenden Besserung oder sekundären Verschlechterung ist es die primäre Aufgabe der Diagnostik, zwischen einem tatsächlich unzureichend gespaltenen Retinakulum und überhöhten Erwartungen zu

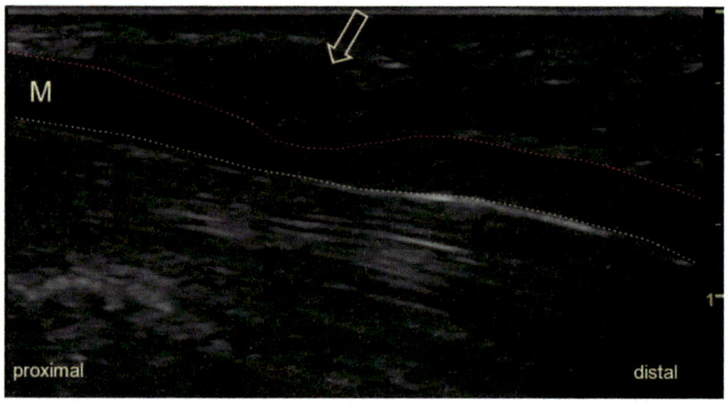

Abb. 12.26 Persistierende Striktur nach OP des Karpaltunnelsyndroms. [M1072]

differenzieren. Sofern nicht klare Bildgebungsbefunde auf eine persistierende Striktur (➤ Abb. 12.26) oder ein in der Kontinuität erhaltenes Retinakulum hinweisen, ist man im Wesentlichen auf die Dynamik der Rückentwicklung der Hauptultraschallkriterien angewiesen, namentlich der vergrößerten CSA. Tas et al. (2015) beschrieben bei 81 Patienten eine Abnahme der CSA von 14,7 ± 4,9 mm^2 auf 12,4 ± 3,4 mm^2 innerhalb von 3 Monaten nach der Operation. Der Rückgang (aber nicht notwendigerweise Normalisierung) der CSA fand sich bei 80 % der Patienten, während sich die elektrophysiologisch ermittelte distale motorische Latenzzeit sogar bei 98 % verbessert zeigte. Die verzögerte und nicht komplette Rückentwicklung der vergrößerten CSA bedingt, dass nicht einfach aus einer persistierend pathologischen CSA auf eine inkomplette Durchtrennung geschlossen werden kann, sondern dass nur die Gesamtsicht (u. U. einschließlich Dynamik im Rahmen von Kontrolluntersuchungen) eine valide Aussage erlaubt.

Einsatz im Rahmen therapeutischer Interventionen Der Einsatz der Sonografie zur besseren Platzierung von Kortikoidinjektionen im Bereich des Karpaltunnels (Ustün et al. 2013) ist ein Spezialverfahren, das grundsätzlich durchaus einen Stellenwert hat, in Deutschland jedoch derzeit relativ wenig verbreitet ist.

Weitere Engpasssyndrome des N. medianus

Vorbemerkungen

Grundsätzlich werden von der Axilla bis proximal des Karpaltunnels sieben verschiedene mögliche Engstellen des N. medianus diskutiert (Bilecenoglu et al. 2005). Von diesen werden die beiden auf den Unterarm bezogenen Syndrome, das Pronator-teres- und das Interosseus anterior-Syndrom häufiger genannt. Ein isoliertes **Pronator-teres-Syndrom** als klassische Medianuskompression durch den M. pronator teres am proximalen Unterarm bzw. fibröse Bänder im selben Bereich ist ausgesprochen selten. Neuere Literatur aus der Orthopädie beschreibt ein Pronator-teres-Syndrom als begleitendes Syndrom zum KTS und macht dessen Diagnose an lokalen Druckschmerzen im Bereich des M. pronator teres sowie Sensibilitätsstörungen/Parästhesien des Thenar fest. Treten diese Symptome zusätzlich zu denen eines KTS auf, so wird ein begleitendes Pronator-teres-Syndrom postuliert. Grundgedanke ist, dass der den Thenar sensibel versorgende Ast des N. medianus nicht durch den Karpaltunnel zieht und daher eine proximale Schädigung vermutet wird. Die postulierten Häufigkeiten paralleler Pronator-teres-Syndrome bei KTS von 6–18 % der Karpaltunnelsyndrome (Asheghan et al. 2016, Hsiao et al. 2017, Luangjarmekorn et al. 2016) sind hoch und können aus eigener klinischer Anschauung auf der Basis nachweisbarer proximaler Medianusschädigungen nicht nachvollzogen werden. Es ist uns auch keine Literatur zu bildgebenden Befunden oder überzeugenden elektrophysiologischen Befunden bekannt, die diese Annahme stützen würde.

Von einem **Interosseus-anterior-Syndrom** (Kiloh-Nevin-Syndrom, anterior interosseus nerve syndrome = AIN) spricht man, wenn die Symptome vollständig durch eine Läsion des N. interosseus anterior erklärt werden können. Dieser ist ein rein motorischer Ast des N. medianus und geht am Unterarm vom Nervenhauptstamm ab. Der Nerv versorgt die Mm. flexor pollicis longus, flexores digitorum profundi 2 und 3 sowie pronator quadratus. Klinisch/elektrophysiologisch bestehen Paresen der Fingerendgliedbeuger von Daumen sowie des Zeige- und Mittelfingers (O-Zeichen) bei erhaltener Sensibilität und erhaltener Motorik der anderen Medianus-versorgten Muskeln (z. B. Daumenabduktion). Das Syndrom wird nach lokalen Traumata, Hämatomen und komprimierenden Verbänden gefunden; daneben wird es gelegentlich spontan beobachtet. Während bis vor einigen Jahren ungeklärt war, ob als Hauptursache der spontan auftretenden Formen ein Nervenkompressionssyndrom des N. interosseus anterior oder eine Plexusneuritis (neuralgische Schulteramyotrophie = Parsonage-Turner-Syndrom) anzunehmen sei (Schollen et al. 2007), haben neuere MR-neurografische Studien (Pham et al. 2014) und auch Ultraschalluntersuchungen (Aranyie et al. 2017) gezeigt, dass in der Mehrzahl der Fälle ein proximaler Schädigungsort vorliegt. Dabei steht pathogenetisch wahrscheinlich ein dem Parsonage-Turner-Syndrom nahestehender entzündlicher Prozess im Vordergrund.

Der sehr seltenen proximalen **Medianus-Neuropathie** liegt wahrscheinlich eine fibröse Konstriktion am inneren Rand des M. pectoralis major zugrunde.

Das ebenfalls sehr seltene **Ligament-of-Struthers-Syndrom** wird durch die Kompression des N. medianus zwischen dem als Variante zu findenden Struthers-Ligament und dem distalen Humerus, häufig zusammen mit der A. brachialis, verursacht. Es ist zu unterscheiden von der Ulnariskompression in der Arkade of Struthers, die eine andere anatomische Struktur darstellt (Caetano et al. 2017; s. u.)

12

Elektroneurografie

Bei der proximalen sensomotorischen **Medianus-Neuropathie** zeigt sich elektroneurografisch ein Leitungsblock zwischen Erbschem Punkt und Axilla. Beim **Ligament-of-Struthers-Syndrom** bestehen elektroneurografisch ein Leitungsblock und eine motorische Leitungsverzögerung des N. medianus zwischen proximal und distal der Ellenbeuge. Zudem fehlt das sensible Nervenaktionspotenzial an der Hand.

Beim **Pronator-teres-Syndrom** findet man elektroneurografisch unauffällige Befunde oder – selten – einen Leitungsblock oder eine lokale Leitungsverzögerung in Höhe des M. pronator teres.

Die Routine-Neurografie des N. medianus fällt beim N. interosseus-anterior-Syndrom unauffällig aus. Die Ableitung von den betroffenen Muskeln kann latenzverzögerte, temporal disperse und/oder amplitudengeminderte Muskelsummenaktionspotenziale ergeben. Die Ableitung vom M. pronator quadratus erfolgt dabei mit einer Nadelelektrode. (Auf die Möglichkeit eines vorgetäuschten N. interosseus anterior-Syndroms mit unauffälligen Nervenleitgeschwindigkeiten am Unterarm wurde oben hingewiesen.)

Elektromyografie

Mit Ausnahme des N. interosseus-anterior-Syndroms spielt die Elektromyografie auch bei den anderen Engpasssyndromen des N. medianus keine große Rolle. Hier ist der Vergleich der Befunde in den von diesem Ast versorgten Muskeln mit den vom N. medianus versorgten Handbinnenmuskeln von Bedeutung. Beim Pronator-teres-Syndrom finden sich nur selten elektromyografische Auffälligkeiten.

Nervensonografie

Sonografisch liegt der Schwerpunkt in der Verfolgung des N. medianus von distal nach proximal bis in die Axilla und Suche nach Kalibererzunahmen und lokal komprimierenden Strukturen bzw. Uhrglas-ähnlichen Einengungen bzw. Torsionen des Nervs oder einzelner Faszikel. Besonderes Augenmerk wird bei klassischen Syndromen (z. B. Interosseus-anterior-Syndrom oder Pronator-teres-Syndrom) auf das Areal des betreffenden Endastes gelegt, gleichzeitig entsprechend dem dominierenden Schädigungsmechanismus werden jedoch auch die proximalen Abschnitte sorgfältig betrachtet.

12.2.2 N. ulnaris

Ulnaris-Neuropathie am Ellenbogen (UNE)

Synonym: Sulcus-ulnaris-Syndrom, Ulnarisrinnensyndrom, begriffliche Überschneidung: Kubitaltunnelsyndrom.

Vorbemerkung

Der Begriff Ulnaris-Neuropathie am Ellenbogen (UNE) wird in Anlehnung an die gleichlautende Abkürzung im angloamerikanischen Sprachgebrauch hier verwendet, weil im Deutschen derzeit kein Begriff etabliert ist, der das Syndrom gleichermaßen zutreffend beschreibt. Der Begriff des Sulcus-ulnaris-Syndroms/Ulnarisrinnensyndroms ist weitgehend verlassen worden, da er bei einem (insbesondere lokalisatorisch) heterogenen Syndrom (s. u.) den Blickwinkel auf eine zu enge Region fokussiert. Aus dem gleichen Grund wird der Begriff des Kubitaltunnelsyndroms nicht als Oberbegriff verwendet, auch wenn die Mehrheit der UNE durch Fälle mit Kubitaltunnelsyndrom gebildet wird.

Die Diagnose der UNE ist schwieriger als die des Karpaltunnelsyndroms (s. oben).

Elektroneurografie

Die Läsion kann im Sulcus ulnaris (Sulcus-ulnaris-Syndrom i. e. S.) oder im Eintritt unter den M. flexor carpi ulnaris liegen. Die Diagnose einer proximalen Ulnarisläsion ist keineswegs trivial. So sind distal des Epikondylus häufig hohe Reizintensitäten oder eine lange Reizdauer erforderlich, da der Nerv tief unter dem M. flexor carpi ulnaris liegt. Auch ist der Normwert für die Leitgeschwindigkeit am Ellenbogen nicht unumstritten. Am besten ist wahrscheinlich der Vergleich mit der Leitgeschwindigkeit am Unterarm für die Diagnosestellung geeignet. Eine relative Minderung der Leitgeschwindigkeit um 16 m/s kann nach Buchner und Kaminski als pathologisch angesehen werden (➤ Abb. 12.27). Sicher pathologisch ist eine relative Minderung der Leitgeschwindigkeit um 20 m/s. Oh (1993) gibt als unteren Grenzwert

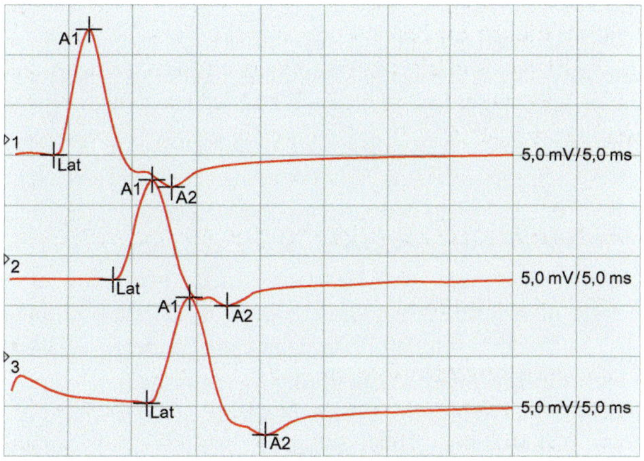

Abb. 12.27 Motorische Neurografie des N. ulnaris bei Ellenbogenneuropathie (Ableitung vom M. interosseus dorsalis I).
Obere Spur: Stimulation am Handgelenk (dmL = 3,9 ms, Amplitude des MSAP = 15,7 mV)
Mittlere Spur: Stimulation distal des Ellenbogens (mNLG = 52 m/s)
Untere Spur: Stimulation im Sulcus bicipitalis (mNLG im Bereich des Ellenbogens = 33 m/s). [L231]

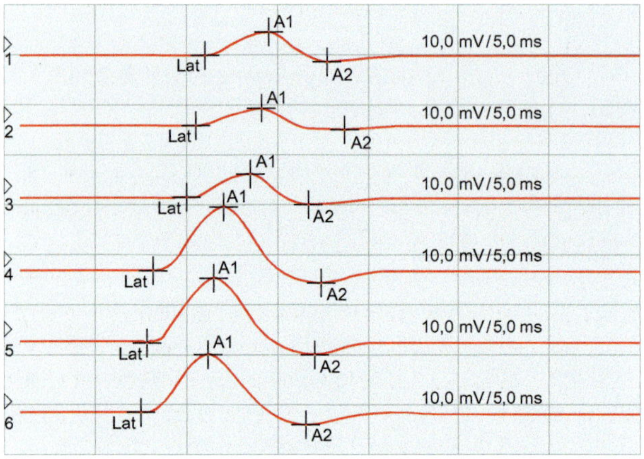

Abb. 12.28 Motorisches Inching des N. ulnaris am Ellenbogen bei Ellenbogenneuropathie (Ableitung vom M. interosseus dorsalis I). Stimulation von der obersten zur untersten Spur jeweils 2 cm weiter distal, Latenzsprung zwischen der 3. und 4. Spur um 1,2 ms bei sonst 0,3 bis 0,5 ms, zudem deutliche Zunahme der Amplitude des Muskelsummenaktionspotenzials von 6 auf 15 mV (Leitungsblock). [L231]

eine Leitgeschwindigkeit am Ellenbogen von 43 m/s an. Man muss allerdings feststellen, dass bis heute keine Einigkeit über Grenzwerte besteht: So werden auch motorische Leitgeschwindigkeiten am Ellenbogen von unter 50 m/s bzw. 10 m/s langsamer als am Unterarm bei Ableitung vom M. abductor digiti quinti als pathologisch angesehen. Schließlich ist eine Amplitudenminderung des Muskelsummenaktionspotenzials von 40 % bei proximaler versus distaler Stimulation ein Hinweis auf eine zwischen den Stimulationsorten lokalisierte Läsion. Im Zweifelsfall hilfreich und zur genauen Läsionsortung notwendig ist das sog. Inching (➤ Kap. 1). Dabei wird am besten zunächst in konstanten Abständen (meist 2 cm) im Verlauf des N. ulnaris eine Markierung angebracht (➤ Abb. 12.28).

Alternativ kann man einfach den Abdruck des Reizblocks von der vorherigen Stimulation benutzen (Anode auf Kathode etc.), was je nach verwendetem Reizblock einem konstanten Abstand von ca. 2 cm entspricht. Wichtig ist, dass der Arm dabei ruhig gelagert, ca. 70° gebeugt (dadurch ist der Nerv gestreckt) und nicht bewegt wird. Änderungen des Winkels führen zu Änderungen der Messstrecke und damit zu scheinbaren Änderungen der Nervenleitgeschwindigkeit. Dann erfolgt die schrittweise supramaximale Stimulation entlang der Markierungspunkte. Normalerweise ändern sich die Latenzdifferenzen und Amplituden bei Stimulation benachbarter Stimulationspunkte kaum. Ändert sich diese von einem zum nächsten Stimulationsort deutlicher als zwischen der übrigen Stimulationsorten, so spricht dies für eine zwischen den beiden Stimulationsorten lokalisierte Demyelinisierung. Bei leichter ausgeprägten Syndromen muss die motorische Neurografie durch die sensible ergänzt werden, da die Amplitudenminderung des sensiblen Nervenaktionspotenzials der sensibelste Parameter für den Nachweis einer axonalen Nervenschädigung ist (Seitenvergleich!). Die Sensitivität der sensiblen Neurografie liegt bei ca. 90 %, die der motorische Neurografie nur bei 75–90 %. Die sensible Neurografie muss häufig orthodrom vorgenommen werden, da das gleichzeitig evozierte motorische Reizantwortpotenzial das viel kleinere sensible Potenzial überlagert. Auch die verlängerte distale motorische Latenzzeit zum M. flexor carpi ulnaris kann ein Indiz für ein proximales Ulnariskompressionssyndrom sein. Bei einer Stimulation 2 cm proximal des Epicondylus medialis humeri und Ableitung ca. 10 cm distal des Sulkus über dem M. flexor carpi ulnaris gilt eine distale motorische Latenzzeit von über 4,2 ms als pathologisch. Allerdings ist der M. flexor carpi ulnaris nicht regelmäßig mitbetroffen.

Elektromyografie

Die Elektromyografie dient der differenzialdiagnostischen Abgrenzung gegenüber einer Radikulopathie C8 oder unteren Armplexusläsion. Bei beiden sind beispielsweise der M. triceps brachii (überwiegend C7, aber auch C8) und die Medianus-innervierten Thenarmuskeln häufig mitbetroffen. Zudem kann durch auffällige Befunde in den Ulnaris-innervierten Unterarmmuskeln (z. B. Mm. flexores carpi ulnaris und digitorum profundus III–IV) eine Abgrenzung gegenüber einer distalen Ulnarisläsion erfolgen. Der Nachweis pathologischer elektromyografischer Befunde bestätigt darüber hinaus eine axonale Nervenläsion.

Nervensonografie

Auffinden des Nervs (➤ Kap. 8)

Die basale Untersuchungsposition entspricht ➤ Abb. 12.10, die auch für den N. medianus geeignet ist. Bei älteren Patienten ergeben sich nicht selten Einschränkungen durch passive Bewegungseinschränkungen im Schultergelenk, die eine Abduktion im Schultergelenk limitieren. Der N. ulnaris liegt in der Regel zwischen Epicondylus humeri medialis und Olekranon und lehnt sich an den Epicondylus medialis an. Er stellt sich dort meist als eher homogen hypoechogene Struktur dar, die bei Verfolgung nach proximal und distal eine Aufdifferenzierung in verschiedene Faszikel deutlicher werden lässt.

Ulnarisneuropathie am Ellenbogen (UNE)

Bei der vermuteten UNE hat die Sonografie gegenüber der Elektroneurografie klare Vorteile. Die CSA ist nach neueren Untersuchungen nicht wesentlich von der Gelenkstellung beeinflusst (Patel et al. 2014) und Streckenmessungen sind nicht erforderlich. Die Darstellung einer lokalen Nervenverdickung ist unmittelbar evident und Vorsicht ist nur geboten, da gewisse basale Lokalveränderungen mit Kaliberzunahme, vermehrter Hypoechogenität und verminderter Abgrenzbarkeit der Faszikel physiologisch sind, sodass diese nicht unterhalb eines gewissen Schwellenwerts als pathologisch gewertet werden dürfen.

Postulierte Standardkompressionsmechanismen der UNE

Der detaillierten Darstellung ist voranzuschicken, dass die im Folgenden dargestellten Kompressionsmechanismen (Beekman et al. 2011, Tomsick und Petersen 2010) teilweise kontrovers sind. Klassisch werden im Bereich des Ellenbogens Engpasssyndrome an fünf Lokalisationen diskutiert (➤ Abb. 12.29). Dies sind von proximal nach distal an der Arkade von Struthers (1) (ca. 8 cm proximal des Epicondylus medialis), am medialen intermuskulären Septum (2), am Epicondylus medialis (3), im Kubitaltunnel (4) unter dem Osborn'schen Ligament und distal an der tiefen Flexor-Pronator-Aponeurose (5).

Am häufigsten sind Kompressionen im Kubitaltunnel (unter dem Kubitaltunnel-Retinakulum = Osborn'sches Ligament = Läsionsort 4). An zweiter Stelle stehen Schädigungen im Bereich des Epicondylus medialis (Sulcus im engeren Sinne = Läsionsort 3). In einer relevanten Anzahl von klinischen/elektrophysiologischen UNE findet sich sonografisch, palpatorisch und auch intraoperativ eine Luxation/Subluxation des Nervs über den Epicondylus medialis. Die Beziehung dieser Luxation zur Ulnarisschädigung ist jedoch nicht abschließend geklärt. Ein positives Hoffmann-Tinel-Zeichen am Ort einer Luxation bei gleichzeitigen manifesten Schädigungszeichen des N. ulnaris ist sehr suggestiv für eine pathogenetische Rolle. Andererseits ist bekannt, dass die Häufigkeit von Luxationen/Subluxationen in der Normalbevölkerung bei ca. 15–30 % liegt (Beekman et al. 2011). Somit kann aus dem isolierten Befund einer isolierten Luxation/Subluxation nicht sicher auf das Vorliegen einer UNE geschlossen werden.

Kompressionen proximal des Epicondylus medialis an der Struthers-Arkade und an der Kreuzung/Durchquerung des medialen intermuskulären Septums (Won et al. 2011) sind deutlich seltener. Im weit proximalen Bereich besteht sogar Uneinigkeit, welche exakte Struktur als Struthers-Arkade bezeichnet werden soll, wie häufig diese Struktur ist und daraus sich ergebend auch, wie häufig sie ein Engpasssyndrom des N. ulnaris verursacht (Caetano et al. 2017). Kompressionen im distalen Bereich der tiefen Flexor-Pronator-Aponeurose ca. 5 cm distal des Epicondylus medialis (Amadio et al. 1986) sind ebenfalls selten.

Befundbeispiele

➤ Abb. 12.30 zeigt einen normalen Status im Sulcus ulnaris. Beim pathologisch verdickten Nerv in Höhe des Epicondylus medialis findet sich in der Regel ein gut darstellbarer Befund, der auch im Längsschnitt klar erkennbar ist (➤ Abb. 12.33).

Um Luxationen z. B. bei Schädigungen im Sulkus (Position 3 in ➤ Abb. 12.29) darzustellen, ist eine dynamische Untersuchung, d. h. die Sonografie des Nervs am Sulkus unter Beugung und Streckung im Ellenbogengelenk, erforderlich (➤ Abb. 12.32).

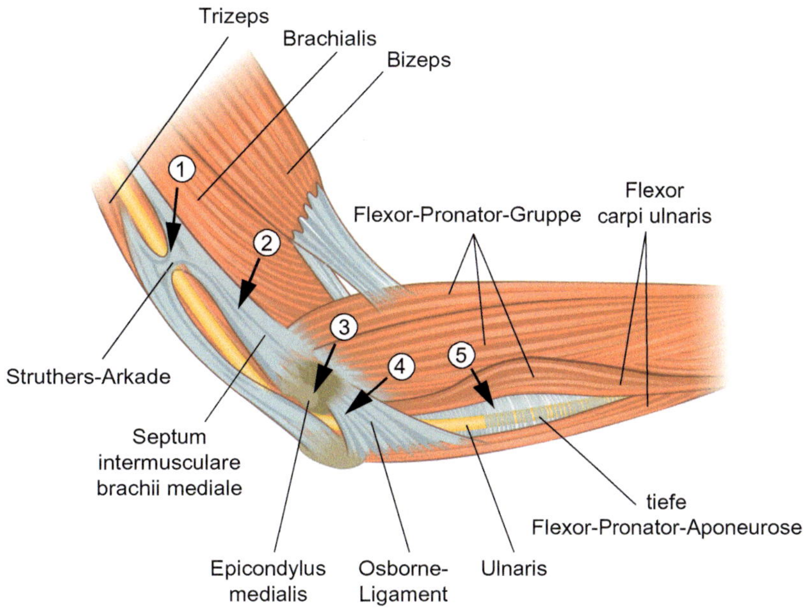

Abb. 12.29 Klassische Kompressionsorte bei der UNE. [L231]

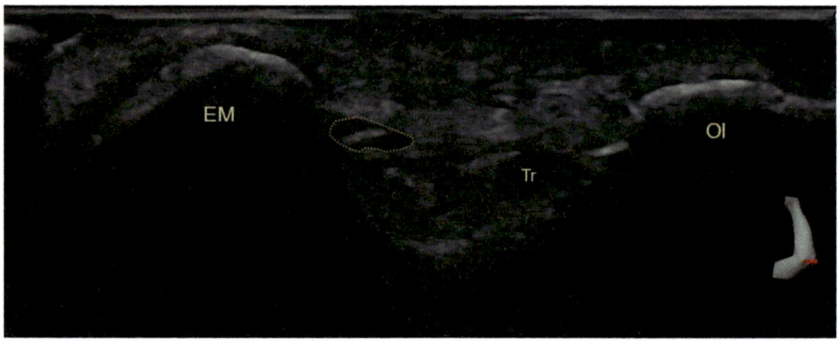

Abb. 12.30 Transversalschnitt des N. ulnaris im Sulkus: Normalbefund: EM = Epicondylus medialis, Ol = Olekranon, Tr = Trizeps, N. ulnaris (mit Punktlinie umfahren) mit abgrenzbaren Faszikeln und regelrechter CSA. [M1072]

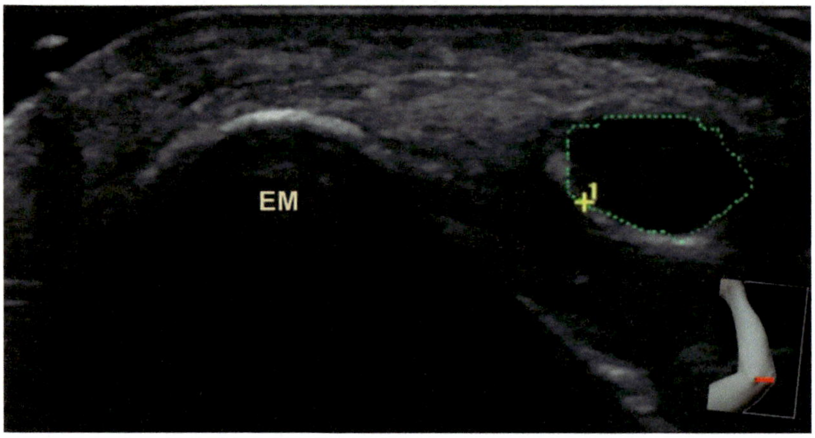

Abb. 12.31 Massive UNE; EM = Epicondylus medialis; N. ulnaris mit grün gepunkteter Linie umfahren, CSA 36 mm^2. [M1072]

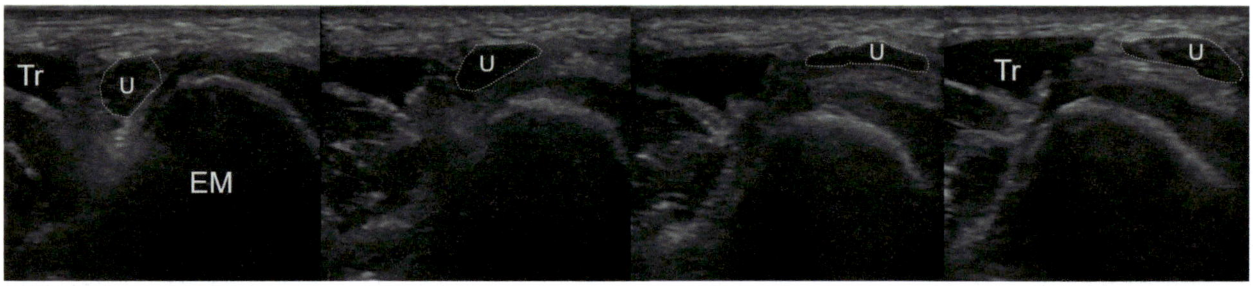

Abb. 12.32 Vier Abfolgebilder einer Luxation des N. ulnaris über den Epicondylus medialis am Ellenbogen: Im Vergleich zur Seitenorientierung der › Abb. 12.30 und › Abb. 12.31; Querschnitt des kontralateralen Arms. Luxation des N. ulnaris (U) nach volar, in den vier aufeinander folgenden Bildern von links nach rechts zunehmende Beugung im Ellenbogen. In der Phase des Gleitens über den Epicondylus medialis (EM) im dritten Bild ist der Nerv deutlich abgeflacht. Nebenbefundlich wird der M. triceps (Tr) brachii mit zunehmender Beugung in den Sulcus gezogen. [M1072]

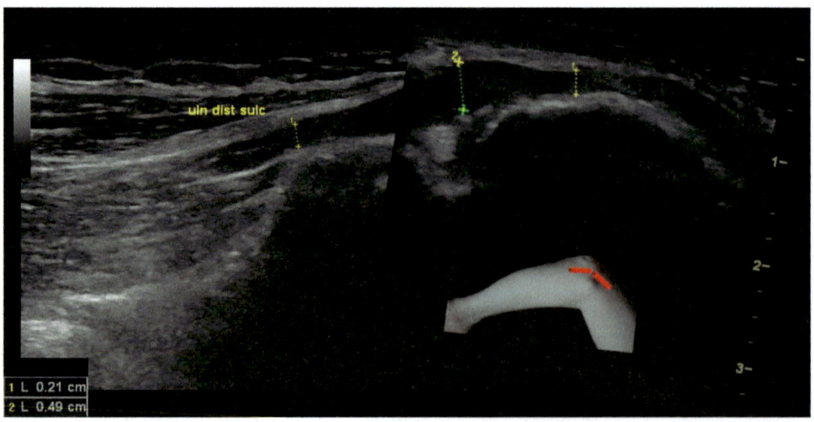

Abb. 12.33 Längsschnitt des N. ulnaris mit längerstreckiger Kaliberzunahme knapp distal des Epicondylus medialis. [M1072]

Kompression durch zusätzliche pathogenetische Strukturen

Grundsätzlich können verschiedene raumfordernde Strukturen auch am Ellenbogen den N. ulnaris mechanisch schädigen. Ganglienzysten als Möglichkeit einer Nervenkompression sind (nicht nur am N. ulnaris) dabei deutlich häufiger, als dies im Bewusstsein des Neurologen verankert ist (➤ Abb. 12.34, ➤ Abb. 12.35).

Normvarianten

Der M. anconeus epitrochlearis ist ein entwicklungsgeschichtlich überflüssig gewordener Muskel, der im anatomischen Präparat in 4–34 % der Fälle gefunden wird (➤ Abb. 12.36). Er verbindet quer zum Arm den Epicondylus medialis humeri mit dem Olecranon ulnae, sodass der N. ulnaris im Sulkus unter dem Muskel verläuft. Häufig ist der Muskel selbst nicht ausgebildet, sondern es besteht nur ein residuelles fibröses Band, von dem diskutiert wird, ob es ebenfalls zu einer Ulnariskompression führen kann. Insgesamt spielt der Muskel im Kontext von Ulnarisschädigungen keine wesentliche Rolle und die größte veröffentliche Fallserie beschreibt sechs Patienten (Fernandez et al. 2015). Unter zusätzlicher Einbeziehung einer neueren MRT-Untersuchung (Eng et al. 2018), in der keine Korrelation zwischen dem M. anconeus epitrochlearis und CSAs des N. ulnaris bzw. klinischen Zeichen einer UNE gefunden wurde, ist es wahrscheinlich, dass es sich beim M. anconeus epitrochlearis eher um eine anatomische Variation ohne relevante pathogenetische Rolle handelt. Analoges gilt für den mittleren Trizepskopf, der bei Ellenbogenbeugung in den Sulkus ziehen kann und dann sonografisch als echoarme Struktur erscheint. Im Gegensatz zum M. anconeus epitrochlearis, der aufgrund seines Querverlaufs nicht nach proximal fortgesetzt wird, lässt sich der M. triceps brachii nach proximal in den Oberarm verfolgen.

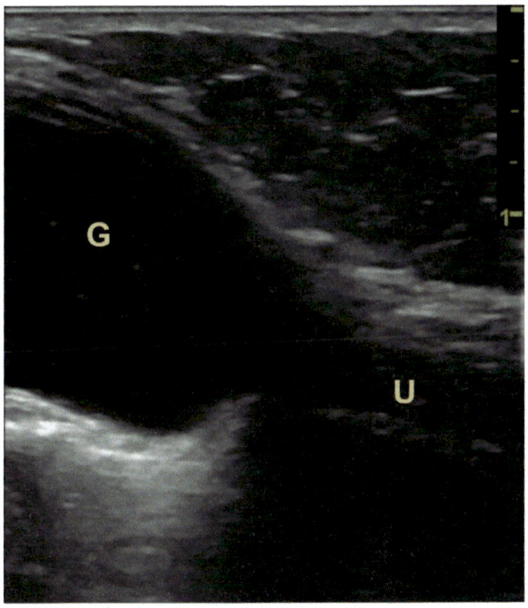

Abb. 12.34 Intraneurale Ganglienzyste (G) des N. ulnaris (U) im Bereich des Sulcus ulnaris. Klinisch und elektrophysiologisch liegt das Bild einer UNE vor. [M1072]

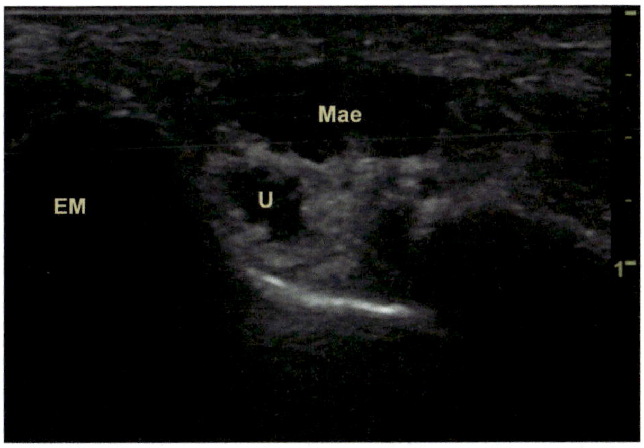

Abb. 12.36 Anatomische Variante im Bereich des Sulcus: M. anconeus epitrochlearis (Mae) , EM = Epicondylus humeri medialis, U = N. ulnaris. [M1072]

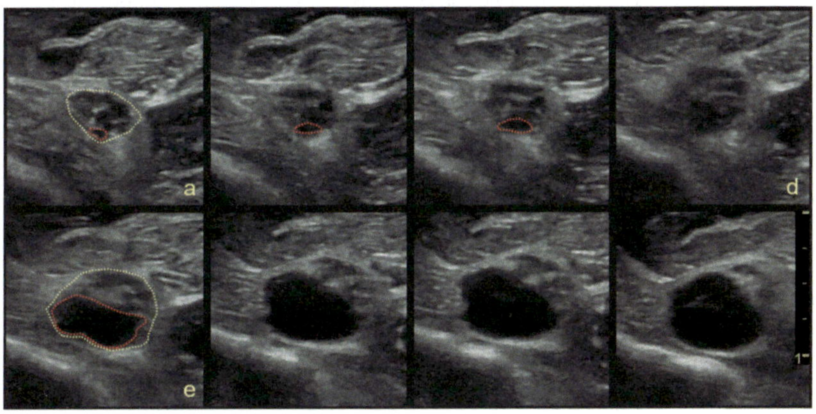

Abb. 12.35 Intraneurale Ganglienzyste des N. ulnaris in konsekutiven Querschnitten (von a nach d und dann e etc.), aus denen deutlich wird, dass das Ganglion hier zunächst einem einzelnen Faszikel folgt (angedeutet rot umrandet), während benachbarte Faszikel weitgehend unbeteiligt parallel verlaufen, insgesamt aber im Perineurium (gelb umrandet) komprimiert werden. [M1072]

12

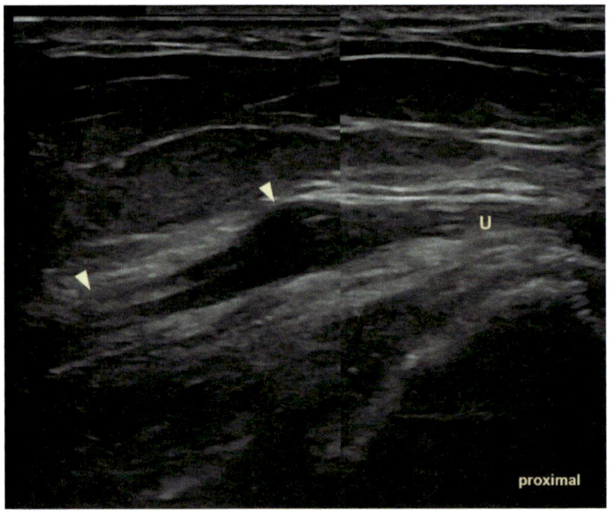

Abb. 12.37 Postoperativer Zustand nach UNE mit Volarverlagerung des N. ulnaris (U, Pfeilköpfe). Die Befundkontrolle erfolgte ein halbes Jahr nach der Operation. Klinisch und elektrophysiologisch deutliche Rückläufigkeit der objektiven Befunde. Im Ultraschall keine signifikante Reduktion der auch präoperativ gefundenen erhöhten Querschnittsfläche. [M1072]

Beurteilung des technischen Operationserfolgs bei subjektiver Unzufriedenheit / Identifizierung von Rezidiven

Die Häufigkeit von Rezidiven nach Ulnarisoperationen am Ellenbogen wird mit 0–12,5 % angegeben, wobei eine Korrelation zum Operationsverfahren bestehen soll (Lauretti et al. 2017). Von den Befürwortern der anterioren subkutanen Transposition (Volarverlagerung) wird gegenüber der reinen Dekompression eine geringere Rezidivrate ins Feld geführt, während für die reine Dekompression der kleinere Eingriff mit geringerem Risiko der Schädigung von Nervenästen sowie minimalinvasiverem Charakter des Eingriffs einschließlich Anästhesie spricht (Caliandro et al. 2016). Gelegentlich hat der Untersucher nach Operationen keine vollständige Information über die verwendete Technik, sodass er zunächst ermitteln muss, ob der Nerv vor oder hinter dem Epicondylus humeri medialis liegt. Analog zum Karpaltunnel ist es relevant, evtl. Verletzungen oder persistierende Strikturen zu erkennen und die Querschnittsfläche mit der bei der Voruntersuchung zu vergleichen, soweit darüber Informationen vorhanden sind (➤ Abb. 12.37).

Zusammenfassende Wertung der Ulnarisuntersuchung am Ellenbogen

Für die Ultraschalluntersuchung ist relevant, folgende Teilaspekte bewusst zu betrachten und zu befunden:

- Findet sich eine Kaliberaufweitung /Strukturveränderung des Nervs?
- Gibt es strukturelle Besonderheiten, bei denen aufgrund einer unmittelbaren Nähe zum Nerv eine kausale mechanische Läsion plausibel ist (Osteophyten, Ganglien, Fremdkörper, OP-Material)?
- Wo liegt die gefundene Kaliberaufweitung/Strukturauffälligkeit? Bei chronischem Kompressionssyndrom: In welcher Höhe endet die typische Kaliberaufweitung des N. ulnaris nach distal hin (= wahrscheinliche Stelle der Kompression)? Z. B. Angabe, wie weit proximal bzw. distal des Epicondylus medialis in cm (Omejec und Podnar 2015).
- Lässt sich bei einer Verdickung im Bereich des Epicondylus medialis bei der dynamischen Ultraschalluntersuchung eine Luxation nachweisen?
- Gibt es Besonderheiten hinsichtlich des Nervenverlaufs (z. B. bereits erfolgte Volarverlagerung nach vorangegangener Operation)?
- Relevante Messparameter: Hauptparameter ist wie beim Karpaltunnelsyndrom die CSA. Analog zum Karpaltunnelsyndrom können Veränderungen der Binnenstruktur (Hypoechogenität, Aufhebung der faszikulären Differenzierbarkeit) oder Hypervaskularisierung zur Beurteilung herangezogen werden.

Läsionen im Bereich der Loge de Guyon

Synonym: Ulnaristunnelsyndrom = UTS, im Angloamerikanischen ulnar neuropathy at the wrist.

Vorbemerkung

Im Deutschen wird der Begriff eines Engpasssyndroms in der Loge de Guyon als Überbegriff für mehrere Schädigungslokalisationen des N. ulnaris am Handgelenk bzw. in der Hand verwendet. Im Angloamerikanischen ist es üblich, von einer Ulnarisneuropathie am Handgelenk im Gegensatz zu einer Ulnarisneuropathie am Ellenbogen (UNE) zu sprechen. Die eigentliche Loge de Guyon bzw. der Ulnaristunnel liegt von Höhe des Os pisiforme bis zum Hamatum, also in der Längsausdehnung analog zum Karpaltunnel, aber ulnar davon. Die Kompression im Kanal selbst durch die gegebene anatomische Enge spielt jedoch eine wesentlich geringere Rolle als beim Karpaltunnelsyndrom. Wichtiger sind zusätzliche lokal schädigende Faktoren wie Ganglien, Verletzungsfolgen etc. Gleichzeitig spaltet sich der Nerv in mehrere Endäste auf, sodass bereits rein lokalisatorisch je nach Klassifikation zwischen drei und fünf verschiedene Schädigungsorte/-typen differenziert werden (Coraci et al. 2018). Darüber hinaus sind Schädigungen natürlich ebenfalls distal des eigentlichen Ulnaristunnels möglich.

Elektroneurografie

Beim distalen Ulnariskompressionssyndrom (Loge-de-Guyon-Syndrom) liegt eine isolierte Läsion des rein motorischen R. profundus, evtl. bei proximaler Schädigung in der Engstelle am Handgelenk zusätzlich des sensible R. superficialis vor.

Tab. 12.2 Formen der distalen Ulnarisläsion (4 Typen)

Schädigungslokalisation	proximal im Guyon-Kanal	distal im Guyon-Kanal	in der Hohlhand	im M. palmaris brevis
sensible Neurografie zum Kleinfinger (R. palmaris)	abnorm	normal	normal	abnorm
distale motorische Latenzzeit zum M. abductor digiti quinti	verlängert	verlängert	normal	normal
distale motorische Latenzzeit zum M. interosseus dorsalis I	verlängert	verlängert	verlängert	normal

Die elektrophysiologischen Befunde unterscheiden sich entsprechend der Schädigungshöhe (➤ Tab. 12.2). Als pathologisch gilt u. a. eine Verlängerung der distalen motorischen Latenzzeit zum M. interosseus dorsalis I im Vergleich zum M. abductor digiti quinti um mehr als 2,0 ms. Der sensible R. dorsalis ist nicht betroffen.

Elektromyografie

Elektromyografisch kann eine axonale Schädigung des distalen N. ulnaris nachgewiesen werden (in Ergänzung zum amplitudenreduzierten Muskelsummenaktionspotenzial des Nervs). Zudem trägt die Untersuchung zur differenzialdiagnostischen Abgrenzung gegenüber einer proximaleren Ulnarisläsion (Beteiligung des M. flexor carpi ulnaris), unteren Armplexusläsion oder einer Radikulopathie C8 (Läsion z. B. auch des M. abductor pollicis brevis) bei.

Nervensonografie

Als Untersuchungserfordernis ergibt sich in erster Linie, dass der Nerv in seinem Verlauf zunächst von proximal bis zu seiner Teilung in den tiefen (motorischen) und oberflächlichen (sensiblen) Ast verfolgt wird. Diese Teilung liegt ca. 6 mm distal des Os pisiforme im Ulnaristunnel. Ursächlich für Schädigungen sind nicht selten raumfordernde Strukturen wie Ganglien (➤ Abb. 12.38). Auch bei guten Ultraschallgeräten hat die Darstellbarkeit aller Details insbesondere distal des Os pisiforme mit heutiger Technik deutliche Grenzen. Das Hauptaugenmerk liegt in der Detektion von lokalen Kaliberveränderungen, Hypoechogenitäten und Veränderungen der faszikulären Struktur des Nervs bzw. der Detektion bedrängender Strukturen.

12.2.3 N. radialis

Vorbemerkung

Der Großteil der klinisch auftretenden Radialisläsionen entsteht im Rahmen von Traumata, typischerweise z. B. bei Oberarmschaftfrakturen (Agarwal et al. 2018). Für das vorliegende Kapitel sind jedoch in erster Linie Drucklähmungen des N. radialis zu betrachten. Diese kommen besonders häufig im Bereich des Oberarms vor. Der hierfür übliche Begriff der Parkbanklähmung illustriert die typischen Auslösemechanismen einer harten Kante, die eine fokale Kompression des N. radialis gegen den Humerus bedingt, während zusätzliche sedierende Substanzen (klassisch: Alkohol) die natürlichen Schutzmechanismen protektiver Positionswechsel ausschalten. Dieser Mechanismus ähnelt dem bei Peroneusdruckläsionen.

Weitere Engpasssyndrome am N. radialis sind das **N.-interosseus-posterior-Syndrom** (synonym: Supinatorsyndrom) und die Cheiralgie. Bezüglich des Erstgenannten werden zwei Formen unterschieden, die algetische und die paretische. Erstere ist durch akut auftretende und nachts sowie bei Belastung zunehmende Schmerzen im Verlauf der Unterarmstrecker gekennzeichnet, Letztere durch Paresen der Unterarmstrecker außer den Mm. brachioradialis und extensor carpi radialis ohne Sensibilitätsstörungen. Die

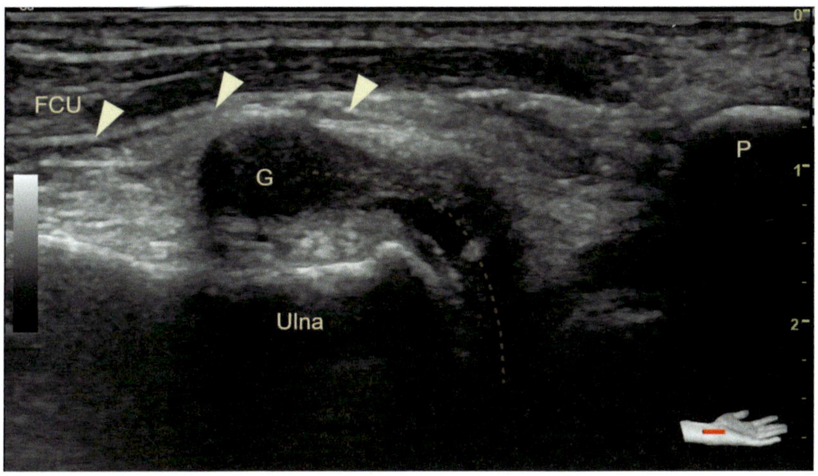

Abb. 12.38 Längsschnitt des distalen ulnaren Handgelenks, linke Bildhälfte proximal mit Muskelausläufer des M. flexor carpi ulnaris (FCU). Proximal der eigentlichen Loge de Guyon wird der N. ulnaris (Pfeilspitzen) durch ein extraneural gelegenes Ganglion (G) leicht nach oben verlagert, die Binnenstruktur des Nervs ist nicht signifikant verändert. Klinisch und elektrophysiologisch finden sich noch keine nachweisbaren manifesten Schädigungszeichen. P = Os pisiforme. Das Ganglion kommt tief aus dem Gelenkspalt (angedeutete gestrichelte Linie). [M1072]

12

genannten Funktionen entsprechen dem R. profundus des N. radialis (im Angloamerikanischen: posterior interosseus nerve). Isolierte Läsionen dieses Nervs kommen nicht selten traumatisch bzw. posttraumatisch vor. Sehr viel seltener sind langsam progrediente Schädigungen durch Lipome, Ganglien, Gelenkveränderungen am Ellenbogen, z. B. im Rahmen einer rheumatoiden Arthritis, oder Gefäßvarianten (Leash of Henry). Ebenfalls selten ist eine Kompression durch die Engstelle in der Frohse-Arkade beim Eintritt in den Radialistunnel unter den M. supinator am proximalen Unterarm. Die algetische Form ähnelt sehr einer Epicondylopathia humeri radialis mit Schmerzen an der proximalen Unterarmrückseite besonders bei Druck auf den Supinatorkanal.

Die **Cheiralgie,** die durch eine Kompression des R. superficialis n. radialis am distalen radialen Unterarm verursacht wird (z. B. chronisch durch ein enges Uhrarmband oder akut durch Handschellen), führt zu Schmerzen und Gefühlsstörungen im Ausbreitungsgebiet dieses rein sensiblen Endastes

Elektroneurografie

Druckläsionen

Eine Druckläsion des N. radialis am Oberarm führt zu einer umschriebenen Leitungsverzögerung und/oder einem Leitungsblock und je nach Ausmaß der Schädigung und Dauer zu einer Amplitudenminderung der sensiblen und motorischen Reizantwortpotenziale des N. radialis.

N.-interosseus-posterior-Syndrom (Supinator[logen]syndrom)

Elektroneurografisch wird eine motorische Neurografie mit Ableitung vom M. abductor pollicis longus oder extensor indicis vorgenommen. Hiermit kann ein Leitungsblock nachgewiesen werden. Wichtiger sind die sensible Neurografie und die Elektromyografie (s. u.) zum Ausschluss einer zusätzlichen Läsion des sensiblen R. superficialis. Beim algetischen Supinatorsyndrom fallen die motorische Neurografie des R. posterior und die sensible Neurografie des R. superficialis unauffällig aus.

Cheiralgie (Kompression des R. superficialis, Wartenberg-Syndrom)

Die sensible Neurografie ist meist nur dann pathologisch, wenn manifeste Sensibilitätsstörungen im Versorgungsgebiet des Nervs vorliegen.

Elektromyografie

Elektromyografisch lassen sich bei Druckläsionen distal der Läsion eine floride Denervierung und später Reinnervationszeichen in den Radialis-innervierten Muskeln nachweisen. In der Akutphase sind jedoch pathologische Spontanaktivität und Reinnervationszeichen noch nicht ausgebildet. Für die häufige differenzialdiagnostische Aufgabe der Unterscheidung einer peripheren von einer zentralen Fallhand ist das Hauptaugenmerk auf die Bestimmung der Entladungsfrequenz der schnellsten abgrenzbaren motorischen Einheiten zu legen. Lassen sich motorische Einheiten identifizieren, die mit einer Frequenz von 20 Hz entladen, so kann von einer peripheren Schädigung ausgegangen werden (Jürgens et al. 2012).

Die Elektromyografie ist für die Engpasssyndrome des N. radialis meist von größerer Bedeutung als die Neurografie mit Ausnahme der Frage der sensiblen Mitbeteiligung. So fällt der elektromyografische Befund der Mm. brachioradialis und extensor carpi radialis beim paretischen Supinatorsyndrom im Gegensatz zu demjenigen der Mm. extensores digitorum communis manus, carpi ulnaris oder pollicis longus unauffällig aus. Weiterhin kann zur differenzialdiagnostischen Abgrenzung anderer Schädigungslokalisationen die Untersuchung von den Nn. medianus und ulnaris versorgten Muskeln sinnvoll sein. Bei der Cheiralgie finden sich elektromyografisch unauffällige Befunde.

Nervensonografie

Druckläsionen

Bsteh et al. (2013) fanden in einer Gruppe von Radialis- und Peroneusdruckläsionen keine klaren sonografischen Korrelate, die prognostisch nützlich gewesen wären. Aus eigener Erfahrung kommt es bei akuten leichten Läsionen in der Regel zu keinen wesentlichen Veränderungen des Ultraschallbefundes, während bei manchen schwereren oder länger zurückliegenden Läsionen eine Strukturveränderung und Verdickung des Nervs am Kompressionsort gefunden werden kann.

Supinator-Syndrom (posterior interosseus nerve [PIN] syndrome)

Die klassische Vorstellung vom spontanen Supinator-Syndrom entspricht einer Kompression des R. profundus n. radialis (PIN) an der Frohse-Arcade mit einer entsprechenden lokalen Verdickung, d.h. einer Vergrößerung der CSA (➤ Abb. 12.39).

Neuere MR-neurografischen Daten (Bäumer et al. 2016) zeigen jedoch, dass das korrespondierende klinische Bild häufig nicht durch diesen klassischen Mechanismus einer lokalen Kompression des R. profundus am Radialtunneleingang verursacht wird, sondern durch eine proximalere

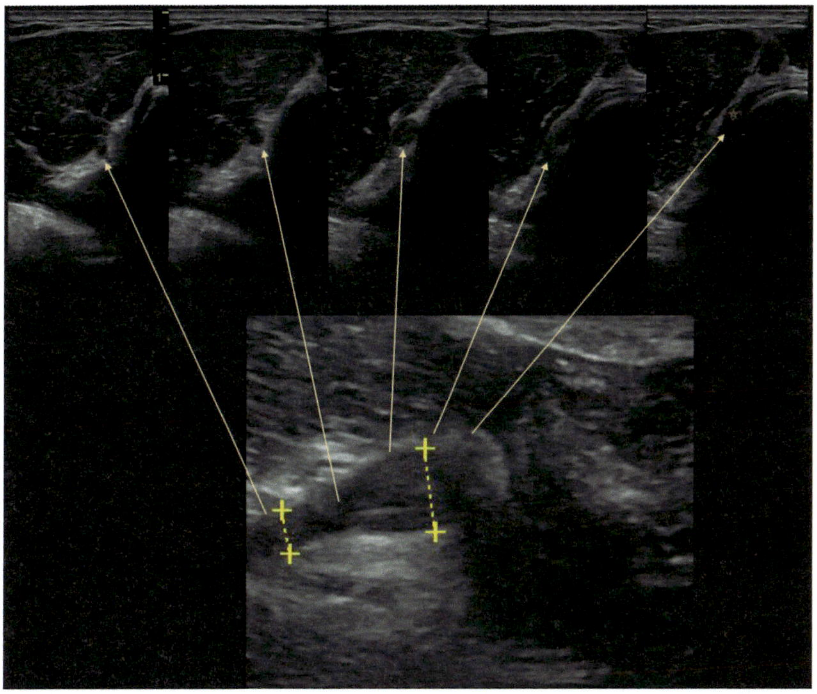

Abb. 12.39 Überblick über eine prästenotische Kalibererhöhung des R. profundus vor Eintritt in den Supinatorkanal. Das untere Bild zeigt einen Längsschnitt des R. profundus mit Nervenverdickung vor Eintritt in den Supinatorkanal. Die oberen Bilder geben die korrespondierenden Querschnitte wieder. [M1072]

Läsion von Radialisfaszikeln, die am Schädigungsort bereits faszikulär somatotop so konfiguriert sind, dass die später zum R. profundus gehörigen Faszikel zusammen verlaufen. Hierdurch können sie (z. B. im Rahmen fokal entzündlicher Prozesse) proximal gebündelt geschädigt werden.

In einer Gruppe von 13 Patienten mit elektrophysiologisch und klinisch gesichertem Supinator-Syndrom beschrieben Djurdjevic et al. (2014) im Ultraschallbild bei allen Patienten eine Kaliberzunahme (gemessen an einer Vergrößerung des antero-posterioren Nervendurchmessers über 1,5 mm), die wiederum bei keinem Probanden der Vergleichsgruppe gefunden wurde. Der Nervenabschnitt mit Kaliberzunahme war gleichzeitig durch ödematöse Veränderungen mit Verlust der faszikulären Struktur gekennzeichnet und befand sich unmittelbar vor der Frohse-Arkade. Analoge Ergebnisse sind auch bei Wininger et al. (2016) beschrieben.

Wie zuverlässig eine leichtergradige Kaliberzunahme des Nervs vor der Frohse-Arkade für die Diagnose ist, ist derzeit nicht abschließend geklärt. Zumindest in einem Fall von Bäumer et al. 2016 lag die MR-neurografisch gesicherte Ursache trotz einer im Ultraschallbild distal festgestellten Verdickung weiter proximal, und auch Lämmer et al. (2015) beschrieben zusätzliche Verdickungen vor der Arkade bei proximalen Läsionen. Als kausale Differenzialdiagnose für proximale spontane Schädigungen sind insbesondere die neuralgische Amyotrophie bzw. Nerventorsionen in Betracht zu ziehen, die sich gemäß Aranyie et al. (2017) nach Faszikeln des N. interosseus anterior am zweithäufigsten an Faszikeln des PIN manifestieren und auch entsprechende Ultraschallveränderungen aufweisen. Diese werden eher selten im Bereich der Supinatorloge, sondern deutlich häufiger proximal davon gefunden.

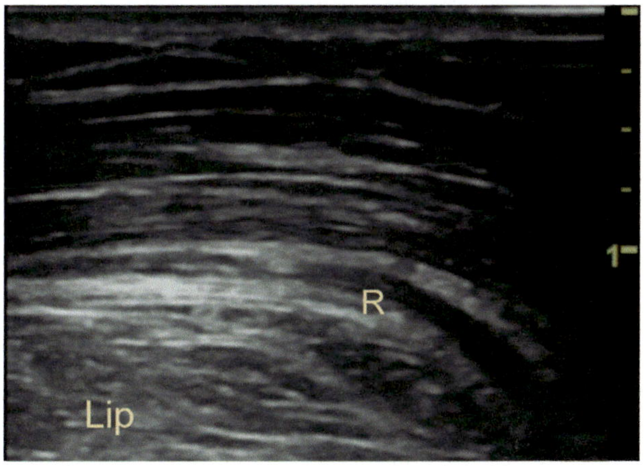

Abb. 12.40 Parese des R. profundus n. radialis; Längsschnitt des R. profundus n. radialis (R) kurz nach der Teilungsstelle vom R. superficialis: Bei Betrachtung des Detailausschnitts erscheint der Nerv selber unauffällig; das Lipom (Lip) springt nicht unmittelbar ins Auge, da der Übergang zum perineuralen Fettgewebe fließend ist (siehe Maßstab am Abbildungsrand). [M1072]

In der Gesamtsicht der genannten Arbeiten ergibt sich, dass nach Kaliberveränderungen des R. profundus im Eingang in den Radialistunnel aktiv gesucht werden muss, eine lokale Kalibererhöhung jedoch nicht beweisend ist, sondern dass die Untersuchung darüber hinaus in jedem Fall auch die proximalen Radialisabschnitte umfassen muss.

Klassische Engpasssyndrome, wie hier im Beispiel der ➤ Abb. 12.40 und ➤ Abb. 12.41 mit einem klinischen Supinatorsyndrom, können immer auch durch lokale Raumforderungen ausgelöst sein. Größere komprimierende Strukturen

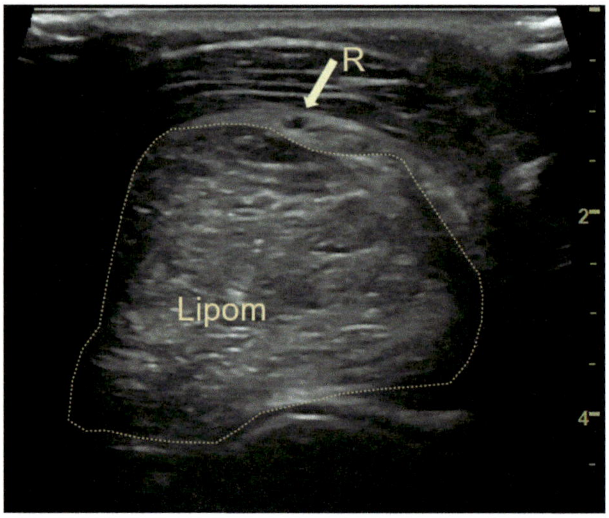

Abb. 12.41 Gleicher Patient wie in › Abb. 12.40, aber im Querschnitt und mit Erfassung eines größeren räumlichen Abschnitts. Der R. profundus (R) selber ist im Bildausschnitt nicht unmittelbar bedrängt. Es wird jedoch im großen Betrachtungsfeld die Gesamtstruktur des Lipoms als anatomisch atypische Struktur erkennbar. [M1072]

sind bei zu großer Detailauflösung (➤ Abb. 12.40) nicht immer einfach zu erkennen; dies kann erleichtert werden, wenn die vermutete Schädigungsregion noch einmal mit einer größeren Sonde und einem größeren Betrachtungsfeld dargestellt wird (➤ Abb. 12.41).

Bemerkenswert an den oben genannten zum Supinator-Syndrom publizierten Studien ist, dass im Vordergrund der klinischen Symptome die neurologischen Ausfälle und nicht die Schmerzen standen. Dies ist deshalb wichtig, weil in der klinischen Praxis die überwiegende Mehrheit der Patienten mit der Überweisungsdiagnose „V.a. Supinator-Syndrom" aufgrund eines schmerzhaften Syndroms am Unterarm („algetisches Supinator-Syndrom") ohne neurologische Ausfälle vorgestellt wird. Ob bzw. wie oft es bei dieser Patientengruppe ebenfalls sonografisch fassbare Veränderungen des R. profundus gibt, ist nicht geklärt. Ebenso ist bei dieser Patientengruppe die Frage nach der Ätiologie im Sinne eines echten Nervenkompressionssyndroms kritisch zu sehen.

12.2.4 Proximale Kompressionssyndrome der oberen Extremität

Thoracic-outlet-Syndrom (TOS)

Vorbemerkung

Das neurogene Thoracic-outlet-Syndrom gehört ebenfalls zu den seltenen Engpasssyndromen, ist aber häufiger als z. B. ein Tarsaltunnelsyndrom. Klinisch steht eine progrediente Läsion des unteren Armplexus im Vordergrund, konkret Paresen und Atrophien der kleinen Handmuskulatur mit nur gering ausgeprägten sensiblen Störungen. Dabei sind vom Verteilungsmuster her besonders die Thenarmuskulatur und weniger die ulnare Handmuskulatur und die medialen Unterarmmuskeln betroffen. Schmerzen stehen meist nicht im Vordergrund und können sogar fehlen. Klassische Bildgebungsmethoden wie Standard-MRT und CT zeigen nur in seltenen Fällen ein Korrelat. Der radiologische Nachweis einer Halsrippe kann in Anbetracht einer großen Zahl asymptomatischer Halsrippen nur extrem unsicher als kausal gewertet werden. Know-how und die Darstellungsmöglichkeiten des Thoracic-outlet-Syndroms mit sonografischer Technik haben sich in letzter Zeit deutlich verbessert, erfordern aber spezielle Expertise, sodass hier nicht im Detail auf das Verfahren eingegangen wird. Als charakteristisches Korrelat kann die keilförmige Impression eines fibrösen Bandes in den Truncus inferior des Armplexus sonografisch nachgewiesen werden (Aranyi et al. 2016). Das oben beschriebene klar neurogene TOS ist eine Variante im Gesamtkomplex des Thoracic-outlet-Syndroms. Dieses kann z. B. gemäß Ferrante (2012) in insgesamt fünf Untertypen differenziert werden. Neben vaskulären Varianten wird dabei auch ein „unspecific TOS" diskutiert, das häufig durch einen Beschwerdekomplex mit Schmerzen, Parästhesien und Taubheit charakterisiert ist und bei dem objektivierbare neurologische Ausfälle fehlen. Ähnlich wie beim rein „algetischen Supinatorsyndrom" ist es fraglich, ob dabei die Kompression von peripheren Nerven tatsächlich eine wesentliche pathogenetische Rolle spielt.

Elektroneurografie

Die motorischen Leitgeschwindigkeiten der Nn. medianus und ulnaris im Bereich des Unterarms finden sich meist normal oder grenzwertig verlängert. Lediglich die Amplitude der evozierten Muskelsummenaktionspotenziale aus dem M. abductor pollicis brevis bei Stimulation supraklavikulär kann eventuell im Seitenvergleich erniedrigt sein. Die Nervenaktionspotenziale des N. ulnaris sind in Abhängigkeit vom Ausmaß der Degeneration der Axone erniedrigt bzw. mit Oberflächenelektroden nicht mehr registrierbar. Auch das sensible Nervenaktionspotenzial des N. cutaneus antebrachii medialis kann frühzeitig verändert sein.

Elektromyografie

Elektromyografisch finden sich in Abhängigkeit vom Ausmaß der Degeneration der motorischen Axone neurogene Veränderungen im Innervationsgebiet des unteren Armplexus, wobei die Thenarmuskulatur mehr betroffen ist als die Hypothenarmuskeln. Die Elektromyografie ist insbesondere wichtig zur Abgrenzung gegenüber Radikulopathien C8/Th1 (eventuell Veränderungen in der paraspinalen Muskulatur) und Ulnarisläsionen (Mm. triceps brachii und abductor pollicis brevis nicht betroffen).

Scapular-notch-Syndrom

Vorbemerkungen

Läsionen des N. suprascapularis sind durch Atrophien der Mm. supra- und infraspinatus sowie teilweise Schulterschmerzen charakterisiert. Neben Mechanismen wie lokale Raumforderungen (Ganglien, Lipome etc.) treten sie akut nach Trauma oder lokalem Druck bei Tragen schwerer Gegenstände auf der Schulter auf. Daneben kommen sie durchaus auch im Sinne einer chronischen traumatischen Schädigung bei unphysiologischen (Überkopf-)Belastungen, z. B. bei spezifisch diesen Nerven schädigenden Sportarten wie Volleyball, Badminton oder Tennis, vor.

Elektroneurografie

Die elektroneurografische Untersuchung im Seitenvergleich ist von entscheidender Bedeutung. Nach Stimulation des N. suprascapularis am Erbschen Punkt ist die motorische Latenzzeit der Mm. supraspinatus und infraspinatus verlängert.

Elektromyografie

Beim Incisura-scapulae-Syndrom lassen sich Denervierungszeichen in den Mm. supra- und infraspinatus nachweisen, wenn höhergradige Paresen vorliegen. Zudem dient die Untersuchung zur differenzialdiagnostischen Klärung, z. B. gegenüber Radikulopathie und einer oberen Armplexusläsion (z. B. M. deltoideus ebenfalls betroffen?).

Nervensonografie

Das Hauptaugenmerk der Ultraschalluntersuchung liegt in der Identifizierung fokaler Kaliberzunahmen des Nervs (Wu et al. 2018) bzw. benachbarter komprimierender Strukturen (z. B. Zysten; Peck et al. 2015). Die beiden Hauptläsionsorte sind die vom Ligamentum transversum scapulae superius (TSS) überspannte Incisura scapulae (suprascapular notch) und (sehr viel seltener) die Kompression im Bereich des Ligamentum spinoglenoidale (spinoglenoid notch). Erhebliche individuelle Unterschiede der anatomischen Verhältnisse im fraglichen Bereich spielen eine relevante Rolle in der Pathogenese (Labetowicz et al. 2017).

Auch hier sind für eine aussagekräftige Diagnostik anatomische Spezialkenntnisse erforderlich, die den Rahmen dieses Buches überschreiten.

12.2.5 Kompressionssyndrome der unteren Extremität

N. peronaeus

Vorbemerkung

Zu unterscheiden sind grundsätzlich folgende Konstellationen:

- die relative häufige einzeitige Druckläsion des N. peronaeus communis am Fibulaköpfchen,
- die progrediente Kompression des N. peronaeus communis im Fibulartunnel,
- die distale Kompression des N. peronaeus superficialis (Franco et al. 2017),
- die Kompression des N. peronaeus profundus am Fuß (vorderes Tarsaltunnelsyndrom).

Akute Kompressionssyndrome am Fibulaköpfchen kommen nicht selten nach lokalem Druck, z. B. bei längerem Sitzen mit überschlagenen Beinen, Lagerungsschaden im Rahmen einer Operation oder bei Arbeiten im Hocken (Fußbodenverlegen, Unkraut jäten), vor. Nicht immer folgt das Maximum der Schädigung zeitlich unmittelbar auf die Kompression. Vielmehr wird insbesondere nach Arbeiten im Hocken auch über Stunden bis 1–2 Tagen eine Zunahme von Paresen beobachtet, wobei als pathophysiologischer Mechanismus ein lokales Ödem möglich erscheint, aber nicht bewiesen ist.

Im Einzelfall ist häufig kaum zu trennen, ob eine kurzzeitige, einzeitige traumatische Druckschädigung des Nervs gegen das Fibulaköpfchen vorliegt, eine Kompression am Fibulartunnel unter der Peroneus-longus-Sehne am Fibulaköpfchen (van den Bergh et al. 2013) im Rahmen einer Lageanomalie bzw. eines lokalen Ödems oder (soweit kein Leitungsblock am Fibulaköpfchen nachzuweisen ist) eine proximalere Schädigungslokalisation, z. B. im Plexusbereich. Soweit nicht persistierende Schädigungsmechanismen eine Rolle spielen (z. B. lokales Hämatom, Ganglion), bilden sich die Schädigungen einer einzeitigen Peroneusdruckläsion mehr oder weniger gut spontan zurück, und ein operatives Vorgehen bietet keinen Gewinn. Eine ebenfalls häufige kausale Konstellation ist die sog. **Slimmer's palsy** (eine Läsion des N. peronaeus durch stärkere Gewichtsabnahme innerhalb weniger Wochen bis Monate), deren Pathomechanismus bislang ungeklärt ist. Angenommen wird eine metabolische Neuropathie mit erhöhter Empfindlichkeit des N. peronaeus communis gegenüber Druck. Daneben wird diskutiert, dass ein relevanter Anteil von klinisch als reine Peroneusparese imponierenden Schädigungen lokalisatorisch nicht im Bereich des N. peronaeus selber liegt, sondern proximal davon im Ischiadikus- oder Plexusbereich. Die Prädilektion einer Schädigung von Peroneusfasern durch mechanische Beanspruchung in Höhe des N. ischiadicus ist besonders evident im Rahmen der Implantation einer Hüftendoprothese, da hier die gleichzeitige Tibialisläsion häufig völlig fehlt bzw. ungleich geringer ausfällt.

Abgegrenzt werden muss auch das vordere **Kompartmentsyndrom des Unterschenkels,** das ausgelöst durch ein Trauma, Ischämie, Hämatom oder Druckschädigung über ein Ödem zu einer sekundären Schädigung des N. peronaeus profundus führen kann und rasch entlastet werden muss. Bei diesem bestehen jedoch in der Regel erhebliche lokale Schmerzen, die auf die Diagnose hinweisen.

Eine **Kompression des N. peronaeus superficialis** wird von einigen plastischen Chirurgen bei Patienten mit Beinschmerzen postuliert, bei denen sie intraoperative Zeichen einer Nerveneinklemmung in der Regel im Bereich des Übergangs vom subfaszialen in den subkutanen Verlauf fanden (Franco et al. 2017). Als typische klinische Beschwerden werden Taubheit, Parästhesien, Hyperästhesie und brennende Schmerzen gewertet. Ob es sich um ein tatsächliches Kompressionssyndrom handelt, ist ungeklärt. Wir halten die Evidenz für eine nennenswerte Häufigkeit dieses Syndroms für schwach.

Die sehr seltene **Kompression des N. peronaeus profundus** am Spann (vorderes Tarsaltunnelsyndrom) ist durch Schmerzen am Fußrücken und eine Sensibilitätsstörung zwischen 1. und 2. Zehe (= Versorgungsgebiet N. peronaeus profundus) charakterisiert. Ursächlich ist eine Kompression des Nervs unter dem Retinaculum extensorum. Das Syndrom tritt insbesondere nach lokalen Traumata oder bei lokalen Raumforderungen (Ganglien, knöcherne Veränderungen) auf und zeigt häufig belastungsabhängig verstärkte Beschwerden.

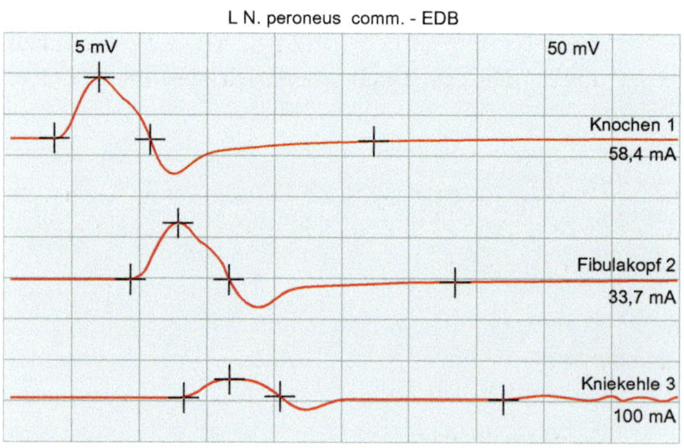

Abb. 12.42 Motorische Neurografie des N. peronaeus profundus (Ableitung vom M. extensor digitorum brevis) bei Druckläsion am Fibulaköpfchen (Dr. Schade).
Obere Spur: Stimulation distal am Unterschenkel: dmL = 3,9 ms, Amplitude des MSAP = 7,3 mV
Mittlere Spur: Stimulation distal des Fibulaköpfchens: mNLG am Unterschenkel = 52 m/s, Amplitude des MSAP = 6,9 mV
Untere Spur: Stimulation distal am Oberschenkel: mNLG in Höhe des Kniegelenks = 37 m/s, Amplitude des MSAP = 2,3 mV (Leitungsblock). [L231]

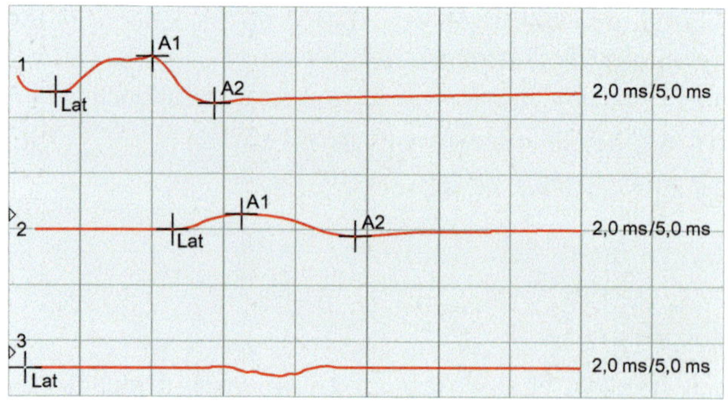

Abb. 12.43 Motorische Neurografie des N. peronaeus profundus mit proximalem Leitungsblock und sekundärer axonaler Schädigung bei sog. Slimmers palsy (Peroneuslähmung durch forcierte Gewichtsabnahme).
Obere Spur: Stimulation distal am Unterschenkel (dmL = 3,3 ms, Amplitude des MSAP = 1,7 mV)
Mittlere Spur: Stimulation unmittelbar distal des Fibulaköpfchens (mNLG am Unterschenkel = 43 m/s, Amplitude des MSAP = 0,8 mV)
Untere Spur: Stimulation distal am Oberschenkel: kein MSAP mehr darstellbar
(Nach eigener Erfahrung findet sich bei dieser häufigen, wenn nicht gar häufigsten Ursache einer Peroneuslähmung nicht immer eine umschriebene Leitungsstörung.). [L231]

Proximale Läsion

Elektroneurografie

Bei der Kompression des N. peronaeus im Bereich des Fibulaköpfchens kommt es neben einer Leitungsverzögerung in diesem Bereich zu einem Leitungsblock mit einer deutlichen Amplitudenreduktion des Muskelsummenaktionspotenzials (➤ Abb. 12.42, ➤ Abb. 12.43). In Abhängigkeit vom Ausmaß der axonalen Degeneration können auch die motorischen und sensiblen Reizantwortpotenziale der Nn. peronaeus profundus und superficialis reduziert sein.

Bei einer durch eine weiter proximale Läsion vorgetäuschten Peroneuslähmung fehlt der Leitungsblock am Fibulaköpfchen.

Elektromyografie

Für den akuten Fallfuß gilt hinsichtlich der Differenzierung einer peripheren von einer zentralen Genese das gleiche Grundprinzip der Identifizierung einer beschleunigten Entladungsfrequenz wie bei der Radialisparese. Bei länger bestehenden Fällen findet man elektromyografisch Denervierungszeichen in den Fuß- und Zehenextensoren sowie den Mm. peronaei, nicht in der paravertebralen Muskulatur und im M. glutaeus medius (Radikulopathie L5) und im Caput breve m. bicipitis femoris (Radikulopathie L5, Plexopathie oder Ischiadikusläsion). Die Amplitude des sensiblen Nervenaktionspotenzials des N. peronaeus superficialis ist reduziert. Bei einseitiger Peroneusparese im Rahmen eines Gewichtsverlusts lässt sich mitunter durch die motorische Neurografie auch auf der Gegenseite eine latente gleichartige Schädigung aufdecken.

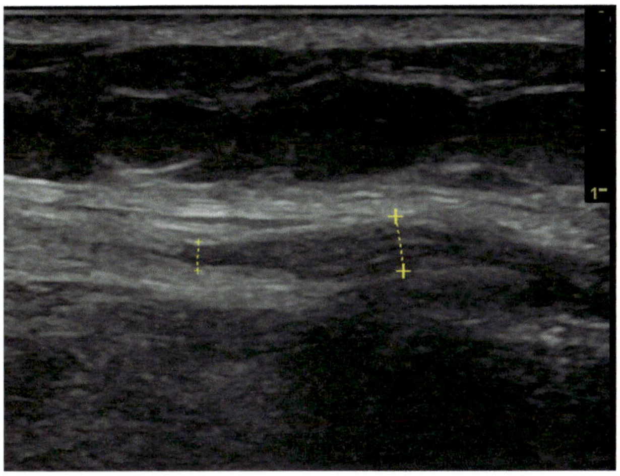

Abb. 12.44 Zustand nach einer einzeitigen Peroneusdruckläsion mit inkompletter Rückbildung. Zu erkennen ist die relativ kurze spindelförmige Auftreibung des N. peronaeus an der mutmaßlichen Kompressionsstelle am Fibulaköpfchen. [M1072]

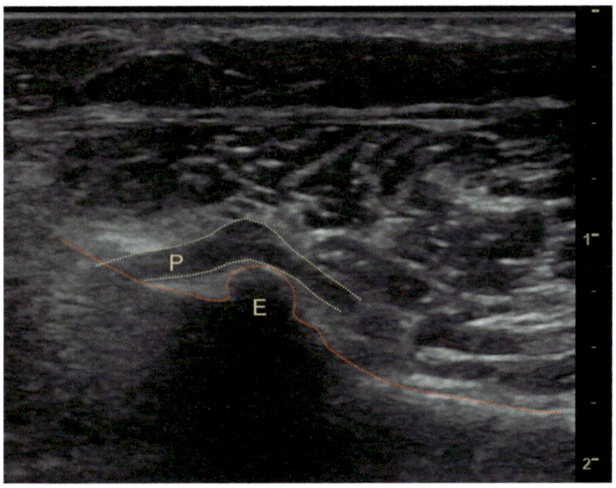

Abb. 12.45 Die Kontur der Fibula (orange Linie) bei einem Kind mit Hereditärer Multipler Osteochondromatose weist eine Exostose (E) auf, die den N. peronaeus (P) unmittelbar tangiert. [M1072]

Nervensonografie

Bei einem atypischen Bild einer Peroneusläsion ist in der Frühphase eine Ultraschalluntersuchung sinnvoll, um lokal persistierende Schädigungsmechanismen auszuschließen. Bei einer typischen Peroneusdruckläsion mit Leitungsblock ist der Ultraschallbefund häufig unauffällig (Tsukamoto et al. 2014). Bei schwereren Läsionen mit axonalem Schaden findet sich zumindest mit einer gewissen Latenz nach dem Trauma häufig eine Zunahme der CSA, und in der Spätphase können trotz guter klinischer Rückbildung residuelle Neurome nachweisbar sein (➤ Abb. 12.44). Bei unzureichender Rückbildung ist die Suche nach persistierenden Schädigungen in jedem Fall sinnvoll.

Ungleich seltener als akute Druckläsionen sind solche Fälle, in denen es zu einer progredienten Schädigung kommt. Genau diese Fälle sind es jedoch, die erkannt und sorgfältig untersucht werden müssen, um mit einer rechtzeitigen Behandlung die weitere Progredienz zu verhindern. Zugrunde liegen können lokale Raumforderungen (intra- oder extraneurale Ganglienzysten, benigne oder maligne Nervenscheidentumore, Exostosen; ➤ Abb. 12.45), aber auch eine chronische Kompression im Fibulartunnel. Mit Fibulartunnel wird eine Engstelle zwischen M. peronaeus longus, proximaler Fibula und M. soleus am Fibulaköpfchen bezeichnet. Der sonografische Nachweis lokaler Veränderungen des Nervs in Form der universellen Anzeichen einer chronischen lokalen Nervenkompression (erhöhte CSA, Hypoechogenität, Aufhebung der faszikulären Differenzierung) ist klinisch vor allem deshalb nützlich, weil er eine gezieltere Planung eines operativen Eingriffs erlaubt.

Die **Peroneusparese** in Zusammenhang mit starker Abnahme des Körpergewichts soll sonografisch vor allem durch Strukturveränderungen des klinisch pathologischen Nervs mit Auftreten verdickter echoarmer Faszikel im Querschnittsbild charakterisiert sein (Meylaerts 2011).

Bei der Fragestellung einer **Kompression des N. peronaeus superficialis** sind die Ultraschalldarstellung des Nervs im Verlauf beginnend am distalen Unterschenkel und die Suche nach den typischen strukturellen Auffälligkeiten einer Kompression (lokale Kaliberzunahme, Strukturveränderung, bedrängende externe Struktur) sinnvoll.

Distale Nervenläsion

Elektroneurografie

Beim seltenen vorderen Tarsaltunnelsyndrom können bei Stimulation proximal des Retinakulums eine verlängerte distale motorische Latenz zum M. extensor digitorum brevis und eine verminderte sensible Leitgeschwindigkeit des N. peronaeus profundus in Höhe des Sprunggelenks nachgewiesen werden.

Elektromyografie

Es finden sich elektromyografisch Denervierungszeichen im M. extensor digitorum brevis, nicht weiter proximal im Peroneusversorgungsgebiet.

N. tibialis

Tarsaltunnelsyndrom

Unter einem (hinteren) Tarsaltunnelsyndrom wird die Kompression des distalen N. tibialis bzw. seiner sich im Bereich des Tarsaltunnels aufspaltenden Endäste am Innenknöchel des Fußes verstanden (Donnedu et al. 2017). Hiervon zu differenzieren ist das sogenannte vordere Tarsaltunnelsyndrom; dieser Begriff wird für eine Kompression des N. peronaeus profundus am Spann benutzt (s. o.), es ist wahrscheinlich noch seltener als das hintere Tarsaltunnelsyndrom.

Als Tarsaltunnel wird eine Engstelle hinter und distal des Malleolus medialis bezeichnet. Die obere Begrenzung wird gebildet durch das Retinaculum flexorum, der mediale Calcaneus bildet den Boden. Das hintere Gefäß-Nerven-Bündel des N. tibialis durchläuft die genannte Engstelle gemeinsam mit den Sehnen (Lareau et al. 2014). Zirka 80 % der Fälle eines Tarsaltunnelsyndroms entwickeln sich aus posttraumatischen Zuständen bzw. auf dem Boden zusätzlicher pathologischer Ursachen wie Ganglien oder degenerativen Knochenveränderungen (Chari et al. 2018).

Das Vollbild des Syndroms mit entsprechenden klinisch und elektrophysiologisch fassbaren Veränderungen der (von den Tibialis-Endästen, den Nn. plantares medialis bzw. lateralis versorgten) kleinen Fußmuskulatur mit entsprechenden Sensibilitätsstörungen ist zweifelsfrei sehr selten. Aus dem N. plantaris lateralis geht der N. calcaneus inferior (Baxter-Nerv) ab, der isoliert komprimiert werden kann (Baxter-Neuropathie), was zu einem Schmerzsyndrom im Fersenbereich führen kann.

Morton-Metatarsalgie

Die Behandlung des Krankheitsbildes im Rahmen von Engpasssyndromen bezieht sich auf die chronische mechanische Nervenschädigung an einer anatomisch hierfür besonders disponierten Stelle, nämlich zwischen den distalen Mittelfußknochen insbesondere der Zehen 3 und 4, seltener auch 2 und 3 (Di Caprio et al. 2018). Hier bilden sich mit perineuraler Fibrose und Degeneration der Interdigitalnerven raumfordernde Weichteilmassen („Neurome“), die klinisch in erster Linie mit brennenden plantaren Schmerzen bei Belastung, z. B. durch Gehen und durch enges Schuhwerk imponieren. Die Morton-Metatarsalgie ist relativ häufig, wird aber eher selten dem Neurologen vorgestellt, zumal die Durchführung elektrophysiologischer Diagnostik in diesem Bereich absoluten Spezialisten vorbehalten ist.

Elektroneurografie

Tarsaltunnelsyndrom. Grundsätzlich sind als pathologische Befunde eine verlängerte distale motorische Latenzzeit und verzögerte sensible Nervenleitgeschwindigkeiten des N. tibialis zu erwarten. Die sensible Neurografie fällt häufiger pathologisch aus als die motorische. Die Ergebnisse sind jedoch häufig wenig ergiebig und nur im Seitenvergleich zu bewerten. Falsch negative elektroneurografische Befunde sind häufig.

Morton-Metatarsalgie. Zum Nachweis einer Läsion der entsprechenden Interdigitalnerven bei Vorliegen eines Morton-Neuroms ist folgende Technik beschrieben worden: Die entsprechende Zehen werden mit Ring- oder auch mit Knopfelektroden zwischen den einander zugewandten Hälften der entsprechenden Zehen stimuliert und dorsal am Innenknöchel mit Oberflächen- oder Nadelelektroden abgeleitet. Die Untersuchung ist im Seitenvergleich vorzunehmen (cave: bilaterale Morton-Neurome). Als pathologisch gilt hierbei eine Erniedrigung des sensiblen Nervenaktionspotenzials um mehr als 50 % im Vergleich zu den benachbarten Interdigitalnerven.

Elektromyografie

Tarsaltunnelsyndrom. Pathologische elektromyografische Befunde können die Diagnose eines Tarsaltunnelsyndroms durch Nachweis von Denervierungszeichen in den Fußsohlenmuskeln – im Gegensatz zum M. extensor digitorum brevis und den Wadenmuskeln – stützen. Allerdings sind bis zu über 40% der elektromyografischen Befunde falsch positiv.

Morton-Metatarsalgie. Da eine rein sensible Läsion vorliegt, dient die Elektromyografie nur der Abgrenzung gegenüber einem Tarsaltunnelsyndrom und einer Radikulopathie S1.

Nervensonografie

Tarsaltunnelsyndrom. Für eine Fallserie von sechs Patienten mit klinisch und elektrophysiologisch nachgewiesenem Tarsaltunnelsyndrom beschrieben Samarawickrama et al. (2016) in allen Fällen auch Ultraschallauffälligkeiten in Form einer im Seitenvergleich vergrößerten CSA des N. tibialis bzw. der Nn. plantares medialis oder lateralis im bzw. distal des Tarsaltunnelbereichs.

Die überwiegende Mehrzahl der in der klinischen Praxis vorgestellten Patienten weist jedoch kein Vollbild eines Tarsaltunnelsyndroms auf, sondern schmerzhafte Fußsyndrome, bei denen teilweise methodisch bedingt die Objektivierung sensibler oder motorischer elektroneurografischer Veränderungen nicht gelingt (s. o.). Wie weit in diesen Fällen die Nervensonografie einen belastbaren Erkenntnisgewinn beisteuern kann, ist nicht abschließend geklärt. Chari et al. (2018) postulierten für die Sonografie eine hohe Aussagekraft und propagierten insgesamt eine Unterdiagnostik des Tarsaltunnelsyndroms. Im Vordergrund der Befunde beschrieben die Autoren dabei den Nachweis lokaler komprimierender Strukturen und von Muskelatrophien bzw. eine lokal erhöhte CSA der Nervenäste. Für eine endgültige Aussage fehlen vor allem Untersuchungen, die die Varianz der postulierten Veränderungen in Vergleichsgruppen systematisch berücksichtigen.

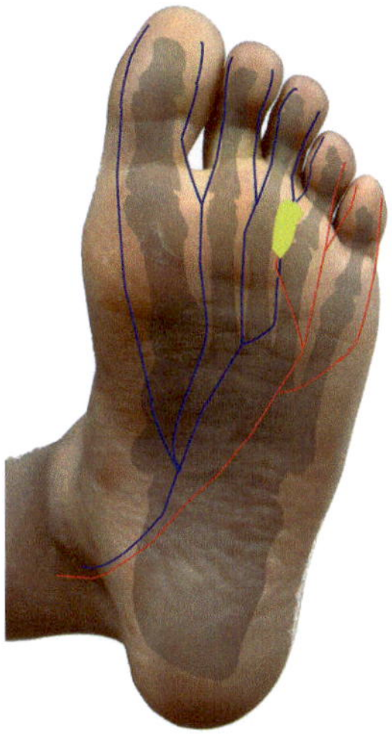

Abb. 12.46 Morton-Neurom (gelb); wird zwischen dem 3. und 4. Interdigitalraum gebildet aus Interdigitalnerven der Nn plantaris medialis (blau) und lateralis (rot). [M1072]

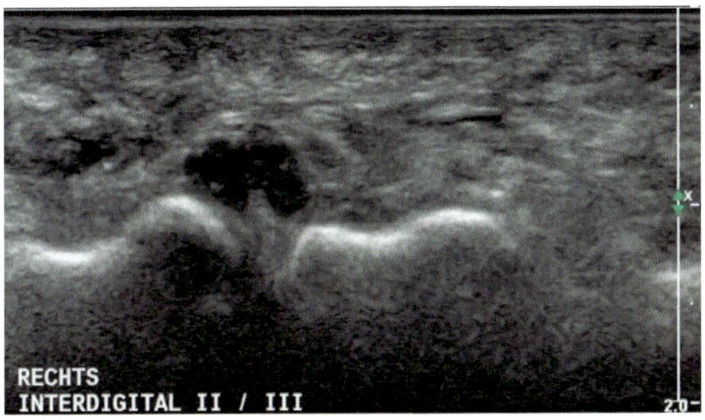

Abb. 12.47 Schnitt von palmar; Morton-Neurom zwischen den Metakarpalia 2 und 3 (seltene Lokalisation). Nach Zusammendrücken der Mittelfußknochen von lateral wird die Raumforderung nach plantar verschoben. [M1072]

Morton-Metatarsalgie. Mit der hochauflösenden Ultraschalldiagnostik bietet sich eine Methodik an, die in der Lage ist, über die reine klinische Symptomatik hinaus einen diagnostischen Beitrag zu leisten. Morton-Neurome gehen vom distalen Ende der terminalen Tibialisäste, den Nn. digitales plantares communes unmittelbar vor der Aufteilung in die jeweils zwei Nn. digitales plantares proprii am Metakarpophalangealgelenk aus (➤ Abb. 12.46). Die Nn. digitales plantares communes können mit der hochauflösendem Nervensonografie dargestellt werden. Ein Morton-Neurom ist als eine fusiforme Auftreibung des Nervs abgrenzbar (Maeseneer et al. 2015). Der N. digitalis plantaris communis und damit das Morton-Neurom liegt typischerweise am plantaren Rand des Os metacarpale.

Durch Zusammendrücken des Fußes kann seine Bewegung nach plantar visualisiert werden (➤ Abb. 12.47).

Meralgia paraesthetica (N. cutaneus femoris lateralis) und andere Syndrome kutaner Nervenkompressionen

Vorbemerkung

Die Meralgia paraesthetica ist durch isolierte, häufig schmerzhafte Sensibilitätsstörungen mit Par- und Dysästhesien im mittleren Drittel der Oberschenkelaußenseite charakterisiert. Prädisponierend ist ein erhöhtes Körpergewicht, und provozierend für die Schmerzauslösung können stehende Körperposition bzw. mechanische Reize im Bereich des Nervenverlaufs im Leistenbereich bzw. der Spina iliaca anterior sein. Die Kompression des Nervs erfolgt in der Regel in Höhe des Leistenbandes, in seltenen Fällen auch distal davon (Omichi et al. 2015, Tagliafico et al. 2011). Einer relativ großen Häufigkeit des Syndroms in der Bevölkerung steht eine relativ geringe invasive Therapiefreudigkeit entgegen, was an einer nicht seltenen spontanen Besserung unter konservativer Therapie, der technischen Schwierigkeit, den Nerv sowie den Kompressionsort intraoperativ zu identifizieren als auch an Unsicherheiten hinsichtlich der Erfolgsquote der Operation liegen dürfte.

Die Diagnose einer Meralgia paraesthetica kann meist klinisch zuverlässig gestellt werden, sodass eine elektrophysiologische Diagnose allenfalls zur Diagnosesicherung und eventuell zur differenzialdiagnostischen Abgrenzung, z. B. gegenüber einer Radikulopathie, dient.

Elektroneurografie (Kap. 12.2.6)

Sofern die Neurografie bei den häufig adipösen Betroffenen überhaupt gelingt (sinnvollerweise zunächst den kontralateralen, nicht betroffenen Nerven untersuchen!), findet man eine fehlendes Reizantwortpotenzial, seltener eine Amplitudenminderung. Der Befund ist selbstverständlich nur im Seitenvergleich zu verwerten.

Elektromyografie

Die Elektromyografie dient der differenzialdiagnostischen Abgrenzung einer Meralgia paraesthetica z. B. gegenüber einer Radikulo- oder Plexopathie und soll bei der Meralgie einen Normalbefund erbringen.

Nervensonografie

Es zeichnet sich ab, dass die präoperative sonografische Darstellbarkeit des Nervs und die von einigen Autoren beschriebene hohe Korrelation von Nervenverdickungen mit dem Kompressionssyndrom zur Optimierung operativer Behandlungsmöglichkeiten beitragen könnten. Zum gegenwärtigen Zeitpunkt ist die Erfassung der Meralgie-korrelierten Ultraschallveränderungen, die in einer lokalen Schwellung und Hypoechogenität des N. cutaneus femoris lateralis sowohl im Verlauf des einzelnen Nervs als auch im Seitenvergleich (Aravindakannan et al. 2012, Onat et al. 2016) besteht, jedoch nicht allgemein etabliert.

Schlussbemerkung zur Sonografie von Hautnerven

Inzwischen gelingt mit moderner Ultraschalltechnik auch die Darstellung etlicher kutaner Nerven. Diese sind aufgrund ihres relativ geringen Kalibers und ihrer im Vergleich zu den großen gemischten Nerven größeren Lagevariabilität schwerer darzustellen. Zudem ist die klinische Signifikanz in der Regel deutlich geringer, da z. B. die bildgebende Darstellung einer Hautastdurchtrennung nach einer Operation kaum einen nennenswerten medizinischen Zusatznutzen erbringt. Dabei sind isolierte Hautastschädigungen in anderen Situationen als bei postoperativen Defekten eher selten. Der durchschnittlich versierte Ultraschalluntersucher wird zudem große Schwierigkeiten haben, die Gesamtheit der darstellbaren Nerven anatomisch präsent zu halten, so dass eine ähnliche Situation wie bezüglich der Elektrophysiologie vorliegt, wo zwar ebenfalls Messvorschriften für viele Nerven publiziert wurden, in der Praxis aber von den mit Abstand meisten Untersuchern nur ein begrenztes Repertoire tatsächlich zur klinischen Anwendung kommt. Da das vorliegende Buch sich nicht in erster Linie an ausgewiesene Spezialisten wendet, werden diese an die existierende Spezialliteratur (z. B. Chang et al. 2018) verwiesen.

LITERATUR

ELEKTRONEUROGRAFIE

Es wird auf das Kapitel 1 sowie die Kapitel 5–10 verwiesen.

SONOGRAFIE

Agarwal A, Chandra A, Jaipal U, Saini N. A panorama of radial nerve pathologies - an imaging diagnosis: a step ahead. Insights into imaging 2018; 9: 1021–34

Aranyi Z, Csillik A, Devay K, Rosero M, Barsi P et al. Ultrasonographic identification of nerve pathology in neuralgic amyotrophy: Enlargement, constriction, fascicular entwinement, and torsion. Muscle Nerve 2015; 52: 503–11

Aranyi Z, Csillik A, Böhm J, Schelle T. Ultrasonographic identification of fibromuscular bands associated with neurogenic thoracic outlet syndrome: the "wedge-sickle" sign. Ultrasound Med Biol 2016; 42: 2357–66

Arányi Z, Csillik A, DéVay K, Rosero M, Barsi P et al. Ultrasonography in neuralgic amyotrophy: Sensitivity, spectrum of findings, and clinical correlations. Muscle Nerve 2017; 56: 1054–62

Aravindakannan T, Wilder-Smith EP. High-resolution ultrasonography in the assessment of meralgia paresthetica. Muscle Nerve 2012; 45: 434–5

Asheghan M, Hollisaz MT, Aghdam AS, Khatibiaghda A. The prevalence of pronator teres among patients with carpal tunnel syndrome: cross-sectional study. Int J Biomed Sci 2016; 12: 89–94

Ata AM, Onat ŞŞ, Özçakar L. Ultrasound imaging for diagnosis and follow-up of persistent median artery thrombosis. Muscle Nerve 2016; 53: 152–4

Ažman D, Hrabač P, Demarin V. Use of multiple ultrasonographic parameters in confirmation of carpal tunnel syndrome. J Ultrasound Med 2018; 37: 879–89

Bäumer P, Kele H, Xia A, Weiler M, Schwarz D et al. Posterior interosseous neuropathy: supinator syndrome vs fascicular radial neuropathy. Neurology 2016; 87: 1884–91

Beekman R, Visser LH. Sonography in the diagnosis of carpal tunnel syndrome: a critical review of the literature. Muscle Nerve 2003; 27: 26–33

Beekman R, Visser LH, Im Verhagen W. Ultrasonography in ulnar neuropathy at the elbow: a critical review. Muscle Nerve 2011; 43: 627–35

Bilecenoglu B, Uz A, Karalezli N. Possible anatomic structures causing entrapment neuropathies of the median nerve: an anatomic study. Acta Orthop Belg 2005: 71: 169–76

Bsteh G, Wanschitz JV, Gruber H, Seppi K, Löscher WN. Prognosis and prognostic factors in non-traumatic acute-onset compressive mononeuropathies – radial and peroneal mononeuropathies. Eur J Neurol 2013; 20: 981–5

Buchberger W, Judmaier W, Birbamer G, Lener M, Schmidauer C. Carpal tunnel syndrome: diagnosis with high-resolution sonography. Am J Roentgenol 1992; 159: 793–98

Buchberger W, Schön G, Strasser K, Jungwirth W. High-resolution ultrasonography of the carpal tunnel. J Ultrasound Med 1991: 10: 531–7

Caetano EB, Sabongi Neto JJ, Vieira LA, Caetano MF. The arcade of Struthers: an anatomical study and clinical implications. Rev Bras Ortop 2017; 52: 331–6

Caliandro P, La Torre G, Padua R, Giannini F, Padua L. Treatment for ulnar neuropathy at the elbow. Cochrane Database Syst Rev 2016; 11: CD006839

Carolus AE, Schenker P, Dombert T, Fontana J, Viebahn R et al. Sonographic examination of the median nerve in dialysis patients and after renal transplantation. Brain Behav 2015; 5: e00406

Cate DF ten, Glaser N, Luime JJ, Lam KH, Jacobs JWG et al. A comparison between ultrasonographic, surgical and histological assessment of tenosynovits in a cohort of idiopathic carpal tunnel syndrome patients. Clinical rheumatology 2016; 35: 775–80

Chang K-V, Mezian K, Naňka O, Wu W-T, Lou Y et al. Ultrasound imaging for the cutaneous nerves of the extremities and relevant entrapment syndromes: from anatomy to clinical implications. J Clin Med 2018; 7: 457

Chari B, McNally E. Nerve entrapment in ankle and foot: ultrasound imaging. Semin Musculoskelet Radiol 2018: 22: 354–63

Chen Y-T, Williams L, Zak MJ, Fredericson M. Review of ultrasonography in the diagnosis of carpal tunnel syndrome and a proposed scanning protocol. J Ultrasound Med 2016: 35: 2311–24

Coraci D, Loreti C, Piccinini G, Doneddu PE, Biscotti S, Padua L. Ulnar neuropathy at wrist: entrapment at a very "congested" site. Neurol. Sci 2018; 39: 1325–31

Costales JR, Socolovsky M, Sánchez Lázaro JA, Costales DR. Peripheral nerve injuries in the pediatric population: a review of the literature. Part II: entrapment neuropathies. Childs Nerv Syst 2019: 35: 37–45

Dailiana ZH, Bougioukli S, Varitimidis S, Kontogeorgakos V, Togia E et al. Tumors and tumor-like lesions mimicking carpal tunnel syndrome. Arch Orthop Trauma Surg 2014: 134: 139–44

Di Caprio F, Meringolo R, Shehab Eddine M, Ponziani L. Morton's interdigital neuroma of the foot: A literature review. Foot ankle surgery: official journal of the Eur Soc Foot Ankle Surg 2018; 24: 92–8

Djurdjevic T, Loizides A, Löscher W, Gruber H, Plaikner M, Peer S. High resolution ultrasound in posterior interosseous nerve syndrome. Muscle Nerve 2014; 49: 35–9

Doneddu PE, Coraci D, Loreti C, Piccinini G, Padua L. Tarsal tunnel syndrome: still more opinions than evidence. Status of the art. Neurol Sci 2017: 38: 1735–9

Eng HY, Gunio DA, Benitez CL. Quantitative magnetic resonance imaging analysis of the cross-sectional areas of the anconeus epitrochlearis muscle, cubital tunnel, and ulnar nerve with the elbow in extension in patients with and without ulnar neuropathy. J Shoulder Elbow Surg 2018; 27: 1306–10

Fernandez J, Camuzard O, Gauci M-O, Winter M. A rare cause of ulnar nerve entrapment at the elbow area illustrated by six cases: The anconeus epitrochlearis muscle. Chir Main 2015: 34: 294–9

Ferrante MA. The thoracic outlet syndromes. Muscle Nerve 2012: 45: 780–95

Franco MJ, Phillips BZ, Lalchandani GR, Mackinnon SE. Decompression of the superficial peroneal nerve: clinical outcomes and anatomical study. J Neurosurg 2017: 126: 330–5

Hsiao C-W, Shih J-T, Hung S-T. Concurrent carpal tunnel syndrome and pronator syndrome: A retrospective study of 21 cases. Orthop Traumatol Surg Res 2017: 103: 101–3

Jürgens TP, Puchner C, Schulte-Mattler WJ.. Discharge rates in electromyography distinguish early between peripheral and central paresis. Muscle Nerrven 2012; 46: 591-3.

Kang HJ, Jung SH, Yoon, HK, Hahn SB, Kim SJ. Carpal tunnel syndrome caused by space occupying lesions. Yonsei Med J 2009; 50: 257–61

Kim L-N, Kwon H-K, Moon H-I, Pyun S-B, Lee H-J. Sonography of the median nerve in carpal tunnel syndrome with diabetic neuropathy. Am J Phys Med Rehab 2014; 93: 897–907

Kuo T-T, Lee M-R, Liao Y-Y, Chen J-P, Hsu Y-W, Yeh C-K. Assessment of median nerve mobility by ultrasound dynamic imaging for diagnosing carpal tunnel syndrome. PLoS ONE 2016: 11: e0147051

Łabętowicz P, Synder M, Wojciechowski M, Orczyk K, Jezierski H et al. Protective and predisposing morphological factors in suprascapular nerve entrapment syndrome: a fundamental review based on recent observations. BioMed Res Int 2017; 2017: 4659761

Lämmer AB, Schwab S, Schramm A. Ultrasound in dual nerve impairment after proximal radial nerve lesion. PLoS ONE 2015; 10: e0127456

Lareau CR, Sawyer GA, Wang JH, DiGiovanni CW. Plantar and medial heel pain: diagnosis and management. J Am Acad Orthop Surg 2014; 22: 372–80

Lauretti L, D'Alessandris QG, de Simone C, Legninda Sop FY, Remore LM et al. Ulnar nerve entrapment at the elbow. A surgical series and a systematic review of the literature. J Clin Neurosci 2017; 46: 99–108

Luangjarmekorn P, Tsai TM, Honsawek S, Kitidumrongsook P. Role of pronator release in revision carpal tunnel surgery. SICOT J 2016; 2: 9

Maeseneer M de, Madani H, Lenchik L, Kalume Brigido M, Shahabpour M et al. Normal anatomy and compression areas of nerves of the foot and ankle: US and MR imaging with anatomic correlation. Radiographics 2015; 35: 1469–82

Meylaerts L, Cardinaels E, Vandevenne J, Velghe B, Gelin G et al. Peroneal neuropathy after weight loss: a high-resolution ultrasonographic characterization of the common peroneal nerve. Skeletal Radiol 2011; 40: 1557–62

Mondelli M, Giannini F, Ballerini M, Ginanneschi F, Martorelli E. Incidence of ulnar neuropathy at the elbow in the province of Siena (Italy). J Neurol Sci 2005; 234: 5–10

Omejec G, Podnar S. Precise localization of ulnar neuropathy at the elbow. Clin Neurophysiol 2015; 126: 2390–6

Omichi Y, Tonogai I, Kaji S, Sangawa T, Sairyo K. Meralgia paresthetica caused by entrapment of the lateral femoral subcutaneous nerve at the fascia lata of the thigh: a case report and literature review. J Med Invest 2015: 62: 248–50

Onat SS, Ata AM, Ozcakar L. Ultrasound-guided diagnosis and treatment of meralgia paresthetica. Pain Phys 2016: 19: E667–9

Patel P, Norbury JW, Fang X. Sonographic measurements of the ulnar nerve at the elbow with different degrees of elbow flexion. PM R 2014; 6: 395–9

Peck E, Strakowski JA. Ultrasound evaluation of focal neuropathies in athletes: a clinically-focused review. Br J Sports Med 2015: 49: 166–75

Pham M, Bäumer P, Meinck H-M, Schiefer J, Weiler M et al. Anterior interosseous nerve syndrome: fascicular motor lesions of median nerve trunk. Neurology 2014; 82: 598–606

Samarawickrama D, Therimadasamy AK, Chan YC, Vijayan J, Wilder-Smith EP. Nerve ultrasound in electrophysiologically verified tarsal tunnel syndrome. Muscle Nerve 2015; 53: 906-12

Schollen W, Degreef I, de Smet L. Kiloh-Nevin syndrome: a compression neuropathy or brachial plexus neuritis? Acta Orthop Belg 2007; 73: 315–8

Schulte-Mattler WJ, Grimm T. Häufige und nicht so häufige Engpasssyndrome: Diagnostik, Klinik, Therapie. Nervenarzt 2015; 86: 133–41

Tagliafico A, Serafini G, Lacelli F, Perrone N, Valsania V, Martinoli C. Ultrasound-guided treatment of meralgia paresthetica (lateral femoral cutaneous neuropathy): technical description and results of treatment in 20 consecutive patients. J Ultrasound Med 2011; 30: 1341–6

Tas S, Staub F, Dombert T, Marquardt G, Senft C et al. Sonographic short-term follow-up after surgical decompression of the median nerve at the carpal tunnel: a single-center prospective observational study. Neurosurgical Focus 2015: 39: E6

Tomsick SD, Petersen BD. Normal anatomy and anatomical variants of the elbow. Semin Musculoskelet Radiol 2010: 14: 379–93

Tosti R, Ilyas AM. Acute carpal tunnel syndrome. Orthop Clin North Am 2012; 43: 459–65

Toussaint CP, Perry EC, Pisansky MT, Anderson DE. What's new in the diagnosis and treatment of peripheral nerve entrapment neuropathies. Neurol Clin 2010; 28: 979–1004

Tsukamoto H, Granata G, Coraci D, Paolasso I, Padua L. Ultrasound and neurophysiological correlation in common fibular nerve conduction block at fibular head. Clin Neurophysiol 2014; 125: 1491–5

Ustün N, Tok F, Yagz AE, Kizil N, Korkmaz I et al. Ultrasound-guided vs. blind steroid injections in carpal tunnel syndrome: A single-blind randomized prospective study. Am J Phys Med Rrehabil 2013; 92: 999–1004

van den Bergh FRA, Vanhoenacker FM, de Smet E, Huysse W, Verstraete KL. Peroneal nerve: Normal anatomy and pathologic findings on routine MRI of the knee. Insights imaging 2013; 4: 287–99

Werner BC, Teran VA, Deal DN. Patient-related risk factors for infection following open carpal tunnel release: an analysis of over 450,000 medicare patients. J Hand Surg Am 2018; 43: 214–9

Wininger YD, Buckalew NA, Kaufmann RA, Munin MC. Ultrasound combined with electrodiagnosis improves lesion localization and outcome in posterior interosseous neuropathy. Muscle Nerve 2015; 52: 1117–21

Won H-S, Han S-H, Oh C-S, Chung I-H, Kim SM, Lim SY,. Topographic relationship between the medial intermuscular septum and the ulnar nerve in the upper arm: Laboratory investigation. J Neurosurg 2011; 114: 1534–7

Wu W-T, Chang K-V, Mezian K, Naňka O, Lin C-P, Özçakar L. Basis of shoulder nerve entrapment syndrome: an ultrasonographic study exploring factors influencing cross-sectional area of the suprascapular nerve. Front Neurol 2018; 9: 902

Yagci I, Akdeniz Leblebicier M, Mansiz Kaplan B, Ozturk Gokbakan D, Akyuz G. Sonographic measurements can be misleading for diagnosing carpal tunnel syndrome in patients with rheumatoid arthritis. Acta Reumatol Port 2016; 41:40–4

Zieske L, Ebersole GC, Davidge K, Fox I, Mackinnon SE. Revision carpal tunnel surgery: a 10-year review of intraoperative findings and outcomes. J Hand Surg Am 2013: 38: 1530–9

KAPITEL

13 Nerventrauma

Carl D. Reimers (Elektroneurografie/-myografie), Ulf Schminke (Nervensonografie)

13.1 Einleitung

Nach einem Trauma wird das Ausmaß langfristiger körperlicher Behinderung mit daraus resultierender eingeschränkter Lebensqualität ganz entscheidend durch die Art und Schwere der Verletzung peripher Nerven bestimmt (Padua et al. 2013). Insofern kommt der Diagnostik und Lokalisation peripherer Nervenschädigungen eine große Bedeutung zu, wobei insbesondere folgende Fragestellungen von Interesse sind (Padua et al. 2013):

- Bestimmung des Ausmaßes der axonalen Schädigung
- Präzise Lokalisation der Nervenverletzung
- Ermittlung des Schädigungsmechanismus
- Abschätzung der Prognose der Nervenschädigung

Traumatische Nervenläsionen führen zu einer akuten Funktionsbeeinträchtigung der Nerven. Lediglich bei Druckläsionen, die nicht selten nachts durch unbemerkten Druck auf eine Gliedmaße zunächst unbemerkt auftreten können (v. a. Nn. radialis und peronaeus), ist die Ätiologie der Nervenfunktionsstörung praktisch immer offenkundig. Die Elektroneuro- und -myografie liefern wertvolle Informationen zum Ausmaß und zur Prognose der Nervenschädigung.

Die **elektrophysiologische Untersuchung** kann bereits 2–3 Wochen nach dem Trauma eine axonale Schädigung mit daraus resultierender Wallerscher Degeneration (Axonotmesis) zuverlässig von einer reinen Störung der Myeleinscheidenfunktion (Neurapraxie) abgrenzen sowie die Schwere der axonalen Schädigung abschätzen. Allerdings kann sie zu diesem Zeitpunkt nicht unterscheiden, ob bei schweren Nervenschäden die Kontinuität des Nervs noch erhalten (Axonotmesis) oder unterbrochen ist (Neurotmesis). Erst nach Wochen bis Monaten kann elektromyografisch im Falle des Nachweises einer Reinnervation eine Neurotmesis ausgeschlossen werden. Die Schweregradeinteilung der Läsionen erfolgt üblicherweise nach den Klassifikationen von Seddon oder Sunderland (➤ Tab. 13.1).

Tab. 13.1 Schweregradklassifikation der Nerventraumata

Klassifikation nach Seddon	Klassifikation nach Sunderland	Anatomie	Reizantwort bei Stimulation proximal der Läsion	Reizantwort bei Stimulation distal der Läsion	pathologische Spontanaktivität	Prognose	Rückbildung
Neurapraxie	Grad 1	Myelinscheidenläsion	fehlend	vorhanden	fehlend	sehr gut	2–3 Monate
Axonotmesis	Grad 2	Axonläsion	fehlend	reduziert/ fehlend	vorhanden	gut bis mäßig	bis maximal 18–24 Monate
	Grad 3	Läsion von Axon und Endoneurium	fehlend	reduziert/ fehlend	vorhanden		
	Grad 4	Läsion von Axon, Endo- und Perineurium	fehlend	reduziert/ fehlend	vorhanden		
Neurotmesis	Grad 5	Läsion von Axon, Endo-, Peri- und Epineurium, lokale Narbenbildung und Fibrose	fehlend	reduziert/ fehlend	vorhanden	schlecht	ohne Operation kaum Reinnervation (auch abhängig von der Länge der Läsion)

13.2 Elektroneurografie

Die Amplituden des Muskelsummen- und des sensiblen Nervenaktionspotenzials bei Stimulation distal der Läsion geben Hinweise auf die Zahl der noch funktionsfähigen Axone (➤ Abb. 13.1). Ist die Amplitude bei Stimulation proximal der Läsion niedriger als bei Stimulation distal der Läsion, so spricht dieses für einen Leitungsblock (➤ Kap. 11). Die Reduktion der Amplituden der Reizantwortpotenziale kann jedoch bis zu etwa 7 Tagen dauern, sodass eine Unterscheidung zwischen einer Neurapraxie und Axonotmesis erst nach etwa einer Woche möglich ist. Durch distale Reinnervation („distal axon sprouting") können die Amplituden der Reizantwortpotenziale bei Stimulation einzelner Axone und auch bei Stimulation des ganzen Nervs zunehmen, sodass die Amplituden der Muskelsummenaktionspotenziale längerfristig eine scheinbar große Zahl noch funktionsfähiger Axone vortäuschen können.

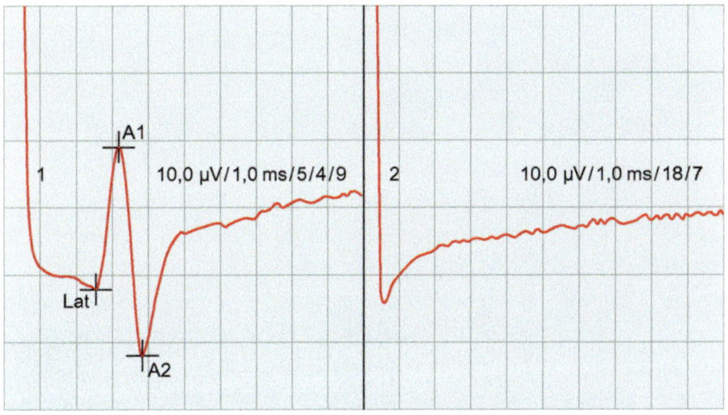

Abb. 13.1 N. suralis bei traumatischer lumbosakraler Plexopathie. [M645]

Tab. 13.2 Elektroneurografische Prognoseparameter nach Nervenläsion zwischen 1 Woche und 2–3 Monate nach dem Trauma (nach Robinson 2015)

Untersuchungsparameter	gute Prognose	schlechte Prognose
distales MSAP	normal oder leicht reduziert	deutlich reduziert oder fehlend
Leitungsblock oder verlangsamte NLG	vorhanden	fehlend
distales sNAP (bei Trauma distal des Spinalganglions)	vorhanden	fehlend

➤ Tab. 13.2 liefert Kriterien zur Prognoseabschätzung nach einer Nervenverletzung.

13.3 Elektromyografie

Wie ➤ Tab. 13.1 zu entnehmen, weist das Vorliegen pathologischer Spontanaktivität (14–21 d nach Eintritt der Verletzung) auf einen Schädigungsgrad mindestens einer Axonopathie hin. Das Fehlen pathologischer Spontanaktivität nach dieser Zeit spricht für eine gute Prognose. Bereits initial kann über den Nachweis einer Restinnervation gezeigt werden, dass keine vollständige Kontinuitätstrennung des Nervs besteht.

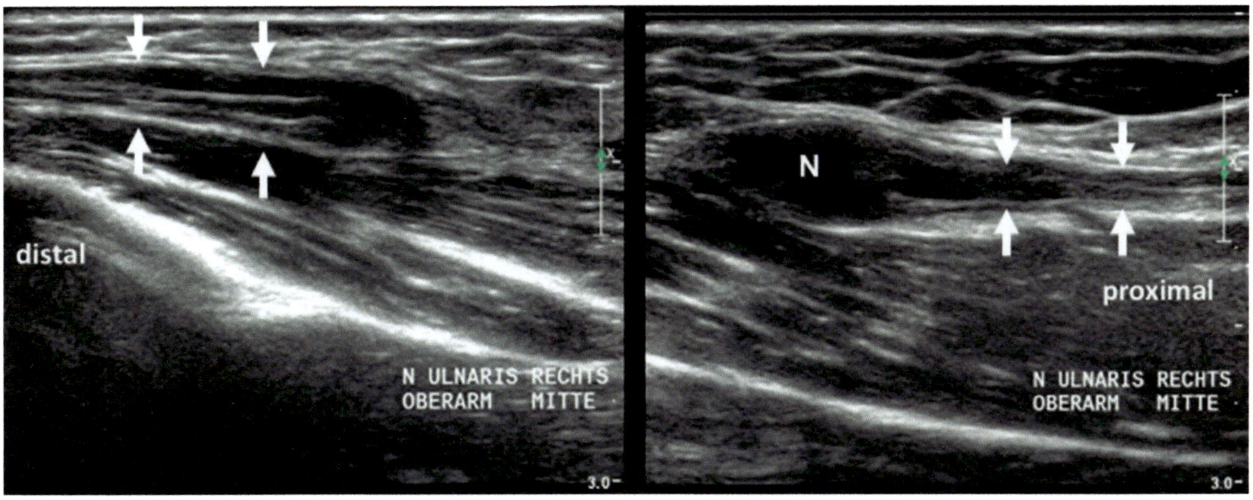

Abb. 13.2 Schnittverletzung am Oberarm mit kompletter Durchtrennung des N. ulnaris. Zusammengesetzes Bild im Längsschnitt. Der Nerv ist in seiner Kontinuität unterbrochen. Retraktion der Nervenstümpfe um ca. 1,5 cm. Am proximalen Stumpf hat sich ein homogen echoarmes glatt begrenztes ovales Neurom (N) gebildet. Distales Stumpfende homogen echoarm ohne wesentliche Auftreibung. Proximal und distal der Schnittverletzung ist die faszikuläre Struktur des Nervs (Pfeile) noch zu erkennen. [M645/M1070]

13

13.4 Nervensonografie

Anders als bei der elektrophysiologischen Diagnostik gelingt mittels der Sonografie bereits frühzeitig die direkte Darstellung einer Unterbrechung der Kontinuität entweder des gesamten Nervs oder einzelner Faszikel. Außerdem bildet sich bei kompletter Durchtrennung des Nervs binnen Wochen am proximalen Stumpf ein **Neurom,** das im Ultraschallbild als eine homogen echoarme, glatt begrenzte, runde bis ovale Raumforderung imponiert (➢ Abb. 13.2; Kwak et al. 2009). Bei partieller Durchtrennung des Nervs befindet sich das Neurom in der Kontinuität des Nervs, wobei es im Längsschnittbild als eine echoarme, exzentrisch gelegene und über das Epineurium hinausragende Raumforderung dargestellt werden kann, während ein Teil der Faszikel weiterhin eine erhaltene Kontinuität aufweist (➢ Abb. 13.3). Bei Kontusions- oder Dehnungsschädigungen mit intaktem Epineurium ragt das Kontinuitätsneurom nicht über die äußere Begrenzung des Nervs hinaus, kann aber je nach Ausmaß der Schädigung den gesamten Querschnitt des Nervs einnehmen und zu einer fokalen spindelförmigen Zunahme des Kalibers führen oder auch nur einzelne Faszikel betreffen, ohne dass sich der Durchmesser des Nervs ändert (➢ Abb. 13.4, ➢ Abb. 13.5, ➢ Abb. 13.6) (Bodner et al. 2001, Padua et al. 2013).
Durch die direkte Darstellung morphologischer Veränderungen geschädigter Nerven ermöglicht die Sonografie nicht nur eine präzise Lokalisation der Schädigung, sondern auch eine **exakte Messung,** über welche Länge ein Nervensegment geschädigt ist (➢ Abb. 13.7). Durch die hohe räumliche Auflösung der Sonografie gelingt dies auch bei dünnkalibrigen, oberflächennahen sensiblen Nerven, die elektrophysiologisch nur sehr schwierig zu untersuchen sind (➢ Abb. 13.8). Außerdem befindet sich bei Dehnungsschädigungen, beispielsweise bei dislozierten Frakturen langer Röhrenknochen, der Ort der Traktionseinwirkung auf den Nerv häufig in weiter proximal gelegenen Nervensegmenten und nicht auf Höhe der Fraktur (➢ Abb. 13.9, ➢ Abb. 13.10) (Liotta et al. 2010, 2011).

In Zusammenschau der Lokalisation der Schädigung mit den morphologischen Veränderungen des Nervs und des angrenzenden Gewebes leistet die Sonografie zudem einen wichtigen Beitrag zur **Ermittlung des Schädigungsmechanismus** (➢ Abb. 13.11, ➢ Abb. 13.12, ➢ Abb. 13.13, ➢ Abb. 13.14, ➢ Abb. 13.15, ➢ Abb. 13.16, ➢ Abb. 13.17, ➢ Abb. 13.18). Neben der Darstellung einer kompletten oder partiellen Durchtrennung des Nervs oder von einer Zerstö-

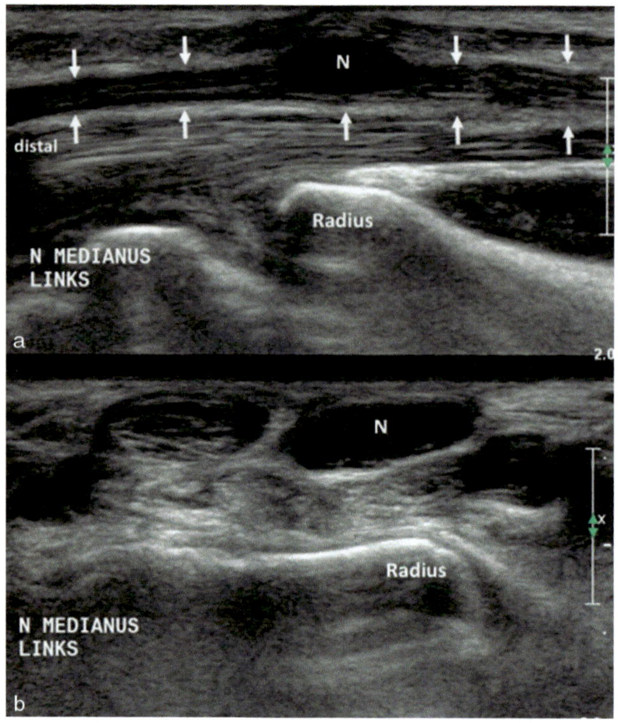

Abb. 13.3 Schnittverletzung des N. medianus am Handgelenk mit Durchtrennung der oberflächennahen Faszikel des Nervs, während die oberflächenfernen Faszikel nicht verletzt wurden. Ausbildung eines Neuroms (N) in der Kontinuität des N. medianus (Pfeile). a. Längsschnitt, b. Querschnitt. [M1070]

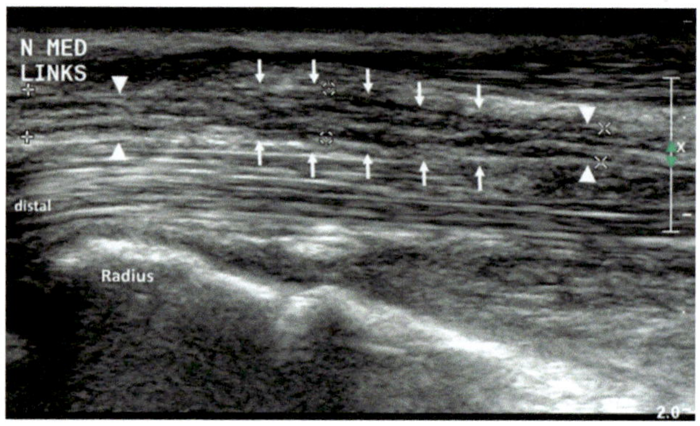

Abb. 13.4 Sensibilitätsstörung der Finger I–III nach distaler Radiusfraktur, die mit Platten-Osteosynthese versorgt wurde. Traktionsschädigung des N. medianus am distalen Unterarm mit verdickten Faszikeln bei noch erhaltener faszikulärer Struktur des Nervs. Betroffenes Segment mit verdickten Faszikeln durch Pfeile markiert. Pfeilköpfe markieren den gesunden Nerv. [M1070]

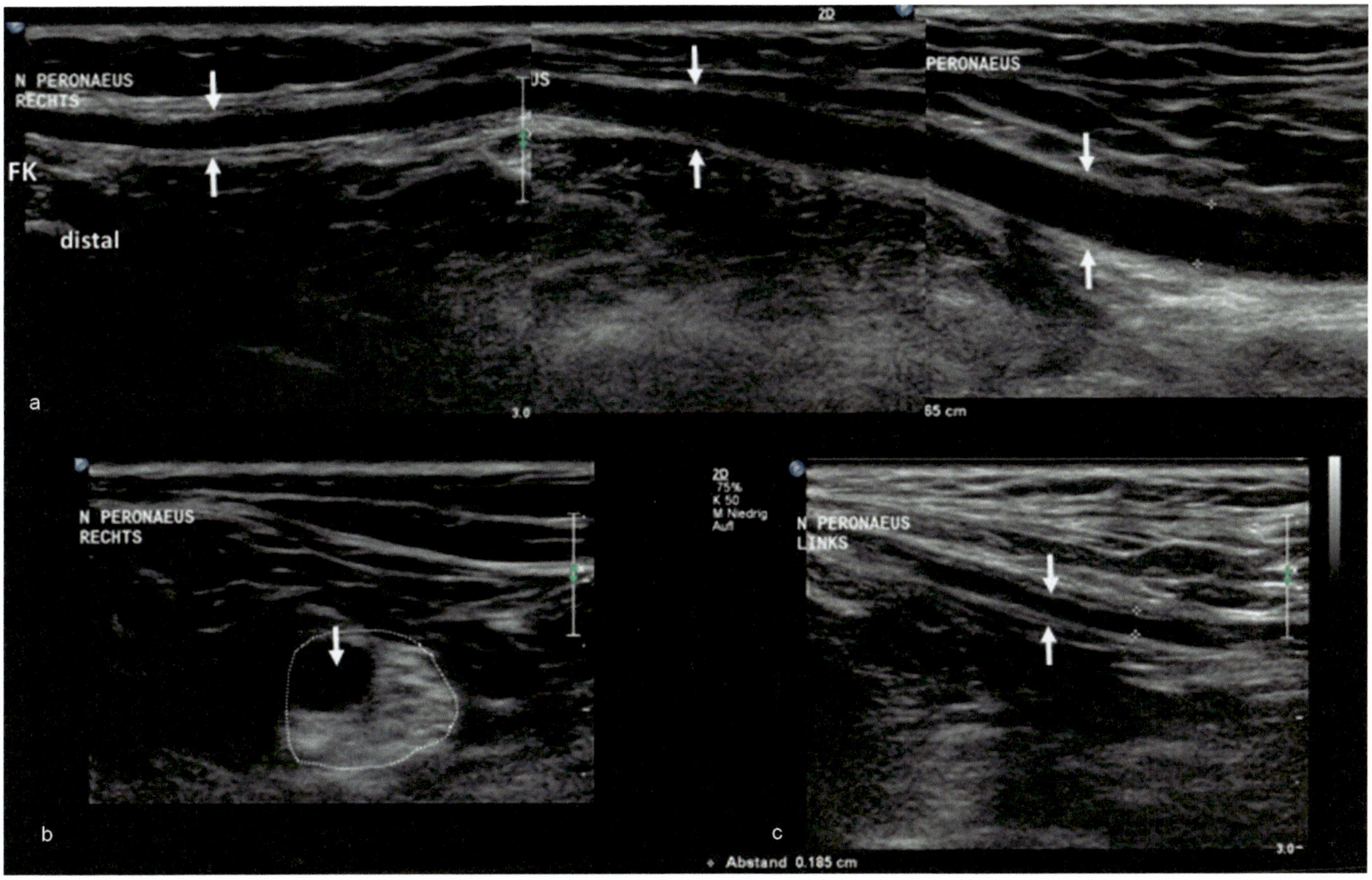

Abb. 13.5 Fußheberparese nach Motorradunfall durch Traktionsschädigung des N. peronaeus communis in der Poplitea. a. Zusammengesetztes Längsschnittbild des N. peronaeus communis (Pfeile) mit einer echoarmen Zunahme des Kalibers, die von der Abzweigung des Nervs aus dem N. ischiadicus bis zum Fibulaköpfchen reicht. b. Querschnittbild des N. ischiadicus am distalen Oberschenkel (gepunktete Linie) mit homogen echoarmer Darstellung der Faszikel des peronealen Anteils (Pfeil) des Nervs. c. Längsschnittbild des gesunden N. peronaeus communis der Gegenseite in der Poplitea. FK = Fibulaköpfchen. [M1070]

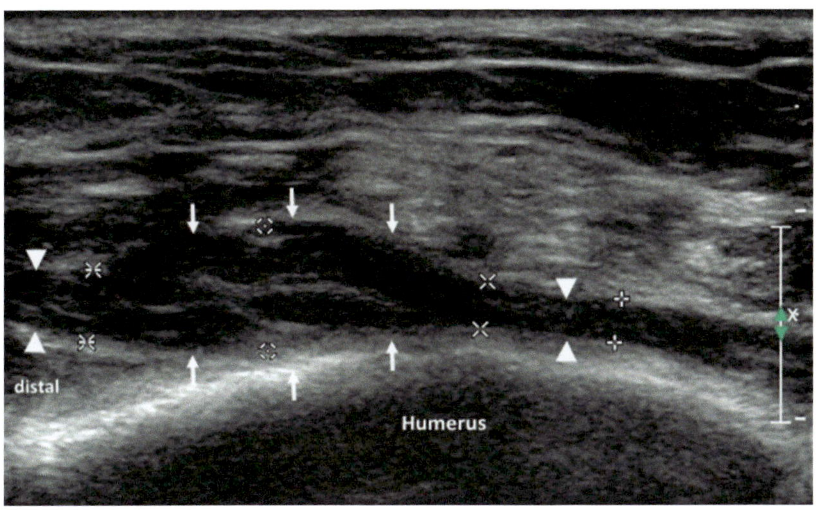

Abb. 13.6 Kompressionsschädigung des N. radialis am Oberarm im Canalis spiralis humeri nach stumpfem Trauma am Oberarm. Im Längsschnittbild Zunahme des Kalibers des Nervs mit echoarm verdickten Faszikeln, wobei die faszikuläre Struktur des Nervs noch ansatzweise zu erkennen ist. Betroffenes Segment mit verdickten Faszikeln durch Pfeile markiert. Pfeilköpfe markieren den gesunden Nerv. [M1070]

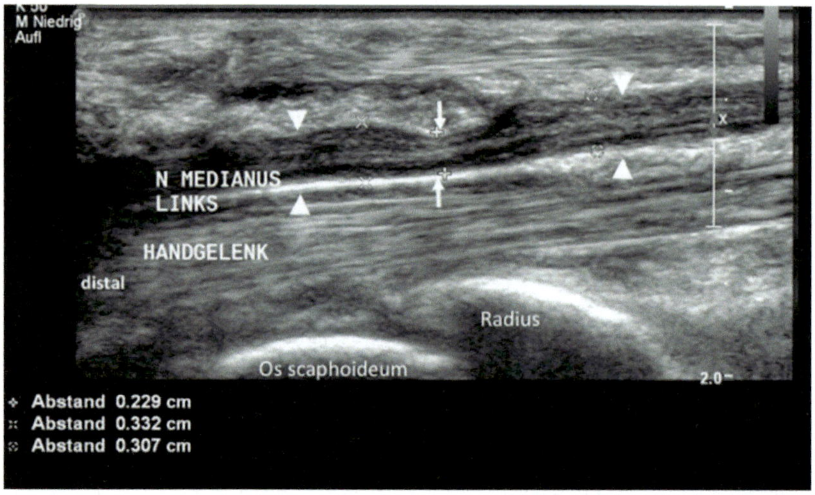

Abb. 13.7 Längsschnittbild des N. medianus am Handgelenk wenige Tage nach einem Quetschungstrauma mit Sensibilitätsstörungen der Hohlhand. Der Nerv ist an der Stelle der Quetschung gestaucht (Pfeil). Unmittelbar proximal und distal davon sind die Faszikel etwas geschwollen. Pfeilköpfe markieren den gesunden Nerv. [M1070]

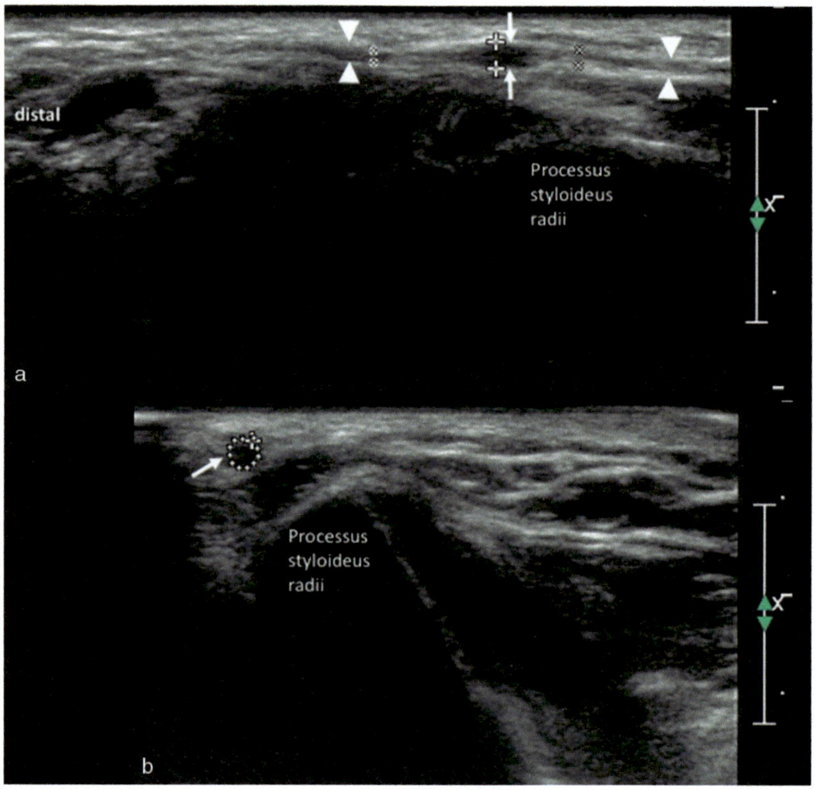

Abb. 13.8 Kompressionsschädigung des R. superficialis n. radialis am Handgelenk mit Sensibilitätsstörungen der Außenseite des Daumens. a. Längsschnitt des R. superficialis n. radialis in Höhe des Processus styloideus radii mit einer fokalen Verdickung des Nervs (Pfeil). Pfeilköpfe markieren den gesunden Nerv. b. Querschnitt. [M1070]

rung der Binnenstrukturen bei erhaltener Kontinuität infolge Dehnungs- und Kontusionsschädigungen kann mittels Sonografie auch eine Verlagerung oder Einklemmung des Nervs durch Osteosynthese-Material, Knochenfragmente oder Kallus sowie eine Ummauerung des Nervs durch Narbengewebe nachgewiesen werden (➤ Abb. 13.19, ➤ Abb. 13.20, ➤ Abb. 13.21) (Bodner et al. 2001, Padua et al. 2013, Peer et al. 2001). Aufgrund dieses Zusatznutzens der Sonografie neben der elektrophysiologischen Untersuchung wird in der S3-Leitlinie der AWMF „Versorgung peripherer Nervenverletzungen" (http://www.awmf.org) die Sonografie zur genaueren Eingrenzung des Ortes einer traumatischen Nervenläsion und zur Erleichterung der Entscheidung über das weitere operative Vorgehen empfohlen.

Zur Abschätzung der **Prognose** ist es wichtig, Läsionen mit einer unterbrochenen Kontinuität oder zerstörten Binnenstruktur des Nervs zu identifizieren, da in diesen Fällen keine spontane Regeneration zu erwarten ist und deshalb eine möglichst frühzeitige operative Rekonstruktion angestrebt werden sollte. Mit der Sonografie gelingt es bei orthogonalem Beschallungswinkel in den meisten Fällen im Längsschnittbild, die Binnenstruktur der Nerven zu beurteilen. Bei noch

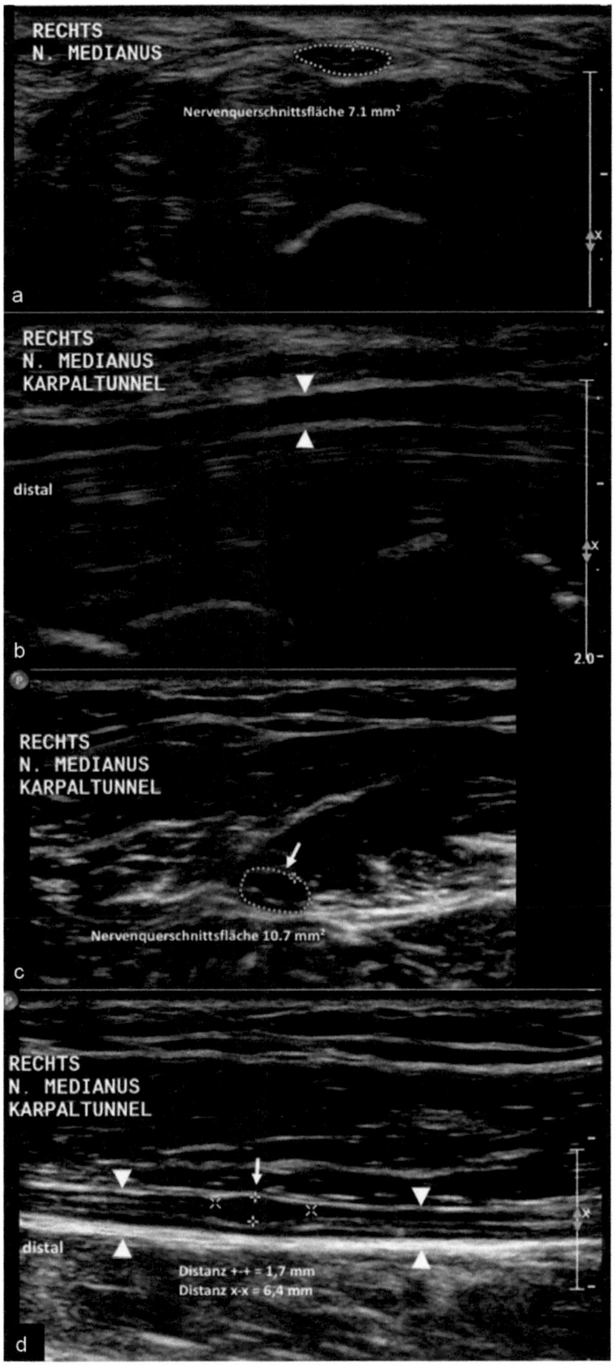

Abb. 13.9 Sensibilitätsstörung der Volarseite von Zeige- und Mittelfinger nach distaler Radiusfraktur, die mit einer Platten-Osteosynthese versorgt wurde. a und b. Normale Darstellung des N. medianus am Handgelenk im Quer- und Längsschnitt. c und d. Im mittleren Drittel des Unterarms fokale Verdickung (Pfeil) eines Faszikels des N. medianus im Quer- und Längsschnitt, so dass offenbar eine Traktionsschädigung des Nervs einige Zentimeter proximal der Fraktur eingetreten ist. Pfeilköpfe markieren den gesunden Nerv. [M1070]

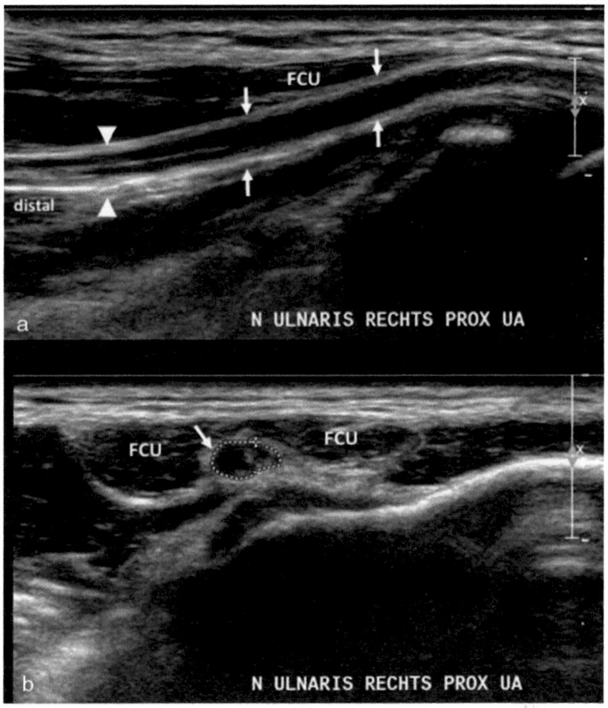

Abb. 13.10 Läsion des N. ulnaris nach Fraktur des Radius und der Ulna in der Mitte des Unterarms. a. Längsschnittbild des N. ulnaris am proximalen Unterarm. Unmittelbar distal des Durchtritts des Nervs zwischen den Köpfen des M. flexor carpi ulnaris (FCU) besteht eine echoarme Schwellung des Nervs mit Verlust der faszikulären Struktur (Pfeile). Pfeilköpfe markieren die gesunden Nervenabschnitte. b. Im Querschnittbild Darstellung eines verdickten Faszikels (Pfeil) des N. ulnaris zwischen den Köpfen des M. flexor carpi ulnaris (FCU). Da die Läsion des N. ulnaris deutlich proximal der Fraktur des Radius und der Ulna liegt, ist von einer Traktionsschädigung des N. ulnaris auszugehen. [M1070]

erhaltener faszikulärer Struktur der Nerven im Ultraschallbild ist somit die Prognose bezüglich einer Funktionsverbesserung als günstig einzuschätzen (Zhu et al. 2011). Die gleiche Studie zeigte außerdem eine gute Übereinstimmung zwischen dem sonografischen Nachweis eines Verlusts der faszikulären Struktur des Nervs mit unregelmäßig begrenzten echoarmen Binnenstrukturen und einer intraoperativ festgestellten Vernarbung oder Neurombildung (Zhu et al. 2011). Allerdings fehlen bisher prospektive wissenschaftliche Daten zur Sensitivität und Spezifität eines in den ersten Wochen nach einem Trauma sonografisch festgestellten Verlusts der faszikulären Integrität eines Nervs als Prädiktor für eine fehlende Funktionsverbesserung. Eine retrospektive Studie konnte lediglich zeigen, dass eine Größenzunahme eines Neuroms auf mehr als das Fünffache der ursprünglichen Nervenquerschnittsfläche mit einer fehlenden Funktionsverbesserung assoziiert war (Coraci et al. 2015).

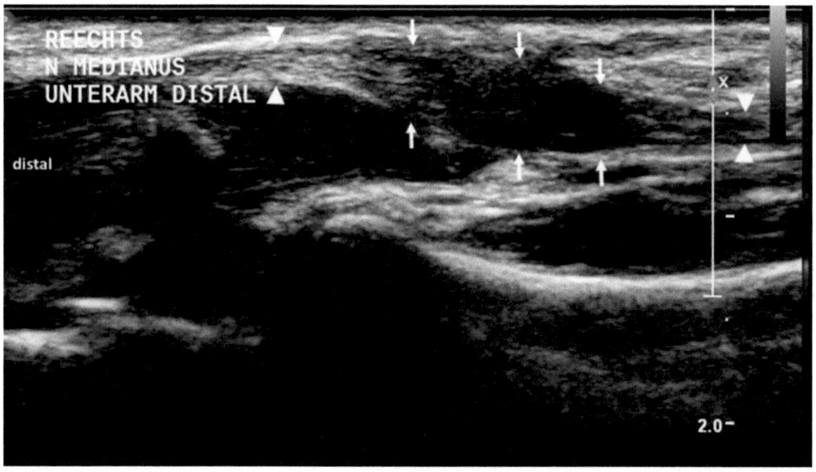

Abb. 13.11 Schnittverletzung des N. medianus am Handgelenk mit primärer Nervennaht und im weiteren Krankheitsverlauf aufgetretenen elektrisierenden Missempfindungen bei Palpation des Handgelenks. Längsschnittbild des N. medianus am Handgelenk mit unmittelbar unter dem Hautniveau gelegener Verdickung des Nervs (Pfeile) an der Nahtstelle, die das Tinel-Zeichen bei geringer Palpation erklärt. Pfeilköpfe markieren den gesunden Nerv. [M1070]

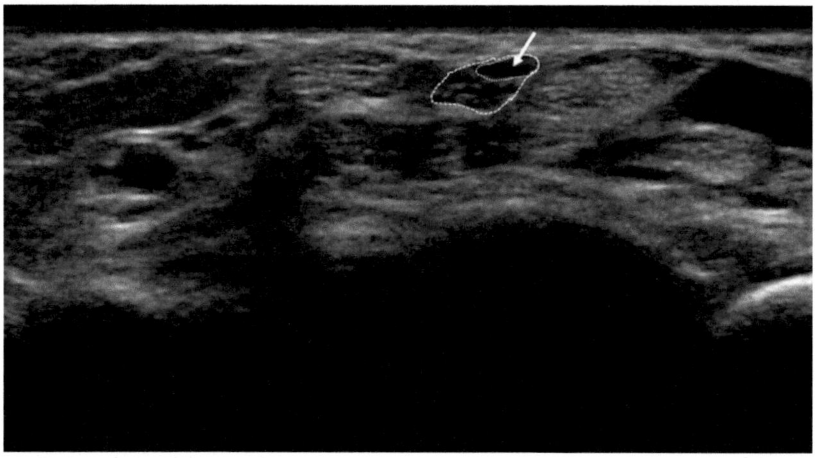

Abb. 13.12 Taubheitsgefühl der Volarseite des Zeige- und Mittelfingers im Anschluss an eine Punktion einer Vene volar am Handgelenk. Querschnittbild des N. medianus am Handgelenk (gestrichelte Linie) mit einem deutlich verdickten oberflächen-nahen Faszikel (gepunktete Linie und Pfeil) als Zeichen einer Verletzung dieses Faszikels. [M1070]

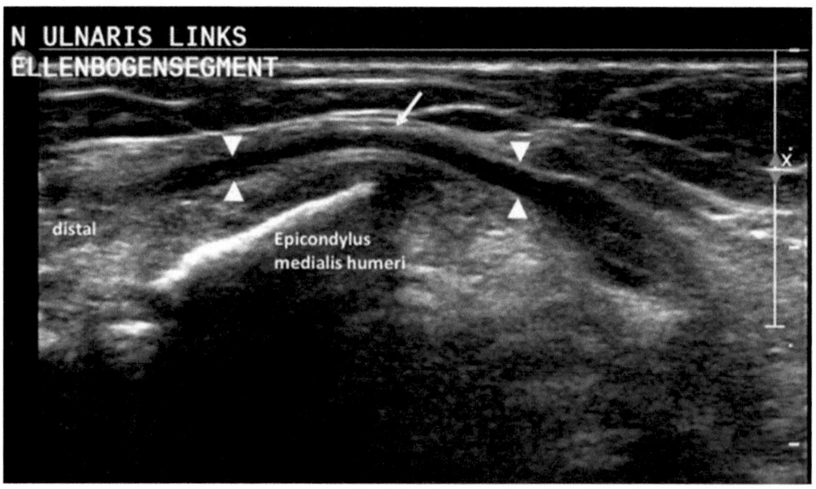

Abb. 13.13 Längsschnitt des N. ulnaris am Ellenbogen. Verlagerung des Nervs (Pfeil) durch ein Knochenfragment des Epicondylus medialis humeri. Pfeilköpfe markieren den weiteren Verlauf des Nervs. [M1070]

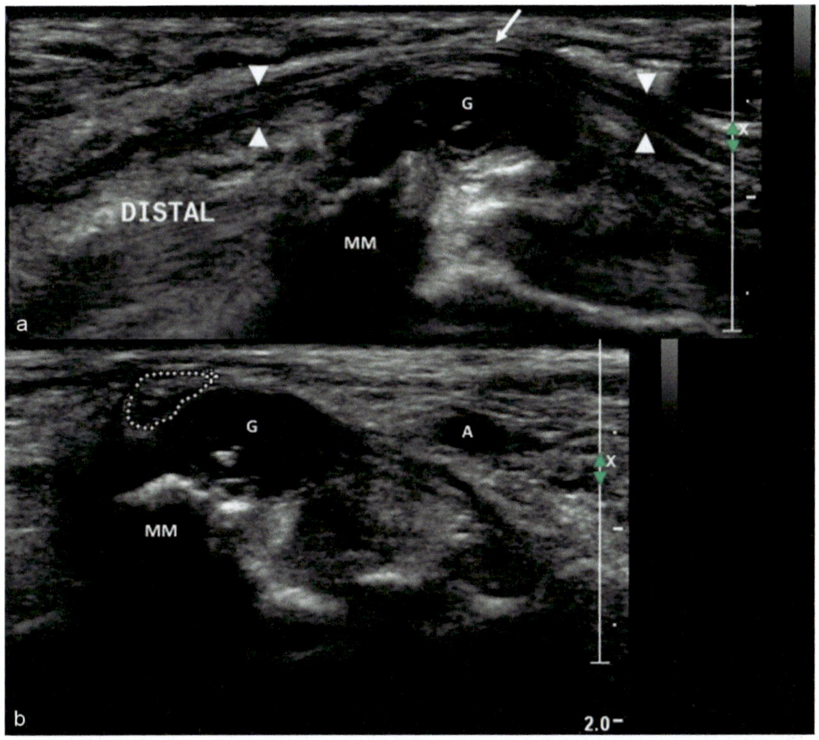

Abb. 13.14 Verlagerung des N. tibialis durch ein traumatisches Ganglion am Malleolus medialis (MM) nach Fraktur des Sprunggelenkes. **a.** Längsschnitt des N. tibialis mit Verlagerung (Pfeil) des Nervs durch das Ganglion (G). Pfeilköpfe markieren den weiteren Verlauf des Nervs. **b.** Querschnittbild mit dem an den Rand des Ganglions (G) verdrängten N. tibialis (gepunktete Linie). [M1070]

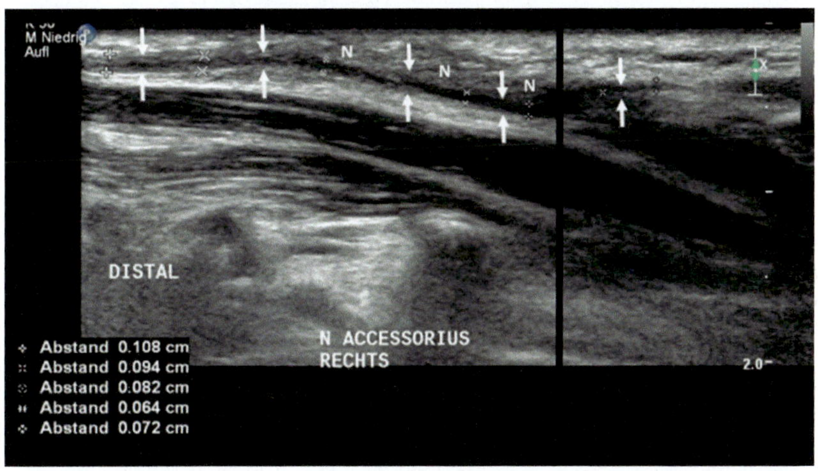

Abb. 13.15 Parese des M. trapezius nach Lymphknoten-Exstirpation am Hals. Längsschnitt des N. accessorius (Pfeile) im lateralen Halsdreieck. Der Nerv zieht durch ein Narbengewebe (N), ist aber in seiner Kontinuität erhalten. [M1070]

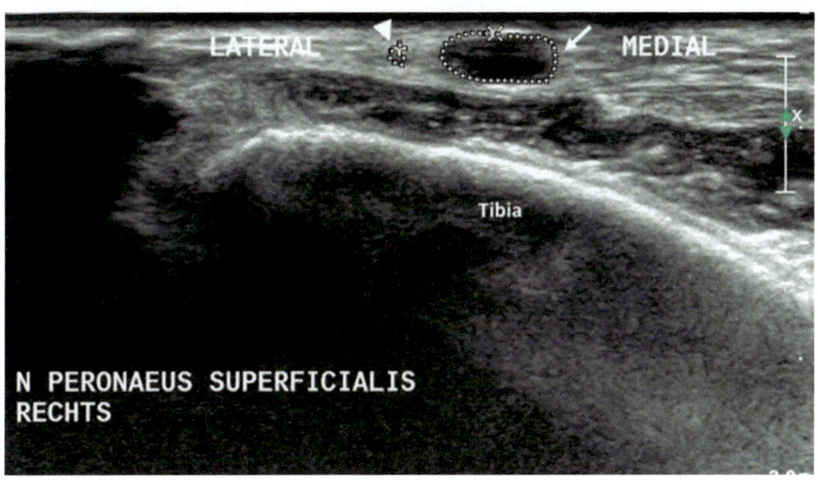

Abb. 13.16 Nach Operation am Sprunggelenk postoperative Missempfindungen und Berührungsallodynie am Fußrücken im Versorgungsgebiet des N. cutaneus dorsalis intermedius und medialis. Querschnitt des N. peronaeus superficialis am Sprunggelenk mit Darstellung eines Neuroms (Pfeil). Medial des Neuroms unverletzter Ast des N. peronaeus superficialis (Pfeilkopf, gepunktete Linie markiert den Umfang der Nervenäste. [M1070]

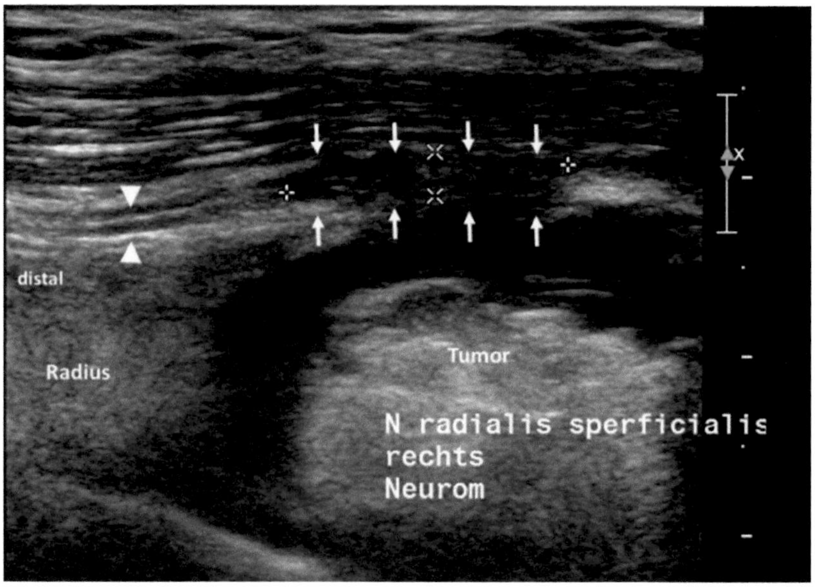

Abb. 13.17 Sensibilitätsstörungen der radialen Seite des Unterarms nach einer Biopsie eines Chondrolipoms (Tumor) am Radiusköpfchen. Längsschnittbild des R. superficialis n. radialis am proximalen Unterarm mit einem Neurom (Pfeile) in der Kontinuität des Nervs, wobei die faszikuläre Struktur des Nervs hier aufgehoben ist. Pfeilköpfe markieren den weiteren Verlauf des Nervs. [M1070]

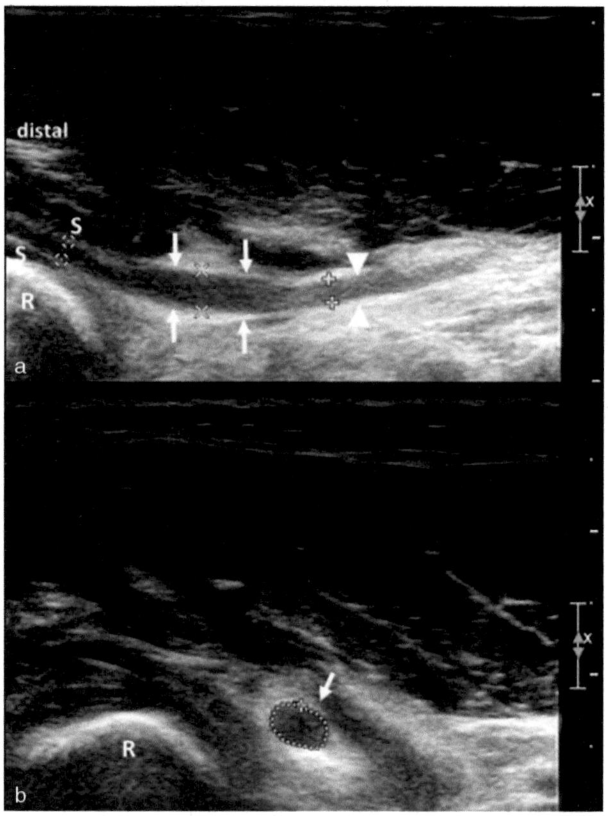

Abb. 13.18 Postoperatives Supinatorlogen-Syndrom im Anschluss an eine Operation am Radiusköpfchen mit einer Klein- und Ringfinger-betonten Parese der Fingerextensoren und einer Parese des M. extensor carpi ulnaris, die bei der Extension im Handgelenk zu einer Abweichung der Hand nach radial führt. a. Längsschnitt des N. interosseus posterior (Pfeile) mit einer fokalen Verdickung beim Eintritt des Nervs zwischen die Köpfe des M. supinators (S). b. Querschnittbild mit einer fokalen Zunahme der Nervenquerschnittsfläche. [M1070]

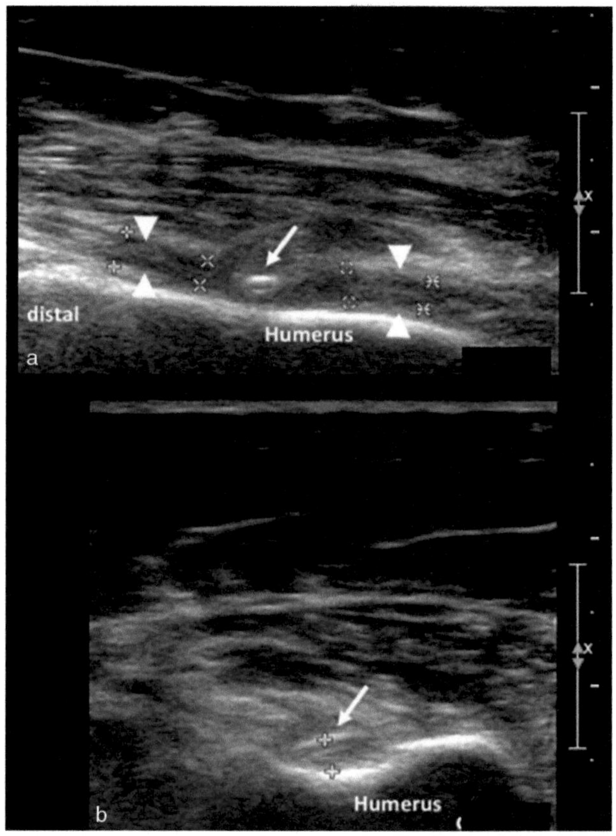

Abb. 13.19 Postoperativ aufgetretene Fallhand nach Einsetzen einer Humeruskopf-Prothese. a. Längsschnittbild des N. radialis im Canalis spiralis humeri mit Kompression des Nervs durch ein überstehendes Drahtende (Pfeil) einer Draht-Cerclage um den Humerus. b. Im Querschnittbild befindet sich der Nerv direkt unter dem überstehenden Drahtende (Pfeil). Pfeilköpfe markieren den weiteren Verlauf des Nervs. [M1070]

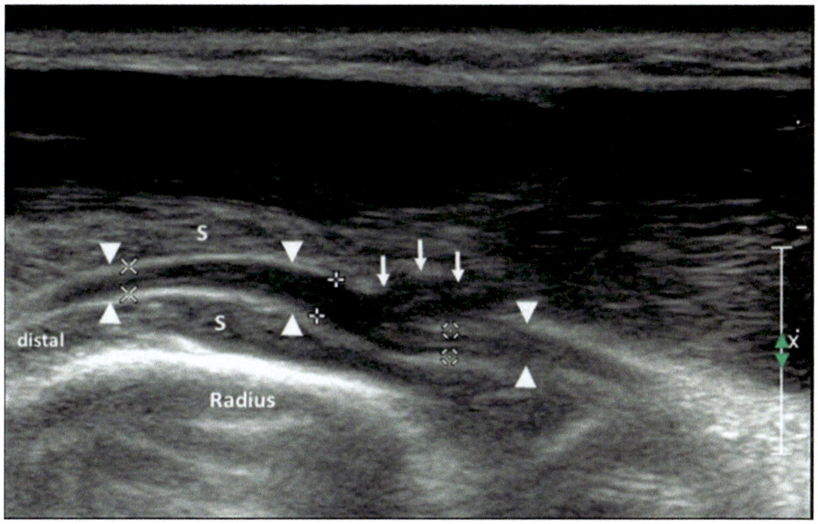

Abb. 13.20 Postoperative Schwäche der Fingerextension nach Platten-Osteosynthese des Radiusschaftes bei proximaler Radiusfraktur. Das Längsschnittbild zeigt eine Bedrängung des N. interosseus posterior durch den oberen Rand der Osteosynthese (Pfeile) unmittelbar proximal des Durchtritts zwischen den Köpfen des M. supinators (S). Pfeilköpfe markieren den weiteren Verlauf des Nervs. [M1070]

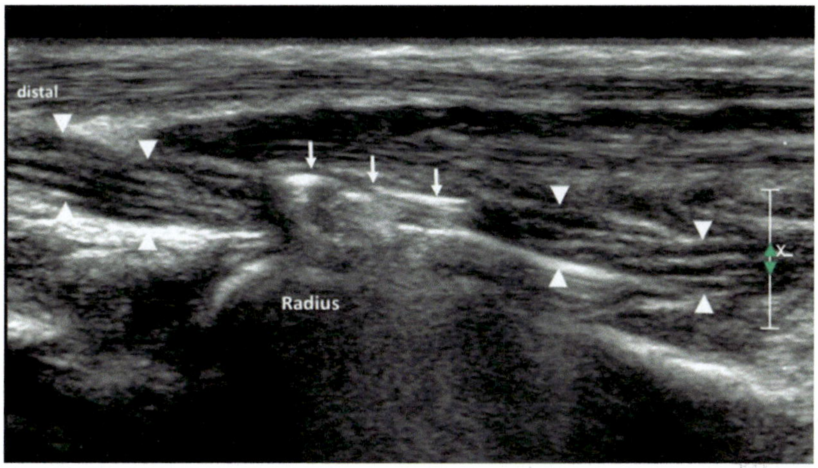

Abb. 13.21 Postoperative Läsion des N. medianus nach Platten-Osteosynthese einer distalen Radiusfraktur. Das Längsschnittbild zeigt eine Einklemmung des N. medianus am distalen Unterarm unter der Osteosynthese-Platte (Pfeile). Pfeilköpfe markieren den weiteren Verlauf des Nervs. [M1070]

LITERATUR

Bodner G, Buchberger W, Schocke M, Bale R, Huber B, Harpf C, Gassner E, Jaschke W. Radial nerve palsy associated with humeral shaft fracture: evaluation with US-initial experience. Radiology 2001; 219: 811–6

Coraci D, Pazzaglia C, Doneddu PE, Erra C, Paolasso I, Santilli V, Padua L. Post-traumatic neuroma due to closed nerve injury. Is recovery after peripheral nerve trauma related to ultrasonographic neuroma size? Clin Neurol Neurosurg 2015; 139: 314–8

Kwak JY, Kim EK, Kim MJ, Son E. Sonographic features of traumatic neuromas after neck dissection. J Clin Ultrasound 2009; 37: 189–93

Liotta G, Di Pasquale A, Lucchetta M, Alberti MA, Padua L. Ultrasound view of a traumatic two-level median nerve lesion. Muscle Nerve 2011; 43: 767–8

Liotta G, Granata G, Librante A, di Pasquale A, Caliandro P, Martinoli C, Padua L. Atypical double nerve lesion after humeral fracture: diagnosis by ultrasound. Muscle Nerve 2010; 41: 287–8

Padua L, Di Pasquale A, Liotta G, Granata G, Pazzaglia C, Erra C, Briani C, Coraci D, De Franco P, Antonini G, Martinoli C. Ultrasound as a useful tool in the diagnosis and management of traumatic nerve lesions. Clin Neurophysiol 2013; 124: 1237–43

Peer S, Bodner G, Meirer R, Willeit J, Piza-Katzer H. Examination of postoperative peripheral nerve lesions with high-resolution sonography. AJR Am J Roentgenol 2001; 177: 415–9

Robinson LR. How electrodiagnosis predicts clinical outcome of focal peripheral nerve lesions. Muscle Nerve 2015; 52: 321–33

Zhu J, Liu F, Li D, Shao J, Hu B. Preliminary study of the types of traumatic peripheral nerve injuries by ultrasound. Eur Radiol 2011; 21: 1097–101

KAPITEL

14 Nerventumore

Carl D. Reimers (Elektroneurografie/-myografie), Ulf Schminke (Nervensonografie)

14.1 Einleitung

Nerventumore führen je nach Lokalisation zu umschriebenen Radikulo-, Plexo- oder peripheren Neuropathien mit sensiblen, motorischen und eventuell autonomen Ausfällen. Unterschieden werden benigne und die viel selteneren malignen Tumore.

Benigne **periphere Nervenscheidentumore** (PNST) sind langsam wachsende Tumore, die sich meistens als tastbare Raumforderungen oder durch Missempfindungen bei Palpation oder Kompression manifestieren (Bendix et al. 2005, Gruber et al. 2007). Oft werden sie auch nur als Zufallsbefunde bei bildgebenden Untersuchungen der betroffenen Extremität aus anderer Indikation entdeckt. Da sie lange asymptomatisch bleiben, können sie bereits eine erhebliche Größe aufweisen, bevor sie entdeckt werden.

Schwannome (syn. Neurinome, Neurilemmone) und Neurofibrome sind die häufigsten PNST (Murphey et al. 1999). **Schwannome** gehen aus den Schwann'schen Zellen eines einzelnen Nervenfaszikels hervor, sind umgeben von einer Kapsel aus Epineurium und weisen daher ein charakteristisches exzentrisches Wachstum auf, wobei die übrigen intakten Faszikel an den Rand des Nervs gedrängt werden (Murphey et al. 1999, Widmann et al. 2009).

Neurofibrome bestehen aus Schwann'schen Zellen, Fibrozyten und perineurialen Zellen. Sie sind nicht verkapselt, sondern breiten sich intraneural aus und können mehrere Faszikel diffus infiltrieren.

Wesentlich seltener als PNST sind **Nerventumore, die von unspezifischem neuralem Gewebe** ausgehen. Dazu gehören intraneurale Perineuriome, nervale Fibrolipome und Hämangiome. Intraneurale Perineuriome sind seltene Tumore, die bei Jugendlichen und jungen Erwachsenen auftreten und zu langsam progredienten motorisch betonten Ausfällen im Versorgungsgebiet des betroffenen Nervs führen (Ferraresi et al. 2010, Mauermann et al. 2009, McMillan et al. 2016). Sie entstehen durch Proliferation perneurialer Zellen, die sich zwiebelschalenförmig um ein oder mehrere Axone anordnen.

Die ebenfalls sehr seltenen malignen Nervenscheidentumore (MPNST) entstehen durch maligne Transformation von Zellen neuralen Ursprungs (Widmann et al. 2009). Sie wachsen lokal infiltrierend und zeichnen sich durch ein schnelles Größenwachstum und vor allem durch rasch fortschreitende motorische und sensible Ausfälle aus. Sonografisch reicht das Spektrum von homogen echoarm verdickten Nerven bis zu irregulär begrenzten Tumoren mit heterogener Textur. Ein erhöhtes Risiko für MPNST besteht bei vorausgegangener Radiatio und bei vorbestehenden plexiformen Neurofibromen. Darüber hinaus können B-Zell-Lymphome (➤ Abb. 14.10) und Metastasen von Karzinomen, beispielsweise dem Mammakarzinom, in peripheren Nerven auftreten.

Intraneurale Ganglien entstehen durch Eindringen von Synovialflüssigkeit in die Nervenscheide eines die Gelenkkapsel versorgenden Nervenasts, wobei sich die Flüssigkeit entlang des Wegs des geringsten Widerstandes nach proximal bis in den Hauptstamm des Nervs wühlt und dort multiple perlschnurartig aneinandergereihte Zysten ausbildet. Die Nervenfasern werden dadurch an den Rand des Nervs verlagert. Am häufigsten haben intraneurale Ganglien ihren Ursprung im oberen Tibiofibulargelenk und setzen sich in den N. peronaeus communis oder in den N. tibialis fort (Spinner et al. 2010). Intraneurale Ganglien sind somit eine wichtige Differenzialdiagnose der Fußheberparese, insbesondere wenn diese mit Schmerzen am Fibulaköpfchen einhergeht und schnell fortschreitet. Weitere häufige Lokalisationen intraneuraler Ganglien sind der N. ulnaris am Ellenbogen- oder am Handgelenk sowie der N. tibialis am Sprunggelenk.

14.2 Elektroneurografie

Entsprechend den klinischen Ausfällen können sich pathologische elektroneurografische Befunde finden. Vielfach sind die Befunde aber auch normal (➤ Abb. 14.1). Bei ausgeprägteren Schäden kommt es naturgemäß zu axonalen Leitungsstörungen mit amplitudengeminderten sensiblen und/oder

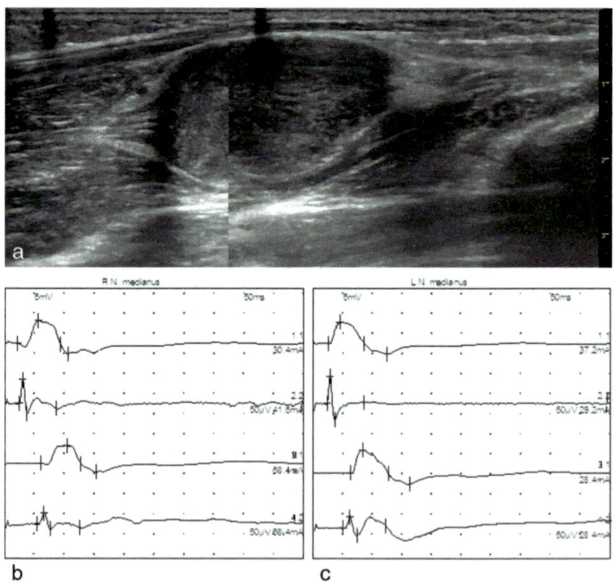

Abb. 14.1 **a.** Wahrscheinliches Schwannom des N. medianus rechts am Unterarm (2,7 x 1,9 cm; keine histopathologische Sicherung, da konservativ beobachtet); analog zu einer über mehrere Jahre stabilen Raumforderung ohne motorische oder sensible Ausfälle findet sich auch in der Neurografie kein Anhalt für eine Amplitudenminderung oder NLG-Verzögerung des rechten N. medianus (b) im Vergleich zur Gegenseite (c). [M645/M1070]

motorischen Reizantwortpotenzialen bis zum Ausfall des Reizantwortpotenzials. Aber auch (zusätzliche) demyelinisierende Läsionen mit verminderten Nervenleitungsgeschwindigkeiten kommen vor. Letztlich sind die Befunde völlig unspezifisch.

14.3 Elektromyografie

Elektromyografisch lassen sich in den vom betroffenen Nerv innervierten Muskeln pathologische Spontanaktivität und chronisch-neurogene Veränderungen als unspezifischer Ausdruck der Nervenläsion ableiten. Wichtig ist die Elektromyografie zum Nachweis, dass tatsächlich nur ein Nerv betroffen ist.

14.4 Nervensonografie

Die Sonografie eignet sich sehr gut für die Untersuchung von Raumforderungen der Extremitäten, da diese Raumforderungen in mehreren Ebenen abgebildet werden können, sodass zuverlässig zwischen innerhalb und außerhalb der Kontinuität eines Nervs gelegenen Tumoren differenziert werden kann (➤ Abb. 14.2, ➤ Abb. 14.3, ➤ Abb. 14.4, ➤ Abb. 14.5, ➤ Abb. 14.6) (Bendix et al. 2005, Gruber et al. 2007). Hochauflösende Schallköpfe können dabei auch dünne oberflächennahe Nerven darstellen, die in Kontinuität mit dem Tumor stehen. Außerdem kann ein charakteristisches Aussehen im Ultraschallbild zur Artdiagnose von PNST beitragen, und es können mit geringem Aufwand sämtliche Nerven der Extremitäten nach weiteren asymptomatischen Raumforderungen untersucht werden (Telleman et al. 2018).

Schwannome stellen sich sonografisch als fusiforme, exzentrisch gelegene, überwiegend echoarme glatt begrenzte Raumforderungen dar, die aus der Kontinuität eines ansonsten normal aussehenden Nervs entspringen (➤ Abb. 14.2). Sie können solitär, aber auch multipel bei Schwannomatosen (➤ Abb. 14.3) oder bei der Neurofibromatose Typ II auftreten (Merker et al. 2012, Telleman et al. 2018). Schwannome mit langjährigem Wachstum (engl. ancient schwannoma) haben eine zunehmend inhomogene Binnenstruktur und sind gut vaskularisiert (Bendix et al. 2005, Gruber et al. 2007). Außerdem können sie in ihrem Inneren zystische Nekrosen, Verkalkungen und Blutungen aufweisen.

Sonografisch besteht bei **Neurofibromen** eine spindelförmige Auftreibung der betroffenen Faszikel oder des gesamten Nervs (Murphey et al. 1999, Widmann et al. 2009). Im Querschnittbild können sie einer Zielscheibe mit echoarmem Zentrum, umgeben von einem echoreichen Ring, ähneln (engl. target sign). Wichtigstes sonografisches Unterscheidungskriterium gegenüber Schwannomen ist die konzentrische Lage der Neurofibrome zur Kontinuität des Nervs, während zumindest größere Schwannome eine exzentrische Lage aufweisen (Tsai et al. 2008). Bei der Neurofibromatose Typ I können sowohl multiple Neurofibrome als auch plexiforme Neurofibrome auftreten, wobei bei plexiformen Neurofibromen alle Faszikel eines Nervensegments echoarm vergrößert und von echoreichem fibrösem Gewebe umgeben sind (Bendix et al. 2005, Gruber et al. 2007).

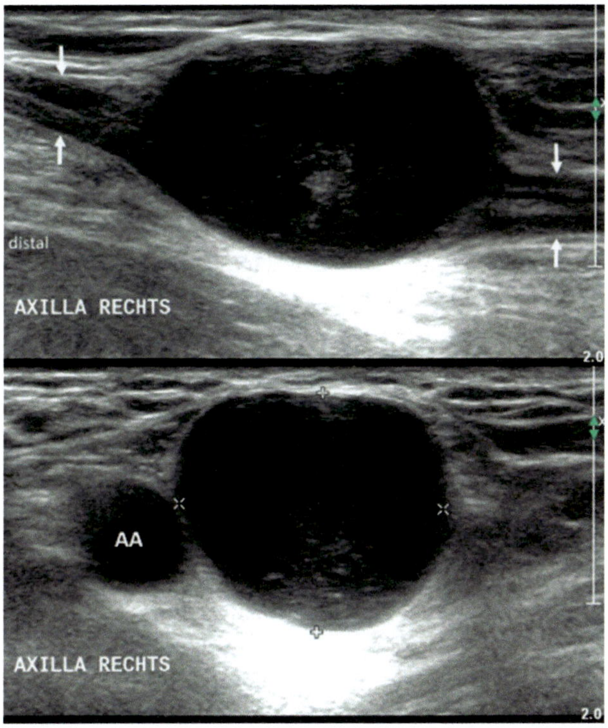

Abb. 14.2 Großes Schwannom des N. ulnaris in der Axilla. Glatt begrenzte überwiegend echoarme Raumforderung mit schollig-fleckigen echoreichen Binnenstrukturen. Exzentrische Lage in der Kontinuität eines ansonsten normal aussehenden Nervs (Pfeile) a. Längsschnitt, b. Querschnitt, AA = A. axillaris. [M645/M1070]

Bei den **intraneuralen Perineuriomen** weist das betroffene Nervensegment im Ultraschallbild über eine Länge von bis zu 10 cm eine spindelförmige Kaliberzunahme mit echoarm verdickten Nervenfaszikeln auf, wobei die faszikuläre Struktur des Nervs noch lange erhalten bleibt (Boyanton et al. 2007, Mauermann et al. 2009). Eine fokale Verdickung der Faszikel ist allerdings nicht spezifisch, sodass Perineuriome bei Jugendlichen und jungen Erwachsenen eine wichtige Differenzialdiagnose zu Kompressionssyndromen und Immunmononeuropathien darstellen.

Intraneurale Ganglien stellen sich sonografisch als in der Kontinuität des Nervs gelegene Zysten homogen echoarm, scharf begrenzt, nicht vaskularisiert und teils von echoreichen Septen durchzogen dar (➤ Abb. 14.7, ➤ Abb. 14.8, ➤ Abb. 14.9, Spinner et al. 2003, Spinner et al. 2003b).

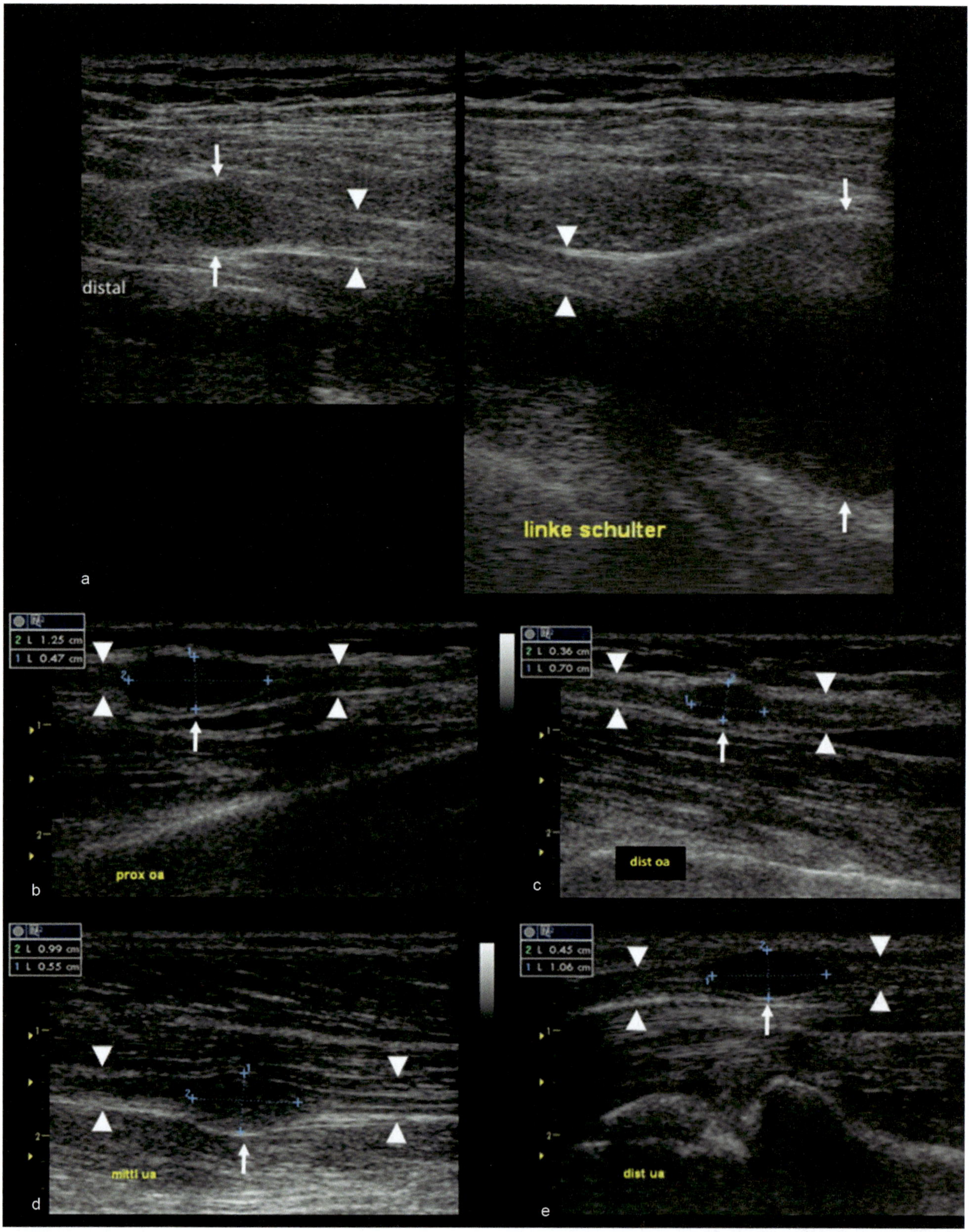

Abb. 14.3 Schwannomatose des N. medianus: multiple Schwannome (Pfeil) in der Kontinuität des N. medianus (Pfeilköpfe markieren den gesunden Nerv) a. Im Längsschnittbild großes, durch elektrisierende Missempfindungen symptomatisches Schwannom in der Axilla und weiteres kleines Schwannom weiter distal. Multiple kleinere asymptomatische Schwannome des N. medianus am proximalen (b) und am distalen Oberarm (c), am mittleren Unterarm (d) und am Handgelenk (e). [M645/M1070]

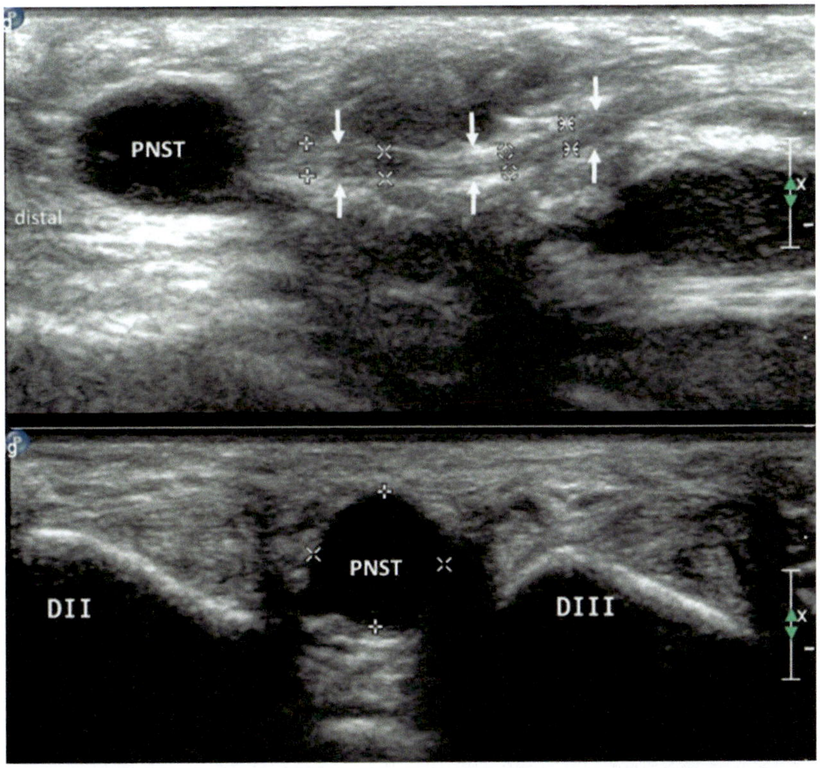

Abb. 14.4 Kleiner peripherer Nervenscheidentumor (PNST) des N. digitalis palmaris communis II zwischen den Köpfen der Ossa metacarpalia des Zeige- (DII) und Mittelfingers (DIII). Glatt begrenzte homogen echoarme Raumforderung mit exzentrischer Lage im Vergleich zum Verlauf des zuführenden Nervs (Pfeile) a. Längsschnitt, b. Querschnitt. [M645/M1070]

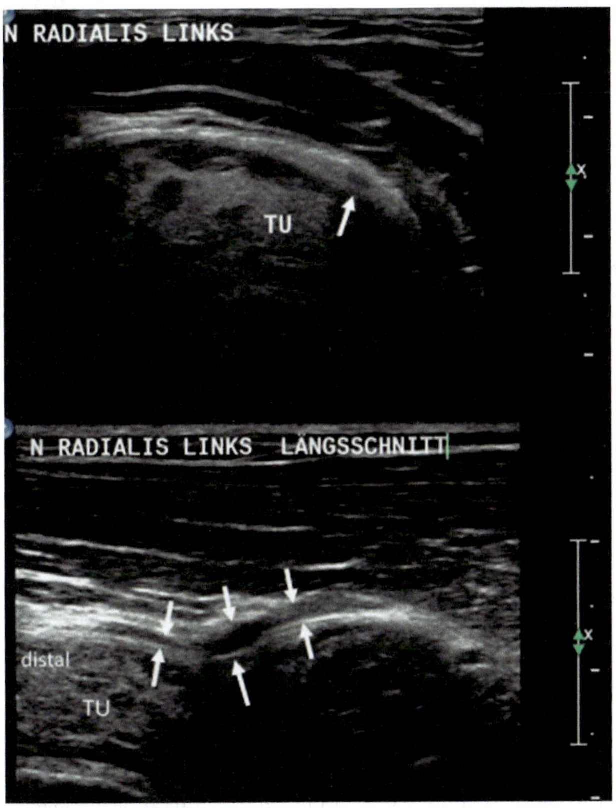

Abb. 14.5 Lipom der Flexorenseite des Unterarms ventral des Radiusköpfchens mit Kompression des N. interosseus posterior zwischen den Köpfen des M. supinator. a. Querschnitt, b. Längsschnitt, TU = Tumor, Pfeile markieren den N. interosseus posterior. [M645/M1070]

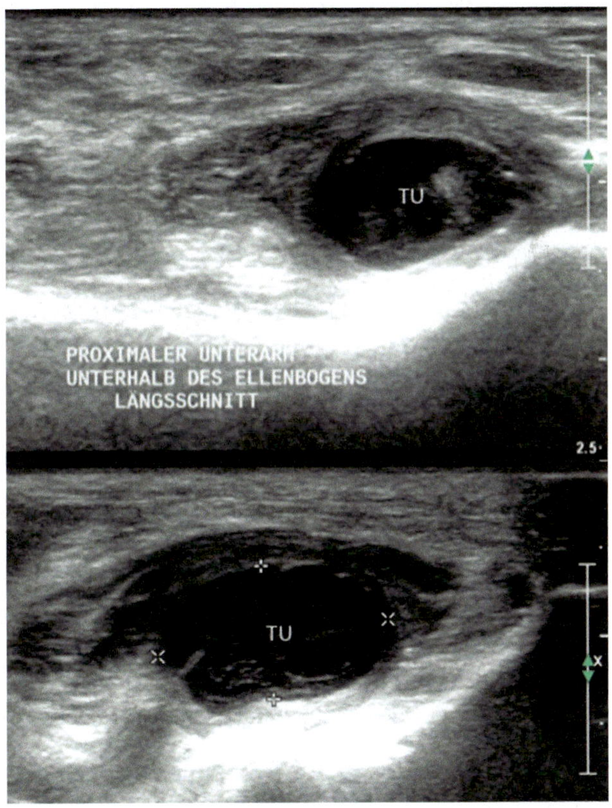

Abb. 14.6 Lipom der Flexorenseite des Unterarms. Glatt begrenzte Raumforderung mit heterogener Echotextur mit echoarmen und echoreichen Anteilen ohne Kontakt zu den Nerven des Unterarmes. a. Längsschnitt, b. Querschnitt, TU = Tumor. [M645/M1070]

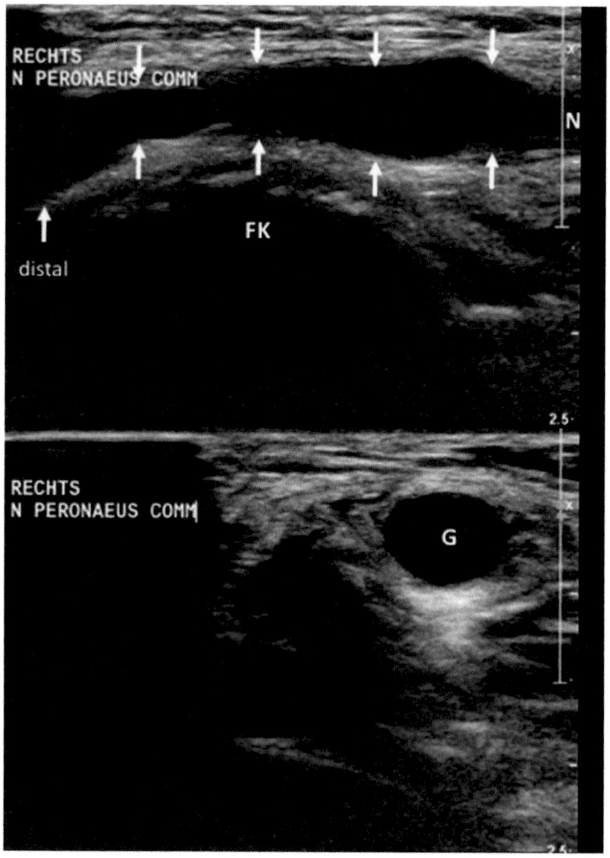

Abb. 14.7 Intraneurales Ganglion des N. peronaeus communis in Höhe des Fibulaköpfchens. a. Längsschnitt: langstreckige glatt begrenzte, mit Synovia gefüllte echoarme Zyste (Pfeile) in der Kontinuität des Nervs (N), b. Querschnitt, FK = Fibulaköpfchen, G = Ganglion. [M645/M1070]

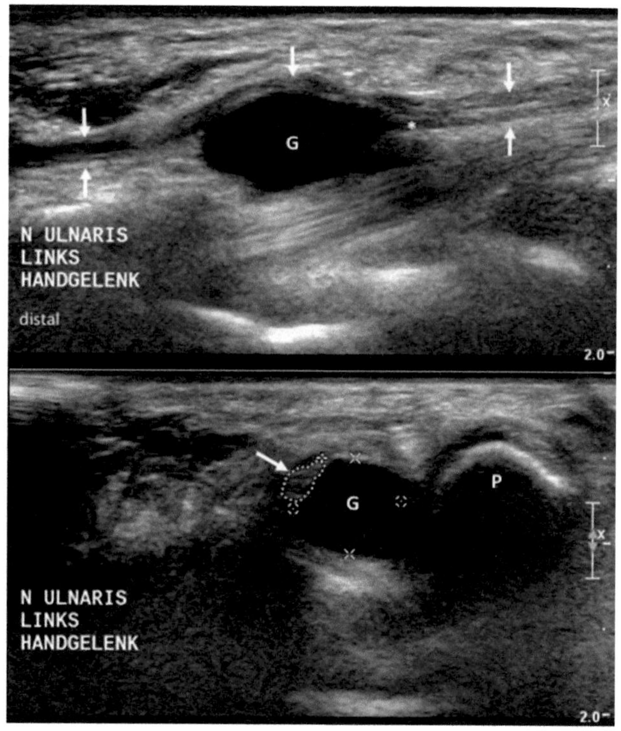

Abb. 14.9 Intraneurales Ganglion des N. ulnaris am Handgelenk (Loge de Guyon). a. Längsschnitt: Echoarmes Ganglion (G), das in der Kontinuität des unteren Faszikels (*) des N. ulnaris (Pfeile) liegt und die übrigen Faszikel verlagert. b. Querschnitt: Die Faszikel des N. ulnaris (Pfeil) sind an den Rand des Ganglions (G) gedrängt. P = Os pisiforme. [M645/M1070]

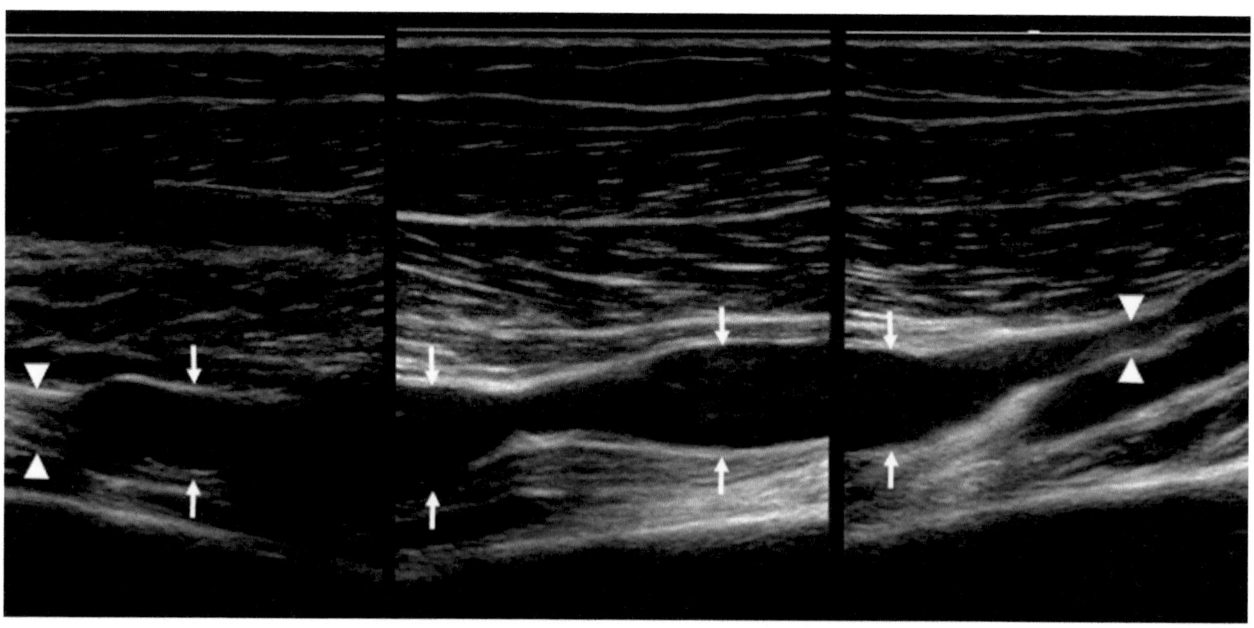

Abb. 14.8 Zusammengesetztes Längsschnittbild eines mehrfach gekammerten intraneuralen Ganglions (Pfeile), das in der Kontinuität des N. tibialis (Pfeilköpfe) am Unterschenkel gelegen ist. [M645/M1070]

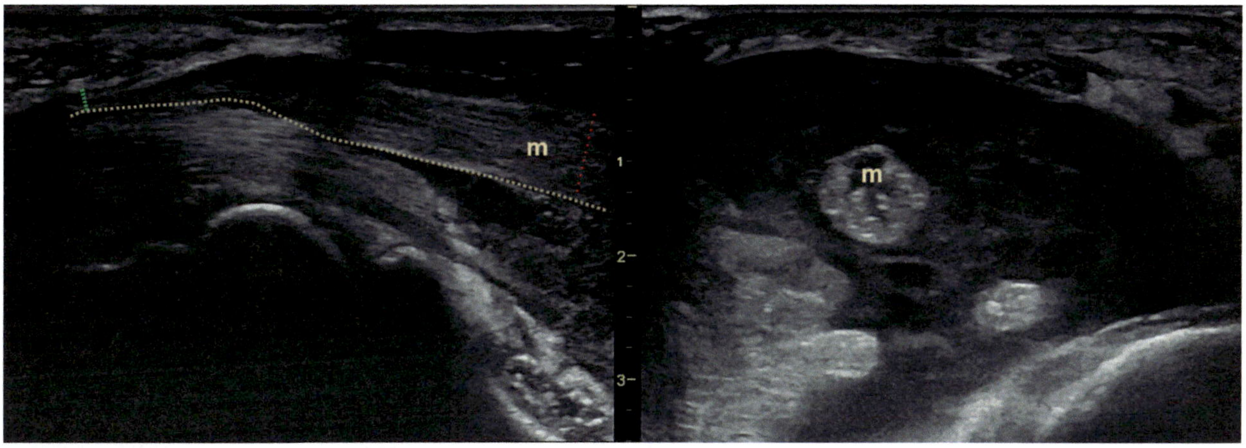

Abb. 14.10 Histologisch nachgewiesenes hochmalignes B-Zell-Lymphom mit ausgedehnter Infiltration des Unterarms; linkes Bild: Längsschnitt des N. medianus (m; Untergrenze gelb gepunktete Linie), links distal, rechts proximal; im proximalen Abschnitt massiv aufgetriebener Nerv; rechtes Bild: Querschnitt mit aufgetriebenem N. medianus (m) umgeben von ebenfalls massiv aufgetriebenem umliegenden Weichteilgewebe. [M645/M1070]

LITERATUR

Bendix N, Wolf C, Gruber H, Bodner G. Pictorial essay: Ultrasound of tumours and tumour-like lesions of peripheral nerves. Ultraschall Med 2005; 26: 318–24

Boyanton BL Jr, Jones JK, Shenaq SM, Hicks MJ, Bhattacharjee MB. Intraneural perineurioma: a systematic review with illustrative cases. Arch Pathol Lab Med. 2007; 131: 1382–92

Ferraresi S, Garozzo B, Bianchini E, Gasparotti R. Perineurioma of the sciatic nerve: a possible cause of idiopathic foot drop in children: report of 4 cases. J Neurosurg Pediatr 2010; 6: 506–10

Gruber H, Glodny B, Bendix N, Tzankov A, Peer S. High-resolution ultrasound of peripheral neurogenic tumors. Eur Radiol 2007; 17: 2880–8

Mauermann ML, Amrami KK, Kuntz NL, Spinner RJ, Dyck PJ, Bosch EP, Engelstad J, Felmlee JP, Dyck PJB. Longitudinal study of intraneural perineurioma - a benign, focal hypertrophic neuropathy of youth. Brain 2009; 132: 2265–76

McMillan HJ, Torres C, Michaud J, Ying Y, Boyd KU, Bourque PR. Diagnosis and outcome of childhood perineurioma. Childs Nerv Syst 2016; 32: 1555–60

Merker VL, Esparza S, Smith MJ, Stemmer-Rachamimov A, Plotkin SR. Clinical features of schwannomatosis: a retrospective analysis of 87 patients. Oncologist 2012; 17: 1317–22

Murphey MD, Smith WS, Smith SE, Kransdorf MJ, Temple HT. From the archives of the AFIP. Imaging of musculoskeletal neurogenic tumors: radiologic-pathologic correlation. Radiographics 1999; 19: 1253–80

Spinner RJ, Atkinson JL, Scheithauer BW, Rock MG, Birch R, Kim TA, Kliot M, Kline DG, Tiel RL. Peroneal intraneural ganglia: the importance of the articular branch. Clinical series. J Neurosurg 2003; 99: 319–29

Spinner RJ, Atkinson JLD, Tiel RL. Peroneal intraneural ganglia: the importance of the articular branch. A unifying theory. J Neurosurg 2003; 99: 330–43

Spinner RJ, Hébert-Blouin MN, Amrami KK, Rock MG. Peroneal and tibial intraneural ganglion cysts in the knee region: a technical note. Neurosurgery. 2010; 67 (3 Suppl Operative): 71–8

Telleman JA, Stellingwerff MD, Brekelmans GJ, Visser LH. Nerve ultrasound shows subclinical peripheral nerve involvement in neurofibromatosis type 2. Muscle Nerve 2018; 57: 312–6

Tsai W-C, Chiou H-J, Chou Y-H, Wang H-K, Chiou S-Y, Chang C-Y. Differentiation between schwannomas and neurofibromas in the extremities and superficial body: the role of high-resolution and color Doppler ultrasonography. J Ultrasound Med 2008; 27: 161–6

Widmann G, Riedl A, Schoepf D, Glodny B, Peer S, Gruber H. State-of-the-art HR-US imaging findings of the most frequent musculoskeletal soft-tissue tumors. Skeletal Radiol 2009; 38: 637–49

KAPITEL

15 Polyneuropathien und Vorderhornerkrankungen

Jochen Machetanz, Kai Loewenbrück, Nurcan Üçeyler, Carl D. Reimers

15.1 Einleitung

Carl D. Reimers

Unter einer Polyneuropathie versteht man eine nicht traumatisch entstandene Erkrankung der peripheren Nerven, die mehrere Nerven bzw. Innervationsgebiete betrifft oder generalisiert auftritt und das Axon selbst, die Myelinscheiden oder beide Nervenanteile einbezieht. Klinisch, pathoanatomisch und neurophysiologisch werden nach Art der Funktionsstörung und beteiligten Nervenkabel sensible, motorische und autonome, nach dem Anteil der geschädigten Nervenstrukturen axonale und demyelinisierende Polyneuropathien sowie Kombinationen verschiedener Formen unterschieden. Darüber hinaus sind differenzialdiagnostisch die Lokalisation der Schädigung (Arme, Beine, evtl. Gesicht und Rumpf; distal oder proximal; symmetrisch oder asymmetrisch, fokal oder multifokal) und der Verlauf (akut, chronisch und Übergangsformen) von Bedeutung.

15.2 Elektroneurografie

Entsprechend den beteiligten Nervenfaserarten (motorisch, sensibel, autonom) ergeben die jeweiligen elektroneurografischen Methoden (motorische und sensible Neurografie, autonome Funktionstests, die hier nicht abgehandelt werden) pathologische Befunde. Der Nachweis der beteiligten Nervenstrukturen lässt sich über die Darstellung einer Amplitudenminderung der Reizantwortpotenzials (axonale Schädigung) bzw. Leitungsverzögerung (demyelinisierende Schädigung) führen. Dabei ist zu berücksichtigen, dass bei der Elektroneurografie die maximalen Leitgeschwindigkeiten bestimmt werden, d. h. die Funktionsfähigkeit der am dicksten myelinisierten Nervenfasern. Sind diese ausgefallen (axonale Schädigung!), kommt es zu einer Minderung der (maximalen) motorischen oder sensiblen Leitgeschwindigkeit. Daher kann nur dann, wenn die Minderung der Leitgeschwindigkeit ein gewisses Maß überschreitet, auf eine primäre Demyelinisierung geschlossen werden. Die Literaturangaben bezüglich der Grenzwerte schwanken allerdings:

- Reduktion der Nervenleitgeschwindigkeit < 80 % der unteren Grenze des Referenzbereichs bei einer Amplitude des Muskelsummenaktionspotenzials > 80 % der unteren Grenze des Referenzbereiches, sonst < 70 % (➤ Abb. 15.1, ➤ Abb. 15.2)
- Abnorme distale motorische Latenzzeiten > 125 % der oberen Grenze des Referenzbereichs bei einer Amplitude des Muskelsummenaktionspotenzials > 80 % der unteren Grenze des Referenzbereichs, sonst > 150 % (➤ Abb. 15.1)
- Abnorme F-Wellen-Latenz > 125 % der oberen Grenze des Referenzbereichs bei einer Amplitude des Muskelsummenaktionspotenzials > 80 % der unteren Grenze des Referenzbereichs, sonst > 150 % (➤ Abb. 15.3)

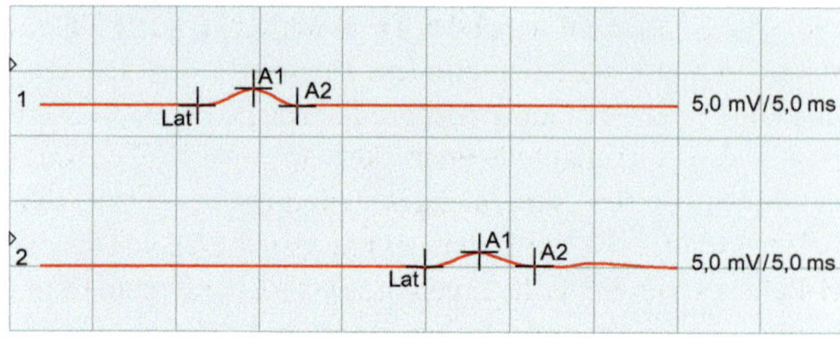

Abb. 15.1 Motorische Neurografie des N. tibialis bei primär demyelinisierender Polyneuropathie mit sekundärer axonaler Läsion bei chronischer inflammatorischer demyelinisierender Polyneuropathie (dmL = 11,3 ms, maximale mNLG = 29 m/s, Amplitude des MSAP = 1,3 mV). [L231]

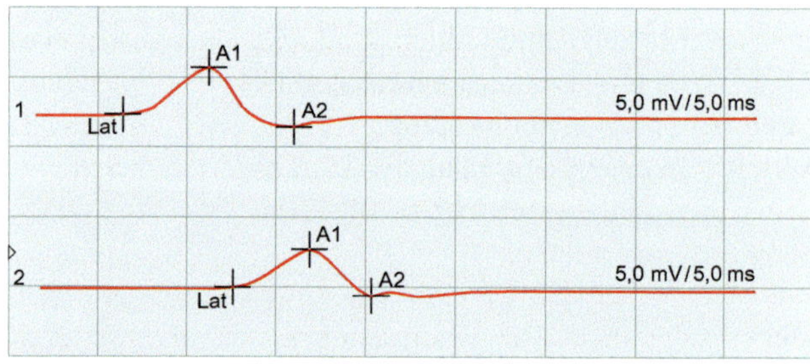

Abb. 15.2 Motorische Neurografie des N. medianus bei (rein demyelinisierender) diabetischer Polyneuropathie (dmL = 6,5 ms, maximale mNLG = 34 m/s, Amplitude des MSAP = 4,2 mV). [L231]

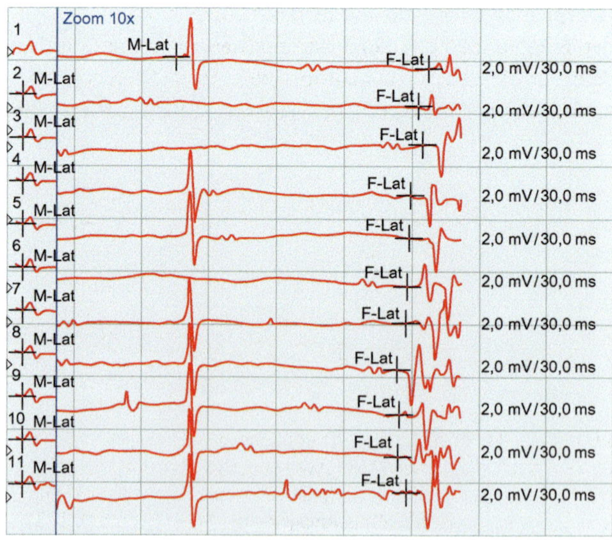

Abb. 15.3 A-Wellen und massiv verlängerte F-Wellen-Latenz des N. peronaeus profudus bei chronischer inflammatorischer demyelinisierender Polyneuropathie
A-Wellen (uniforme Wellen mit identischer Latenz)) nach 74 ms, F-Wellen (verschieden konfigurierte Wellen mit leicht divergierender Latenz) nach 175 ms (!).[L231]

Die meisten Polyneuropathien, vor allem die diabetische und alkoholbedingte, sind – von den seltenen Sonderformen der diabetischen Polyneuropathie (z. B. proximale asymmetrische diabetische Amyotrophie) einmal abgesehen –, sog. längenabhängige Polyneuropathien („dying back polyneuropathy"), d. h. die längsten Nerven sind als erste betroffen, sodass die Patienten als erstes Beschwerden an den Füßen, später an den Händen empfinden. Dennoch kann sich auch in diesen Fällen die nachweisbare Schädigung mehr auf die proximalen Nervenanteile erstrecken. In diesen Fällen kann die Messung der Nervenleitgeschwindigkeit normal ausfallen, wohingegen die Untersuchung der F-Wellen und des H-Reflexes pathologische Ergebnisse liefert. Außerdem treten sensible Störungen meist früher auf als motorische.

Axonale Polyneuropathien sind häufiger als demyelinisierende, symmetrische sehr viel häufiger als asymmetrische. Bei der hereditären motorisch-sensiblen Neuropathie Typ 1 (CMT 1) finden sich in der Regel uniform verlangsamte Nervenleitgeschwindigkeiten ohne Leitungsblöcke und temporale Dispersion, die ihrerseits für erworbene demyelinisierende Polyneuropathien (z. B. CIDP) typisch sind (➤ Abb. 15.4), aber auch bei der CMTX1 und der hereditären Neuropathie mit Neigung zur Druckläsionen (HNPP) vorkommen. Die Klärung, ob derartige Besonderheiten vorliegen, bedarf mitunter sehr ausführlicher Untersuchungen an Armen und Beinen.

Ein international akzeptiertes Untersuchungsprotokoll gibt es bisher nicht. Der Untersuchungsablauf orientiert sich daher maßgeblich an der klinischen Fragestellung. Soll nur eine Polyneuropathie ausgeschlossen werden, so reichen vielfach eine sensible Neurografie (N. suralis) und die motorische Neurografie (evtl. mit F-Wellen) zweier Beinnerven (Nn. peronaeus und tibialis an verschiedenen Seiten) aus. Bei der Frage etwa nach einer chronischen inflammatorischen demyelinisierenden Polyneuropathie kann es notwendig sein, an Armen und Beinen etliche Nerven zu untersuchen. In der Differenzierung gegenüber Radikulopathien darf nie die sensible Neurografie fehlen.

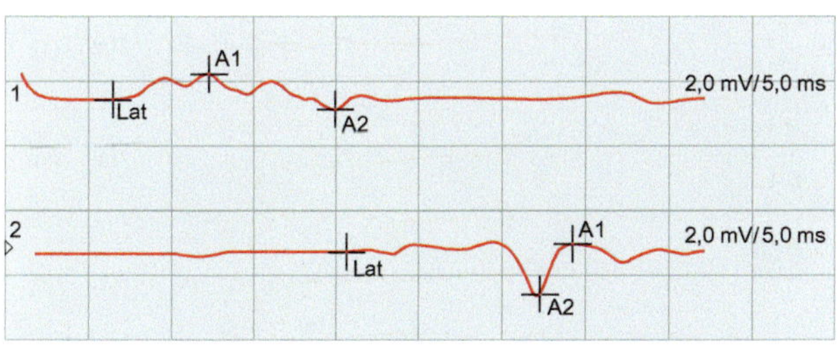

Abb. 15.4 Motorische Neurografie des N. tibialis mit deutlich verbreiterten und dispersen MSAP sowie Leitungsverzögerung bei chronischer inflammatorischer demyelinisierender Polyneuropathie (dmL = 6,5 ms, maximale mNLG = 30 ms, Amplitude des MSAP 0 1,5 mV). [L231]

Die Elektroneurografie dient bei der Diagnostik der **amyotrophen Lateralsklerose** (ALS) dem Ausschluss anderer Differenzialdiagnosen. So sind bei der ALS die motorischen Nervenleitgeschwindigkeiten zumindest anfangs normal. Mit Fortschreiten der Erkrankung kann es durch die zunehmenden axonalen Läsionen zu einer leichten Reduktion kommen. Die F-Wellen können als Ausdruck der Vorderhornläsion ausfallen. Leitungsverlangsamungen und -blöcke weisen auf eine andere mögliche Ursache der Symptomatik hin, beispielsweise eine multifokale motorische Neuropathie. Die sensible Neurografie fällt unauffällig aus.

15.3 Elektromyografie

Die Elektromyografie trägt verschiedene Aspekte zur Diagnostik der Polyneuropathien bei. Anders als die Elektroneurografie ermöglicht sie über den Nachweis pathologischer Spontanaktivität eine Aussage über die Floridität der Erkrankung. Da Amplitudenminderungen in der Neurografie grundsätzlich viele Ursachen haben können (neben axonaler Schädigung auch Dispersion bei Demyelinisierung, Ödem, fetthaltige Hautcremes etc.), weisen letztlich nur die pathologische Spontanaktivität oder der eindeutige neurogene Umbau eine axonale Schädigung motorischer Fasern nach. Hohe und breite, aber nicht stark disperse Muskelsummenaktionspotenziale sind ein Indiz für eine chronische Polyneuropathie. Darüber hinaus gibt die Elektromyografie Hinweise auf die Lokalisation (z. B. Arm und Beine betroffen im Gegensatz zu einer lumbosakralen Radikulopathie) und das Ausmaß der axonalen Schädigung. Eine ausführliche elektromyografische Untersuchung von vielen Muskeln kann auch notwendig sein, um klinisch überlappende Erkrankungen wie chronische Polyneuropathien plus akute radikuläre Läsion zu differenzieren. Natürlich vermag die Elektromyografie auch eine zusätzliche myopathische Läsion darzustellen.

Für die Diagnose einer **amyotrophen Lateralsklerose** ist der Nachweis florider Denervierung an verschiedenen Körperregionen essenziell. Typisch, aber grundsätzlich ganz unspezifisch sind die Faszikulationspotenziale. Je nach Chronizität der Erkrankung kommt es zu Reinnervation mit typischen neuropathisch veränderten Potenzialen der motorischen Einheiten (polyphasisch, verbreitert, amplitudenüberhöht).

15.4 Nervensonografie

Auch bei den Polyneuropathien ist der sonografisch hauptsächlich relevante Parameter die Querschnittsfläche (CSA). Das ursprüngliche Vorgehen ist dabei, nach pathologischen Einzelbefunden zu suchen, die an einer oder mehreren Stellen gefunden werden und die in Ausprägung oder lokalisatorischer Anordnung typisch für eine bestimmte Erkrankung sind. Darüber hinaus wurden in letzter Zeit zunehmend komplexere diagnostische Modelle entwickelt. Diese führen anhand formalisierter Messvorschriften die Ergebnisse mehrere Einzelmessungen zusammen und streben damit besser fundierte und trennschärfere differenzialdiagnostische Entscheidungen zwischen jeweils zwei alternativ in Frage kommenden Erkrankungen an. Diese Modelle werden in ➤ Kapitel 15.4.3 besprochen.

15.4.1 Entzündliche Neuropathien und Motoneuronerkrankungen (ALS)

Nurcan Üçeyler

Die Ultraschalluntersuchung der Nerven eröffnet bei Polyneuropathien eine neue diagnostische Dimension. Insbesondere bei immunvermittelten Polyneuropathien kann die Nervensonografie wertvolle Hinweise zur Differenzialdiagnostik geben, was v. a. bei atypischen klinischen Verläufen und uneindeutigen klinischen bzw. elektrophysiologischen Untersuchungsergebnissen sehr nützlich ist. Hierzu verbessert sich auch die Datenlage an großen und standardisiert untersuchten Patientenkohorten zunehmend. Die proximalen Abschnitte des peripheren Nervensystems, deren frühe Beteiligung bei (Immun-)Neuropathien zunehmend verstanden wird, sind mit der Nervensonografie besonders gut erreichbar. Auch bei der Auswahl einer geeigneten Biopsiestelle kann die Nervensonografie sehr hilfreich sein, wenn die Ursache der Polyneuropathie trotz ausführlicher Diagnostik nicht geklärt werden konnte. Die Hauptbefunde sind bei immunvermittelten Neuropathien eine Verdickung des Nervenquerschnitts, die fokal oder generalisiert auftreten kann, sowie Veränderungen der Nervenechogenität.

Guillain-Barré-Syndrom (GBS)

Das Guillain-Barré-Syndrom (GBS) ist die akute Version einer CIDP und zeichnet sich durch rasch, innerhalb von Stunden bis Tagen aufsteigende Paresen und Sensibilitätsstörungen an den Extremitäten aus. (Rücken-)Schmerzen sind ein häufiges Erstsymptom und im Verlauf können Hirnnervenausfälle wie meist eine ein- oder beidseitige N. facialis-Parese sowie autonome Funktionsstörungen wie lebensbedrohliche Herzrhythmusstörungen hinzukommen. Nervensonografisch finden sich insbesondere proximal an den Nerven und am Plexus brachialis deutliche Verdickungen und Ballonierungen der faszikulären Strukturen. Auch die Spinalnerven C5–C7 zeigen sich typischerweise verdickt. Bei V. a. ein GBS kann zudem, ähnlich wie bei einer CIDP, eine Vergrößerung des N. vagus einen wichtigen diagnostischen Hinweis geben. Sonomorphologische Veränderungen insbesondere an den proximalen Anteilen peripherer Nerven treten früh im Krankheitsverlauf auf, sodass

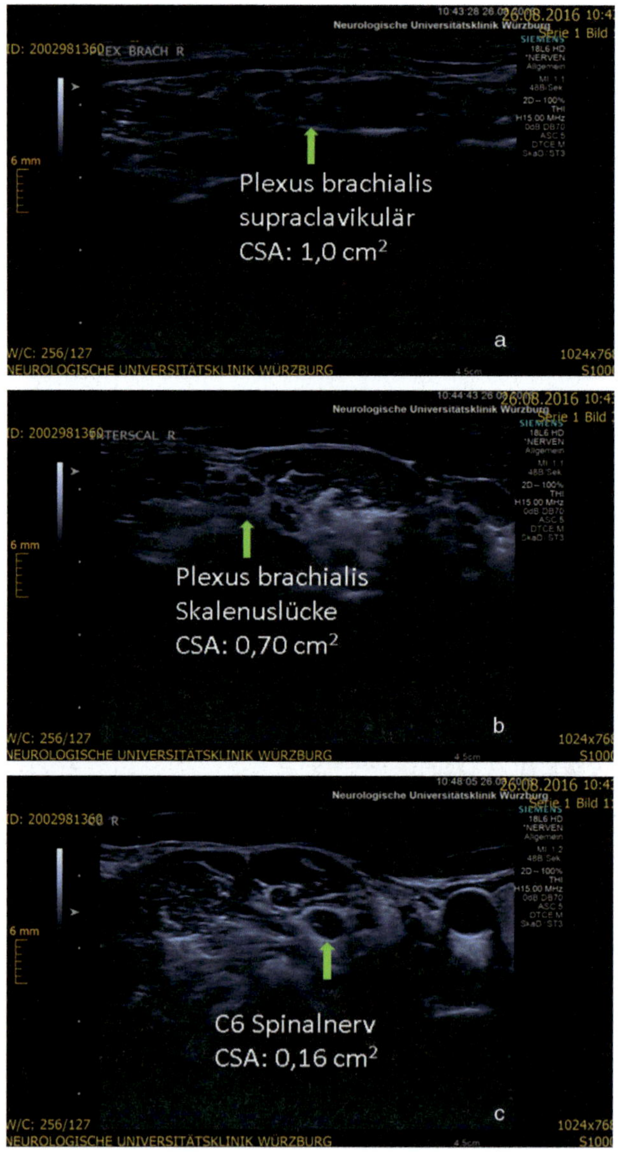

Abb. 15.5 Die Abbildung zeigt das Beispiel eines 38-jährigen Patienten im Frühstadium eines Guillain-Barré-Syndroms (GBS) mit deutlicher Schwellung des Plexus brachialis, was sich sowohl supraklavikulär (a) als auch in der Skalenuslücke zeigt (b). Auch die Spinalnerven sind deutlich vergrößert, was beispielhaft an C6 demonstriert wird (c). [M1067]

die Nervensonografie auch in der klinischen, elektrophysiologischen sowie liquordiagnostischen Lücke der ersten Tage nach Symptombeginn, insbesondere bei auch nicht typischen Verläufen, bei der Differenzialdiagnostik sehr nützlich sein kann. ➤ Abb. 15.5 zeigt das Beispiel eines jungen Patienten mit GBS.

Chronische inflammatorische demyelinisierende Polyneuropathie (CIDP)

Die chronische inflammatorische demyelinisierende Polyneuropathie (CIDP) ist eine symmetrische, sensomotorische und entmarkende Neuropathie, die definitionsgemäß zu distalen und proximalen Paresen führt. In der Nervenultraschalluntersuchung finden sich insbesondere proximal an den Nerven und am Plexus brachialis deutliche Verdickungen und Ballonierungen der faszikulären Strukturen. An den peripheren Nerven finden sich typischerweise fokale Kaliberzunahmen, die sich mit elektrophysiologisch nachweisbaren Leitungsblöcken decken können. Auch bei der CIDP ist der Hauptbefund allerdings an den proximalen Anteilen des peripheren Nervensystems, also am Plexus brachialis und an den Spinalnerven, zu erwarten. Ein Fallbeispiel ist in ➤ Abb. 15.6 demonstriert.

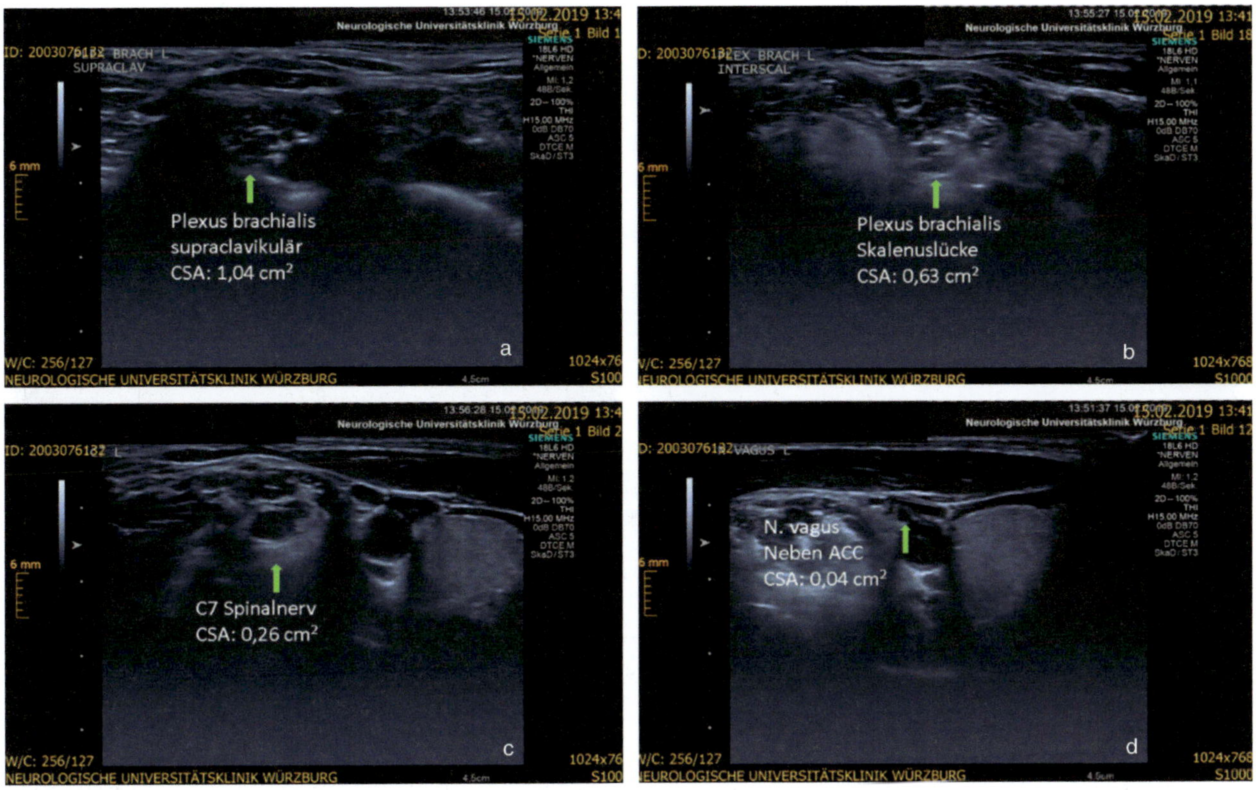

Abb. 15.6 Diese 39-jährige Patientin mit einer chronischen inflammatorischen demyelinisierenden Polyneuropathie (CIDP) zeigte bei klinisch progredienter hochgradiger Tetraparese elektrophysiologisch und histologisch deutlich entmarkender Polyneuropathie und zytoalbuminärer Dissoziation im Liquor cerebrospinalis einen deutlich vergrößerten Plexus brachialis supraklavikulär und in der Skalenuslücke (a, b). Auch die Spinalnerven waren verdickt, was am Beispiel von C7 (c) illustriert ist. Als weiterer, sehr proximal am Hals in Nachbarschaft zur A. carotis communis (ACC) liegender Nerv fand sich auch der N. vagus in seinem Kaliber vergrößert (d). [M1067]

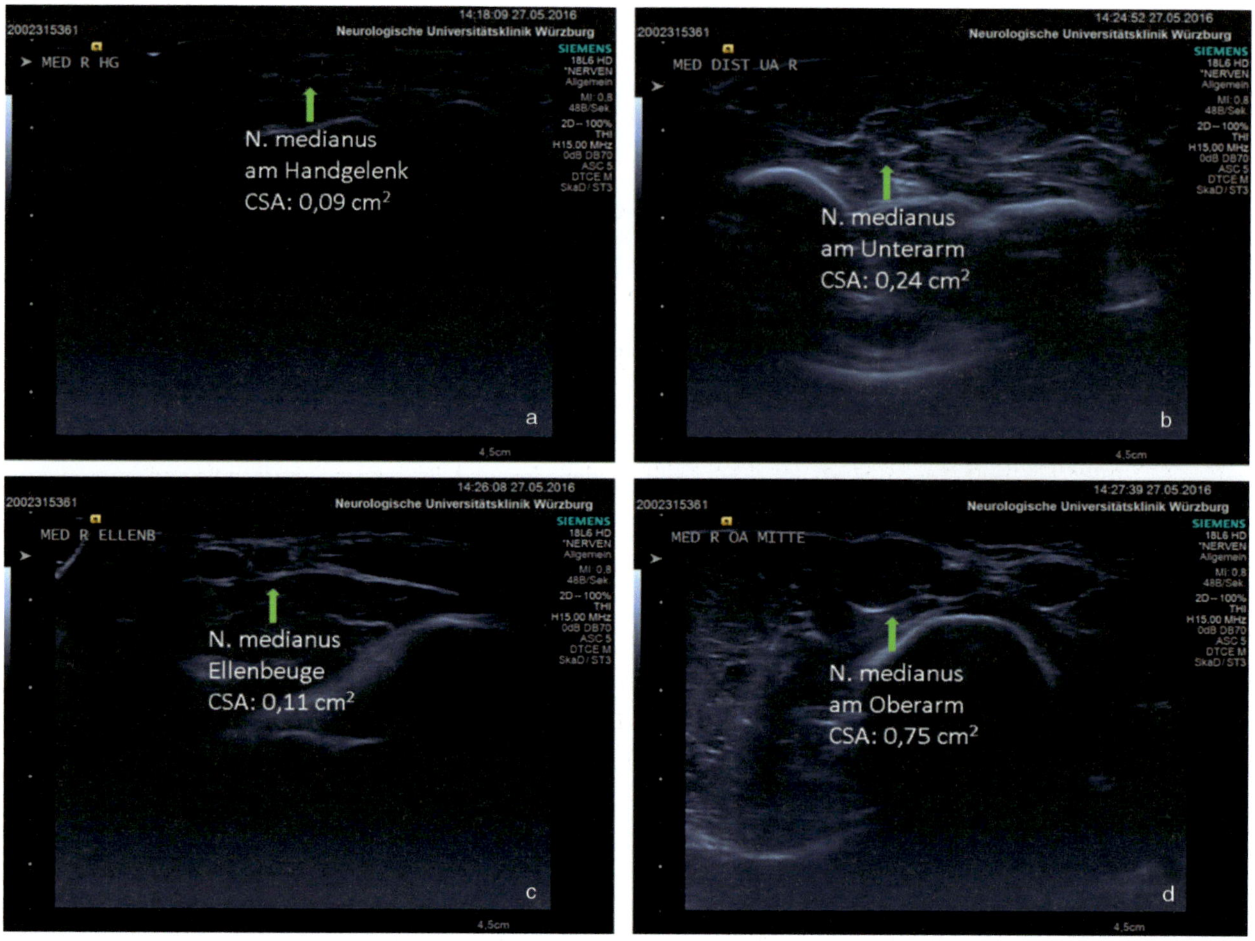

Abb. 15.7 Die Bilderserie zeigt den Fall einer 32-jährigen Patientin mit einer progredienten asymmetrischen sensomotorischen Polyneuropathie, die elektrophysiologisch deutlich entmarkend war mit Nachweis von Leitungsblöcken. Bei V. a. eine multifokale erworbene demyelinisierende sensible und motorische Neuropathie (MADSAM) zeigte sich der N. medianus distal am Handgelenk sonografisch in Kaliber und Echogenität regelrecht (a). Im Verlauf nach proximal fanden sich allerdings mehrere Kalibersprünge (b-d) mit deutlich ballonierten Faszikeln am Oberarm. Hier erscheint die faszikuläre Struktur im Nervenquerschnitt praktisch aufgehoben (d). [M1067]

Multifokale erworbene demyelinisierende sensible und motorische Neuropathie (MADSAM)

Die multifokale erworbene demyelinisierende sensible und motorische Neuropathie (MADSAM) ist der multifokalen motorischen Neuropathie (MMN) sehr ähnlich und unterscheidet sich klinisch durch die zusätzliche sensible Beteiligung. Nervensonografisch zeigen sich typischerweise deutliche Kaliberschwankungen der Nervenquerschnittsfläche im Verlauf und aufgetriebene, ballonierte faszikuläre Strukturen, die insbesondere in den proximalen Nervenanteilen und im Plexus brachialis zu finden sind. ➤ Abb. 15.7 zeigt das Beispiel einer Patientin mit einer MADSAM-Neuropathie.

Multifokale motorische Neuropathie (MMN)

Diese rein motorische, asymmetrische und progrediente demyelinisierende Neuropathie kann mit vollständig normalen nervensonografischen Befunden einhergehen. Ein mit der Diagnose gut vereinbarer Befund sind allerdings fokale Verdickungen, die auch mit elektrophysiologisch nachgewiesenen Leitungsblöcken zusammenfallen können. Dies ist jedoch nicht zwingend der Fall, und die beiden Befunde schließen sich gegenseitig auch nicht aus. Im Fall, der in ➤ Abb. 15.8 demonstriert ist, fand sich beim Patienten elektroneurografisch ein Leitungsblock im N. medianus am Oberarm. Passend hierzu zeigte sich nervensonografisch eine fokale Verdickung der Nervenquerschnittsfläche.

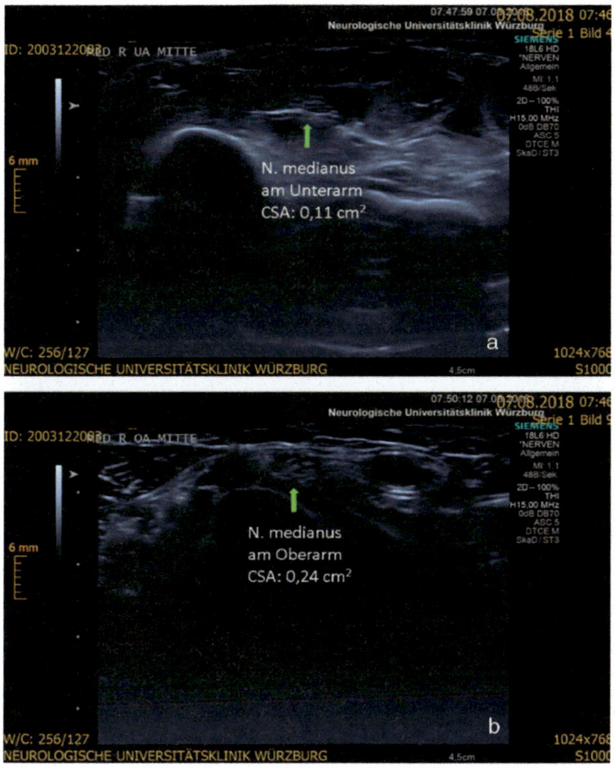

Abb. 15.8 Die Abbildung zeigt den N. medianus eines 75-jährigen Patienten mit einer multifokalen motorischen Neuropathie (MMN) am Handgelenk (a) mit normaler Echogenität und regelrechtem Kaliber sowie am Oberarm (b) mit fokaler Zunahme der Nervenquerschnittsfläche auf mehr als das Doppelte im Vergleich zu distal. Am Oberarm fand sich in der Neurografie des N. medianus auch ein Leitungsblock. [M1067]

Vaskulitische Neuropathien

Die vaskulitischen Neuropathien können als Organmanifestation bei einer systemischen Vaskulitis auftreten oder aber als isolierter Befall des peripheren Nervensystems (nicht-systemische vaskulitische Neuropathie). Es handelt sich um oft schmerzhafte, asymmetrische, sensomotorische, elektrophysiologisch axonale Neuropathien, wobei sich beide Formen klinisch, elektrophysiologisch und auch histologisch nicht voneinander unterscheiden lassen. Nervensonografisch sind die Nerven meist wenig auffällig.

Der üblicherweise für die Nervenbiopsie ausgewählte N. suralis ist mit seinem ca. 1 mm kleinen Durchmesser für die üblichen Ultraschallsonden zu klein und zeigt meist keine sonografisch erkennbare Veränderung in Echogenität und Kaliber. In Fällen, in denen der N. suralis auch klinisch und elektrophysiologisch unauffällig ist, die vermutete vaskulitische Polyneuropathie sich schwerpunktmäßig und motorisch manifestiert, kann die Nervensonografie zur Ortung einer geeigneten Stelle für eine Faszikelbiopsie aus einem motorischen Nerven genutzt werden. In ➤ Abb. 15.9 und ➤ Abb. 15.10 ist ein solcher Fall eines jungen Patienten mit nicht-systemischer vaskulitischer Neuropathie illustriert. Unter der nach histologischer Diagnosestellung eingeleiteten i. v. Cyclophosphamid-Therapie kam es zu einer deutlichen klinischen und elektrophysiologischen Befundbesserung.

Motoneuronerkrankungen (MND)/ Amyotrophe Lateralsklerose (ALS)

Die Motoneuronerkrankung (motor neuron disease = MND/ amyotrophe Lateralsklerose = ALS) ist die wichtigste Differenzialdiagnose, die einer Vaskulitis und einer MMN klinisch sehr ähneln kann. Diagnostisch entscheidend ist der (klinische) Nachweis einer Beteiligung des ersten und zweiten Neurons. Nervensonografisch geht es in erster Linie darum, behandelbare Ursachen für die meist asymmetrischen atrophen Paresen zu finden, die typischerweise ohne oder allenfalls mit milder sensibler Beteiligung einhergehen. Wenn auch per se ohne Krankheitswert, so sind Faszikulationen ein weiteres klinisches Zeichen bei Patienten mit MND; diese können aber auch bei anderen Ursachen einer Nervenschädigung auftreten. Elektrophysiologisch findet sich ein axonaler Schaden. Nervensonografisch zeigen Patienten mit MND als Pendant der degenerativen Natur der Erkrankung in der Regel schmale Nerven (➤ Abb. 15.11), die am unteren Ende der Normwertgrenzen anzusiedeln sind. Fokale oder langstreckige Nervenkaliberverdickungen sind zwar selten möglich, gehören aber nicht zum typischen sonografischen Bild eines MND. Besonders nützlich kann bei Verdacht auf ein MND die Muskelsonografie sein, die hochsensitiv Faszikulationen aufdeckt, diese insbesondere auch an proximalen Muskelpartien wie etwa am Mundboden. Auch das Atrophiemuster kann hierbei diagnostisch wertvoll sein.

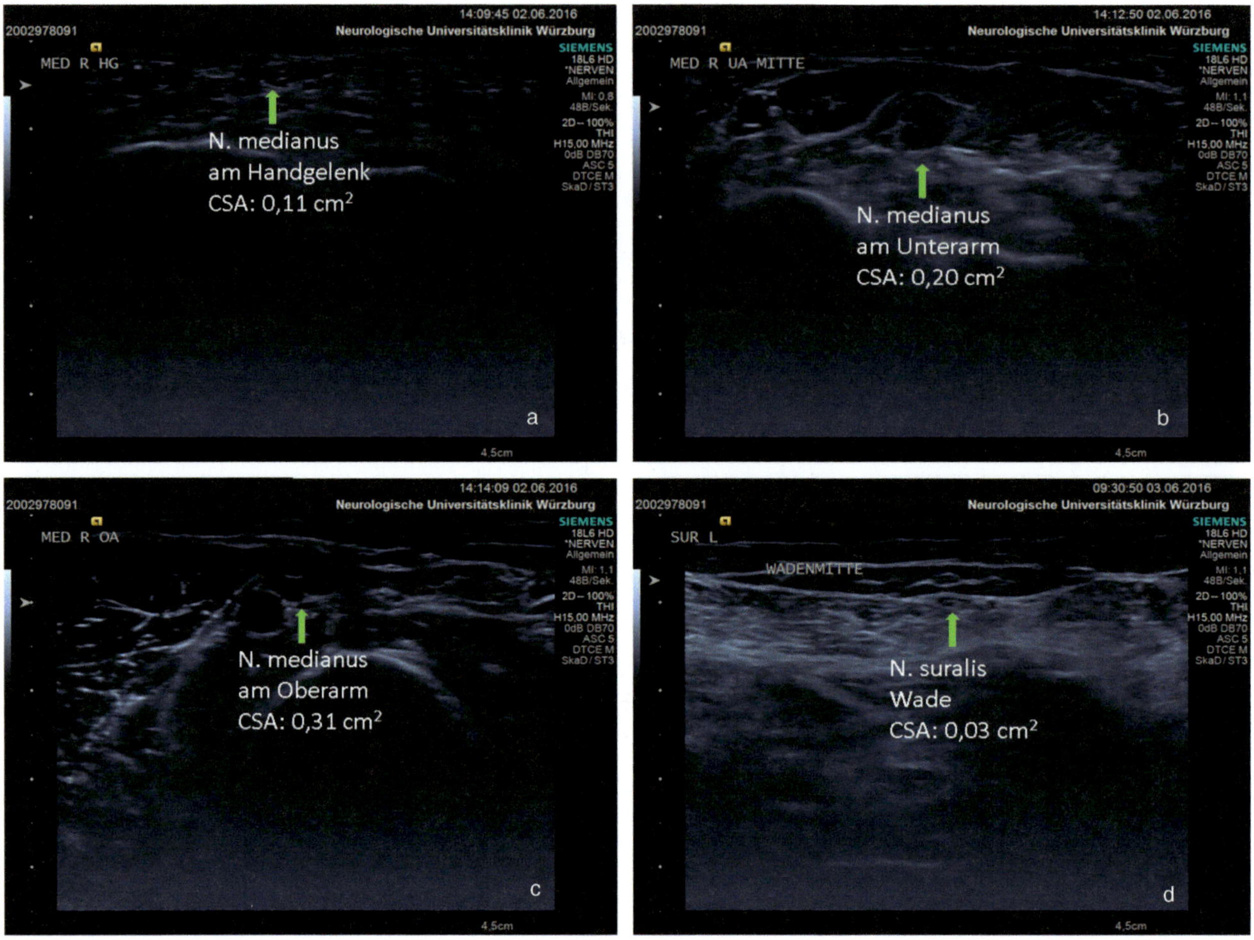

Abb. 15.9 Die Abbildung zeigt den sonografischen Befund eines 32-jährigen Patienten, der innerhalb weniger Wochen eine asymmetrische, atrophische Tetraparese entwickelte. Eine auswärts durchgeführte N.-suralis-Biopsie hatte keinen wegwesenden Befund ergeben. Auch waren Behandlungsversuche mit oralen Glukokortikoiden und zweimaliger Gabe von intravenösen Immunglobulinen ohne Effekt geblieben. Bei klinisch deutlicher Beteiligung der Armnerven erfolgte eine Nervenultraschalluntersuchung, die für den N. medianus am Handgelenk eine unauffällige Echogenität und normales Kaliber zeigte (a). Nach proximal fanden sich dann allerdings deutlich vergrößerte und hypoechogene Faszikel (b, c), die balloniert wirkten, während der nicht biopsierte N. suralis in Echogenität und Kaliber unauffällig war (d). Es erfolgte zur histologischen Untersuchung bei V. a. vaskulitische Neuropathie eine Faszikelbiopsie am Oberarm, wo die Nervensonografie eine besonders deutliche Kaliberzunahme des N. medianus gezeigt hatte. Der Hauptbefund der histologischen Analyse, eine vaskulitische Neuropathie, ist in ➤ Abb. 15.10 illustriert. [M1067]

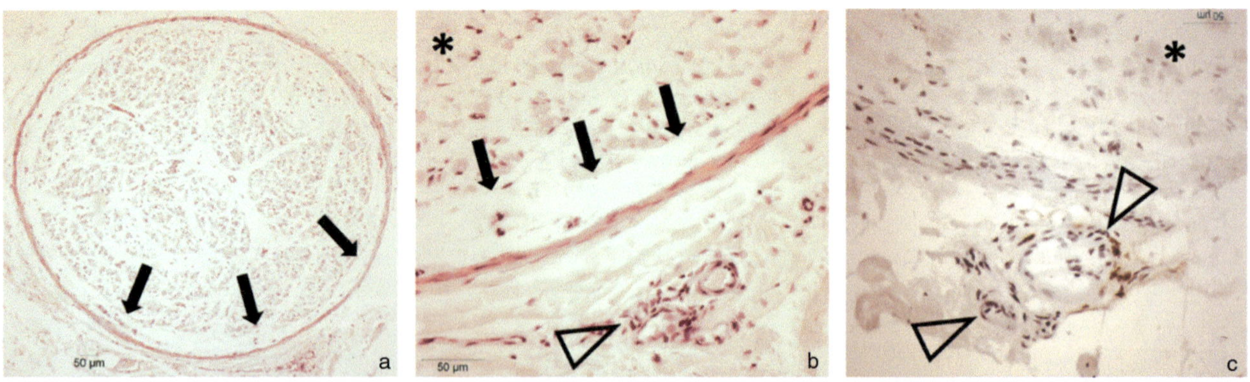

Abb. 15.10 Es ist die Hämatoxylin-Eosin-Färbung zur Übersicht (a, b) und Leu4-Färbung für CD4 positive T-Zellen (c) an einem Faszikelbiopsat aus dem N. medianus gezeigt (Fallbeschreibung s. Legende ➤ Abb. 15.9). Im Faszikel zeigt sich in der Übersicht (a) und bei stärkerer Vergrößerung (b) ein subperineurales Ödem (Pfeile) als indirektes Zeichen einer Entzündung. Zudem finden sich epineurale Gefäße, an denen Ansammlungen von Rundzellen zu sehen sind (b, Pfeilspitze). Die Leu4-Färbung zeigt schließlich Gefäßwandinfiltrate von T-Zellen (c, Pfeilspitzen) als diagnostisches Kriterium einer vaskulitischen Polyneuropathie. *Anschnitt des Faszikels. [M1067]

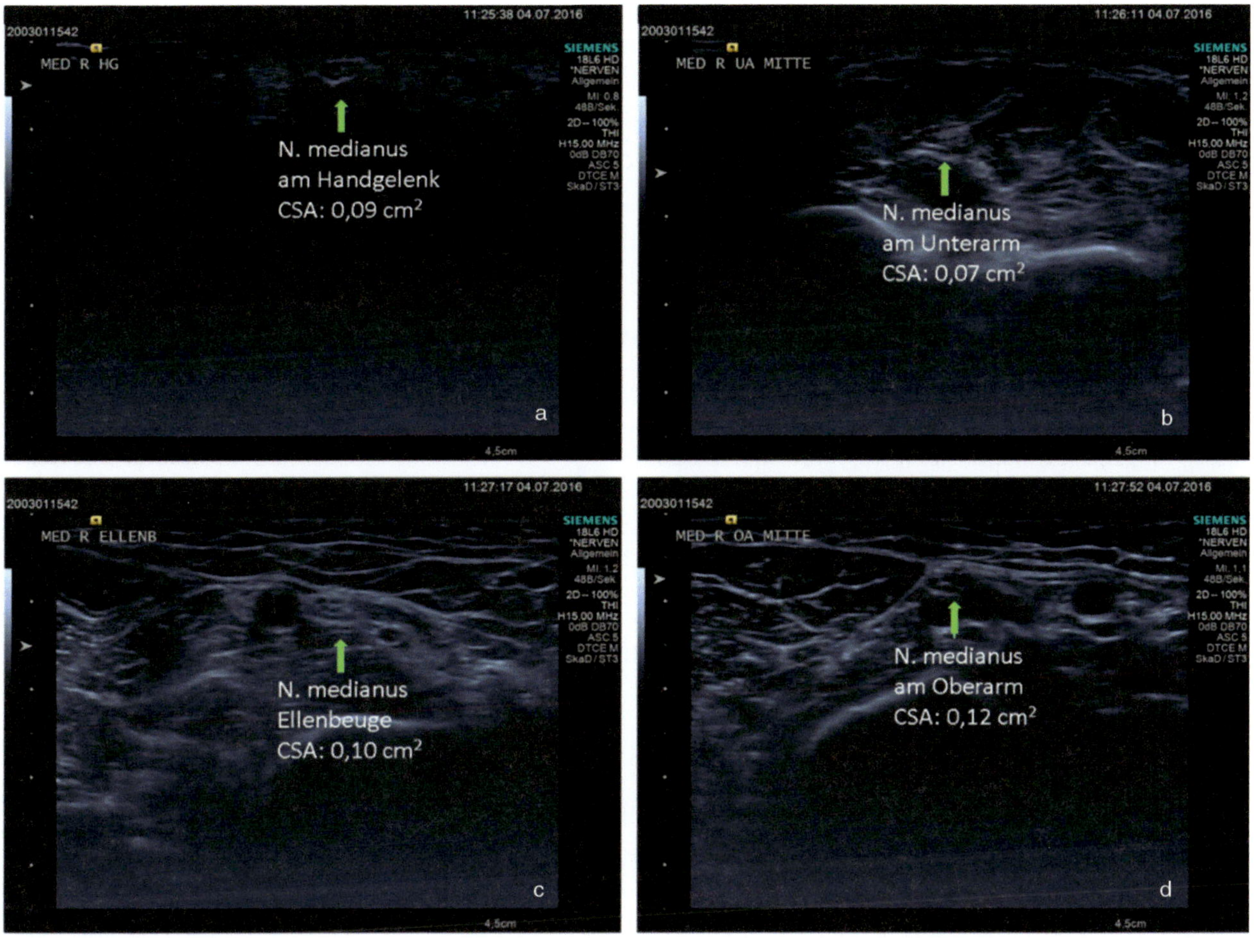

Abb. 15.11 Die Bilderserie zeigt das Beispiel eines 72-jährigen Mannes mit rasch progredienter atrophischer Tetraparese mit bulbären Symptomen, ubiquitären Faszikulationen und positiven Pyramidenbahnzeichen. Nervensonografisch finden sich durchweg Nerven mit regelrechter Echogenität und Kaliber, wie hier am Beispiel des N. medianus gezeigt. Der Nervenquerschnitt erscheint dabei an der unteren Normgrenze. [M1067]

15.4.2 Nicht-entzündliche Neuropathien

Kai Loewenbrück

Wie bei den entzündlichen Neuropathien (s. o.) gehen auch bei den nicht-entzündlichen Neuropathien insbesondere diejenigen mit einem demyelinisierenden Phänotyp und damit einer Mitbetroffenheit der Nervenscheide mit teilweise erheblichen morphologischen Veränderungen einher (Zaidman et al. 2009, 2013). Diese sind naturgemäß durch die Nervensonografie als hochauflösendes bildgebendes Verfahren gut erfassbar und können bei spezifischen Fragestellungen einen hohen differenzialdiagnostischen Stellenwert besitzen.

Dennoch beschränken sich sonografisch erfassbare morphologische Veränderungen nicht auf primär demyelinisierende Formen, sondern treten auch bei primär axonalen Formen auf, hier jedoch in wesentlich geringerem Ausmaß (Zaidman et al. 2009). Auch bei primär axonalen Verlaufsformen können diese geringer ausgeprägten morphologischen Veränderungen sonografisch zu diagnostischen Fragestellungen herangezogen werden.

Voraussetzung für eine diagnostische Verwendung ist jedoch generell bis auf wenige Ausnahmen (z. B. Vorliegen deutlicher Nervenverdickungen bei einem Kind mit positiver Familienanamnese für eine CMT1A) die Berücksichtigung des (elektrophysiologisch erfassten) primären Schädigungsmusters und klinisch-anamnestischer Grundinformationen, um den erhobenen sonografischen Befund im Kontext spezifischer differenzialdiagnostischer Fragestellungen zu bewerten. Im Folgenden wird zunächst ein Überblick über die zu erwartenden sonografischen Befunde und dann konkrete differenzialdiagnostische Anwendungsbeispiele präsentiert, bei denen der komplementäre Einsatz der Sonografie die differenzialdiagnostische Zuordnung erleichtern kann.

Hereditäre Neuropathien (Charcot-Marie-Tooth-Erkrankung)

Hereditäre Neuropathien (CMT) werden nach der zugrunde liegenden Mutation, dem Erbgang und dem elektrophysiologischen

Schädigungsmuster klassifiziert. Während ältere elektrophysiologische Klassifikationen eine dichotome Einteilung in demyelinisierend/axonal aufgrund des Grenzwerts von 38 m/s in der Nervenleitgeschwindigkeit des N. medianus vornahmen (Harding und Thomas 1980), differenzieren neuere Einteilungen mehrere elektrophysiologische Subtypen. So wird nach Saporta et al. (2011) ein primär demyelinisierender Schädigungstyp (CMT1) von einem intermediären oder einem primär axonalen (CMT2) unterschieden, wobei hier Grenzwerte in der Nervenleitgeschwindigkeit an den Armen von > 45 m/s einem axonalen, von 35–45 m/s einem intermediären und von < 35 m/s einem demyelinisierenden Phänotyp entsprechen.

Dennoch stößt diese etablierte kombinierte Klassifikation aus genetischen, elektrophysiologischen und klinischen Parametern insbesondere unter der Berücksichtigung zunehmender genetischer Befunde an ihre Grenzen. Das hat auch Auswirkungen auf die Aussagekraft nervensonografischer Befunde und sollte deswegen berücksichtigt werden. Während die häufigste zugrunde liegende Mutation (CMT1A, bedingt durch eine Duplikation des Gens PMP22) mit einem eindeutig demyelinisierenden Phänotyp einhergeht, können Mutationen in dem am zweithäufigsten betroffenen Gen Connexin 32 (CMTX, X-chromosomal rezessiver oder intermediär dominanter Erbgang) sowohl mit einem intermediären, axonalen oder demyelinisierenden Phänotyp einhergehen und damit auch mit einer wesentlich höheren Variabilität der entsprechenden sonografischen Befunde. Dies betrifft auch das am dritthäufigsten betroffene Gen, Myelinprotein Zero (MPZ), das je nach Mutation sowohl mit einem demyelinisierenden (dann CMT1B), einem axonalen (dann CMT2I/J) wie auch mit einem intermediären Phänotyp nach o. g. Klassifikation einhergehen kann (dann DI-CMTD; Fabrizi et al. 2017). Dennoch wurden auch bei vielen der wesentlich selteneren primär axonalen Formen (CMT2) Nervenverdickungen beschrieben, jedoch in wesentlich geringerem Ausmaß (Loewenbrück et al. 2018).

Hereditäre Neuropathien mit eindeutig demyelinisierendem Schädigungsmuster (insbesondere CMT1A) sind diejenigen Neuropathien, die mit den ausgeprägtesten morphologischen Veränderungen überhaupt einhergehen, bis zu dem Grad, dass die daraus resultierenden Nervenverdickungen palpabel sind (Dyck 2005).

Bei der CMT1A führt eine autosomal-dominante Duplikation des Gens eines der Hauptbestandteile der Markscheide, PMP22, zu einer zwiebelschalenförmigen Proliferation. Diese wiederum führt zu einer Verdickung der Nervenscheide in einem Ausmaß, wie es ansonsten nur bei wenigen chronischen immunvermittelten demyelinisierenden Neuropathien gefunden wird (CIDP, MMN und verwandte Unterformen; Hartig et al. 2018). Das bedeutet, dass das Vorliegen eines typischen sonografischen Befundes in Kombination mit kongruenten anamnestischen und klinischen Informationen bei vielen Patienten eine hohe diagnostische Sicherheit ermöglicht, auch ohne zusätzliche paraklinische Untersuchungen. Ein normaler sonografischer Befund ist bei einem Patienten

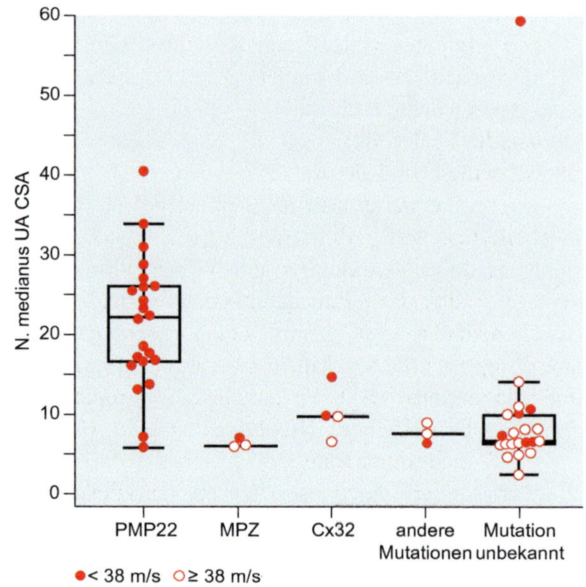

Abb. 15.12 Nervenquerschnittsfläche (CSA) des N. medianus am Unterarm von Patienten mit CMT1/2 unterschiedlicher Ätiologie. Nervenquerschnittflächen (in mm²) des N. medianus am Unterarm von Patienten mit einer CMT mit unterschiedlichen zugrunde liegenden Mutationen (PMP22, n = 22; MPZ, n = 3; Cx32, n = 4; andere Mutationen, n = 3, davon je einmal LMNA (Lamin A/C), MFN2 (Mitofusin 2), Punktmutation PMP22; CMT mit unbekannter Mutation, n = 20). Für diese 20 Patienten ließ sich keine spezifische Mutation identifizieren, obwohl alle Patienten eine umfangreiche stufenweise genetische Testung erhielten wie empfohlen in (Saporta et al. 2011).
Im Allgemeinen zeigen demyelinisierende Formen einer CMT die ausgeprägtesten Nervenkaliberzunahmen. Dabei können auch bei demselben betroffenen Gen (in der vorliegenden Gruppe am deutlichsten für Cx32) Unterschiede im elektrophysiologischen Phänotyp und in Schwankungen in der Ausprägung der sonografischen Veränderungen bestehen.
Rote Punkte zeigen demyelinisierende Formen entsprechend des Grenzwertes von 38 m/s für die oberen Extremitäten (Harding und Thomas 1980), weiße Punkte axonale Formen. Horizontale Linien: Median, für Gruppen mit > 10 Patienten zusätzlich mit Boxplots (Boxen: Interquartilbereich, Antennen: Spannbreite ausgenommen Ausreißer). Darstellung basierend auf Patientenkohorte in Loewenbrück et al. 2016. [L231]

mit einer CMT1A nicht zu erwarten und spricht somit gegen diese Diagnose.

Bei allen anderen Unterformen einer hereditären Neuropathie besteht jedoch sowohl elektrophysiologisch wie auch klinisch eine höhere Variabilität, sodass beispielsweise eine CMT auf dem Boden einer Mutation des MPZ-Gens mit erheblichen sonografischen Veränderungen einhergehen kann (z. B. bei primär demyelinisierendem Schädigungsmuster, schwerer Krankheitsverlauf), aber nicht muss (Cartwright et al. 2009, Fabrizi et al. 2017) (➤ Abb. 15.12). Diese höhere Variabilität kann partiell dadurch erklärt werden, dass mit Ausnahme der Duplikation des gesamten PMP22-Gens bei einer CMT1A bei allen anderen Formen der CMT verschiedene Punktmutationen in den jeweiligen Genen zugrunde liegen. Jedoch auch intrafamiliär (d. h. bei identischer Mutation) kann eine hohe phänotypische Variabilität bestehen

(z. B. bei einer CMT1B mit frühkindlicher Manifestation und schwerem Krankheitsverlauf oder mit einer Manifestation im Erwachsenenalter und mildem Krankheitsverlauf) und damit einhergehend auch variable sonografische Befunde (Van Weerden et al. 1982).

Typischerweise sind die Nerven bei einer CMT ubiquitär betroffen, was teilweise auch als „homogene" Nervenverdickung bezeichnet wird (Grimm et al. 2016). Dennoch kann die Ausprägung dieser Verdickungen erheblichen Schwankungen unterliegen, sodass das praktische Untersuchungsbild zwar von ubiquitären Verdickungen, aber trotzdem vorliegenden Kaliberschwankungen geprägt sein kann (Loewenbrück et al. 2018).

Eine Sonderform stellt die hereditäre Neuropathie mit Neigung zu Druckläsionen (HNPP) dar, die im Gegensatz zur CMT1A nicht durch eine Duplikation des PMP22-Gens bedingt ist, sondern durch eine Deletion. Betroffene Patienten neigen zu einer erhöhten Druckempfindlichkeit der Nerven, was sich klinisch durch rezidivierende und multilokuläre Engpasssyndrome bis hin zu passageren Lähmungen manifestiert. Hierzu korrelierend weisen die Patienten an den typischen Engpassstellen persistierende Nervenkaliberzunahmen auf, die sonografisch erfasst werden und einen diagnostischen Baustein darstellen können (Padua et al. 2017).

Erworbene nicht-entzündliche Neuropathien

Erworbene nicht entzündliche Neuropathien weisen häufiger einen primär axonalen oder gemischten Schädigungstyp auf als entzündliche oder hereditäre und damit einhergehend wesentlich geringere sonografische Veränderungen (Zaidman et al. 2009). Dennoch sind für viele Unterformen leichte Kaliberzunahmen im Vergleich zu gesunden Kontrollkohorten beschrieben worden, die jedoch aufgrund ihrer geringen Ausprägung schwerer zu quantifizieren sind und somit eine geringere diagnostische Aussagekraft besitzen (Zaidman et al. 2009). Sonografisch erfassbare Veränderungen sind für verschiedene Formen erworbener nicht hereditärer Neuropathien beschrieben worden, u. a. für die diabetische Polyneuropathie (Riazi et al. 2012, Watanabe et al. 2010), paraproteinämische Polyneuropathien (Athanasopoulou et al. 2016) und Polyneuropathien bei Amyloidose (Granata et al. 2014, Rasenack et al. 2016) (➢ Abb. 15.13).

Die meisten vorliegenden Untersuchungen wurden bei Patienten mit einem **Diabetes mellitus** durchgeführt, bei denen leichte Nervenkaliberzunahmen auch schon vor der klinischen Diagnose einer Polyneuropathie vorliegen können (Watanabe et al. 2010). Diese Nervenkaliberzunahmen sind ausgeprägter bei Patienten mit einem schlecht eingestellten Diabetes mellitus oder mit der Diagnose einer diabetischen Polyneuropathie als bei Patienten ohne Diabetes mellitus (Riazi et al. 2012). Eine therapeutisch äußerst relevante Fragestellung kann die Differenzierung zwischen einer diabetischen distalen demyelinisierenden Polyneuropathie und einer CIDP sein, die bei Diabetes-Patienten gehäuft vorkommt und dann eine immunmodulatorische Therapie rechtfertigt. Signifikante Unterschiede in den sonografischen Messwerten zwischen den genannten Gruppen wurden beschrieben und legen einen möglichen diagnostischen Nutzen der Nervensonografie bei dieser Fragestellung nahe (Tan et al. 2018).

Bei **paraproteinämischen Polyneuropathien** korreliert das Ausmaß der nervensonografischen Veränderungen ähnlich wie bei den hereditären Neuropathien mit dem elektrophysiologischen Schädigungsmuster: Die sonografischen Veränderungen sind umso ausgeprägter, je stärker die demyelinisierende Mitbeteiligung ist (Athanasopoulou et al. 2016). Während Neuropathien bei Transthyretin-assoziierter familiärer Amyloidose mit Nervenverdickungen einhergehen können, sind diese bei erworbenen Amyloidosen, z. B. im Rahmen eines Multiplen Myeloms, geringer ausgeprägt oder fehlen gänzlich (Granata et al. 2014, Rasenack et al. 2016). Demgegenüber sind bei anderen differenzialdiagnostisch fordernden Krankheitsbildern wie einer Critical-Illness-Polyneuropathie (CIP) nervensonografische Veränderungen auch unter Einbezug zusätzlicher muskelsonografischer Parameter so gering ausgeprägt, dass sie keine routinemäßige diagnostischer Verwendung ermöglichen (Witteveen et al. 2017). Über sonografische Veränderungen bei einigen anderen häufigen erworbenen Polyneuropathien, z. B. der äthyltoxischen Polyneuropathie, gibt es keine systematischen publizierten Untersuchungen.

Einsatz weiterer bildmorphologischer Parameter

Neben dem Nervenkaliber können weitere bildmorphologische Parameter untersucht werden, darunter die Echostruktur (Hartig et al. 2018, Wilder-Smith 2012), die Durchblutung (Borire et al. 2019, Borire et al. 2017, Goedee et al. 2014) oder Kaliberschwankungen einzelner Nervenfaszikel (Grimm et al. 2017). Dabei werden diagnosespezifische Befunde erhoben (z. B. diffusere Faszikelvergrößerungen bei CMT-Patienten als bei entzündlichen Neuropathien) oder eine gesteigerte Durchblutung bei einem Teil von Patienten mit einer CIDP. Es kann allerdings derzeit keine Aussage dazu getroffen werden, ob eine Berücksichtigung dieser zusätzlichen Parameter die diagnostische Trennschärfe im Vergleich zu einer ausschließlichen Betrachtung des Nervenkalibers erhöht.

Die Echostruktur bei **CIDP**-Patienten ist möglicherweise assoziiert mit dem Grad sekundärer degenerativer Veränderungen und kann somit eine Aussage über das mögliche therapeutische Ansprechen ermöglichen. Dieses fällt geringer aus bei Vorliegen einer Hyperechogenität als möglicher Surrogatmarker für einen bereits irreversiblen degenerativen Nervenumbau (Hartig et al. 2018).

Unterformen Polyneuropathie	Bild Querschnitt	Bild Längsschnitt	Ausmaß der Kaliberzunahme	Kommentar
Hereditäre demyelinisierende Polyneuropathien				
CMT1A (Dupl. PMP22)	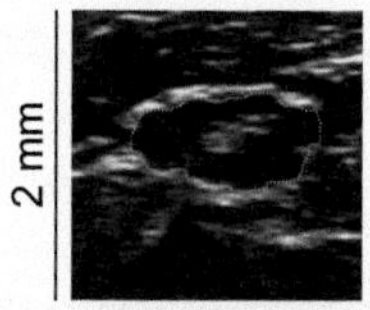	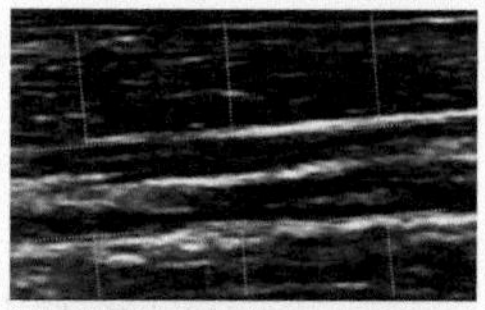	++	Ausgeprägte, generalisierte Nervenkaliberzunahmen; Kaliberschwankungen können vorkommen.
CMT1B (MPZ)	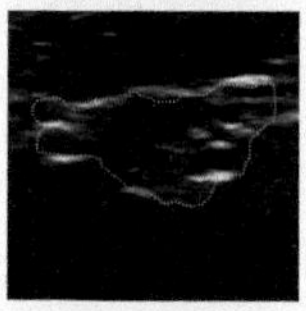	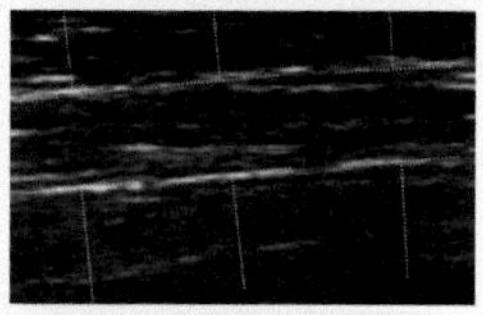	+–++	Kaliberzunahmen liegen in unterschiedlichem Ausmaß vor; Mögliche Gründe für dieses unterschiedliche Ausmaß sind der interindividuell unterschiedliche Verlauf und das unterschiedliche Ausmaß der demyelinisierenden Schädigungskomponente.
CMTX (Cx32)	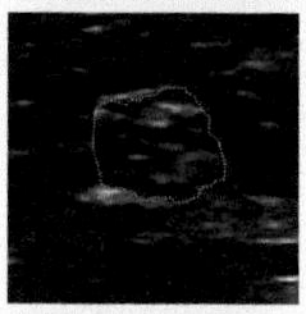	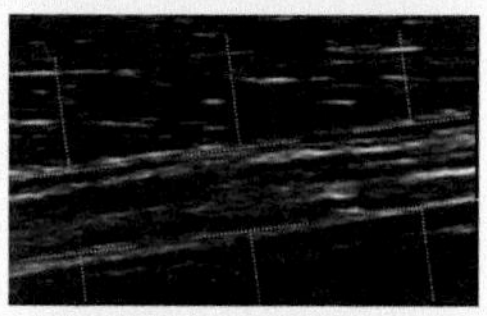	+–++	
CMT (unbekannte Mutation, demyelinisierend)	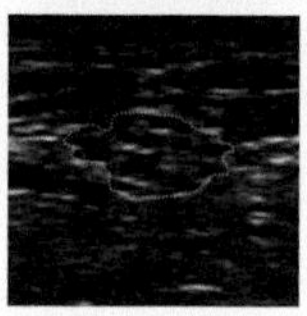	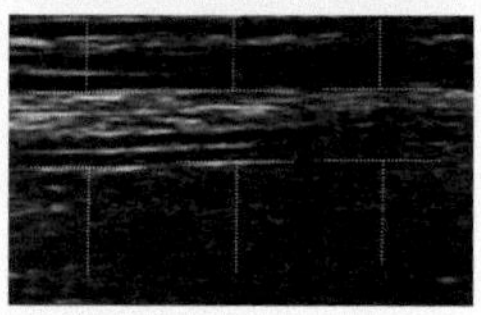	+	Soweit bekannt, gehen auch demyelinisierende hereditäre Neuropathien ohne gesicherten Mutationsnachweis mit Kaliberzunahmen einher; Wenige Berichte über diese Formen lassen jedoch keine Aussage über den Ausprägungsgrad sonografischer Veränderungen zu.

Hereditäre axonale Neuropathien				
CMT (LMNA)			(+)–+	Auch axonale Verlaufsformen gehen mit Nervenkaliberzunahmen einher; Diese sind im Vergleich zu erworbenen axonalen Polyneuropathien so ausgeprägt, dass diagnostische Modelle zur Differenzierung eine hohe diagnostische Trennschärfe erreichen; Aufgrund der Seltenheit dieser Formen ist jedoch keine Aussage möglich, inwieweit dies auch für weitere Mutationen mit axonalen Schädigungstyp gilt.
CMT (MFN2)	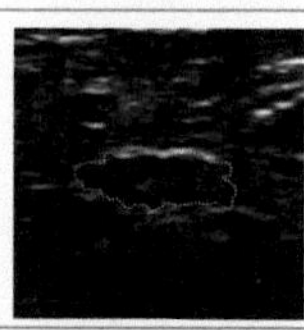	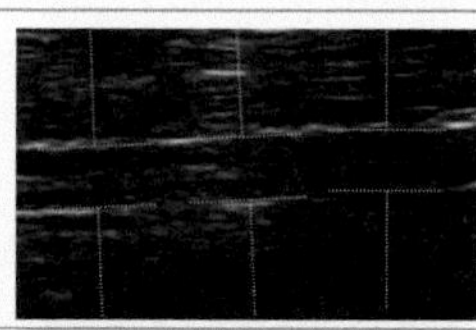	(+)–+	
CMT (PHYH)			(+)–+	
CMT (unbekannte Mutation, axonal)	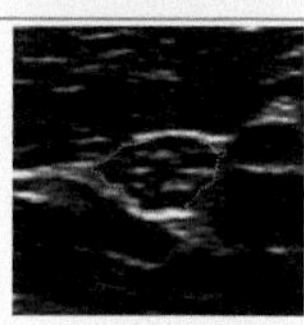	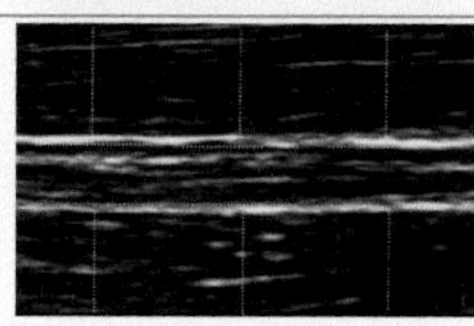	(+)–+	

Abb. 15.13 N. medianus am Unterarm in Quer- und Längsschnittaufnahmen von diversen hereditären und erworbenen Polyneuropathien. Sämtliche Aufnahmen sind auf 2 mm Höhe kalibriert. Das zu erwartende Ausmaß an Nervenkaliberzunahmen ist durch (+) bis ++ angegeben. Wie beschrieben sind hereditäre demyelinisierende Formen (CMT1) und erworbene demyelinsierende Neuropathien mit den ausgeprägtesten morphologischen Veränderungen versehen. Zwischen verschiedenen differenzialdiagnostisch relevanten Unterformen (Beispiel CIDP vs. CMT1) bestehen Überschneidungen in den zu erwartenden morphologischen Veränderungen, sodass spezifische diagnostische Modelle für die jeweilige differenzialdiagnostische Fragestellung eine höhere Trennschärfe aufweisen als generische Modelle ohne differenzialdiagnostische Vorannahmen. [L231/M1069]

Unterformen Polyneuropathie	**Bild Querschnitt**	**Bild Längsschnitt**	**Ausmaß der Kaliberzunahme**	**Kommentar**
Erworbene demyelinisierende Polyneuropathien				
CIDP	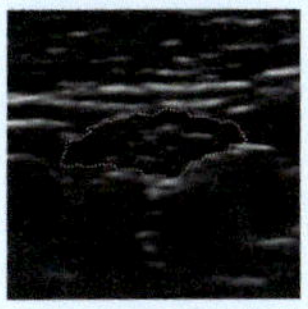	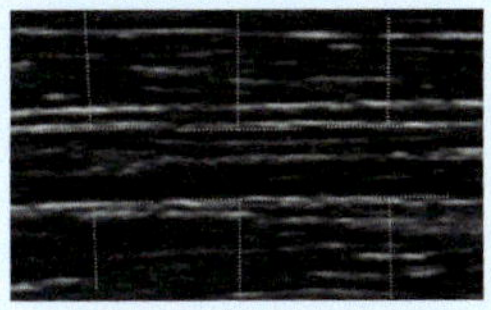	++	Auftreten erheblicher Nervenkaliberzunahmen mit ähnlichem Ausmaß wie bei einer CMT1; Bei einem Teil der Patienten lässt sich eine gesteigerte Durchblutung feststellen; Eine hyperechogene Nervenbinnenstruktur ist ein negativer Prädiktor für therapeutisches Ansprechen; Nervenkaliberzunahmen können weniger diffus als bei einer CMT1 sein, betreffen in der Regel aber sowohl proximale wie distale Nervenabschnitte.
GBS	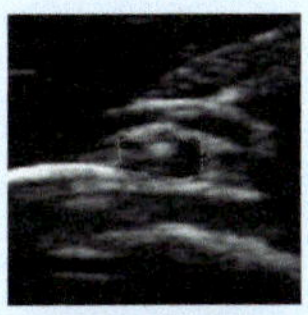	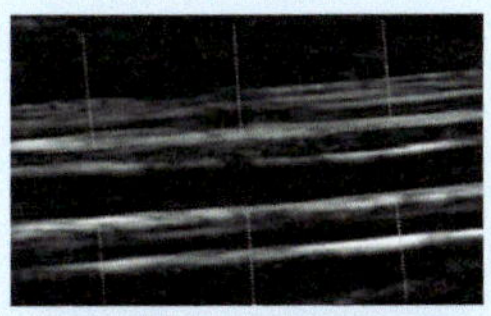	(+)–+	Nervenkaliberzunahmen sind gering ausgeprägt; Nervenkaliberzunahmen betreffen üblicherweise nur wurzelnahe, proximale Abschnitte.
MMN	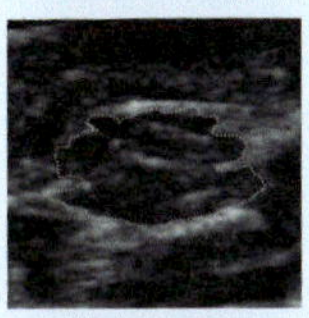	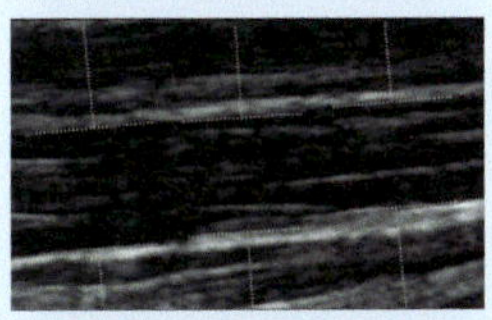	++	Auftreten erheblicher Nervenkaliberzunahmen, die das Ausmaß wie bei einer CMT1 erreichen können; Nervenkaliberzunahmen können weniger diffus als bei einer CMT1 sein, betreffen in der Regel aber sowohl proximale wie distale Nervenabschnitte.
MADSAM	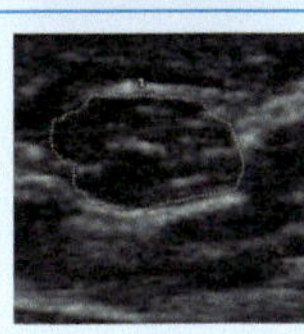	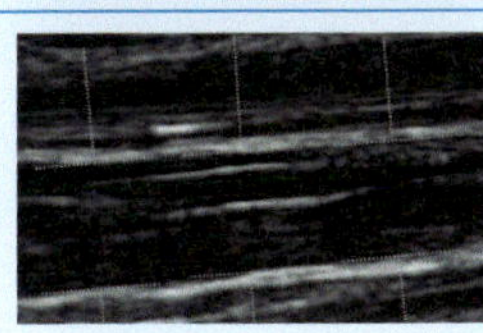	++	

Abb. 15.13 *(Forts.)* N. medianus am Unterarm in Quer- und Längsschnittaufnahmen von diversen hereditären und erworbenen Polyneuropathien.

15

Unterformen Polyneuropathie	Bild Querschnitt	Bild Längsschnitt	Ausmaß der Kaliberzunahme	Kommentar
Erworbene axonale Polyneuropathien				
diabetisch	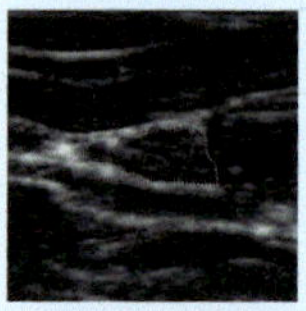	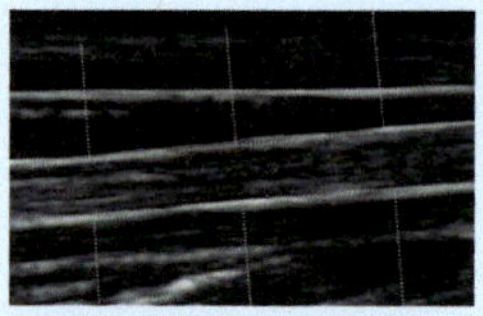	(+)	Leichte Nervenkaliberzunahmen sind beschrieben; Diese können schon vor Auftreten von klinischen Zeichen oder Beschwerden auftreten; Bei einzelnen Patienten lässt sich eine vermehrte Durchblutung nachweisen.
äthyltoxisch	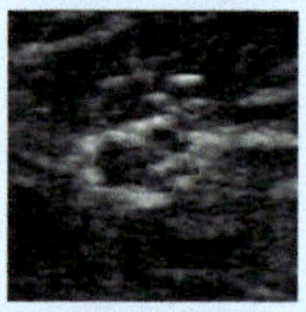	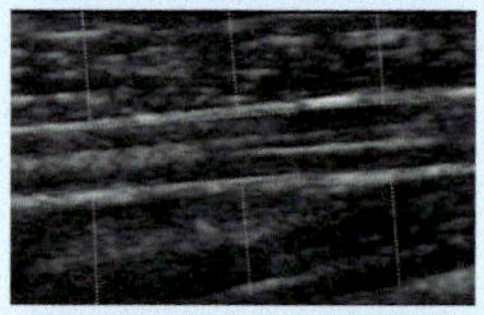	(+)	
Chemotherapie-induziert	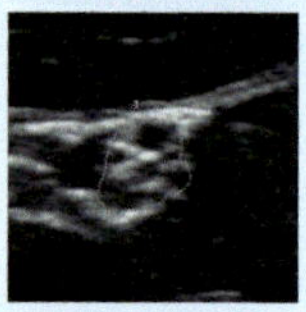	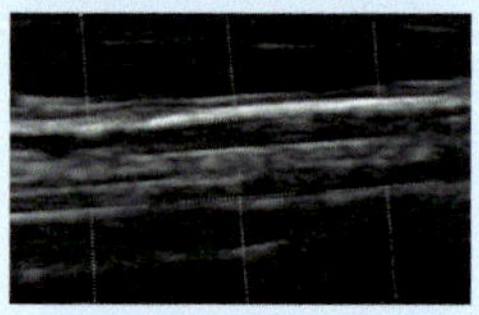	(+)	Keine ursachenspezifischen Untersuchungen vorliegend; In Gruppenvergleichen bestehen leichte Kaliberzunahmen im Vergleich zu gesunden Kontrollen, sie können bei Einzelpersonen jedoch fehlen.
unbekannte Ursache	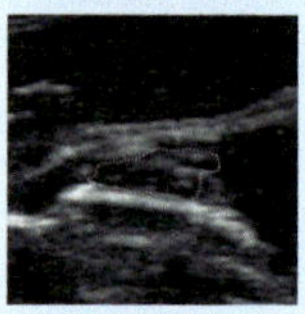	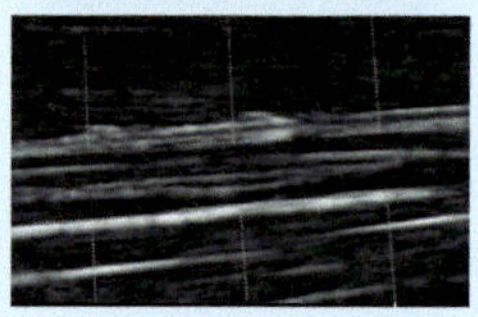	(+)	
gesunde Kontrollperson	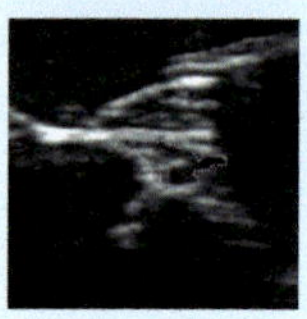	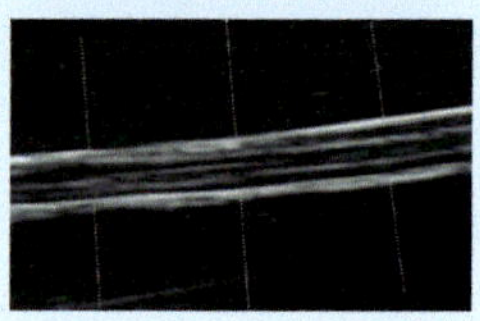		

Abb. 15.13 *(Forts.)* N. medianus am Unterarm in Quer- und Längsschnittaufnahmen von diversen hereditären und erworbenen Polyneuropathien.

15.4.3 Diagnostische Modelle

Kai Loewenbrück

Angesichts der oben beschriebenen, teils erheblichen morphologischen Veränderungen ist ein differenzialdiagnostischer Einsatz der Nervensonografie naheliegend. Demzufolge wurden für verschiedene Fragestellungen diagnostische Modelle entwickelt. Diese bauen auf der Messung verschiedener Nerven auf, stufen diese entsprechend der jeweiligen Grenzwerte als pathologisch oder nicht pathologisch ein und errechnen dann einen Summenpunktewert.

Bei der Entwicklung dieser Modelle werden **zwei unterschiedliche Strategien** verfolgt:

- Generische diagnostische Modelle, deren pathologische Grenzwerte auf dem Grad der Abweichung von einem gesunden Normwertkollektiven aufbauen (z. B. Ultrasound Pattern Sum Score [UPSS] mit Cut-off-Werten bei > 100 % oder > 150 % des durch die doppelte Standardabweichung eines Normwertkollektiv definierten Grenzwerts (Grimm et al. 2016).
- Krankheitsspezifische diagnostische Modelle, deren Grenzwerte für eine bestimmte differenzialdiagnostische

Fragestellung entwickelt wurden und nicht auf der Abweichung gegenüber einem gesunden Normwertkollektiv beruhen (Grimm et al. 2015, Loewenbrück et al. 2016; Sugimoto et al. 2013, Zaidman et al. 2013).

Für beide Herangehensweisen gibt es Vor- und Nachteile. Während der Vorteil der generischen diagnostischen Modelle in einer einfacheren Anwendung liegt (es wird unabhängig von der differenzialdiagnostischen Fragestellung immer der gleiche Grenzwert zugrunde gelegt), können spezifische diagnostische Modelle eine höhere diagnostische Trennschärfe durch den auf die jeweilige Fragestellung zugeschnittenen Grenzwert besitzen, bedingen aber auch den Einsatz mehrerer Modelle/Grenzwerte für verschiedene Fragestellungen.

Solche Modelle erreichen in explorativen Studien teilweise eine sehr hohe diagnostische Trennschärfe, jedoch sind die meisten nicht in einer unabhängigen Patientenkohorte durch unabhängige Untersucher extern validiert. Untersuchungen zur grundsätzlichen Inter-Rater-Reliabilität der Nervensonografie legen jedoch eine sehr gute untersucherunabhängige Reproduzierbarkeit der Messergebnisse nahe, sodass von einer grundsätzlichen Übertragbarkeit der Modelle auszugehen ist (Telleman et al. 2018). Weitere Einschränkungen bestehen darin, dass die den Studien zugrunde gelegten Kohorten häufig einem Selektionsbias unterliegen und in ihrer Zusammensetzung für alltägliche differenzialdiagnostische Untersuchungssituationen wenig relevant sind (Grimm et al. 2016). So ist davon auszugehen, dass Studien für spezifische Unterformen von Polyneuropathien, in deren Kontrollgruppen auch Gesunde ohne polyneuropathische Beschwerden einbezogen werden, die tatsächliche diagnostische Güte überschätzen im Vergleich zur reellen Anwendung in einem Kollektiv mit klinisch relevanten polyneuropathischen Beschwerden.

Nur wenige Studien beschäftigen sich bisher damit, inwieweit krankheitsspezifische Nervenultraschallmodelle in Patientenkollektiven funktionieren, die aufbauend auf typischen elektrophysiologischen Untersuchungsergebnissen gebildet wurden (z. B. primär axonales vs. primär demyelinisierendes Schädigungsmuster; Goedee et al. 2017, Loewenbrück et al. 2018).

Im Folgenden soll auf einige anwendungsrelevante Fragestellungen eingegangen werden. Bei den einzelnen differenzialdiagnostischen Fragestellungen sind Tabellen wiedergegeben, die konkrete modellspezifische Grenzwerte und diagnostische Gütekriterien angeben und somit eine praktische Anwendung ermöglichen sollen. Alle derzeit verfügbaren diagnostischen Modelle bedürfen jedoch einer weiteren wissenschaftlichen Überprüfung und sollten deswegen nur ergänzend zu etablierten diagnostischen Verfahren eingesetzt werden.

Unterscheidung Polyneuropathie vs. keine Polyneuropathie

Da auch axonale Neuropathien mit leichten sonografisch erfassbaren Veränderungen einhergehen (Zaidman et al. 2009), kann grundsätzlich eine diagnostische Relevanz der Nervensonografie für eine Polyneuropathie an sich auch ohne Kenntnis des elektrophysiologischen Schädigungstyps postuliert werden. Eine Studie, welche die Elektrophysiologie und Nervensonografie für diese allgemeine Fragestellung verglichen hat, fand jedoch eine deutlich geringere diagnostische Güte der Nervensonografie als der Elektrophysiologie für die Diagnose einer Polyneuropathie an sich (Loewenbrück et al. 2016). Auf der anderen Seite kann die Sensitivität krankheitsbedingter Veränderungen bei der Sonografie höher sein als die klinische Wahrnehmung, wenn z. B. bei Patienten mit einem Diabetes mellitus bereits nervensonografische Veränderungen feststellbar sind, bevor klinische Zeichen oder Beschwerden die Diagnose einer diabetischen Polyneuropathie rechtfertigen (Watanabe et al. 2010).

Der Einsatz der Nervensonografie für die generelle Diagnose einer Polyneuropathie ist nicht zu empfehlen, sondern nur bei spezifischen differenzialdiagnostischen Fragestellungen, ggf. mit Einbezug von Informationen zum vorwiegenden Schädigungsmechanismus.

Chronisch inflammatorische demyelinisierende Polyneuropathie (CIDP) vs. Guillain-Barré-Syndrom (GBS)

Bei Erstmanifestation einer CIDP kann diese teilweise nur schwer von einem monophasischen GBS zu unterscheiden sein. Definierte klinische Verlaufskriterien (z. B. eine über 4–8 Wochen hinaus bestehende progrediente Verschlechterung als Zeichen für eine CIDP) sollen die Differenzierung der beiden Krankheitsbilder erleichtern, bedingen aber definitionsgemäß Zeiträume der diagnostischen Unsicherheit. Diese wiederum können gerade bei schweren, komplikationsträchtigen und häufig intensivmedizinisch zu behandelnden Verläufen mit der Notwendigkeit kollidieren, möglichst frühzeitig eine klinisch erfolgreiche, aber diagnoseabhängige therapeutische Strategie zu verfolgen. So ist der Einsatz von Prednisolon bei einer CIDP eine Therapiealternative ersten Ranges, aber bei einem GBS hingegen wirkungslos und deswegen nicht indiziert.

Sonografisch wurden wiederholt für diese Krankheitsbilder spezifische morphologische Muster beschrieben, die einen differenzialdiagnostischen Beitrag leisten können. Der unten näher erklärte Ultrasound Pattern Sum Score (UPSS, Grimm et al. 2015; ➤ Tab. 15.1) nimmt durch Unterscores eine weitere Untergliederung in proximale Veränderungen (zervikale

Tab. 15.1 Fragestellung: chronisch inflammatorische demyelinisierende Polyneuropathie (CIDP) vs. Guillain-Barré-Syndrom) (GBS)

Vorgeschlagene Anwendung	Differenzialdiagnose einer CIDP oder eines GBS bei Patienten mit einer akuten oder subakuten erworbenen Neuropathie						
Testaufbau	Grenzwerte: > 100 % doppelte Standardabweichung eines Normwertkollektivs (1 Punkt) und > 150 % doppelte Standardabweichung (2 Punkte) Durch Summierung Erstellung eines Punktwertescores für alle gemessenen Nerven (UPSS) sowie differenziert für periphere sensormotorische (UPSA), für proximale Wurzel- und Nervenanteile (UPSB) und rein sensible Nerven (UPSC)						
Kohorte	Testentwicklung: 28 gesunde Kontrollpatienten, 61 Patienten mit verschiedenen akuten und subakuten erworbenen Polyneuropathien externe Validierung: 24 Patienten mit akuten oder subakuten erworbenen Polyneuropathien						
		Punktwerte					
Nerv	**Messort (-parameter)**	**Grenzwert (mm^2*)**	**UPSS**	**UPSA**	**UPSB**	**UPSC**	**diagnostische Gütekriterien**
N. medianus	Unterarm (Querschnittsfläche)	≥ 10 > 15	1 2	1 2			
	Ellbogenhöhe (Querschnittsfläche)	≥ 11,5 > 17,25	1 2	1 2			
	Oberarm (Querschnittsfläche)	≥ 10 > 15	1 2	1 2			
N. ulnaris	Unterarm (Querschnittsfläche)	≥ 8,5 > 12,75	1 2	1 2			
	Oberarm (Querschnittsfläche)	≥ 9,5 > 14,25	1 2	1 2			
N. peronaeus	Kniekehle (Querschnittsfläche)	≥ 11,5 > 17,25	1 2	1 2			
N. tibialis	Kniekehle (Querschnittsfläche)	≥ 29,5 > 44,25	1 2	1 2			
	Unterschenkel (Querschnittsfläche)	≥ 10,5 > 16,25	1 2	1 2			
C5	neben Proc. Transversus (Durchmesser)	> 2,9 mm	1		1		
C6		> 3,8 mm	1		1		
N. vagus	Karotisbifurkation (Querschnittsfläche)	> 3,0	1		1		
N. suralis	Unterschenkel (Querschnittsfläche)	> 3,0	1			1	
Summenscore							
GBS§				0	≥ 1	0	Sens.: 63,2 % Spez.: 90,3 % PPV: 85,7 %
CIDP$			≥ 10				Sens.: 78,6 % Spez.: 97,2 % PPV: 61,6 %
				≥ 7			Sens.: 80,0 % Spez.: 93,0 % PPV: 80,0 %

Nach Grimm et al. 2015. In den Folgejahren wurden leichte Anpassungen der Grenzwerte aufgrund von neuen Normwertkollektiven vorgenommen und weitere sensible Nerven sind hinzugenommen worden (R. superficialis, N. radialis n. peronaeus superficialis). Da folgende Validierungsstudien sich jedoch anderen als der o.g. klinischen Fragestellung widmeten, kann keine Aussage über die Auswirkungen auf die diagnostische Güte getroffen werden. Deswegen wird die Verwendung der Ursprungsform des UPSS für die hier genannte Fragestellung empfohlen. Der UPSS bedarf wie alle Ultraschallmodelle für die Differenzialdiagnostik von Polyneuropathien weiterer wissenschaftlicher Überprüfung, und seine Anwendung sollte deswegen nur explorativ in Ergänzung zu etablierten diagnostischen Verfahren erfolgen.

* außer wo anders gekennzeichnet;

§ beide Kriterien müssen erfüllt werden: UPSA/C = 0 UND UPSB ≥ 1;

$ eines von beiden Kriterien muss erfüllt werden: UPSS ≥ 10 ODER UPSA ≥ 7.

CIDP, chronische inflammatorische demyelinisierende Polyneuropathie; GBS, Guillain-Barré-Syndrom; UPSS, Ultrasound Pattern Sum Score; UPSA, Ultrasound Pattern Sum A; UPSB, Ultrasound Pattern Sum B, UPSC, Ultrasound Pattern Sum C; C, Cervical; Proc, Processus; Sens., Sensibilität; Spez., Spezifität; PPV, positiver prädiktiver Wert (positive predictive value)

Nervenwurzeln, UPSB), periphere gemischte Nerven (UPSA) und sensible Nerven (UPSC) vor. Beim GBS im Sinne einer Polyradikulitis mit proximalem Schädigungsort werden vor allem wurzelnahe Nervenkaliberzunahmen gefunden (pathologischer Summenscore für den UPSB, aber normaler Score für den UPSA oder C). Bei einer CIDP sind die Nervenkaliberzunahmen nicht nur ausgeprägter, sondern betreffen auch periphere Nervenabschnitte (pathologischer UPSS und/oder UPSA). Werden diese unterschiedlichen Verteilungsmuster einbezogen, so konnte eine hohe differenzialdiagnostische Güte der Nervensonografie für diese Fragestellung nachgewiesen werden mit einem positiv prädiktiven Wert von > 85 % für GBS und CIDP (Grimm et al. 2015; ➤ Tab. 15.1). Diese diagnostische Güte wurde in einer späteren Studie auch für CIDP-Patienten in den ersten 4 Wochen nach Erstmanifestation bestätigt, in denen die Differenzierung von einem GBS klinisch häufig nicht möglich ist. Die Nervensonografie war in dieser Studie der Elektrophysiologie differenzialdiagnostisch deutlich überlegen (Grimm et al. 2019).

Insgesamt kann die Nervensonografie für die Differenzierung einer Erstmanifestation einer CIDP von einem GBS empfohlen werden (➤ Tab. 15.1).

Erworbene vs. hereditäre Polyneuropathien

Wie beschrieben sind demyelinisierende hereditäre Neuropathien mit den stärksten morphologischen Veränderungen und Nervenkaliberzunahmen überhaupt assoziiert (Zaidman et al. 2009). Somit ist es naheliegend, eine diagnostische Verwertbarkeit dieser Veränderungen zu postulieren, und diverse Studien haben sich mit dieser Fragestellung beschäftigt. Die Entwicklung von in realistischen diagnostischen Situationen einsetzbaren Modellen wird jedoch dadurch erschwert, dass sowohl erworbene wie auch hereditäre Neuropathien aufgrund verschiedener Schädigungsmechanismen und/oder zugrunde liegender Mutationen heterogene morphologische Veränderungen aufweisen und Gruppenüberschneidungen bestehen (Grimm et al. 2017, Luigetti et al. 2015).

Demzufolge weisen Modelle ohne weitere Vorannahmen (z. B. über den elektrophysiologischen Schädigungstyp) mit der allgemein gehaltenen Fragestellung erworbene vs. hereditäre Neuropathie einen hohen positiven prädiktiven Wert auf, jedoch vergesellschaftet mit einer nur geringen Sensitivität und einem niedrigen negativen prädiktiven Wert (Loewenbrück et al. 2016).

Eine weitere Studie hat die diagnostische Güte von Ultraschallmodellen untersucht, die als einzige (für eine diagnostische Situation realistische) Vorannahme eine Einteilung nach primär axonalem oder primär demyelinisierendem neurografischem Schädigungsmuster voraussetzen und auf eine Präselektion einzelner Mutationen verzichten, die in einem realistischen diagnostischen Setting naturgemäß (noch) nicht bekannt sein können (Loewenbrück et al. 2018). Hierbei zeigte sich für das spezifische diagnostische Modell für eine CMT in einer Gruppe von Patienten mit einer axonalen Neuropathie eine sehr hohe korrekte Klassifikationsrate von bis 100 %, während das entsprechende spezifische Modell für eine CMT in einer Gruppe von Patienten mit einer demyelinisierenden Neuropathie eine geringere korrekte Klassifikationsrate von maximal 85 % erreichte. Letzteres ist dadurch bedingt, dass auch erworbene entzündliche Neuropathien wie eine CIDP erhebliche morphologische Veränderungen aufweisen können und dann Überschneidungen mit dem Ausmaß von Veränderungen bei einer CMT1 bestehen (Grimm et al. 2017).

Die Nervensonografie kann somit bei der Differenzierung erworbener von hereditären Neuropathien mit einbezogen werden. Klinische Zusatzinformationen, z. B. über den vorwiegenden elektrophysiologischen Schädigungstyp sollten bei der Auswahl der verwendeten Modelle und Bewertung der Ergebnisse berücksichtigt werden (➤ Tab. 15.2, ➤ Tab. 15.3).

Motoneuronerkrankungen (MND) mit vorwiegender oder ausschließlicher Beteiligung des 2. Motoneurons (LMND) vs. multifokaler motorischer Neuropathie (MMN)

Beide Krankheitsbilder können klinisch mit progredienten schlaffen Paresen imponieren, ohne dass spezifische klinische oder paraklinische Zeichen für eine MND (z. B. durch eine Mitbeteiligung des 1. Motoneurons) oder eine MMN (z. B. Vorliegen von Leitungsblöcken) sprechen.

Basierend auf dem zugrunde liegenden Schädigungsmechanismus können sonografisch gegenläufige Befunde erhoben werden. So treten bei einer MMN mit einem vorwiegend entzündlich-demyelinisierenden Schädigungsmuster erhebliche Nervenkaliberzunahmen auf (Zaidman et al. 2013). Diese können interessanterweise auch Nerven umfassen, die weder klinisch noch elektrophysiologisch betroffen sind. Demgegenüber besteht bei einem MND ein sekundäre axonale Degeneration auf dem Boden der Schädigung des 2. Motoneurons, sodass leichte Nervenkaliberabnahmen beobachtet werden (Schreiber et al. 2014). Diese gegenläufigen sonografischen Veränderungen erlauben eine sehr hohe diagnostische Trennschärfe mit bis zu 100 % korrekter Klassifikationsrate in unabhängig voneinander publizierten Studien (Grimm et al. 2015, Loewenbrück et al. 2016). Der diagnostische Kontrast wird hauptsächlich durch die erheblichen Nervenverdickungen bei einer MMN getrieben. Eine MMN ist bei fehlenden Nervenkaliberzunahmen damit sehr unwahrscheinlich. Die höchste diagnostische Güte wird durch eine Messstrategie erreicht, die nicht auf einem starren Protokoll aufbaut, sondern sich bei der Auswahl des zu messenden Nervs am individuellen klinischen Verteilungsmuster der Lähmungen orientiert (Loewenbrück 2020). Dieses am klinischen Verteilungsmuster orientierte Vorgehen mit Untersuchung des am stärksten betroffenen Nervs hat zusätzlich den Vorteil einer hohen Zeiteffizienz.

15

Tab. 15.2 Fragestellung: hereditäre sensible und motorische Neuropathie (HMSN) mit vorwiegend axonaler Betroffenheit vs. erworbene Neuropathien mit vorwiegend axonaler Betroffenheit

Vorgeschlagene Anwendung	Differenzialdiagnose einer HMSN oder einer erworbenen Neuropathie bei Patienten mit klinischem V.a. eine HMSN und vorwiegend axonalen neurografischen Schädigungsmuster			
Testaufbau	Anhand einer ROC-Analyse wurden die Ultraschallmessorte mit der höchsten diagnostischen Trennschärfe bestimmt Die Grenzwerte der Einzelmesswerte besitzen eine Spezifität von ≥ 80 % für eine HMSN Je nach Anzahl der Messwerte oberhalb des jeweiligen Cut-offs ergibt sich der unten genannte Summenscore mit der angegebenen diagnostischen Güte			
Kohorte	Testentwicklung: HMSN: Gelegenheitsstichprobe von 15 Patienten mit einer HMSN; erworbene Neuropathien: konsekutive Stichprobe mit 10 Patienten beide Gruppen mit vorwiegend axonaler Betroffenheit (Kriterien des Ad-Hoc-Subkommitees der American Academy of Neurology für die neurografische Klassifizierung)			
Nerv	**Messort (-parameter)**	**Grenzwert (mm)**	**Punkte**	**diagnostische Gütekriterien**
N. medianus	Unterarm (Durchmesser)	≥ 2,42	1	
N. ulnaris		≥ 2,19	1	
N. tibialis	Unterschenkel (Durchmesser)	≥ 3,47	1	
N. suralis		≥ 1,07	1	
Summenscore				
HMSN			1	Sens. 100 % Spez. 40 %
			2	Sens. 100 % Spez. 100 %
			3	Sens. 64 % Spez. 100 %
			4	Sens. 21 % Spez. 100 %

Nach Loewenbrück et al. 2018. Das hier präsentierte Modell bedarf wie alle Ultraschallmodelle für die Differenzialdiagnostik von Polyneuropathien einer weiteren wissenschaftlichen Überprüfung, und seine Anwendung sollte deswegen nur explorativ in Ergänzung zu etablierten diagnostischen Verfahren erfolgen.
HMSN, hereditäre motorische und sensible Neuropathie; ROC, Receiver Operating Curve; Sens., Sensibilität; Spez., Spezifität

Auch wenn diese differenzialdiagnostische Fragestellung selten ist, so besitzt sie eine hohe therapeutische und prognostische Relevanz. Aufgrund der von unabhängigen Untersuchern nachgewiesenen hohen diagnostischen Güte kann der Einsatz der Nervensonografie empfohlen werden (➤ Tab. 15.4). Eine auf den klinisch am stärksten betroffenen Nerv fokussierte Untersuchungsstrategie hat dabei die höchste diagnostische Güte und ist gleichzeitig zeiteffizient.

Tab. 15.3 Fragestellung: hereditäre sensible und motorische Neuropathie (HMSN) mit vorwiegend demyelinisierender Betroffenheit vs. erworbene Neuropathien mit vorwiegend demyelinisierender Betroffenheit

Vorgeschlagene Anwendung	Differenzialdiagnose einer HMSN oder einer erworbenen Neuropathie bei Patienten mit klinischem V. a. eine HMSN und vorwiegend demyelinisierendem neurografischen Schädigungsmuster			
Testaufbau	Anhand einer ROC-Analyse wurden die Ultraschallmessorte mit der höchsten diagnostischen Trennschärfe bestimmt Die Grenzwerte der Einzelmesswerte besitzen eine Spezifität von ≥ 80 % für eine HMSN Je nach Anzahl der Messwerte oberhalb des jeweiligen Cut-offs ergibt sich der unten genannte Summenscore mit der angegebenen diagnostischen Güte			
Kohorte	Testentwicklung: HMSN: Gelegenheitsstichprobe von 38 Patienten mit einer HMSN; erworbene Neuropathien: konsekutive Stichprobe mit 22 Patienten Beide Gruppen mit vorwiegend demyelinisierender Betroffenheit (Kriterien des Ad-Hoc-Subkommitees der American Academy of Neurology für die neurografische Klassifizierung)			
Nerv	**Messort (-parameter)**	**Grenzwert (mm, mm²)**	**Punkte**	**diagnostische Gütekriterien**
N. medianus	Oberarm (Durchmesser)	≥ 3,12	1	
N. ulnaris	Unterarm (Durchmesser)	≥ 2,37	1	
N. radialis	Oberarm (Querschnittsfläche)	≥ 5,27	1	
N. tibialis	Unterschenkel (Durchmesser)	≥ 3,63	1	
N. suralis		≥ 1,28	1	
Summenscore				
HMSN			1	Sens. 90 % Spez. 68 %
			2	Sens. 84 % Spez. 86 %
			3	Sens. 70 % Spez. 91 %
			4	Sens. 50 % Spez. 100 %
			5	Sens. 32 % Spez. 100 %

Nach Loewenbrück et al. 2018. Das hier präsentierte Modell bedarf wie alle Ultraschallmodelle für die Differenzialdiagnostik von Polyneuropathien einer weiteren wissenschaftlichen Überprüfung, und seine Anwendung sollte deswegen nur explorativ in Ergänzung zu etablierten diagnostischen Verfahren erfolgen

HMSN, hereditäre motorische und sensible Neuropathie; ROC, Receiver Operating Curve; Sens., Sensibilität; Spez., Spezifität

Tab. 15.4 Fragestellung: multifokale motorische Neuropathie (MMN) vs. Motoneuronerkrankung mit vorwiegender Betroffenheit des 2. Motoneurons (LMND)

Vorgeschlagene Anwendung	Differenzialdiagnose einer MMN in Patienten mit klinischer Verdachtsdiagnose einer MMN oder eines LMND
Testaufbau	• Anhand einer ROC-Analyse wurden für jeden Nerv in einer Testentwicklungskohorte sonografische Grenzwerte bestimmt. • Anhand des Medical Research Council Sum Score (MRC-SS) wird der klinisch am stärksten betroffene Nerv bestimmt unter Berücksichtigung der folgenden Kriterien: – Sind nach MRC-SS zwei Nerven gleich schwer betroffen, so wird der sonografisch leichter zu untersuchende Nerv herangezogen. – Sind nach MRC-SS konsekutive Nerven am stärksten betroffen (z. B. N. ischiadicus und N. peroneus), so wird der distale Nerv untersucht. – Werden N. medianus oder ulnaris ausgewählt, so erfolgt eine Bestimmung der Querschnittsfläche an Ober- und Unterarm. • Von dem am stärksten betroffenen Nerven wird die Nervenquerschnittsfläche bestimmt und mit den u. g. Grenzwert für den jeweiligen Nerv verglichen.
Kohorte	• Testentwicklung: Gelegenheitsstichprobe, 20 Patienten mit einer Motoneuronerkankung mit vorwiegender Betroffenheit des 2. Motoneurons (mindestens mögliche Motoneuronerkrankung nach revidierten El-Escorial-Kriterien) und 8 Patienten mit einer mindestens möglichen multifokalen motorischen Neuropathie (MMN) nach den Kriterien der European Federation of Neurosciences/Peripheral Nerve Society (EFNS/PNS). • Externe Validierung: konsekutive Stichprobe aus 20 Patienten, die zur Differenzialdiagnose mit dem klinischen V. a. auf ein LMND oder einer MMN in einem tertiären Versorgungszentrum vorgestellt wurden (11 LMND, 5 MMN, 4 andere Ursachen).

Nerv	Messort (-parameter)	Grenzwert (mm^2*)	Punkte	Diagnostische Gütekriterien
N. medianus	Unterarm	≥ 7,12	1	
	Oberarm (Querschnittsfläche)	≥ 9,33	1	
N. ulnaris	Unterarm (Querschnittsfläche)	≥ 5,63	1	
	Oberarm (Querschnittsfläche)	≥ 6,68	1	
N. radialis	Oberarm (Querschnittsfläche)	≥ 4,50	1	
N. ischiadicus	Oberschenkel (Querschnittsfläche)	≥ 50,38	1	
N. tibialis	Unterschenkel (Querschnittsfläche)	≥ 9,37	1	
N. peronaeus	Kniekehle (Querschnittsfläche)	≥ 7,60	1	

Tab. 15.4 Fragestellung: multifokale motorische Neuropathie (MMN) vs. Motoneuronerkrankung mit vorwiegender Betroffenheit des 2. Motoneurons (LMND) (*Forts.*)

Nerv	Messort (-parameter)	Grenzwert (mm^2*)	Punkte	Diagnostische Gütekriterien
Summenscore				
MMN			≥ 1	Sens. 100 %* Spez. 87 %* Sens. 100 %** Spez. 100 %**

Klinisch orientiertes Messprotokoll, das auf der Untersuchung des nach Einzelkraftprüfung klinisch am stärksten betroffenen Nerven aufbaut (Loewenbrück et al. 2020)
* Diagnostische Güte für eine MMN, wenn Patienten mit chronisch-inflammatorischen Polyneuropathien mit sensibler Mitbeteiligung (CIDP, MADSAM) in die Studienkohorte mit einbezogen wurden.
** Diagnostische Güte für eine MMN, wenn Patienten mit chronisch-inflammatorischen Polyneuropathien mit sensibler Mitbeteiligung (CIDP, MADSAM) nicht mit einbezogen wurden.
Ältere diagnostische Modelle für die gleiche Fragestellung mit starren Messprotokollen mit 10 (Grimm et al. 2015) oder 8 (Loewenbrück et al. 2016) Messpunkten wiesen ebenfalls eine hohe, aber im Vergleich unterlegene diagnostische Güte auf. Die Robustheit des Ultraschalls in der hier genannten differenzialdiagnostischen Fragestellung wird jedoch durch die hohe diagnostische Güte untermauert, die in den Studien mit unterschiedlichen Messstrategien und/oder Studienzentrum gefunden wurde. Das hier präsentierte Modell bedarf wie alle Ultraschallmodelle für die Differenzialdiagnostik von Polyneuropathien einer weiteren wissenschaftlichen Überprüfung, und seine Anwendung sollte deswegen nur explorativ in Ergänzung zu etablierten diagnostischen Verfahren erfolgen.
MMN, multifokale motorische Neuropathie; LMND, Lower Motoneuron Disease; ROC, Receiver Operating Curve; C, Cervical; Sens., Sensibilität; Spez., Spezifität; CIDP, chronische inflammatorische demyelinisierende Polyneuropathie; MADSAM, multifokale erworbene demyelinisierende sensorische und motorische Neuropathie

LITERATUR

BEITRAG CARL D. REIMERS

Callaghan BC, Price RS, Feldman EL. Diagnostic and therapeutic advances: distal symmetric polyneuropathy. JAMA 2015; 314: 2172–81.

Crone C, Krarup C. Diagnosis of acute neuropathies. J Neurol 2007; 254: 1151–69.

Franssen H, van den Bergh PYK. Nerve conduction studies in polyneuropathy: practical physiology and patterns of abnormality. Acta neurol belg 2006; 106: 73–81

Johnsen B, Fuglsang-Frederiksen A. Electrodiagnosis of polyneuropathy. Neurophysiol Clin 2000; 30: 339–51.

Karvelas K, Rydberg L, Oswald M. Electrodiagnostics and clinical correlates in acquired polyneuropathies. PM R 2013; 5 (5 Suppl): S56–62.

Li J. Inherited neuropathies. Semin Neurol 2012; 32: 204–14.

Saperstein DS. Chronic acquired demyelinating polyneuropathies. Semin Neurol 2008; 2: 168–84.

BEITRAG NURCAN ÜÇEYLER

Üçeyler N. Ultraschall in der Diagnostik von Polyneuropathien. Akt Neurol 2016; 43: 548–56

Bercano J, Sedano MJ, Pelayo-Negro AL et al. Proximal nerve lesions in early Guillain-Barre´ syndrome: implications for pathogenesis and disease classification. J Neurol 2017; 264: 221–36

Goedee et al. High resolution sonography in the evaluation of the peripheral nervous system in polyneuropathy- -a review of the literature. Eur J Neurol 2013, 20: 1342–51

Shen J, Cartwright MS. Neuromuscular ultrasound in the assessment of polyneuropathies and motor neuron disease. J Clin Neurophysiol. 2016; 33: 86–93.

BEITRAG KAI LOEWENBRÜCK

Athanasopoulou I M, Rasenack M, Grimm C, Axer H, Sinnreich M, Décard B F, Grimm A. Ultrasound of the nerves – An appropriate addition to nerve conduction studies to differentiate paraproteinemic neuropathies. J Neurol Sci 2016; 362: 188–95.

Borire A A, Issar T, Kwai N C, Visser L H, Simon N G, Poynten A M, et al. Sonographic assessment of nerve blood flow in diabetic neuropathy. Diabet Med. 2020; 37: 343-9

Borire A A, Visser L H, Padua L, Colebatch J G, Huynh W, Simon N G, .et al. Utility of maximum perfusion intensity as an ultrasonographic marker of intraneural blood flow. Muscle Nerve 2017; 55: 77–83.

Cartwright M S, Brown M E, Eulitt P, Walker F O, Lawson V H, Caress J B. Diagnostic nerve ultrasound in Charcot-Marie-Tooth disease type 1B. Muscle Nerve 2009; 40: 98–102.

Dyck P J. Peripheral neuropathy Vol. 2; 4. ed. Philadelphia, Pa.: Elsevier 2005.

Fabrizi G M, Tamburin S, Cavallaro T, Cabrini I, Ferrarini M, Taioli F, et al. The spectrum of Charcot-Marie-Tooth disease due to myelin protein zero: An electrodiagnostic, nerve ultrasound and histological study. Clin Neurophysiol 2018; 129: 21-32

Goedee H S, Brekelmans G J, Visser L H. Multifocal enlargement and increased vascularization of peripheral nerves detected by sonography in CIDP: a pilot study. Clin Neurophysiol 2014; 125: 154–9

Goedee H S, van der Pol W L, van Asseldonk J H, Franssen H, Notermans N C, Vrancken A J, et al. Diagnostic value of sonography in treatment-naive chronic inflammatory neuropathies. Neurology 2017; 88: 143–51

Granata G, Luigetti M, Coraci D, Del Grande A, Romano A, Bisogni G, et al. Ultrasound evaluation in transthyretin-related amyloid neuropathy. Muscle Nerve 2014; 50: 372–6.

Grimm A, Decard B F, Athanasopoulou I, Schweikert K, Sinnreich M, Axer H. Nerve ultrasound for differentiation between amyotrophic lateral sclerosis and multifocal motor neuropathy. J Neurol 2015; 262: 870–80
Grimm A, Oertl H, Auffenberg E, Schuber V, Ruschil C, Axer H, Winter N. Differentiation between Guillain-Barre syndrome and acute-onset chronic inflammatory demyelinating polyradiculoneuritis-a prospective follow-up study using ultrasound and neurophysiological measurements. Neurotherapeutics 2019; 16: 838–47
Grimm A, Schubert V, Axer H, Ziemann U Giant nerves in chronic inflammatory polyradiculoneuropathy. Muscle Nerve 2017a; 55: 285–9.
Grimm A, Vittore D, Schubert V, Lipski C, Heiling B, Decard B F, Axer H. Ultrasound pattern sum score, homogeneity score and regional nerve enlargement index for differentiation of demyelinating inflammatory and hereditary neuropathies. Clin Neurophysiol 2016; 127: 2618–24
Grimm A, Winter N, Rattay T W, Hartig F, Dammeier N M, Auffenberg E, et al. A look inside the nerve - Morphology of nerve fascicles in healthy controls and patients with polyneuropathy. Clin Neurophysiol 2017b; 128: 2521–6
Harding A E, Thomas P K. The clinical features of hereditary motor and sensory neuropathy types I and II. Brain 1980; 103: 259–80.
Hartig F, Ross M, Dammeier N M, Fedtke N, Heiling B, Axer H, et al. Nerve ultrasound predicts treatment response in chronic inflammatory demyelinating polyradiculoneuropathy-a prospective Follow-Up. Neurotherapeutics 2018; 15: 439–51
Loewenbrück K F, Dittrich M, Böhm J, Klingelhöfer J, Baum P, Schäfer J, et al. Diagnostic accuracy of nerve ultrasound in hereditary and sporadic non-entrapment neuropathies. J Neurol 2016a; 263: 2196–206
Loewenbrück K F, Dittrich M, Böhm J, Klingelhöfer J, Baum P, Schäfer J, et al. Practically applicable nerve ultrasound models for the diagnosis of axonal and demyelinating hereditary motor and sensory neuropathies (HMSN). J Neurol 2018: 265: 165–77
Loewenbrück K F, Liesenberg J, Dittrich M, Schäfer J, Patzner B, Trausch B, et al. Nerve ultrasound in the differentiation of multifocal motor neuropathy (MMN) and amyotrophic lateral sclerosis with predominant lower motor neuron disease (ALS/LMND). J Neurol 2016b; 263: 35–44
Luigetti, M, Sabatelli M, Bellone E, Fabrizi, G M, Padua, L, Granata, G. Nerve ultrasound in patients with CMT1C: description of 3 cases. Muscle Nerve 2015; 51: 781–782
Padua L, Coraci D, Lucchetta M, Paolasso I, Pazzaglia C, Granata G, et al. Different nerve ultrasound patterns in Charcot-Marie-Tooth types and HNPP. Muscle Nerve 2018; 57: E18-E23
Rasenack M, Proebstel A K, Athanasopoulou I M, Décard B F, Grimm A. Nerve hypertrophy in primary amyloidosis. Muscle Nerve 2016; 54: 510–2.
Riazi S, Bril V, Perkins B A, Abbas S, Chan V W, Ngo M, et al. Can ultrasound of the tibial nerve detect diabetic peripheral neuropathy? A cross-sectional study. Diabetes Care 2012; 35: 2575–9
Schreiber S, Abdulla S, Debska-Vielhaber G, Machts J, Dannhardt-Stieger V, Feistner H, et al. Peripheral nerve ultrasound in ALS phenotypes. Muscle Nerve 2014;
Sugimoto T, Ochi K, Hosomi N, Takahashi T, Ueno H, Nakamura T, et al. Ultrasonographic nerve enlargement of the median and ulnar nerves and the cervical nerve roots in patients with demyelinating Charcot-Marie-Tooth disease: distinction from patients with chronic inflammatory demyelinating polyneuropathy. J Neurol 2013; 260: 2580–7
Tan C-Y, Arumugam T, Razali S N O, Yahya M A, Goh K-J, Shahrizaila N. Nerve ultrasound can distinguish chronic inflammatory demyelinating polyneuropathy from demyelinating diabetic sensorimotor polyneuropathy. J. Clin. Neurosci. 2018; 57: 198–201.
Telleman J A, Herraets I J T, Goedee H S, Verhamme C, Nikolakopoulos S, van Asseldonk J H, et al. Nerve ultrasound: A reproducible diagnostic tool in peripheral neuropathy. Neurology 2018
Van Weerden T W, Houthoff H J, Si, O, Minderhoud J M. Variability in nerve biopsy findings in a kinship with dominantly inherited Charcot-Marie-Tooth disease. Muscle Nerve 1982; 5: 185–96
Watanabe T, Ito H, Sekine A, Katano Y, Nishimura T, Kato Y, et al. Sonographic evaluation of the peripheral nerve in diabetic patients: the relationship between nerve conduction studies, echo intensity, and cross-sectional area. J Ultrasound Med 2010; 29: 697–708
Wilder-Smith E P. Quantitative assessment of peripheral nerve ultrasound echogenicity. A step forward. Clin Neurophysiol 2012; 123: 1267–68
Witteveen E, Sommers J, Wieske L, Doorduin J, van Alfen N, Schultz M J, et al. Diagnostic accuracy of quantitative neuromuscular ultrasound for the diagnosis of intensive care unit-acquired weakness: a cross-sectional observational study. Ann Intensive Care 2017; 7: 40
Zaidman C M, Al-Lozi M, Pestronk A. Peripheral nerve size in normals and patients with polyneuropathy: an ultrasound study. Muscle Nerve 2009; 40: 960–6
Zaidman C M, Harms M B, Pestronk A. Ultrasound of inherited vs. acquired demyelinating polyneuropathies. J Neurol 2013; 260: 311521

KAPITEL

16 Normwerte

Carl D. Reimers (Elektroneurografie), Jochen Machetanz (Nervensonografie)

16.1 Vorbemerkung

Mediziner lieben Vereinfachungen. So praktisch dies in der klinischen Routine ist, darf man doch nicht vergessen, dass diese Vereinfachungen Grenzen haben und zur Erlangung valider Aussagen eine komplexere Betrachtung unverzichtbar ist. Auf Normwerte bezogen sieht die gängige Vereinfachung vor, dass alle Patienten „in den Normwerten" gesund und alle „außerhalb der Normwerte" krank sind. Im Grenzbereich der Normwerte ist diese Dichotomisierung besonders kritisch, weil

- unvermeidbare Messfehler ignoriert werden und so ein Patient heute gesund und morgen krank gemessen werden kann,
- erhebliche systematische Effekte durch verschiedene Begleitfaktoren (Alter, Geschlecht, Körpergröße, Begleiterkrankungen) zugunsten der Vereinfachung nicht berücksichtigt werden (können) und damit einige Patientengruppen systematisch „kranker" gemessen werden als andere,
- nur die absolute Minderzahl der klinisch tätigen Ärzte eigene Normwerte erhebt und deshalb systematische Unterschiede zwischen Laboren (Gerätetechnik, Untersucher) als zusätzliche Fehler eingehen.

Es herrschen zwei grundsätzlich unterschiedliche Ansätze vor, Normwerte zu ermitteln:

- Messung einer Gruppe von Normalpersonen, Ermittlung von Mittelwert und Standardabweichung; unter Annahme einer Normalverteilung (die in der Regel nicht gegeben ist) Definition eines Grenzbereiches von Mittelwert + 2 Standardabweichungen, sodass dann nur 5 % der Normalbevölkerung außerhalb dieses Grenzbereichs liegen würde. Diese Betrachtung differenziert global krank von gesund.
- Vergleich einer Normalgruppe mit einer Gruppe von Patienten mit der abzugrenzenden Erkrankung. Berechnung eines Grenzwertes, bei dem ein optimaler Kompromiss zwischen Sensitivität und Spezifität gefunden wird (meist ROC = Receiver Operator Characteristic Analyse). Dies führt logischerweise zu unterschiedlichen Normwerten desselben Parameters für die Identifizierung unterschiedlicher Krankheiten.

Da insgesamt das Vorhalten verschiedener Normwerte für denselben Parameter mit dem Ziel medizinischer Einfachheit kollidiert, haben wir in den Normwerttabellen einen Kompromiss zwischen den beiden genannten Methoden gewählt.

Aus dem Genannten ergibt sich eine wichtige Konsequenz für die Interpretation von Normwerten. Diese setzen zwar eine Grenze zwischen krank und gesund, das knappe Über- oder Unterschreiten der Grenze hat aber kein hohes Gewicht, sondern das Ausmaß der Überschreitung und der Gesamtkrankheitskontext sind ungleich wichtiger. Die Nähe eines Messwerts zu einer Normgrenze ist also ein Anhaltspunkt, „ab wann es beginnt kritisch zu werden", aber in keinem Fall ein Urteil, ob der Patient die betreffende Krankheit hat oder nicht. Wie in anderen Bereichen der Medizin, gelten diese Regeln in besonderem Maße auch bei elektrophysiologischen und Ultraschall-Normwerten.

16.2 Elektrophysiologische Normwerte

Tab. 16.1 Untere Grenze der Referenzbereiche der sensiblen Nervenleitgeschwindigkeiten (sNLG) [m/s] und Amplituden der sensiblen Nervenaktionspotenziale (sNAP) [µV]

Autor(en)	sNLG	sNAP
	N. medianus	
Baum	43	2,0
Bischoff et al.	45	12
DeLisa et al.	n. a.	10
Kimura	44	19 (base-to-peak)
Ludin	56 (20 J.) – 41 (70 J.) (antidrom)	6 (20 J.) – 3 (70 J.) (orthodrom)
Milnik	49	7
Mühlau	40 (orthodrom)	n. a.
Oh	51	10 (Zeigefinger)
Stöhr und Pfister	47	7
Vogel	50 (20 J.) – 45 (70 J.)	n. a.
	N. ulnaris	
Baum	43	2,0
Bischoff et al.	50	15
DeLisa et al.	47	15
Kimura	44	18 (base to peak)

Tab. 16.1 Untere Grenze der Referenzbereiche der sensiblen Nervenleitgeschwindigkeiten (sNLG) [m/s] und Amplituden der sensiblen Nervenaktionspotenziale (sNAP) [µV] (*Forts*)

	N. ulnaris	
Ludin	41 (20 J.) – 40 (70 J.)	8 (20 J.) – 7 (70 J.) (orthodrom)
Milnik	47	6
Mühlau	40	n.a.
Oh	51	8
Stöhr und Pfister	45	6
Vogel	45 (20 J.) – 40 (70 J.)	n.a.
	N. radialis	
Baum	54	2,5
Bischoff et al.	55	16
DeLisa et al.	35 (12 cm, bis negativer peak!)	n.a.
Kimura	46	n.a.
Milnik	58	8
Mühlau	55	n.a.
Oh	57	10
Stöhr und Pfister	56	16
	N. cutaneus antebrachii lateralis	
Baum	55	2,0
Bischoff et al.	57	12
DeLisa et al.	58	12
Oh	58	12
	N. cutaneus antebrachii medialis	
Baum	55	2,0
Bischoff et al.	57	12
DeLisa et al.	42	10
Kimura	53 bzw. 58	n.a.
Oh	57	8
	N. peronaeus superficialis	
Baum	38	auch bei Gesunden manchmal kein sNAP
Bischoff et al.	40	10
DeLisa et al.	38-39	4–5
Kimura	40	n.a.
Milnik	40	5
Mühlau	45	n.a.
Oh	40	5
Stöhr und Pfister	39	5
	N. peronaeus profundus	
Baum	38	auch bei Gesunden manchmal kein sNAP
DeLisa et al.	33	n.a.
Oh	37 (15-24 J.) – 32 (65-74 J.) (orthodrom)	2 (15-24 J.) – 0,5 (65-74 J.) (orthodrom)
	N. saphenus	
Baum	36	auch bei Gesunden manchmal kein sNAP
Bischoff et al.	46	12
DeLisa et al.	35 (zum negativen Peak!)	n.a.
Kimura	35	n.a.

Tab. 16.1 Untere Grenze der Referenzbereiche der sensiblen Nervenleitgeschwindigkeiten (sNLG) [m/s] und Amplituden der sensiblen Nervenaktionspotenziale (sNAP) [µV] (*Forts*)

	N. saphenus	
Milnik	46	12
Mühlau	50	n. a.
Oh	38 (zum negativen Peak)	n. a.
Stöhr & Pfister	37	1,0
Vogel	38 (20 J.) – 33 (70 J.) (Unterschenkel)	< 1
	N. suralis	
Baum	40 (< 40 J.) 38 (> 60 J.)	4,5 (< 40 J.) 3,5 (> 60 J.)
Bischoff et al.	42	10
DeLisa et al. (2-fache SD)	47 (Elektrodenabstand 14 cm)	5
Kimura	41 (10-40 J.) 39 (41-84 J.)	4,9 (10–40 J.) 3,8 (41–84 J.) (base to peak)
Ludin	49–47 (am Unterschenkel, 20–70 J.) 41–38 (vom Außenknöchel zum Fußrand, 20–70 J.)	n. a.
Milnik	53	10
Mühlau	45	n. a.
Oh	44	6
Stöhr und Pfister	41 (< 40 J.) 39 (> 40 J.)	4,9 (< 40 J.) 3,8 (> 40 J.)
Vogel	46 (20 J.) – 41 (70 J.)	
	N. plantaris medialis	
Baum	n. a.	auch bei Gesunden manchmal kein sNAP
Stöhr und Pfister	n. a.	3
Oh	39 (15–24 J.) – 36 (55–64 J.) (orthodrom)	0,5(15–24 J.) – 0,1 (55–64 J.) (orthodrom)
	N. plantaris lateralis	
Baum	n. a.	auch bei gesunden manchmal kein sNAP
Oh	46 (20 J.) – 32 (60–69 J.)	5 (20 J.) – 0 (60–69 J.)
Stöhr und Pfister	n. a.	1,0
	N. cutaneus femoris lateralis	
Baum	n. a.	auch bei gesunden manchmal kein sNAP
Kimura	59	n. a.
Bischoff et al.	43	4
DeLisa et al.	43	2 bzw. 10 (divergierende Angaben)
Milnik	n. a.	3
Oh	40 (zum negativen Peak)	2

Tab. 16.2 Untere Grenzwerte der Referenzbereiche für dmL, NLG, MSAP und F-Wellen-Latenz

Autor(en)	dmL	NLG	MSAP	F-Wellen-Latenz
	N. medianus			
Baum	4,5	49	2,9	31,0
Bischoff et al.	4,2	48	8	30,8
DeLisa et al. (2-fache SD)	4,2	50	5	
Kimura	4,2	48	3,5 (base to peak)	31
Ludin (2,5-fache SD)	3,9 (20 J.) – 4,1 (70 J.)	53 (20 J.) – 42 (70 J.)	n. a.	31,0

Tab. 16.2 Untere Grenzwerte der Referenzbereiche für dmL, NLG, MSAP und F-Wellen-Latenz (*Forts*)

Autor(en)	dmL	NLG	MSAP	F-Wellen-Latenz
	N. medianus			
Milnik	4,3	49	7	21 (Armlänge 55 cm) – 30 (Armlänge 85 cm)
Mühlau	4	50	n. a.	n. a.
Oh	3,6	50	5,0	29,7
Stöhr & Pfister	4,2	50	5,0	
Vogel	n. a.	50 (20 J.) – 45 (70 J.)		24 (Armlänge 62 cm) – 29 (Armlänge 82 cm)
	N. ulnaris			
Bischoff et al.	3,5	50	8	29,8
Baum	3,5 (ADM) 4,5 (IDI)	48	2,5	31,0
Vogel		50 (20 J.) – 45 (70 J.)		26 (Armlänge 62 cm) – 30 (Armlänge 82 cm)
Ludin (2,5-fache SD)	3,0 (20 J.) – 3,7 (70 J.)	45 (20 J.) – 42 (70 J.)	n. a.	31,0
DeLisa et al. (2-fache SD)	2,9 (< 20 J.) - 3,1 (> 70 J.)	53	8 (> 70 J.) – 11 (< 20 J.)	
Kimura	3,4	49	2,8 (base to peak)	32
Oh	2,5	51	5	30,3
Milnik	3,4	46	4	22 (Armlänge 55 cm) – 31 (Armlänge 85 cm)
Stöhr und Pfister	3,3 (ADM)	51	4,0	
Mühlau	4 (7 cm)	50	n. a.	n. a.
	N. radialis			
Bischoff et al.	3,4 (10 cm)	50	8	
Baum	2,0 (EPL oder EDCM)	50	2,0	
Ludin (2,5-fache SD)				
DeLisa et al. (2-fache SD)		54	n. a.	
Kimura		52	n. a.	
Oh	3,5 (15-24 J.) – 3,6 (55-64 J.) (EDCM)	58 (15-24 J.) – 56 (55-64 J.) (EDCM)	-	
Milnik	3,1	55	14	
Stöhr und Pfister	2,6	50	4,0	
Mühlau	4,5 (10 cm)	58	8	
	N. peronaeus			
Baum	5,0	41	2,1	53,5 (bis 160 cm) 56,9 (163–175 cm) 60,2 (178–193 cm)
Bischoff et al.		42	5	53,1
DeLisa et al. (2-fache SD)		37–42	2	
Kimura	5,5 (bis negativen Peak!)	40	2,5 (base to peak)	56
Ludin (2,5-fache SD)	4,6 (20 J.) – 4,7 (70 J.)	45-37 (20-70 J.)	n. a.	n. a.
Milnik	5,3	43	4	44 (Beinlänge 95 cm) – 57 (Beinlänge 125 cm)
Mühlau	5	42	n. a.	n. a.
Oh	4,8	42	4,0	55
Stöhr & Pfister	4,8	42	4,0	52,7 (bis 160 cm) 56,9 (163–175 cm) 61,2 (178–193 cm)

Tab. 16.2 Untere Grenzwerte der Referenzbereiche für dmL, NLG, MSAP und F-Wellen-Latenz (*Forts*)

	N. peronaeus			
Vogel	n. a.	45 (20 J.) – 40 (70 J.)	n. a.	52 (Körpergröße 150 cm) – 67 (Körpergröße 200 cm)
	N. tibialis			
Baum	5,1	40	2,9	55,0 (bis 160 cm) 58,0 (163–175 cm) 65,0 (178–193 cm)
Bischoff et al.		40	8	58,0
DeLisa et al. (2-fache SD)		43	3	
Kimura	6,0 (bis negativen peak !)	41	2,9	58
Ludin (2-fache SD)	5,5	44–35 (20–70 J.)	n. a.	n. a.
Milnik	5,2	41	5	46 (Beinlänge 95 cm) – 59 (Beinlänge 125 cm)
Mühlau	6	40	n. a.	n. a.
Oh	5,1	41	5,0	57
Stöhr und Pfister	5,1	41	5,0	54,5 (bis 160 cm) 58 (163–175 cm) 63,6 (178–193 cm)
Vogel	n. a.	43 (20 J.) – 38 (70 J.)	n. a.	49 (Körpergröße 150 cm) – 66 (Körpergröße 200 cm)

dmL = distale motorische Latenzzeit, EDCM = M. extensor digitorum communis, J. = Jahre, MSAP = Muskelsummenaktionspotenzial, n. a. = nicht angegeben, NLG = Nervenleitgeschwindigkeit, sNAP = sensibles Nervenaktionspotenzial/Amplituden der sNAP > 3,0 µV gerundet, SD = Standardabweichung (standard deviation); ggf. wurden die Grenzwerte als Mittelwert ± 2-fache Standardabweichung errechnet (nicht bei den Reizantwortamplituden, da diese offenkundig meist nicht normalverteilt sind), in diesen Fällen „n. a."; falls „range" angegeben, wurde der jeweilige untere Grenzwert zitiert; Daten aus Oh: Normalwerte aus dem eigenen Labor der University of Alabama at Birmingham (S. 84–87) oder – falls nicht angegeben – aus dem Laboratory of Clinical Neurophysiology, Rigshospitalet, Copenhagen

16.3 Ultraschall-Normwerte

Mehrere Studien zu Normwerten haben versucht, die systematischen Einflüsse verschiedener Faktoren auf die CSA zunächst prinzipiell nachzuweisen und dann zu quantifizieren. Plakativ gesagt, gibt es nach den bestehenden Befunden keinen Zweifel daran, dass alte, großgewachsene, übergewichtige, männliche Europäer eine größere CSA haben als junge, zierliche, weibliche Asiatinnen. Die faktische Datenlage ist auf der anderen Seite derzeit zu komplex, als dass es für alle genannten (bzw. weitere) Einflussfaktoren klare Zahlen und Modelle gäbe, die eine rechnerische Kompensation der Einflussgrößen erlauben würden. Ein Teil der Faktoren sollte jedoch berücksichtigt werden, um zu schärferen Grenzwerten zu kommen.

In den Normwerttabellen für die CSA bzw. Nervendurchmesser wurden zunächst die für einen bestimmten Messpunkt (Nerv, Position) publizierten Messwerte gesammelt und jeweils Mittelwert, Standardabweichung und oberer Grenzwert als Mittelwert + 2X Standardabweichung berechnet.

Intrapersonale Seitendifferenz links vs. rechts

Intrapersonale Seitendifferenzen eines Messwerts (für einen bestimmten Nerv an einer Messposition) können als pathologisch gewertet werden, wenn sie ein gewisses Ausmaß überschreiten, auch wenn absolute Grenzwerte u. U. noch nicht überschritten sind.

Die tatsächliche Datenlage ist stark begrenzt mit erheblich schwankenden Ergebnissen, da nur in einem kleineren Teil der Normwertstudien Werte zu Seitendifferenzen angegeben und zudem unterschiedliche Methoden der Quantifizierung angewandt wurden. Wir haben für die Erstellung der Normwerttabellen dieses Buchs die zu den hier erfassten Messwerten publizierten Seitendifferenzen gesichtet und die publizierten Obergrenzen der CSA-Seitendifferenzen durch die Obergrenzen der CSA-Absolutwerte dividiert. Als Kennwert wurde somit die maximale Seitendifferenz, angegeben als Prozent des oberen CSA-Grenzwerts, für die verfügbaren Nerven/Positionen ermitteln. Die Betrachtung der konkreten Zahlen ließ keine systematischen und plausiblen Unterschiede zwischen den verschiedenen Messwerten (Nerven, Positionen) erkennen, sondern zwischen Autoren und Nerven unsystematische Variationen. Deshalb haben wir uns zur Annahme eines gemeinsamen Werts für alle Messwerte entschlossen. Der Median aller gefundenen maximalen Seitendifferenzen betrug 26 %, sodass dieser als pauschaler Standard für alle (teilweise auch nicht publizierten) Messwerte angenommen wurde und entsprechende Seitendifferenzgrenzwerte für die Tabellen berechnet wurden.

Nach anderen, weitgehend übereinstimmenden Ergebnissen der publizierten Studien sind in der Regel systematische Einflüsse von links vs. rechts oder Händigkeit nicht feststellbar. Ausnahme könnte der N. vagus sein, für den Pelz et al. (2018) eine rechtsseitig systematisch größere CSA fanden, was wir jedoch in unserer Tabelle nicht berücksichtigt haben.

Da sich in den bisherigen Studien keine systematischen Unterschiede zwischen linker und rechter bzw. dominanter/nicht-dominanter Hand gefunden haben (z. B. Yalcin et al. 2013), muss dieser Faktor nicht berücksichtigt werden.

Alter

Im Laufe des Lebens nimmt die CSA vom Säuglingsalter bis zum Alter über 65 Jahre zu (Cartwright et al. 2013). Der exakte Kurvenverlauf und das Ausmaß der Zunahme sind nicht abschließend geklärt. Die Hauptzunahme findet jedoch im Alter bis 14 Jahren statt. Um einen Orientierungspunkt für die zu erwartenden Werte bei Kindern zu liefern, haben wir die ➢ Tab. 16.8 eingefügt, die eine Extrapolation der von Druzhini et al. (2019) publizierten Werte beinhaltet. Die dort gefundenen Altersverläufe der CSA zeigten zwischen dem 2. und 14. Lebensjahr eine annähernd lineare Zunahme mit größeren Steigungen für größere Nerven. Zur Erstellung der unten aufgeführten Tabellen haben wir diese Steigungen an der Größe der Nerven normiert (Steigung durch die CSA dividiert). Der erhaltene Wert war zwischen den verschiedenen Nerven sehr ähnlich und lag im Median bei 0,0375. Somit erschien als guter gemeinsamer Wert für alle Nerven für die jährliche Steigerung der Querschnittsfläche eines Nervs zwischen dem 2. und 14. Lebensjahr der Wert $\frac{\Delta(CSA)}{CSA} = 0{,}0375$.

Basierend auf diesem Wert wurde die ➢ Tab. 16.8 erstellt, wobei der einzelne Tabellenwert als $CSA = CSA(adult) - 0,\ 0375 * CSA(adult) * (14 - Lebensalter)$ berechnet wurde.

Geschlecht

Es besteht insgesamt Einigkeit, dass die CSA bei Männern größer ist als bei Frauen (Bathala et al. 2013, Yalcin et al. 2013, Niu et al. 2020). Der Unterschied, der laut o. a. Studien bei ca. 10 % liegen könnte, wurde in unseren Tabellen (die einen Mittelwert zwischen den Geschlechtern angeben) nicht berücksichtigt. Der hierdurch zu erwartende Fehler liegt somit bei ca. 5 %, wurde jedoch aus Praktikabilitätsgründen in Kauf genommen.

Größe, Gewicht, BMI

Die Daten der Literatur sind insgesamt nicht konsistent. Tendenziell ist in mehreren Studien eine Zunahme der CSA mit zunehmendem Gewicht/BMI und Körpergröße beschrieben. Immer wieder waren derartige Zusammenhänge aber auch nicht konsistent reproduzierbar und die Heterogenität zwischen verschiedenen Nerven und Nervenabschnitten war erheblich.

Ethnische Herkunft

Burg et al. (2014) verglichen den Einfluss der ethnischen Herkunft am Beispiel von Holländern und Indern. Auch nach Kompensation für Einflussfaktoren von Größe, Alter und Gewicht verblieb ein Unterschied, so dass Inder im Schnitt für den N. medianus eine ca. 24 % geringere CSA aufwiesen als die Holländer (exemplarische Eigenberechnung aus den dort veröffentlichen Zahlen). Niu et al. (2020) wiesen ebenfalls darauf hin, dass die Normwerte bei europäischen/amerikanischen Probandengruppen signifikant größer sind als bei asiatischen/indischen.

Für die Erstellung der Tabellen dieses Buchs erfolgte deshalb eine Berücksichtigung ethnischer Unterschiede durch Kompensation entsprechender Unterschiede.

Hierzu wurden zunächst für jede angegebene Messstelle eines Nervs die Studien nach Ethnizität differenziert. Es wurde sodann ein fallzahlgewichteter Mittelwert aller Messstellen der europäisch/amerikanischen Population und der asiatisch/indischen Population gebildet. Im Ergebnis fand sich eine um 26 % vergrößerte CSA der Europäer/Amerikaner im Vergleich zu den Asiaten. Da sich das vorliegende Buch (bereits sprachlich bedingt) vorwiegend an Europäer wendet, wurden die asiatischen Messwerte pauschal um 26 % erhöht, so dass wieder nervenindividuelle Gesamtwerte erhoben werden konnten. Die Ermittlung des einzelnen in der Tabelle angegebenen Wertes (Mittelwertes bzw. oberen Grenzwertes) erfolgte dann durch Bildung eines Mittelwertes aller Messwerte (wobei die Anzahl der in jeder Studie für jeden Messpunkt erfolgten Untersuchungen berücksichtigt wurde).

Sucht man einen Wert für einen Patienten mit asiatischem Habitus wäre dementsprechend vom Tabellenwert ca. 20 % abzuziehen ($\frac{1}{1{,}26} = 0{,}79$).

Die grundsätzliche Möglichkeit einer Wechselwirkung zwischen Ethnik und Affektion einzelner Nerven wurde dabei vernachlässigt.

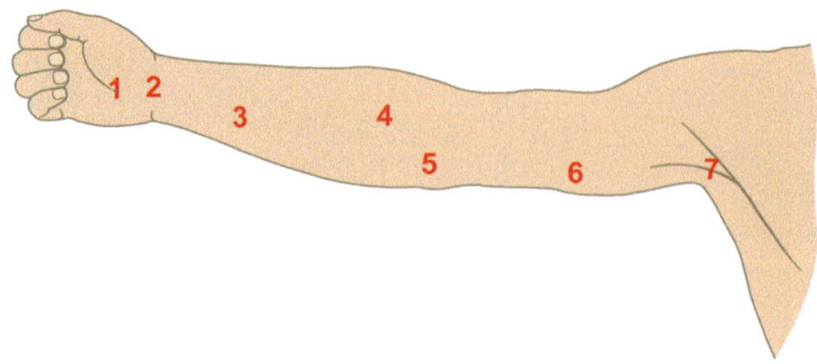

Abb. 16.1 Untersuchungspositionen 1–7 am Arm [M1072/L231]

Tab. 16.3 N. medianus

		Position	CSA Mittelwert	oberer CSA Grenzwert	maximale CSA Seitendiff.	Datenbasis gemessene Nerven	Quellen
		➤ Abb. 16.1	[mm^2]			n	
Radialis	**CT Ausgang Hamatum**	1	8,5	**10,9**	**2,8**	266	Fu,2015; Niu,2020;
	Handgelenk pisiforme	2	9,6	**13,5**	**3,5**	1061	Grimm, 2018; Böhm, 2014; Cartwright, 2009; Zaidman, 2009; Sugimoto, 2013; Kerasnoudis, 2013; Fu, 2015; Won, 2013; Niu, 2020; Qrimli,2016
	Unterarm	3	7,2	**10,1**	**2,6**	1017	Grimm, 2018; Böhm 2014, Cartwright, 2009; Zaidman, 2009; Sugimoto, 2013; Kerasnoudis, 2013; Won, 2013; Niu, 2020; Qrimli, 2016
	Ellenbeuge	5	10,2	**14,8**	**3,9**	713	Grimm, 2018; Cartwright, 2009; Sugimoto, 2013; Niu, 2020; Qrimli, 2016
	Mitte Oberarm	6	9,7	**13,8**	**3,6**	936	Grimm, 2018; Böhm2014, Cartwright, 2009; Zaidman, 2009; Sugimoto, 2013; Won, 2013; Niu, 2020; Qrimli, 2016
	Axilla	7	9,0	**12,7**	**3,3**	397	Cartwright, 2009; Kerasnoudis, 2013; Niu, 2020

Parameter	Messung	Grenzwert	Quellen
Swellingratio = wrist-forearm ratio	➤ Abb. 16.1: CSA Pos.2/CSA Pos. 3	**1,3–1,5**	Beekmann und Visser, 2003; Hobbson-Web et al, 2008; Hobbson-Web und Padua, 2009; Roll et al,2011
Flattening ratio Hamatum	d1/d2 [➤ Abb. 12.22] an Pos. 1 [➤ Abb. 16.1]	**2,8–4,2**	Beekmann und Visser, 2003; Mallouhietal,2006; Rolletal, 2011
Flattening ratio Pisiforme		**3–4**	
Reticular bowing [mm]	➤ Abb. 16.1, Pos 1: ventrale Kuppelhöhe des Retinakulums	**2–3,7**	

Tab. 16.4 N. ulnaris

		Position	CSA Mittelwert	oberer CSA Grenzwert	maximale CSA Seitendiff.	Datenbasis gemessene Nerven	Quellen
		➢ Abb. 16.1	[mm^2]			n	
Ulnaris	**Handgelenk**	2	4,6	**7,0**	**1.8**	602	Sugimoto, 2013; Kerasnoudis, 2013; Niu, 2020; Qrimli, 2016
	Mitte/dist. Unterarm	3	5,8	**8,4**	**2,2**	819	Grimm, 2018; Böhm, 2014; Zaidman, 2009; Sugimoto, 2013; Kerasnoudis, 2013; Niu, 2020; Qrimli, 2016
	Ellenbogen	5	7,3	**11,1**	**2,9**	819	Grimm, 2018; Böhm 2014, Cartwright, 2009; Zaidman, 2009; Sugimoto, 2013; Kerasnoudis, 2013; Won, 2013; Niu, 2020; Qrimli, 2016
	Mitte Oberarm	6	6,2	**9,1**	**2,4**	731	Grimm, 2018; Böhm, 2014; Zaidman, 2009; Sugimoto, 2013; Niu, 2020; Qrimli, 2016
	Axilla	7	5,9	**8,5**	**2,2**	297	Kerasnoudis, 2013; Niu, 2020

Parameter	Messung	Grenzwert	Quellen
Swelling ratio Ellenbogen – Unterarm	➢ Abb. 16.1: CSA Pos. 5/CSA Pos. 4	**1,5–2,3**	Chen et al, 2019; Kim et al, 2015; Pompe et al, 2013; Yoon et al, 2008,

Tab. 16.5 N. radialis

		Position	CSA Mittelwert	oberer CSA Grenzwert	maximale CSA Seitendiff.	Datenbasis gemessene Nerven	Quellen
		➢ Abb. 16.1	[mm^2]			n	
Radialis	r. superficialis distaler Unteram CSA [mm2]	3	2,3	**3,7**	**1,0**	56	Böhm, 2014
	r. profundus Arcade Frohse CSA	4	1,0	**1,5**	**0,4**	130	Babaei-Ghazani, 2018
	r. superficialis proximal CSA	<5	2,1	**3,3**	**0,9**	197	Grimm, 2018; Won, 2013
	r. profundus proximal **Durchmesser [mm]**	<5	1,1	**1,5**	**0,4**	20	Djurdjevic, 2014
	r. profundus proximal **CSA [mm^2]**	<5	2,2	**3,3**	**0,9**	197	Grimm, 2018; Won, 2013
	Ellenbeuge = anticubital fossa CSA	5	5,2	**7,3**	**1,9**	397	Cartwright, 2008; Won, 2013; Niu, 2020
	Mitte Oberarm = Radialiskanal (spiral groove) CSA	6	5,5	**8,2**	**2,1**	583	Böhm, 2014; Cartwright, 2008; Won, 2013; Niu, 2020; Qrimli, 2016;

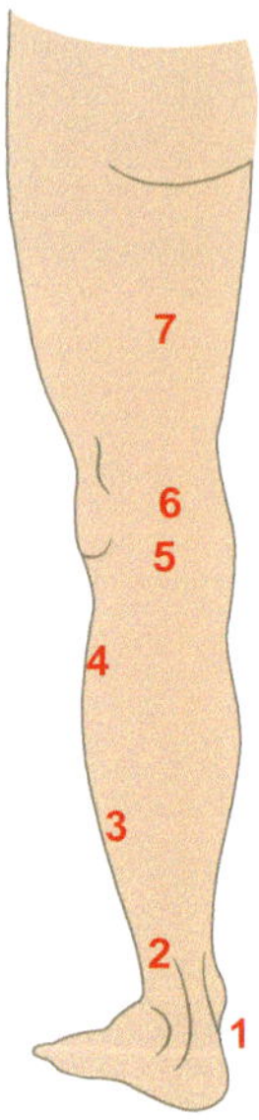

Abb. 16.2 Untersuchungspositionen 1–7 am Bein [M1072/L231]

Tab. 16.6 Beinnerven

		Position	CSA Mittelwert	oberer CSA Grenzwert	maximale CSA Seitendiff.	Datenbasis gemessene Nerven	Quellen
		> Abb. 16.2	[mm²]			n	
Ischiadicus	Mitte Oberschenkel	7	52,0	**70,5**	**18,3**	248	Seok, 2014; Tagliafico, 2012
Ischiadicus	distaler Oberschenkel	6	49,0	**68,9**	**17,9**	308	Cartwright, 2008; Seok, 2014; Tagliafico, 2012
Ischiadicus	prox (Kniekehle)	5	23,8	**35,8**	**9,3**	621	Grimm, 2008; Cartwright, 2008; Seok, 2014, Kerasnoudis, 2013; Bedevi, 2018; Tagliafico, 2012
Tibialis	proximaler Unterschenkel	4	25,3	**39,9**	**10,4**	60	Cartwright, 2008
Tibialis	distaler Unterschenkel	3	13,6	**21,0**	**5,5**	248	Seok, 2014; Tagliafico, 2012
Tibialis	distal (Fußgelenk)	1	11,5	**18,2**	**4,7**	489	Grimm, 2018; Böhm, 2014; Cartwright, 2008; Kerasnoudis, 2013; Bedevi, 2018; Tagliafico, 2012
Peronäus	Kniekehle	5	11,3	**18,1**	**4,7**	561	Grimm, 2018; Cartwright, 2008; Seok, 2014; Kerasnoudis, 2013; Bedevi, 2018
Peronäus	Fibulaköpfchen	4	10,8	**17,4**	**4,5**	577	Böhm, 2014; Cartwright, 2008; Seok, 2014; Kerasnoudis, 2013; Bedevi, 2018; Tagliafico, 2012
Peronäus	r. superficialis	3	2,0	**3,2**	**0,8**	100	Grimm, 2018
Suralis	proximaler Unterschenkel	3	2,1	**3,3**	**0,8**	156	Grimm, 2018; Böhm, 2014; Kerasnoudis, 2013
Suralis	distaler Unterschenkel	6	4,0	**6,7**	**1,7**	446	Cartwright, 2008; Seok, 2014; Bedevi, 2018, Tagliafico, 2012

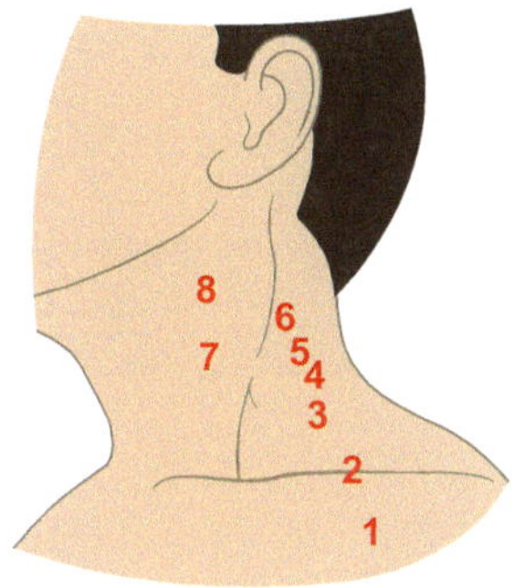

Abb. 16.3 Untersuchungspositionen 1–8 Plexus/Wurzeln/Vagus [M1072/L231]

Tab. 16.7 Armplexus / Wurzeln

		Position	CSA Mittelwert	oberer CSA Grenzwert	maximale CSA Seitendiff.	Datenbasis gemessene Nerven	Quellen
		➢ Abb. 16.3	[mm²]			n	
Vagus	Kopfnahe = Carotis Bifurkation	8	3,0	**4,9**	**1,3**	280	Grimm, 2018; Pelz, 2018; Cartwright, 2008
	Rumpfnahe = Oberkante Schilddrüse	7	2,5	**3,7**	**0,9**	120	Pelz, 2018
Plexus	Infraklavikulärer Plexus	1	98,0	**105,0**	**27,3**	64	Haun, 2009
	Supraklavikulärer Plexus/ 1. Rippe	2	69,1	**92,0**	**23,9**	139	Haun, 2009; Kerasnoudis, 2013
	Truncus superior	3	16,9	**24,0**	**6,2**	472	Won, 2012; Niu, 2020; Cartwright, 2008
	Truncus medius	3	13,4	**18,4**	**4,8**	472	Won, 2012; Niu, 2020; Cartwright, 2008
	Truncus inferior	3	13,0	**18,3**	**4,8**	472	Won, 2012; Niu, 2020; Cartwright, 2008
	Plexus in der Scalenuslücke	3	51,2	**65,2**	**17,0**	139	Haun, 2009; Kerasnoudis, 2013
C5 CSA		6	6,8	**9,9**	**2,6**	528	Böhm, 2014; Haun, 2009; Won, 2012; Niu, 2020
C6 CSA		5	10,5	**14,6**	**3,8**	528	Böhm, 2014, Haun, 2009; Won, 2012; Niu, 2020
C7 CSA		4	11,7	**15,7**	**4,1**	530	Böhm, 2014, Haun, 2009; Won, 2012, Niu, 2020
C8 CSA		< 4	11,7	**15,9**	**4,1**	478	Haun, 2009, Won, 2012; Niu, 2020
C5# [mm]		6	2,8	**3,3**	**0,9**	420	Grimm, 2018; Sugimoto, 2013
C6# [mm]		5	3,7	**4,3**	**1,1**	420	Kido, 2019
C7# [mm]		4	4,4	**5,0**	**1,3**	320	Grimm, 2018; Sugimoto, 2013,

Tab. 16.8 Umrechnungstabelle für Kinder. Die Tabelle geht davon aus, dass ein 14-jähriges Kind die CSA eines Erwachsenen hat. Will man z.B. den altersadaptierten CSA-Grenzwert eines beliebigen Nerven mit dem Erwachsenen-Grenzwert von 6 mm^2 ermitteln (linke Spalte, rote Zahlen), findet man für das Kind mit dem Alter 2 Jahre (obere Zeile, blaue Zahlen) eine CSA von 3,3 oder für den 10-Jährigen eine CSA von 5,1 mm^2. Die Zahlen basieren auf den mittels eines Modells extrapolierten Zahlen von Druzhinin et al. (2019)

Alter [Jahre]	2	3	4	5	6	7	8	9	10	11	12	13	14
CSA adult [mm^2]													
1	0,6	0,6	0,6	0,7	0,7	0,7	0,8	0,8	0,9	0,9	0,9	1,0	1,0
2	1,1	1,2	1,3	1,3	1,4	1,5	1,6	1,6	1,7	1,8	1,9	1,9	2,0
3	1,7	1,8	1,9	2,0	2,1	2,2	2,3	2,4	2,6	2,7	2,8	2,9	3,0
4	2,2	2,4	2,5	2,7	2,8	3,0	3,1	3,3	3,4	3,6	3,7	3,9	4,0
5	2,8	2,9	3,1	3,3	3,5	3,7	3,9	4,1	4,3	4,4	4,6	4,8	5,0
6	3,3	3,5	3,8	4,0	4,2	4,4	4,7	4,9	5,1	5,3	5,6	5,8	6,0
7	3,9	4,1	4,4	4,6	4,9	5,2	5,4	5,7	6,0	6,2	6,5	6,7	7,0
8	4,4	4,7	5,0	5,3	5,6	5,9	6,2	6,5	6,8	7,1	7,4	7,7	8,0
9	5,0	5,3	5,6	6,0	6,3	6,6	7,0	7,3	7,7	8,0	8,3	8,7	9,0
10	5,5	5,9	6,3	6,6	7,0	7,4	7,8	8,1	8,5	8,9	9,3	9,6	10,0
11	6,1	6,5	6,9	7,3	7,7	8,1	8,5	8,9	9,4	9,8	10,2	10,6	11,0
12	6,6	7,1	7,5	8,0	8,4	8,9	9,3	9,8	10,2	10,7	11,1	11,6	12,0
13	7,2	7,6	8,1	8,6	9,1	9,6	10,1	10,6	11,1	11,5	12,0	12,5	13,0
14	7,7	8,2	8,8	9,3	9,8	10,3	10,9	11,4	11,9	12,4	13,0	13,5	14,0
15	8,3	8,8	9,4	9,9	10,5	11,1	11,6	12,2	12,8	13,3	13,9	14,4	15,0
16	8,8	9,4	10,0	10,6	11,2	11,8	12,4	13,0	13,6	14,2	14,8	15,4	16,0
17	9,4	10,0	10,6	11,3	11,9	12,5	13,2	13,8	14,5	15,1	15,7	16,4	17,0
18	9,9	10,6	11,3	11,9	12,6	13,3	14,0	14,6	15,3	16,0	16,7	17,3	18,0
19	10,5	11,2	11,9	12,6	13,3	14,0	14,7	15,4	16,2	16,9	17,6	18,3	19,0
20	11,0	11,8	12,5	13,3	14,0	14,8	15,5	16,3	17,0	17,8	18,5	19,3	20,0
25	13,8	14,7	15,6	16,6	17,5	18,4	19,4	20,3	21,3	22,2	23,1	24,1	25,0
30	16,5	17,6	18,8	19,9	21,0	22,1	23,3	24,4	25,5	26,6	27,8	28,9	30,0
35	19,3	20,6	21,9	23,2	24,5	25,8	27,1	28,4	29,8	31,1	32,4	33,7	35,0
40	22,0	23,5	25,0	26,5	28,0	29,5	31,0	32,5	34,0	35,5	37,0	38,5	40,0
50	27,5	29,4	31,3	33,1	35,0	36,9	38,8	40,6	42,5	44,4	46,3	48,1	50,0
60	33,0	35,3	37,5	39,8	42,0	44,3	46,5	48,8	51,0	53,3	55,5	57,8	60,0
70	38,5	41,1	43,8	46,4	49,0	51,6	54,3	56,9	59,5	62,1	64,8	67,4	70,0
90	49,5	52,9	56,3	59,6	63,0	66,4	69,8	73,1	76,5	79,9	83,3	86,6	90,0
100	55,0	58,8	62,5	66,3	70,0	73,8	77,5	81,3	85,0	88,8	92,5	96,3	100,0

LITERATUR

ELEKTROPHYSIOLOGISCHE NORMWERTE

Baum AK. Neurophysiologie in der Praxis. 2. Aufl., Kohlhammer, Stuttgart 2013

Bischoff C, Dengler R, Hopf HC. EMG – NLG. Thieme, Stuttgart, New York 2003

DeLisa J, Lee HJ, Baran EM, Lai KS, Spielholz N. Manual of nerve conduction velocity and clinical neurophysiology. 3rd ed., Raven Press, New York 1994

Kimura J. Electrodiagnosis in diseases of nerve and muscle: principles and practice. 2nd ed., F. A. Davis, Philadelphia 1989

Ludin HP. Praktische Elektromyographie. 4. Aufl., Enke, Stuttgart 1993

Milnik V. Elektrophysiologie in der Praxis. Neurographie, Evozierte Potenziale und EEG. Urban & Fischer, München 2009

Mühlau G. Neuroelektrodiagnostik. VEB Gustav Fischer, Jena 1990

Oh SJ. Clinical electromyography – nerve conduction studies. 2nd ed., Williams & Wilkins, Baltimore 1993

Stöhr M, Pfister R. Klinische Elektromyographie und Neurographie – Lehrbuch und Atlas. 6. Aufl., Kohlhammer, Stuttgart 2014

Vogel P. Kursbuch Klinische Neurophysiologie. 2 Aufl., Thieme, Stuttgart, New York 2006

ULTRASCHALL NORMWERTE

Babaei-Ghazani A, Roomizadeh P, Sanaei G, Najarzadeh-Mehdikhani S, Habibi K, Nikmanzar S, Kheyrollah Y. Ultrasonographic reference values for the deep branch of the radial nerve at the arcade of Frohse. J Ultrasound 2018; 21: 225–31

Bathala L, Kumar P, Kumar K, Visser LH. Ultrasonographic cross-sectional area normal values of the ulnar nerve along its course in the arm with electrophysiological correlations in 100 Asian subjects. Muscle Nerve 2013; 47: 673–6

Bedewi MA, Abodonya A, Kotb M, Kamal S, Mahmoud G, Aldossari K, et al. Estimation of ultrasound reference values for the lower limb peripheral nerves in adults: A cross-sectional study. Medicine 2018; 97: e0179

Beekman R, Visser LH. Sonography in the diagnosis of carpal tunnel syndrome: a critical review of the literature. Muscle Nerve 2003; 27: 26–33

Boehm J, Scheidl E, Bereczki D, Schelle T, Arányi Z. High-resolution ultrasonography of peripheral nerves: measurements on 14 nerve segments in 56 healthy subjects and reliability assessments. Ultraschall Med 2014; 35: 459–67

Burg EW, Bathala L, Visser LH. Difference in normal values of median nerve cross-sectional area between Dutch and Indian subjects. Muscle Nerve 2014; 50: 129–32

Cartwright MS, Mayans DR, Gillson NA, Griffin LP, Walker FO. Nerve cross-sectional area in extremes of age. Muscle Nerve 2013; 47: 890–3

Cartwright MS, Passmore LV, Yoon J-S, Brown ME, Caress JB, Walker FO. Cross-sectional area reference values for nerve ultrasonography. Muscle Nerve 2008; 37: 566–71

Cartwright MS, Shin HW, Passmore LV, Walker FO. Ultrasonographic reference values for assessing the normal median nerve in adults. Journal of neuroimaging : J Neuroimag 2009; 19: 47–51

Chen IJ, Chang K-V, Wu W-T, Özçakar L. Ultrasound parameters other than the direct measurement of ulnar nerve size for diagnosing cubital tunnel syndrome: a systemic review and meta-analysis. Arch Phys Med Rehabil 2019; 100: 1114–30

Djurdjevic T, Loizides A, Löscher W, Gruber H, Plaikner M, Peer S. High resolution ultrasound in posterior interosseous nerve syndrome. Muscle Nerve 2014; 49: 35–9

Druzhinin D, Naumova , Nikitin S. Nerve ultrasound normal values in children and young adults. Muscle Nerve 2019; 60: 757–61

Fu T, Cao M, Liu F, Zhu J, Ye D, Feng X et al. Carpal tunnel syndrome assessment with ultrasonography: Value of inlet-to-outlet median nerve area ratio in patients versus healthy volunteers. PLoS ONE 2006; 10: e0116777

Grimm A, Axer H, Heiling B, Winter N. Nerve ultrasound normal values - Readjustment of the ultrasound pattern sum score UPSS. Clin Neurophysiol 2018; 129: 1403–9

Haun DW, Cho JCS, Clark TB, Kettner NW. Normative cross-sectional area of the brachial plexus and subclavian artery using ultrasonography. J Manipulative Physiol Ther 2009; 32: 564–70

Haun DW, Cho JCS, Kettner NW. Normative cross-sectional area of the C5-C8 nerve roots using ultrasonography. Ultrasound Med Biol 2010; 36: 1422–30

Hobson-Webb LD, Massey JM, Juel VC, Sanders DB. The ultrasonographic wrist-to-forearm median nerve area ratio in carpal tunnel syndrome. Clin Neurophysiol 2008; 119: 1353–7

Hobson-Webb LD, Padua L. Median nerve ultrasonography in carpal tunnel syndrome: findings from two laboratories. Muscle Nerve 2009; 40: 94–7

Kerasnoudis A, Pitarokoili K, Behrendt V, Gold R, Yoon M-S. Cross sectional area reference values for sonography of peripheral nerves and brachial plexus. Clin Neurophysiol 2013; 124: 1881–8

Kido M, Hinode Y, Suwazono S, Akamine H, Senoo H, Tatsuta N et al. Ultrasonographic data of cervical nerve roots diameter in 100 healthy adults. Data Brief 2019; 27: 104776

Kim JH, Won SJ, Rhee WI, Park HJ, Hong HM. Diagnostic cutoff value for ultrasonography in the ulnar neuropathy at the elbow. Ann Rehabil Med 2015; 39: 170–5

Mallouhi A, Pülzl P, Pültzl P, Trieb T, Piza H, Bodner G. Predictors of carpal tunnel syndrome: accuracy of gray-scale and color Doppler sonography. Am J Roentgenol 2006; 186: 1240–5

Niu J, Li Y, Zhang L, Ding Q, Cui L, Liu M. Cross-sectional area reference values for sonography of nerves in the upper extremities. Muscle Nerve 2020; 61: 338–46

Pelz JO, Belau E, Henn P, Hammer N, Classen J, Weise D. Sonographic evaluation of the vagus nerves: Protocol, reference values, and side-to-side differences. Muscle Nerve 2018; 57: 766–71

Pompe SM, Beekman R. Which ultrasonographic measure has the upper hand in ulnar neuropathy at the elbow? Clin Neurophysiol 2013; 124: 190–6

Qrimli M, Ebadi H, Breiner A, Siddiqui H, Alabdali M, Abraham A, et al. Reference values for ultrasonograpy of peripheral nerves. Muscle Nerve 2016; 53: 538–44

Roll SC, Case-Smith J, Evans KD. Diagnostic accuracy of ultrasonography vs. electromyography in carpal tunnel syndrome: A systematic review of literature. Ultrasound Med Biol 2011; 37: 1539–53

Seok HY, Jang JH, Won SJ, Yoon JS, Park KS, Kim B-J. Cross-sectional area reference values of nerves in the lower extremities using ultrasonography. Muscle Nerve 2014; 50: 564–70

Sugimoto T, Ochi K, Hosomi N, Mukai T, Ueno H, Takahashi T, et al. Ultrasonographic reference sizes of the median and ulnar nerves and the cervical nerve roots in healthy Japanese adults. Ultrasound Med Biol 2013; 39: 1560–70

Tagliafico A, Cadoni A, Fisci E, Bignotti B, Padua L, Martinoli C. Reliability of side-to-side ultrasound cross-sectional area measurements of lower extremity nerves in healthy subjects. Muscle Nerve 2012; 46: 717–22

Won SJ, Kim B-J, Park KS, Kim SH, Yoon JS. Measurement of cross-sectional area of cervical roots and brachial plexus trunks. Muscle Nerve 2012; 46: 711–6

Won SJ, Kim B-J, Park KS, Yoon JS, Choi H. Reference values for nerve ultrasonography in the upper extremity. Muscle Nerve 2013; 47: 864–71

Yalcin E, Onder B, Akyuz M. Ulnar nerve measurements in healthy individuals to obtain reference values. Rheumatol Int 2013; 33: 1143–7

Yoon JS, Walker FO, Cartwright MS. Ultrasonographic swelling ratio in the diagnosis of ulnar neuropathy at the elbow. Muscle Nerve 2008; 38: 1231–5

Zaidman CM, Al-Lozi M, Pestronk A. Peripheral nerve size in normals and patients with polyneuropathy: an ultrasound study. Muscle Nerve 2009; 40: 960–6

16

Register